# Historische Wissensforschung

herausgegeben von

Caroline Arni, Stephan Gregory, Bernhard Kleeberg,
Andreas Langenohl, Marcus Sandl und Robert Suter †

4

Magaly Tornay

# Zugriffe auf das Ich

## Psychoaktive Stoffe und Personenkonzepte in der Schweiz, 1945 bis 1980

Mohr Siebeck

*Magaly Tornay*, Studium der Geschichte und der deutschen und lateinamerikanischen Literatur an der Universität Zürich; 2014 Dissertation an der Universität Zürich; Forschungsaufenthalte in Berlin, London und Oxford; seit 2016 angestellt als Postdoc an der ETH Zürich und assoziiertes Mitglied am Zentrum Geschichte des Wissens, Zürich.

Die vorliegende Arbeit wurde von der Philosophischen Fakultät der Universität Zürich im Herbstsemester 2014 auf Antrag von Prof. Dr. Jakob Tanner und Prof. Dr. Caroline Arni als Dissertation angenommen.

Publiziert mit Unterstützung des Schweizerischen Nationalfonds zur Förderung der wissenschaftlichen Forschung.

ISBN 978-3-16-154279-4
ISSN 2199-3645 (Historische Wissensforschung)

Die Deutsche Nationalbibliothek verzeichnet diese Publikation in der Deutschen Nationalbibliographie; detaillierte bibliographische Daten sind im Internet über *http://dnb.dnb.de* abrufbar.



Das Buch wurde von Computersatz Staiger in Rottenburg/N. aus der Minion gesetzt und von Hubert & Co. in Göttingen auf alterungsbeständiges Werkdruckpapier gedruckt und gebunden.

Der Umschlag wurde von Uli Gleis in Tübingen gestaltet. Umschlagabbildung: Gustav Metzger, »Liquid Crystal Environment« (1965/2013). Ansicht aus *Supportive*, Musée d'art contemporain, Lyon, 2013. Photo: Blaise Adilon. Abdruck mit freundlicher Genehmigung des Künstlers.

# Dank

Dieses Buch ist dank einer Reihe von interessierten und hilfsbereiten Menschen zustande gekommen, die im richtigen Moment nachhakten, Unterstützung boten oder Ideen und Kritik einbrachten. Der erste Dank gilt Jakob Tanner, der meine Dissertation an der Forschungsstelle für Sozial- und Wirtschaftsgeschichte betreute und mich bei jedem Schritt auf diesem Weg mit intellektuellem Austausch, anhaltendem Interesse, Optimismus und praktischen Hilfestellungen unterstützte. In meiner Zweitgutachterin Caroline Arni fand ich die beste Leserin und Diskutantin, die man sich wünschen kann.

Der Schweizerische Nationalfonds und die Salomon David Steinberg-Stipendien-Stiftung unterstützten das Dissertationsprojekt finanziell, Ersterer auch dieses Buch. Die European Science Foundation ermöglichte mir Gastaufenthalte in London und Oxford, und das Max-Planck-Institut für Wissenschaftsgeschichte in Berlin bot mir einen äusserst anregenden Ort des akademischen Austauschs. Mitarbeiterinnen und Mitarbeiter des Staatsarchivs Thurgau, des Staatsarchivs Zürich und des Firmenarchivs Novartis AG halfen mir bei der Quellensuche. Stephanie Warnke-De Nobili betreute die Entstehung dieses Buches bei Mohr Siebeck umsichtig. Dem Künstler Gustav Metzger danke ich für die Erlaubnis, sein Bild für das Cover zu verwenden.

Aus den verschiedenen Phasen dieses Projektes möchte ich einzelne Schlüsselmomente hervorheben: Ich danke Gadi Algazi für eine ermutigende Rückmeldung auf einer Summerschool, John Christie für neue gedankliche Verbindungen in Oxford und Jeremy Greene für hartnäckiges, aber fruchtbares Nachfragen zur Kapitelstruktur. Ein grosser Dank geht an meine erste Leserin Anna Joss, die meine Text- und Quellenfreuden teilte, und an die Lesegruppe an der Forschungsstelle für Sozial- und Wirtschaftsgeschichte mit Sara Bernasconi, Niklaus Ingold und Mischa Suter für ihre kritische Lektüre und das Mitdenken am Text. Lea Haller, Evan Hepler-Smith, Mario König, Marina Lienhard, Benoît Majerus, Jelena Martinovic, Marietta Meier, Francesco Spöring und Koni Weber stehen stellvertretend für viele, die Ausschnitte kommentierten oder mich mit Hinweisen und Materialien versorgten. Meine nachsichtigen und interessierten Freundinnen und Freunde Annette Amberg, Gioia Dal Molin, Daniela Dietz, Julie Egli, Gian-Reto Gredig, Irène Perrin und Sam Porritt trugen das Projekt mit Gesprächen, Unterstützung und Motivation mit.

Dankbar bin ich schliesslich meinen Eltern Heidi und Jean-Pierre Tornay, die meinen Wissensdurst förderten, intensiv mitlasen und in allem halfen. Sie und meine Schwester Carole Tornay sorgten dafür, dass ich in diesem Unterfangen nicht verloren ging. Raphael Hefti begleitete mich in allem, sah Lösungen, wenn ich keine mehr fand, und überraschte mich immer wieder von neuem mit seiner Neugier und Unbeirrbarkeit.

Zürich, im Juni 2016 Magaly Tornay

# Inhaltsverzeichnis

## Zweiter Teil
# Wissensordnungen



## Dritter Teil
# Ausweitung der therapeutischen Sphäre

Seit Jahren nehme ich Psychopharmaka, die bekanntlich persönlichkeitsverändernd sind, und warte darauf, daß man mich nicht mehr erkennt. Aber die Leute erkennen mich sofort, auch wenn ich *sie* nicht erkenne, vielleicht nehmen sie wirksamere Psychopharmaka. Möglicherweise also sind ihre Persönlichkeiten schon so verändert, daß sie *mich* als einen völlig anderen erkennen, der ich freilich auch wäre, wären meine Psychopharmaka so wirksam wie die ihren, so daß man sich sozusagen auf einer anderen Ebene wiedererkennt, es sei denn, die Ebenen wären gerade *durch* die ähnliche Zusammensetzung der Psychopharmaka wieder dieselben geworden, so daß ich mit meinen unzulänglichen Psychopharmaka sozusagen wieder alleine dastünde. Dagegen spräche freilich der Umstand, daß mich auch Leute, die *keine* Psychopharmaka nehmen, sofort und unfehlbar wiedererkennen und damit de facto die Verschiedenheit der Ebenen demonstrieren, es sei denn, ich deute dieses Verhalten durch eine Überdosis von Psychopharmaka falsch. Auch weiß ich nicht, ob andere Psychopharmakanehmende einander so schnell wiedererkennen, wie sie es zu Zeiten taten, als sie noch *keine* Psychopharmaka nahmen, das heißt, vielleicht halten auch *sie* einander für andere, und, wer weiß, vielleicht *sind* sie es auch, nur *ich* bin, trotz Psychopharmaka, auch objektiv derselbe geblieben, während andere, auch solche, die *keine* Psychopharmaka nehmen, sich verändert hätten, so daß Psychopharmaka sie wieder zu denselben machen würden, die sie waren.

*Wolfgang Hildesheimer: Mitteilungen an Max über den Stand der Dinge und anderes, Frankfurt am Main 1983, 18 f.*

# Einleitung

Im September 1957 trafen sich Pharmakologen, Psychiaterinnen und Biochemiker an der ETH Zürich zum zweiten Internationalen Kongress für Psychiatrie. Im Vorfeld war die Schizophrenie als Hauptthema gewählt worden. Man hatte bereits begonnen, Referenten einzuladen und das Programm zu erstellen, als die gesamte Organisation des Kongresses nochmals überdacht werden musste: Die psychoaktiven Stoffe waren aufgetaucht. Mit Chlorpromazin und Reserpin waren zwei neue Stoffe zur Behandlung von Psychosen in die Psychiatrie gekommen und mit LSD wurden Versuche mit Psychiatern und Patientinnen durchgeführt – Neuerungen, die man auf einem Weltkongress für Psychiatrie nicht unbesprochen lassen konnte. Wie sich Nathan Kline, einer der Organisatoren, in der Kongresspublikation erinnert, seien die neuen psychoaktiven Stoffe 1955, als es um die Auswahl der Teilnehmer gegangen war, noch höchstens ein »kleiner Fleck am Horizont« gewesen, dem sich eine Handvoll Sprecher widmen würden. Sie gewannen dann aber so rasch an Bedeutung, dass ein Jahr später bereits ausser Frage stand, dass den neuen Stoffen mindestens zwei ganze Tage gewidmet werden sollten. Der »kleine Fleck am Horizont« habe sich, so Kline, zu einem »regelrechten Wirbelsturm« entwickelt.[1] Als die Teilnehmer am 1. September 1957 schliesslich in Zürich eintrafen und Manfred Bleuler den Kongress an der ETH eröffnete, standen gleich mehrere Spezialsymposien zu den neuen Stoffen auf dem Programm: ein zweitägiges Symposium über *Psychopharmacology Frontiers*, an dem über 90 Wissenschaftler teilnehmen sollten[2], und ein Symposium zu den chemischen Grundlagen der Psychosen.[3]

Die psychoaktiven Stoffe hielten Einzug in die Psychiatrie. Um sie herum formierten sich in der Folge neue Wissensfelder und therapeutische Interventionsmöglichkeiten, die nicht losgelöst von den jeweiligen Dispositiven, die ihre Wirkungen und Bedeutungen mitprägten, betrachtet werden können. Ihre Verwendung und Bedeutung sind aneinander gekoppelt und abhängig von institu-

---

[1] Nathan Kline, »Preface«, in: Ders. (Hg.), *Psychopharmacology Frontiers. International Congress of Psychiatry Zurich 1957*, Boston 1959, XV-XVIII.

[2] Darunter sieben Wissenschaftlerinnen. Ebd.

[3] Max Rinkel (Hg.), *Chemical Concepts of Psychosis. Proceedings of the Symposium on Chemical Concepts of Psychosis Held at the 2nd International Congress of Psychiatry in Zurich, Sept. 1–7, 1957*, New York 1958.

tionellen Settings, rechtlichem Status, Wissen, Wünschen, Ängsten sowie der gesellschaftlichen Stellung jener, die sie konsumieren.[4] Ob als Drogen verboten oder als Psychopharmaka verschrieben und vermarktet, waren psychoaktive Stoffe nicht nur therapeutisch, sondern auch kulturell und sozial produktiv. Heute durchdringen sie unseren Alltag und zielen dabei in verschiedene Richtungen: als chemische Ruhigsteller oder letzte Hoffnungsträger für Kranke, als kleine Helfer im Arbeits- und Familienalltag, als Konzentrationshilfe für Schüler und Studentinnen oder als gezielte Intervention in neurochemische Prozesse – psychoaktive Stoffe sind über die medizinische Sphäre hinaus in verschiedenen Bereichen wirksam. Sie berühren auch die Art, wie wir über uns selbst und unser Inneres sprechen: Was erscheint zu welcher Zeit problematisch, medikamentös verbesserbar oder wird als normales Verhalten und Befinden eingestuft? Der Ort dieser therapeutischen Interventionen, das, worauf sie nebst dem Körper einwirken – die Psyche, das Innere, der Ort des Mentalen –, ist bis heute nicht eindeutig. Psychoaktive Stoffe stehen deshalb in enger Wechselwirkung mit Krankheitskategorien und Personenkonzepten. Mit der Vorstellung einer spezifischen Wirkung von Medikamenten wurden auch psychische Krankheiten vermehrt über spezifische Symptome gefasst. Wenn ein Antidepressivum bei einem nicht eindeutigen Krankheitsbild wirkte, konnte es zum entscheidenden Argument für die Diagnose Depression werden. Krankheitsdefinition und Stoffwirkung stabilisierten sich in diesem diagnostischen Zirkel gegenseitig.[5]

Mit der präventiven Wende in der Nachkriegszeit, die risikobasiertes Vorsorgedenken in den Fokus der Gesundheitspolitik rückte[6], kam es zu einer Verschiebung: Gesundheit wurde nicht mehr als Abwesenheit von Krankheit definiert, sondern als Kontinuum zwischen besserem und schlechterem Befinden. In diesem kontinuierlichen Verständnis können Individuen immer daran arbeiten, dass es ihnen besser geht, und Gesundheitsrisiken entgegenwirken. Menschen wurden somit neu als ständige potenzielle Ziele für therapeutische Interventionen gefasst.[7] Seit der Einführung des ersten Neuroleptikums Chlorpromazin, das bei Psychosen angewendet wurde, und den Antidepressiva, die 1958 eingeführt wurden, kam es zu einer schrittweisen Verbreiterung

---

[4] Jakob Tanner, »›Doors of Perception‹ versus ›Mind Control‹. Experimente mit Drogen zwischen kaltem Krieg und 1968«, in: Birgit Griesecke et al (Hgg.), *Kulturgeschichte des Menschenversuchs im 20. Jahrhundert*, Frankfurt am Main 2009, 340–372, 342.

[5] Andrew Lakoff, *Pharmaceutical Reason. Knowledge and Value in Global Psychiatry*, Cambridge 2005, 18–72.

[6] Robert Castel, »From Dangerousness to Risk«, in: Graham Burchell/Colin Gordon/Peter Miller (Hgg.), *The Foucault Effect. Studies in Governmentality. With Two Lectures by and an Interview with Michel Foucault*, London 1991, 281–289.

[7] Kaushik Sunder Rajan, *Biocapital. The Constitution of Post-Genomic Life*, Durham 2006, 167.

der Produktpalette und zu einer Zunahme an Verschreibungen und die Einnahme von Psychopharmaka wurde Teil der täglichen Erfahrung einer Vielzahl von Menschen. Ende der 1960er Jahre machte die psychedelische Bewegung mit Timothy Leary dann die Idee populär, dass halluzinogene Stoffe wie LSD oder Psilocybin einem zu einem authentischeren Selbst verhelfen.[8] Damit wurden psychoaktive Stoffe auch mit Authentizitätsdiskursen und mit Verschiebungen im Verständnis vom Normalen und Pathologischen verbunden. Wolfgang Hildesheimer (s. Epigraph) bringt die mit psychoaktiven Stoffen verbundenen Ambivalenzen schön zum Ausdruck: Bringt ein psychoaktiver Stoff das wahre Selbst zum Vorschein oder verfälscht er dieses eher? Durch Vermarktungsstrategien der Pharmaindustrie, bei denen die USA eine Vorreiterrolle einnahmen, wurden Patienten zunehmend als Konsumenten adressiert. In diesem Kontext erhält der Anspruch, durch pharmazeutische Stoffe ›man selbst‹ zu werden, den Anstrich einer Konsumkultur, in der eine medizinische Therapie gleichzeitig zur Wahl des Lebensstils werden kann.[9] Sobald psychoaktive Stoffe nicht mehr nur zur Heilung einer klar umrissenen psychiatrischen Krankheit eingesetzt werden, können sie potenziell mit grosser Zieloffenheit verwendet werden. Psychoaktive Stoffe waren in ihrer Geschichte, wie Nikolas Rose argumentiert, nicht nur an Programme geknüpft, die das Verhalten von Individuen kontrollieren, disziplinieren, normalisieren oder reformieren wollten, sondern auch an solche, die sie intelligenter, weiser, glücklicher, gesünder, produktiver, erfüllter, ermächtigter »or whatever« zu machen versuchten.[10] Damit sind Bedeutungsgebungsprozesse angesprochen, die sich auf der Ebene der Stoffe wie auch der Personenkonzepte abspielten. Weder waren psychoaktive Stoffe von Anfang an stabile Objekte, noch waren die damit verbundenen Personenkonzepte fest. Dieses Zusammenspiel von Pharmakon und Person steht im Zentrum dieses Buches.

## Personenkonzepte

Anfang des 20. Jahrhunderts hat Karl Jaspers vom »unendlichen inneren Bezirk« geschrieben, der zwischen dem »Seelische[n] und den uns zugänglichen körperlichen Phänomene[n] liegt«.[11] Seit psychoaktive Stoffe in den therapeutischen Bereich gelangt sind, ist dieser »unendliche innere Bezirk« erneut

---

8 David Herzberg, *Happy Pills in America. From Miltown to Prozac*, Baltimore 2009, 1.

9 Ebd.

10 Unvollständige Aufzählung nach Nikolas Rose, *Inventing Ourselves. Psychology, Power, and Personhood*, Cambridge 1996, 12.

11 Karl Jaspers, *Allgemeine Psychopathologie. Ein Leitfaden für Studierende, Ärzte und Psychologen*, Berlin 1913, 21.

Schauplatz konkurrierender Deutungen und Erklärungen geworden. Psychoaktive Stoffe zielen immer auf eine Mitte, die von den Beteiligten nicht abschliessend gefasst werden konnte. Sie wirken nicht nur körperlich, sondern auch auf das Innere, auf einen Ort des Mentalen, der als Psyche, als Hirn, als neurochemische Prozesse, als Seele, Ich, Subjekt, Verhalten oder als Persönlichkeit definiert wurde.

Damit gerät ein Pharmakon-Person-Nexus in den Blick, in dem beide Grössen in Wechselwirkung miteinander stehen. Beide waren im untersuchten Zeitraum immer wieder instabil und unterlagen Veränderungen. Die vorliegende Studie fragt nach der anthropologischen Figur, die mit den neuen psychopharmakologischen Therapie- und Wissensformen mittransportiert wurde. Dabei verbindet sie Fragen der Subjektivierung[12] mit einer dinggeschichtlichen Perspektive. Als analytische Kategorie wird jedoch nicht Subjektivierung, sondern der Begriff des Personenkonzepts verwendet – in einer zwar etwas schwerfälligen, jedoch präzisen Übersetzung des englischen Begriffs ›Personhood‹. Marcel Mauss und nach ihm am einschlägigsten Marilyn Strathern haben argumentiert, dass die Kategorie der Person nicht universell gegeben, sondern kulturell und historisch ist.[13] In ihr kommen die subjektiven und objektiven Dimensionen der psychopharmakologischen Grammatik in einer historisch spezifischen Art zusammen. Es geht hier also nicht um das Individuum als Gegenpol zu sozialen Strukturen oder um eine vom Sozialen unberührte psychische Subjektivität.[14] Vielmehr werden Personenkonzepte als ein Ort begriffen, an dem die Vektoren Individuation und Teilnahme innerhalb eines sozialen, kulturellen und wissenschaftlichen Feldes aufeinander treffen.[15] Während der Begriff ›Subjektivität‹ konkrete, auch singuläre Selbstverhältnisse in den Blick nimmt, die man über Quellen analysieren müsste, die Einblick in Erfahrungsstrukturierungen bieten, bezeichnen ›Personenkonzepte‹ einen Knotenpunkt, an dem Subjektivierungen und Objektivierungen gleichermassen wirken.

Mit der ›Person‹ sind auch die Einheiten angesprochen, in welche Subjekte gefasst wurden. Im untersuchten Zeitraum wurde die ›Person‹ in kleinere Grössen wie Faktoren und Funktionen sowie in grössere Dimensionen wie die

---

12 Michel Foucault, *Hermeneutik des Subjekts. Vorlesungen am Collège de France (1981/82)*, Frankfurt am Main 2009; ders., »Das Subjekt und die Macht«, in: Hubert L. Dreyfus/Paul Rabinow (Hgg.), *Jenseits von Strukturalismus und Hermeneutik. Mit einem Nachwort von und einem Interview mit Michel Foucault*, Frankfurt am Main 1987, 241–261.

13 Marcel Mauss, »Une catégorie de l'esprit humain: La notion de personne, celle de ›moi‹«, in: *Journal of the Royal Anthropological Institute* 68 (1938), 263–283; Marilyn Strathern, *The Gender of the Gift. Problems with Women and Problems with Society in Melanesia*, Berkeley/Los Angeles 1988.

14 Vgl. dazu Caroline Arni, *Entzweiungen. Die Krise der Ehe um 1900*, Köln 2004, 325.

15 Paul Rabinow/Gaymon Bennett, *Ars synthetica. Designs for Human Practice*, Houston 2008, o. S.

Population eingeteilt. Diese Studie geht davon aus, dass Personenkonzepte nicht unabhängig von Verfahren existieren. Sie sind also nicht nur mit Werten aufgeladen, sondern auch an quantifizierende, klassifizierende, definierende Prozesse gebunden, welche die Umrisse des Subjekts und der Person zugleich zu erfassen versuchen wie auch festschreiben. Die Rückwirkungsschlaufen zwischen Personen und Kategorien beschreibt Ian Hacking als »Looping Effects«[16] und als ein Prozess des »Making Up People«, des Leute-Zurechtmachens,[17] allerdings ohne auf die damit verbundenen Dinge, Artefakte oder Techniken einzugehen.

Wie lässt sich dieser Pharmakon-Person-Nexus empirisch untersuchen? Am ehesten »in the making«[18] und über die Verfahren, Klassifikationen und wissensproduzierenden Akte, welche die psychoaktiven Stoffe an Personen banden und umgekehrt. Dazu werden drei Felder in den Blick genommen: erstens Experimente mit psychoaktiven Stoffen, wo Subjektives zu objektivieren versucht und das Verhältnis von Innerem und Äusserem verhandelt wurde; zweitens die sich verfestigende Wissensordnung im klinischen und wissenschaftlichen Kontext und drittens die Ausweitung der therapeutischen Sphäre durch Standardisierungsbewegungen und neue Konsumformen. Wenn es um Stoffwirkungen[19] ging, stellte das Verhältnis von Subjektivität und Objektivität immer wieder ein Problem dar. Da nicht alle Effekte psychoaktiver Stoffe am Körper messbar oder am Verhalten beobachtbar waren, blieb man gerade im Experiment auf die Innenperspektive – die ›Erste-Person-Perspektive‹ – und auf die Sprache angewiesen. In diesem Zusammenhang wurden Patientinnen und Probanden als »zuverlässige Zeugen«[20] für Stoffwirkungen beschrieben, die mittels Sprache einen Zugriff auf die Wirkung boten. Häufiger jedoch wurden Aufschreibverfahren oder statistische Auswertungen angewendet, die gerade darauf zielten, diese Subjektivität wissenschaftlicher Objektivität zuzuführen. Im Zuge der Standardisierung in der Psychiatrie wurden im Laufe der 1960er Jahre Verfahren entwickelt (z.B. Doppelblind-Versuche, Randomized Controlled Trials, Placebo-Kontrolle, ver-

[16] Ian Hacking, »The Looping Effects of Human Kinds«, in: Dan Sperber/David Premack/Ann J. Premack (Hgg.), *Causal Cognition. A Multidisciplinary Debate*, Oxford 1995, 351–383.

[17] Ian Hacking, »Making up People«, in: Thomas Heller/Morton Sosna/David Wellbery (Hgg.), *Reconstructing Individualism. Autonomy, Individuality, and the Self in Western Thought*, Stanford 1986, 222–236.

[18] Bruno Latour, *Science in Action. How to Follow Scientists and Engineers Through Society*, Cambridge 1987, 2 f.

[19] Die beiden Begriffe ›Wirkung‹ und ›Wirksamkeit‹ werden nicht klar voneinander abgegrenzt, ausser es geht explizit um die Frage der Wirksamkeit. Erst Ende der 1970er Jahre unterschied man sie, als man begann, ›Wirkung‹ im Sinne von wertfreien Effekten und ›Wirksamkeit‹ für Effekte mit therapeutischer Bedeutung zu verwenden. Vgl. dazu: »Podiumsdiskussionen«, in: *Arzneimittel-Forschung* 28/8 (1978), 1534–1536, 1534.

[20] Philippe Pignarre, *Psychotrope Kräfte. Patienten, Macht, Psychopharmaka*, Zürich/Berlin 2006, 62, 95.

schiedene Messskalen), um die vielfältigen Interaktionen von Stoff und Person mittels Standardisierung zu stabilisieren.[21] Ähnlich wie die Schreibmaschine, der Fernseher oder der Computer als Medientechnologien nicht nur das Konzept der Information prägten, sondern auch Teil unseres sozialen und psychologischen Lebens wurden,[22] waren auch diese Verfahren beteiligt an der Umgestaltung von Personenkonzepten.

Die Einführung der modernen Psychopharmaka in der Psychiatrie führte zu einer Verwissenschaftlichung, weil nun Vorgänge experimentalisiert werden konnten, die man zuvor nicht auf diese Weise untersuchen konnte. Dabei lässt sich bei vielen psychoaktiven Stoffen eine Verschiebung feststellen: War beispielsweise LSD zu Beginn ein epistemisches Ding, auf dessen Wirkmechanismen die Experimente zielten, wurde der Stoff rasch zum technischen Objekt[23], zum Instrument, mit dessen Hilfe andere Grössen erforscht werden sollten: die Person, psychische Mechanismen und deren Störungen. Die Konzeption der Person ist somit Ergebnis von auch technisch vermittelten Prozessen. Dabei sind materielle Assemblagen wie die psychoaktiven Stoffe von Bedeutung. Diese führten keineswegs von Beginn an zur Durchsetzung eines biologischen Paradigmas – im Sinne eines »neurochemischen Selbst«[24] –, sondern es kam zunächst zu einer Überlagerung von psychodynamischen und biologischen Erklärungsmustern. Weder produzierten Antidepressiva kausal ›die depressive Hausfrau‹, um auf eine weit verbreitete Werbe-Ikone zurückzugreifen, noch führte das vermehrte Auftreten von depressiven Verstimmungen linear zu einem Anstieg des Antidepressiva-Konsums. Die Verschränkung von Personenkonzepten und psychoaktiven Stoffen ist vielschichtiger und konfliktreicher als diese linearen Erklärungen, und sie ist mit verschiedenen Wissensfeldern verbunden.

---

[21] Vgl. dazu z.B. Andrew Lakoff, »The Right Patients for the Drug. Managing the Placebo Effect in Antidepressant Trials«, in: *BioSocieties* 2 (2007), 57–73; Harry M. Marks, *The Progress of Experiment. Science and Therapeutic Reform in the United States, 1900–1990*, Cambridge 1997; Stefan Timmermans, *The Gold Standard. The Challenge of Evidence-Based Medicine and Standardization in Health Care*, Philadelphia 2003.

[22] Vgl. dazu Sherry Turkle, *The Second Self. Computers and the Human Spirit*, New York 1985 sowie Friedrich Kittler, *Aufschreibesysteme 1800–1900*, München 1985.

[23] Hans-Jörg Rheinberger, *Experimentalsysteme und epistemische Dinge. Eine Geschichte der Proteinsynthese im Reagenzglas*, Göttingen 2001, 25.

[24] Nikolas Rose, »Neurochemical Selves«, in: *Society* 41/1 (Nov./Dez. 2003), 46–59.

## Pharmakon: Konzepte, Narrative, Miniaturen und Dinge

Worum handelt es sich bei den psychoaktiven Stoffen überhaupt? Der griechische Begriff ›Pharmakon‹ kann sowohl Gift als auch Heilmittel bedeuten. Mit dieser Mehrdeutigkeit kann das Pharmakon in der kausalen Logik von Wissenschaft und Technik stehen oder auch magische Kräfte implizieren, die nur schwer zu kontrollieren sind und sich ins Negative verkehren können.[25] Auch die modernen psychoaktiven Stoffe[26] tragen eine Restambivalenz in sich. Je nach Anwendung, Dosis und Kontext können sie unterschiedliche Wirkungen entfalten, teilweise giftig sein, abhängig machen oder schwere Nebenwirkungen haben. In der therapeutischen Situation, bei der Inkorporation einer Substanz, bündelt diese auch Bedeutungen und soziale Verhältnisse. Philippe Pignarre bezeichnet Psychopharmaka als »Konzentrat« der psychiatrischen Klinik, einschliesslich ihrer Zweifel und Unschlüssigkeiten.[27] Die Bündelung von therapeutischem Ansatz, Wissen und Technik auf kleinstem Raum – man denke an eine Pille – verleihen dem Medikament materielle Konkretheit und eine symbolische Dimension. Emily Martin hat dies als Miniaturisierungseffekt bezeichnet, welcher der Pille eine besondere Macht verleihe, da sie ein verkleinertes Ganzes verkörpere.[28] Für Patientinnen und Konsumenten erzeugt die Einnahme eines Medikaments eine widersprüchliche Erfahrung[29], die Anlass zu Hoffnung geben oder auch Kontrollängste auslösen kann. Diese Erfahrung bedarf einer Deutung von allen beteiligten Akteuren, auch von Ärzten und Psychiaterinnen, was als ein Prozess des »making sense of drugs« mittels Narrativen beschrieben wurde.[30]

---

[25] Vgl. zum Begriff ›Pharmakon‹: Jacques Derrida, »Plato's Pharmacy«, in: Ders., *Dissemination*, London 1981, 61–171, 97.

[26] Unter den modernen psychoaktiven Stoffen werden normalerweise synthetische und halbsynthetische Pharmaka subsumiert. Die neuen Psychopharmaka unterscheiden sich stark von früheren psychiatrischen Medikamenten. Bei diesen handelte es sich z.B. um ursprünglich für die Chirurgie entwickelte starke Schlafmittel und Narkotika, die zur Beruhigung erregter Patienten in hohen Dosen angewendet wurden. Marietta Meier, *Spannungsherde. Psychochirurgie nach dem Zweiten Weltkrieg*, Göttingen 2015, 276.

[27] Pignarre, Psychotrope Kräfte, 74.

[28] Martin argumentiert, dass miniaturisierte Objekte zugleich besonders mobil und stabil seien, da sie sich gut bewegen können, ohne ihr Inneres zu verändern. Emily Martin, »The Pharmaceutical Person«, in: *BioSocieties* 1/3 (2006), 273–287, 281 f.

[29] Vgl. zur Kategorie der Erfahrung in diesem Kontext Sarah Shortall, »Psychedelic Drugs and the Problem of Experience«, in: *Past and Present* 222/9 (2014), 187–206.

[30] Vgl. hierzu Stefan Ecks, *Eating Drugs. Psychopharmaceutical Pluralism in India*, New York, 2013. Ecks bringt das Beispiel eines indischen Spitals in Kalkutta, wo Psychiater das Narrativ des ›Mind Food‹ und essensbezogene Analogien benutzen, um Antidepressiva an traditionelle humorale Körperbilder anzubinden.

Psychoaktive Stoffe durchlaufen verschiedene Stationen und Institutionen, werden dabei umgeformt, formen selbst um und werden unterschiedlich verstanden und gebraucht. Sie bilden Knotenpunkte in Netzwerken von Akteuren und Institutionen wie der Wissenschaft, der Pharmaindustrie und der Klinik. Stoffbiographische Ansätze aus der Anthropologie haben diese Stationen – z.B. Produktion, Marketing, Verteilung, Verschreibung, Einnahme und Entsorgung – hinsichtlich der jeweils unterschiedlichen Wertordnungen beschrieben, die damit verbunden sind.[31] Die Analyse der Lebensgeschichte von Substanzen – im Sinne von Arjun Appadurais Konzept des »social life of things«[32] – eröffnet auch eine historische Dimension, die einen Zugang zu Deutungs- und Umdeutungsprozessen ermöglicht.

Psychoaktive Stoffe blieben über ihre Geschichte hinweg in Bewegung: Die meisten haben in ihrer Stoffbiographie verschiedene Klassifikationen und Indikationen durchlaufen. Amphetamin wurde beispielsweise zu verschiedenen Zeiten als Antidepressivum, als Psychostimulans, als Antipsychotikum oder als aufmerksamkeitsförderndes Mittel für verhaltensauffällige Kinder eingesetzt. Auch an den verschiedenen Aufbereitungs- und Einnahmeformen und Gebrauchsweisen zeigt sich ihre Flexibilität: Coca ist nicht gleich Kokain, und ein verschriebenes Medikament kann auch als rekreatives Genussmittel gebraucht werden. Einzelne Stoffbiographien wie z.B. LSD zeigen, dass sich auch die Einteilung in Drogen und Medikamente verändern kann, was mit gouvernementalen Praktiken der Regulierung zusammenhängt. Diese Klassifizierung ist nicht in erster Linie wissenschaftlich, sondern basiert auf normativen, ethischen und politischen Überlegungen. Jacques Derrida hat darauf hingewiesen, dass Stoffe erst durch einen definitorischen Akt zu Drogen werden, für den es »einer Geschichte und einer Kultur, Konventionen, Bewertungen, Normen, eines ganzen Netzwerks ineinander verschlungener Diskurse [...]« bedürfe.[33] Auch im historischen Blick sind Drogen und Medikamente verbunden. David Herzberg argumentiert für die USA, dass die Geschichte der ›Wundermittel‹ mit derjenigen der illegalen Drogen verknüpft sei, weil sich beide gegenseitig über Bilder Bedeutung verliehen und soziale Hierarchien festigten.[34] So wurden die Tranquilizer und Antidepressiva mittels Werbung zu Ikonen des Innenlebens des weissen Mittelstandes,

---

[31] Am prägnantesten Sijak van der Geest/Susan Reynolds Whyte/Anita Hardon, »The Anthropology of Pharmaceuticals. A Biographical Approach«, in: *Annual Review of Anthropology* 25 (1996) 153–178.

[32] Arjun Appadurai, »Introduction. Commodities and the Politics of Value«, in: Ders. (Hg.), *The Social Life of Things. Commodities in Cultural Perspective*, Cambridge 1986, 3–63.

[33] Jacques Derrida, »Die Rhetorik der Droge«, in: *Auslassungspunkte. Gespräche. Hg. von Peter Engelmann*, Wien 1998, 241–266, 242.

[34] Herzberg, Happy Pills, 5.

in Abgrenzung zu den illegalen Strassendrogen, die mit nicht-weissen Unterschichten assoziiert wurden.[35]

Wie können nun psychoaktive Stoffe konzeptualisiert werden? Sind sie Metaphern, Konzepte, epistemische oder technische Dinge, Narrative oder »Boundary Objects«[36]? In der Forschung werden sie unterschiedlich gefasst. Damit ist die Frage verbunden, was jeweils als stabil und was als variabel angenommen wird. Gilt der Stoff als invariabel und essenziell bestimmt, entsteht eine Geschichte von Veränderungen der Gebrauchsweisen – der Stoff steht hier gleichsam ausserhalb der Geschichte. Gilt er jedoch als gänzlich von Gebrauchsweisen und Anwendungskontexten determiniert, verliert er seine Stoffidentität. In der Beschreibung von Emilie Gomart hat Methadon in unterschiedlichen Settings ganz andere Wirkungen und eine fast nicht mehr fassbare Stoffidentität.[37] Am anderen Ende des Spektrums beschreiben Suzanne Fraser et al. ›drugs‹ als Bedeutungs-»Nuggets«, die vorsichtig entpackt und entziffert werden müssen, um die in sie eingeschriebenen sozialen, kulturellen und medizinischen Bedeutungen zu lesen. Hier wird der Stoff zu einem fertigen Paket mit festen Einschreibungen und Spuren.[38] Für die Beschäftigung mit dieser Frage ist das Konzept der Ko-Produktion[39] hilfreich. Es besagt, dass wissenschaftliche Fakten und Dinge nicht linear aus dem Labor in die Welt geraten. Vielmehr formt die Welt – in Form von Ökonomie, Kultur, Regulationen, Konsumenten, Feinden oder Verbündeten – jedes Produkt und jedes Wissen mit.[40] Diese Kontextualisierung von Wissenschaft ist nicht unidirektional. Es wäre verkürzt, soziale Veränderungen als Resultat von technisch-wissenschaftlichen Prozessen oder umgekehrt Wissenschaft und Technologie als gänzlich sozial und kulturell determiniert zu sehen.[41] Vielmehr konstituieren sich alle Teile dieses Systems gegenseitig; das Wissen, das daraus entsteht, ist jedoch nicht auf diese Einzelteile reduzierbar. Für die psychoaktiven Stoffe heisst dies, dass sie weder gänzlich durch ihren sozialen Gebrauch determiniert sind noch bereits von Beginn an eingeschriebene, unveränderliche Bedeutungen in sich tragen. Die vorliegende Studie argumentiert, dass Bedeutungen und Stoffe ko-produ-

35 Ebd., 3.

36 Susan Star/James Griesemer, »Institutional Ecology, *Translations* and Boundary Objects. Amateurs and Professionals in Berkeley's Museum of Vertebrate Zoology, 1907–39«, in: *Social Studies of Science* 19/3 (1989), 387–420.

37 Emilie Gomart, »Methadone. Six Effects in Search of a Substance«, in: *Social Studies of Science* 32/1 (2002), 93–135.

38 Suzanne Fraser/Kylie Valentine/Celia Roberts, »›Living Drugs‹«, in: *Science as Culture* 18/2 (2009), 123–131, 128.

39 Sheila Jasanoff, *States of Knowledge. The Co-Production of Science and Social Order*, London/New York 2004.

40 Joseph Dumit, *Drugs for Life. How Pharmaceutical Companies Define Our Health*, Durham 2012, 98.

41 Sunder Rajan, Biocapital, 4.

ziert werden und Stoffe in verschiedenen Dispositiven stabilisiert werden, aber auch wieder in Bewegung geraten können. Sie behalten meist eine gewisse Unbestimmtheit bei, die es ihnen möglich macht, den unterschiedlichen Anforderungen der Bereiche Wissenschaft, Wirtschaft und Gesellschaft zu entsprechen.[42] In diesem Sinn kann das Psychopharmakon mit Bruno Latour als »Quasi-Objekt« konzipiert werden, in dem sich die materielle Dimension und Konstruktionsvorgänge mischen.[43] Quasi-Objekte liegen, wenn wir Latour folgen, zwischen den Natur- und Humanwissenschaften. Dieses Dazwischen wurde von Philippe Pignarre für die Psychopharmaka über zwei Ränder gefasst. Der linke Rand bezeichnet ihre chemische Herkunft, die ›Natur‹. Der rechte Rand ist spezifisch für Stoffgruppen mit dem Präfix ›-psycho‹ und steht für die ›Kultur‹, konkret für das, was eine Gesellschaft als pathologisch klassifiziert.[44] Psychoaktive Stoffe bewegen sich in der Mitte dieses Feldes, dessen Ränder immer wieder neu aufeinander abgestimmt werden müssen.

## Forschungsstand

Die vorliegende Studie bewegt sich an der Schnittstelle verschiedener Forschungsfelder. Zum einen ist dies die Psychiatrie- und Pharmakologiegeschichte und zum andern das Gebiet der Subjektivierungsforschung.

### *(1) Geschichte der Psychopharmaka*

In der Psychiatrie- und Pharmakologiegeschichte stellte die jüngste Etappe seit der psychopharmakologischen Wende bis vor kurzem eine Forschungslücke dar. Während die Geschichte der Pharmakologie von wirtschaftshistorischen Fragestellungen geprägt war oder sich in disziplinären Rückblicken und grossen Überblicken erschöpfte, hörte der untersuchte Zeitraum in der Psychiatriegeschichte aufgrund des Archivzugangs häufig gerade dann auf. Dies hat sich mit einer Reihe von jüngeren Erscheinungen geändert.[45] Neue Aspekte sind dabei hervorgehoben worden: die kritische Hinterfragung des Revolutionsnarrativs für die

---

[42] Vgl. dazu Viola Balz et al., *Prekäre Stoffe in den experimentellen Lebenswissenschaften im 19. und 20. Jahrhundert. Grundsatzthesen für die Arbeitsgruppe*, www.pharmtech.tu-bs.de/pharmgesch/prekaerestoffe.PDF [Stand: 17.2.2016].

[43] Bruno Latour, *Wir sind nie modern gewesen. Versuch einer symmetrischen Anthropologie*, Berlin 1995, 71 ff.

[44] Pignarre, Psychotrope Kräfte, 71 f.

[45] Z.B. Benoît Majerus, »Making Sense of the ›Chemical Revolution‹. Patients' Voices on the Introduction of Neuroleptics in the 1950s«, in: *Medical History* 60/1 (2016), 54–66; Viola Balz, *Zwischen Wirkung und Erfahrung. Eine Geschichte der Psychopharmaka. Neuroleptika in der Bundesrepublik Deutschland*, 1950–1980, Bielefeld 2010.

»psychopharmakologische Wende«[46], die Geschichte der Antipsychiatrie und institutionellen Ausdifferenzierung[47], die Praktiken der Pflege und Therapie[48] und das Feld der klinischen Tests mit psychoaktiven Stoffen[49].

Die Möglichkeit, neue Stoffe zu synthetisieren, löste in der Nachkriegszeit einen Entwicklungsschub in der chemischen und pharmazeutischen Industrie aus und machte die Pharmaindustrie zu einer der am stärksten wachsenden Branchen. Die Einführung der Psychopharmaka in der Psychiatrie führte zu weitläufigen Veränderungen in den Behandlungspraktiken, Krankheitsvorstellungen und im Klinikalltag. Bis dahin standen Schlafmittel, Elektroschocktherapie und somatische Kuren mit Insulin und Malariaerregern zur Verfügung, deren Risiko hoch, deren Behandlungserfolg jedoch gering war.[50] Die ersten Psychopharmaka wurden in der Klinik zwar zunächst noch nach dem alten Modell der grossen somatischen Kuren angewandt, sie eröffneten jedoch bald neue Behandlungsperspektiven, die sich mit der Zeit durchsetzten. In den 1960er Jahren kamen zu den Halluzinogenen und Neuroleptika die Tranquilizer und Antidepressiva hinzu. Auch diese neuen medikamentösen Behandlungsmethoden führten zu Veränderungen: Es eröffneten sich auch ausserhalb der stationären Einrichtungen neue Therapiepfade; gleichzeitig wurde es stiller in den Kliniken.[51] Diese aus Sicht von Anstaltsleitungen positiv wahrgenommenen Veränderungen leisteten dem Vorwurf Vorschub, die neuen Psychopharmaka stellten Patienten ruhig und wirkten als »chemische Knebel«.[52] Insbesondere die Neuroleptika rückten ins Zentrum einer Diskussion, die sich auf den Einsatz von Psychopharmaka und die Psychiatrie insgesamt ausweitete. Mit der Antipsychiatrie der 1960er und 70er Jahre wurde die psychiatrische Klinik zur Schlüsselinstitution einer Gesellschaftskritik, die

---

46 Vgl. für das Revolutionsnarrativ: Edward Shorter, *A History of Psychiatry. From the Era of the Asylum to the Age of Prozac*, New York 1997. Vgl. für dessen Hinterfragung z.B. Nicolas Rasmussen, *On Speed. The Many Lives of Amphetamine*, New York 2008.

47 Benoît Majerus, »Mapping Antipsychiatry. Elemente für die Geschichte einer transnationalen Bewegung«, in: *Themenportal Europäische Geschichte* (2010), http://www.europa.clio-online.de/2010/Article=440 [Stand: 17.2.2016].

48 Sabine Braunschweig, *Zwischen Aufsicht und Betreuung. Berufsbildung und Arbeitsalltag der Psychiatriepflege am Beispiel der Basler Heil- und Pflegeanstalt Friedmatt, 1886–1960*, Zürich 2013; Jolanda Nydegger/Elisabeth Joris/Sabina Roth/Sandra Bott (Hgg.), *PflegeKrisen. Traverse – Zeitschrift für Geschichte* 2 (2012).

49 Katharina Brandenberger, *Psychiatrie und Psychopharmaka. Therapien und klinische Forschung mit Psychopharmaka in zwei psychiatrischen Kliniken der Schweiz, 1950–1980*, Zürich 2012 (Dissertation).

50 Ausserdem die Psychochirurgie. Vgl. dazu Meier, Spannungsherde.

51 Braunschweig, Zwischen Aufsicht und Betreuung; Balz, Zwischen Wirkung und Erfahrung.

52 Peter Lehmann, *Der chemische Knebel. Warum Psychiater Neuroleptika verabreichen*, Berlin 1986; vgl. weiter z.B. Urs Ruckstuhl, »Einspruch. 10 Thesen gegen Neuroleptika«, in: *PMS aktuell* 3 (1988), 19–33.

sich mit sozialen Ein- und Ausschlussmechanismen beschäftigte.[53] Dem vorausgegangen waren Arbeiten des amerikanischen Psychiaters Thomas Szasz[54], des kanadischen Soziologen Erving Goffman[55] und Michel Foucaults[56]. Zur selben Zeit artikulierten Psychiater in Fachzeitschriften eine Verunsicherung, die bei der Definition der Wirkungen und bei unerfüllten Erwartungen ansetzte.[57] Andere Sichtweisen auf die pharmakologische Wende rücken die Abnahme von Zwangsmassnahmen ins Zentrum: So lässt sich beispielsweise in der Psychiatrischen Universitätsklinik Zürich (Burghölzli) für den Zeitraum von 1950 bis1970 ein Rückgang von Deckelbädern, Elektroschocks, Insulin- und Malariakuren beobachten.[58] Neuere Forschungen thematisieren die Ambivalenz, die im Zusammenhang mit Psychopharmaka in der Psychiatrie auftaucht.[59] Sabine Braunschweig hat am Beispiel der Psychiatrischen Universitätsklinik Basel (Friedmatt) aufgezeigt, wie ambivalent das neue ›Wundermittel‹ Chlorpromazin aus Sicht der Pflegenden sein konnte. Nebst vielen Erfolgsmeldungen wiesen einige Interviewte auf ein Unbehagen hin: Der neue Stoff verändere die Persönlichkeit, und man habe keine »Originale« unter den Patienten, die nun zum Teil gedämpft und passiv wirkten.[60] Ab den 1960er Jahren kamen Psychopharmaka aufgrund von Kostensenkungen und Massenproduktion über die Anstaltsmauern hinaus vermehrt zum Einsatz – z.B. in der hausärztlichen Praxis. Resultat dieser Entwicklung war eine Ausdifferenzierung der Psychiatrie. Eine Vielzahl ambulanter Einrichtungen wie Polikliniken, sozialpsychiatrische Dienste und die Gemeindepsychiatrie entwickelte sich. Die

---

[53] U.a. David Cooper, *Psychiatrie und Anti-Psychiatrie*, Frankfurt am Main 1975; Andrew T. Scull, *Die Anstalten öffnen? Decarceration der Irren und Häftlinge*, Frankfurt am Main/New York 1980 [Englisch 1977].

[54] Thomas Szasz, *The Myth of Mental Illness. Foundations of a Theory of Personal Conduct*, New York 1961.

[55] Erving Goffman, *Asylums. Essays on the Social Situation of Mental Patients and Other Inmates*, New York 1961.

[56] Michel Foucault, *Die Macht der Psychiatrie. Vorlesungen am Collège de France 1973–1974*, Frankfurt am Main 2005; Michel Foucault, *Wahnsinn und Gesellschaft*, Frankfurt am Main 1973.

[57] Michael Shepherd/Nancy Goodman/David Watt, »The Application of Hospital Statistics in the Evaluation of Pharmacotherapy in a Psychiatric Population«, in: *Comprehensive Psychiatry* 2/1 (1961), 11–19; Günther Stille/Hanns Hippius, »Kritische Stellungnahme zum Begriff der Neuroleptika: Anhand von pharmakologischen und klinischen Befunden mit Clozapin«, in: *Pharmakopsychiatrie, Neuro-Psychopharmakologie* 4 (1971), 182–191.

[58] Marietta Meier/Brigitta Bernet/Roswitha Dubach/Urs Germann, *Zwang zur Ordnung. Psychiatrie im Kanton Zürich 1870–1970*, Zürich 2007.

[59] Ebd.

[60] Sabine Braunschweig, »Wundermittel Largactil. Wissenschaftlicher Fortschritt und Arbeitsalltag aus der Sicht ehemaliger Schwestern und Pfleger der psychiatrischen Klinik ›Friedmatt‹«, in: Georg Spuhler (Hg.), *Vielstimmiges Gedächtnis. Beiträge zur Oral History*, Zürich 1994, 127–140, 135.

durchschnittliche Aufenthaltsdauer in den Kliniken verkürzte sich, Patientinnen wurden vermehrt ambulant behandelt – eine Veränderung, die auch als »Drehtür-Psychiatrie« kritisiert wurde.[61] Für den Wandel in der Bewertung psychoaktiver Stoffe haben Stephen Snelders et al. den Begriff des »Seige-Zyklus« eingeführt, um die Karrieren von neuen Stoffen in drei Phasen zu beschreiben: Auf den anfänglichen Enthusiasmus und therapeutischen Optimismus folgte aufgrund von Berichten über Nebenwirkungen häufig Enttäuschung, die schliesslich einen limitierten, eingegrenzten Gebrauch zur Folge hatte.[62]

Seit Roy Porters Forderung nach dem Einbezug der »Patient's View«[63] wurden Krankenakten zur zentralen Quelle einer Psychiatriegeschichte ›von unten‹.[64] Hinsichtlich der Psychopharmaka eröffnen sich dadurch neue Fragen: nach dem therapeutischen Alltag, nach ›Compliance‹ und Widerstand und nach ihrer Deutung durch Ärzte, Pflegerinnen und Patienten (»Making Sense of Drugs«). Psychoaktive Stoffe brauchen Narrative, damit Patienten und Ärzte mit ihnen zurechtkommen und Wirkungen und Nebenwirkungen Sinn erhalten.[65] Im Zuge dieses Perspektivenwandels werden neu auch Praktiken und Routinen wie die Medikamenten-Verabreichung, die Rolle der Pflege, Aufschreibesysteme[66] und Wirkungsbeobachtungen thematisiert.[67]

---

[61] Sabine Braunschweig (Hg.), *Pflege. Räume, Macht und Alltag. Beiträge zur Geschichte der Pflege*, Zürich 2006.

[62] Stephen Snelders/Charles Kaplan/Toine Pieters, »On Cannabis, Chloral Hydrate, and Career Cycles of Psychotropic Drugs in Medicine«, in: *Bulletin of the History of Medicine* 80/1 (2006), 95–114.

[63] Roy Porter, »The Patient's View. Doing Medical History from Below«, in: *Theory and Society* 14 (1985), 175–198; Roy Porter, *A Social History of Madness. Stories of the Insane*, London 1987.

[64] Beispiele für Arbeiten mit Krankenakten: Meier, Zwang zur Ordnung, 17. Vgl. auch Sibylle Brändli/Barbara Lüthi/Gregor Spuhler (Hgg.), *Zum Fall machen, zum Fall werden. Wissensproduktion und Patientenerfahrung in Medizin und Psychiatrie des 19. und 20. Jahrhunderts*, Frankfurt am Main 2009; Balz, Zwischen Wirkung und Erfahrung.

[65] Andrew Webster/Douglas Conor/Lewis Graham, »Making Sense of Medicines. ›Lay Pharmacology‹ and Narratives of Safety and Efficacy«, in: Suzanne Fraser/Kylie Valentine/Celia Roberts (Hgg.), *Living Drugs. Special Issue of Science as Culture* 18/2 (2009), 233–247.

[66] Brigitta Bernet, »Eintragen und Ausfüllen. Der Fall des psychiatrischen Formulars«, in: Sibylle Brändli/Barbara Lüthi/Gregor Spuhler (Hgg.), *Zum Fall machen, zum Fall werden. Wissensproduktion und Patientenerfahrung in Medizin und Psychiatrie des 19. und 20. Jahrhunderts*, Frankfurt am Main 2009, 62–91.

[67] Z.B. Toine Pieters/Stephen Snelders, »Mental Ills and the ›Hidden History‹ of Drug Treatment Practices«, in: Marijke Gijswijt-Hofstra/Harry Osterhuis/Jost Vijselaar et al. (Hgg.), *Psychiatric Cultures Compared. Psychiatry and Mental Health Care in the Twentieth Century. Comparisons and Approaches,* Amsterdam 2005, 381–401; vgl. dazu auch Magaly Tornay, »Pflegekrise Psychopharmaka. Neue Berufsbilder und der Status praktischen Wissens«, in: *Traverse – Zeitschrift für Geschichte* 2 (2012), 83–96.

In der Psychiatriegeschichte blieben bisher diejenigen Aspekte der Geschichte psychoaktiver Stoffe, die ausserhalb der Klinik stattfanden, wenig beleuchtet. Diesen widmet sich die Geschichte der Pharmakologie. Sie arbeitet mit Quellen der Pharmaindustrie, der nationalen Gesundheitsbehörden, internationaler Organisationen wie der WHO (*World Health Organization*) oder mit Interviews mit beteiligten Akteuren aus Wissenschaft und Industrie. David Healy hat mit seinem dreibändigen Werk *The Psychopharmacologists* die Ära der modernen Psychopharmaka umfassend mit Interviews mit involvierten Akteuren ausgelotet.[68] In reger Publikationstätigkeit hat er die Entwicklungen, Brüche und Kontroversen um Antidepressiva aufgearbeitet[69] und die Entstehung der Psychopharmakologie beschrieben[70]. Jeremy Greene beschreibt im Buch *Prescribing by Numbers*[71] die numerische Wende in der zweiten Hälfte des 20. Jahrhunderts, die eher auf Prävention denn auf Krankheitsbehandlung zielte. Immer grössere Populationen wurden so als Risikogruppen klassifiziert und präventiv medikamentiert.[72] Weitere Forschung hat sich den Pharmaka als Produkten gewidmet, die mit verschiedenen Vermarktungsstrategien[73] und mittels einer Markenidentität[74] in Zirkulation gebracht wurden. Damit geriet das spezifisch moderne Zusammenspiel von Medizin und Industrie in den Blick, das die Einführung der Psychopharmaka begleitete.[75] Die enge Verflechtung von Wissenschaft, Industrie und Klinik ist am besten an konkreten Beispielen, bei denen diese greift, zu untersuchen.[76]

Zentral für diese Studie sind Ansätze aus der Wissenschaftsgeschichte, die bereits in mehreren Publikationen zu Stoffen und Medikamenten fruchtbar ge-

---

[68] David Healy, *The Psychopharmacologists. Interviews by David Healy*, London 1996 (3 Bde.).

[69] David Healy, *The Antidepressant Era*, Cambridge 1997.

[70] David Healy, *The Creation of Psychopharmacology*, Cambridge 2002.

[71] Jeremy A. Greene, *Prescribing by Numbers. Drugs and the Definition of Disease*, Baltimore 2007.

[72] Vgl. zur Standardisierung auch Toine Pieters/Stephen Snelders, »Standardizing Psychotropic Drugs and Drug Practices in the Twentieth Century. Paradox of Order and Disorder«, in: *Studies in History and Philosophy of Science. Part C: Studies in History and Philosophy of Biological and Biomedical Sciences* 42/4 (2011), 412–414.

[73] Jean-Paul Gaudillière/Ulrike Thoms (Hgg.), *The Development of Scientific Marketing in the Twentieth Century. Research for Sales in the Pharmaceutical Industry*, London 2015.

[74] Jeremy A. Greene, »What's in a Name? Generics and the Persistence of the Pharmaceutical Brand in American Medicine«, in: *Journal of the History of Medicine and Allied Sciences* 66/4 (2011), 425–467.

[75] Volker Hess, »Psychochemicals crossing the wall. Die Einführung der Psychopharmaka in der DDR aus der Perspektive der neueren Arzneimittelgeschichte«, in: *Medizinhistorisches Journal* 42/1 (2007), 61–84, 63.

[76] Nicolas Rasmussen, »The Drug Industry and Clinical Research in Interwar America. Three Types of Physician Collaborator«, in: *Bulletin of the History of Medicine* 79/1 (2005), 50–80; Jeremy A. Greene, »Attention to ›Details‹. Etiquette and the Pharmaceutical Salesman in Post-war America«, in: *Social Studies of Science* 34/2 (2004), 271–292.

macht wurden.[77] Jean-Paul Gaudillière hat die Zirkulation von Medikamenten zwischen Wissenschaft, Industrie und Medizin beschrieben, indem er sie als »boundary objects« konzipiert.[78] Er fokussiert dabei auf die Themen Regulation, Patente und internationale Gesundheitsorganisationen. Verschiedene Autoren haben zudem aufgezeigt, dass Diagnosesysteme wie das Diagnostic and Statistical Manual of Mental Disorders (DSM) in einen engen Verbund mit den Wirkungsweisen von Psychopharmaka traten.[79]

Besonders aufschlussreich für meine Untersuchung waren zwei anthropologische und eine literaturwissenschaftliche Studie: Nicolas Langlitz' Buch über die Halluzinogenforschung in den USA und in der Schweiz[80], Andrew Lakoffs Anthropologie der ›pharmakologischen Vernunft‹ in einer Klinik in Buenos Aires, wo psychodynamische Traditionen mit Biotech-Forschung in Konflikt gerieten[81] und Jeannie Mosers LSD-Biographie[82], welche die sprachlichen Verfahren und Wissenskonfigurationen im Kontext der Halluzinogene herausarbeitet.

### *(2) Geschichte der Personenkonzepte*

In den letzten Jahren sind das Subjekt, das Selbst und Subjektivierungsweisen vermehrt Gegenstand von historischen und kulturwissenschaftlichen Untersuchungen geworden. Ein flüchtiger Blick ins Bücherregal bringt Titel wie *Biological Citizenship, Neurochemical Selves, the Pharmaceutical Person* oder *Das erschöpfte Selbst*[83] zutage. Diese versuchen eine spezifische, mit der medizinischen Moderne verbundene anthropologische Figur zu beschreiben.

Doch wie ist dieses Selbst bzw. Subjekt analytisch zu fassen?[84] Jan Goldstein hat aufgezeigt, dass die liberale Idee des autonomen und einheitlichen Selbst historisch verortet werden kann. Es entstand im postrevolutionären Frankreich,

---

77 Lea Haller, *Cortison. Geschichte eines Hormons, 1900–1955*, Zürich 2012 und Beat Bächi, *Vitamin C für alle! Pharmazeutische Produktion, Vermarktung und Gesundheitspolitik (1933–1953)*, Zürich 2009.

78 Jean-Paul Gaudillière, »Introduction. Drug Trajectories«, in: *Studies in History, Biology and Biomedicine Sciences* 36 (2005), 605; Jean-Paul Gaudillière/Volker Hess (Hgg.), *Ways of Regulating Drugs in the 19th and 20th Centuries*, Basingstoke 2012.

79 Balz, Zwischen Wirkung und Erfahrung; Pignarre, Psychotrope Kräfte.

80 Nicolas Langlitz, *Neuropsychedelia. The Revival of Hallucinogen Research Since the Decade of the Brain*, Berkeley 2013.

81 Lakoff, Pharmaceutical Reason.

82 Jeannie Moser, *Psychotropen. Eine LSD-Biographie*, Konstanz 2012.

83 Der Reihe nach Adriana Petryna, »Biological Citizenship. The Science and Politics of Chernobyl-Exposed Populations«, in: *Osiris* 19/2 (2004), 250–265; Rose, Neurochemical Selves; Martin, The Pharmaceutical Person, 273–287; Alain Ehrenberg, *Das erschöpfte Selbst. Depression und Gesellschaft in der Gegenwart*, Frankfurt am Main 2008.

84 Siehe dazu auch Michel Foucaults Begriff der Subjektivierung, der das Subjekt zugleich als handelndes und als unterworfenes konzipiert. Foucault, Das Subjekt und die Macht.

indem es von verschiedenen psychologischen Theorien beansprucht wurde. Das alltägliche, umgangssprachliche »moi« wurde vom psychologischen »Le Moi« abgelöst als einer Vermengung von privaten und öffentlichen Zugriffen.[85] Marilyn Strathern hat ein unserem westlichen Verständnis nicht zeitlich, sondern räumlich entgegengesetztes Konzept der Person beschrieben. In ihrer Studie zu Melanesien zeigte sie, dass die Person nicht als individuell, sondern als ›dividuell‹ verstanden wird: Personen sind plurale, zusammengesetzte ›Orte‹, in denen soziale Beziehungen spielen. Kollektive Handlungen oder Versammlungen hingegen können individuell sein, da sie als einheitliche Körperschaften gefasst werden.[86] Dies setzt unsere zeitgenössische westliche Vorstellung von der Person als Individuum und als einzigartige Einheit, die der gesellschaftlichen Struktur gegenübersteht, in einen historischen und sozialen Zusammenhang.

Dieses Buch fragt im Anschluss an diese Ansätze danach, wie sich Personenkonzepte in Aushandlungsprozessen, Diskursen und Praktiken im Kontext von psychoaktiven Stoffen spezifisch gebildet haben. Fruchtbar für diese Studie sind deshalb Arbeiten, die Personenkonzepte analytisch eng an mit psychoaktiven Stoffen verbundene Praktiken und Klassifikationen knüpfen. Im Hinblick auf veränderte Krankheitserfahrungen und -beschreibungen hat Ian Hacking unter der Formel »Making up people«[87] gezeigt, wie psychologische und psychiatrische Klassifizierungen zu Generatoren neuer Selbstbeschreibungen von Menschen wurden. Laut Hacking haben Klassifikationen Looping-Effekte: Bevor die Diagnose Autismus in den 1940er Jahren eingeführt wurde, konnte man weder sich selbst als autistisch begreifen noch gab es die dazugehörigen Experten, Institutionen und Wissensfelder. Mit der Festigung der Diagnose begriffen sich Menschen neu als autistisch und veränderten wiederum graduell die Klassifikation mit Subkategorien wie dem Asperger-Syndrom.[88] Joseph Dumit bringt für diesen zirkulären Prozess den Begriff der »Expert-Patients« ein.[89] Wissen über Gesundheit und Therapien seien zu Schlüsselressourcen geworden: Auf der einen Seite produziert Wissenschaft Fakten, die uns objektiv definieren und die wir verinnerlichen. Auf der anderen Seite gestalten wir unser Selbst mithilfe dieser erhältlichen Fakten, die als Personenkategorien ihrerseits wiederum als kulturelle Basis für neue Theorien der menschlichen Natur wirken.[90] Mit medizini-

---

[85] Jan Goldstein, *The Post-revolutionary Self. Politics and Psyche in France, 1750–1850*, Cambridge 2005; Jan Goldstein, »Mutations of the Self in Old Regime and Postrevolutionary France. From Ame to Moi to Le Moi«, in: Lorraine Daston (Hg.), *Biographies of Scientific Objects*, Chicago 2000, 86–116.

[86] Strathern, The Gender of the Gift.

[87] Hacking, Making up People, 222–236.

[88] Ian Hacking, »Kinds of People. Moving Targets«, in: *Proceedings of the British Academy* 151 (2007), 285–318.

[89] Joseph Dumit, *Drugs for Life. How Pharmaceutical Companies Define Our Health*, Durham 2012.

[90] Joseph Dumit, »A Digital Image of the Category of the Person«, in: Gary Downey/

schem Wissen über uns selbst greift der objektive Diskurs zugleich auf subjektives Wissen zu und wirkt als Diagnosensteller wieder auf Selbstdefinitionen ein. Die Fakten – Dumit zeigt dies an personalisierter Medizin und an der PET-Scanning-Technologie auf – sind somit zugleich subjektabhängig und objektiv.[91] Mit dem Begriff des »biological citizen« wird eine ähnliche Doppelbewegung beschrieben.[92] Er bringt zusätzlich die politische Kategorie des Bürgertums ein, um das Subjekt als Ort zu fassen, wo Selbsttechniken und Regierungstechniken zusammenkommen.[93]

Wenn man zu diesen Überlegungen noch den Waren-Charakter von pharmazeutischen Produkten mitberücksichtigt, so lassen sich die Überlagerungen von therapeutischer und marktwirtschaftlicher Logik auf dem medizinischen Feld untersuchen. Kaushik Sunder Rajan greift Dumits Begriff der »patients-in-waiting« auf und entwickelt ihn zu »consumers-in-waiting« weiter. Wenn Populationen neu als Risikogruppen für potenzielle Krankheiten konzipiert werden, entsteht für die Pharmaindustrie ein riesiger Pool an Proto-Konsumenten.[94] Durch die Durchsetzung des Risiko- und Präventionsparadigmas wird ›gesund‹ zu ›noch nicht krank‹, und Patienten werden vor allem als Konsumenten angerufen.[95]

Ein weiterer Forschungsstrang bezieht sich auf die Deutungsmacht der Psychologie und Psychiatrie und damit verbundene neoliberale Personenkonzepte.[96] Alain Ehrenberg versteht die Depression in Bezug auf das zeitgenössische Ideal der Selbstverwirklichung: Sie wird zur Schlüsselkrankheit in Gesellschaften, die auf Selbstverantwortlichkeit und Initiative gründen. Dies, weil das Unvermögen, die äusseren Leistungsanforderungen innerlich nachzuvollziehen, zu einer Epidemie der Antriebslosigkeit führt, welche in der Folge medikalisiert wird.[97] Ehrenberg konzipiert die Psyche als Austragungsort gesellschaftlicher Auseinandersetzungen, wobei Antidepressiva zwar wichtig, jedoch nicht ursächlich an diesen Entwicklungen beteiligt sind.[98] Im Zusammenhang mit der Medikalisierung macht auch Monica Greco ein »Gebot des Selbstseins« aus, das auf die Person zurückwirkt und als Manko in Form von neuen psychischen Störungen beschrieben wird.[99] Hier werden Krankheiten als Krankhei-

---

Joseph Dumit (Hgg.), *Cyborgs & Citadels. Anthropological Interventions in Emerging Sciences and Technologies*, Santa Fe 1997, 83–102.

91 Dumit, Drugs for Life, 72, 129.

92 Adriana Petryna, *Life exposed. Biological Citizens after Chernobyl*, Princeton 2002.

93 Nikolas Rose/Carlos Novas, »Biological Citizenship«, in: Aihwa Ong/Stephen Collier (Hgg.), *Global Assemblages. Technology, Politics, and Ethics as Anthropological Problems*, Malden 2005, 439–463.

94 Sunder Rajan, Biocapital, 159 f.

95 Ebd., 175.

96 Zu den neoliberalen Entwürfen am prägnantesten Ulrich Bröckling, *Das unternehmerische Selbst. Soziologie einer Subjektivierungsform*, Frankfurt am Main 2007.

97 Ehrenberg, Das erschöpfte Selbst.

98 Ebd., 21.

99 Monica Greco, »Homo Vacuus. Alexithymie und das neoliberale Gebot des Selbst-

ten an der Gesellschaft gefasst, was zwar ihre Konstruiertheit offenlegt, aber die spezifischen Verbindungen, die Stoffe und Personenkonzepte eingehen, nicht im Detail beachtet. Diese Überlegungen helfen jedoch, die Aufmerksamkeit auf das psychologische Vokabular zu richten: Die Psychologie und damit verbundene Therapieformen gewannen in der zweiten Hälfte des 20. Jahrhunderts an Deutungsmacht.[100] Menschen begannen zunehmend, sich in therapeutischem und psychologischem Vokabular auf sich selbst zu beziehen.[101] Psychoaktive Stoffe besetzten dabei einen zentralen Ort und wurden zur Behandlung erster Wahl, nicht bloss um Symptome zu lindern, sondern um neurochemische Unstimmigkeiten kontinuierlich zu modulieren und zu managen.[102] Die am häufigsten verschriebenen Psychopharmaka würden heute auch Störungen behandeln, so Nikolas Rose, deren Abgrenzung unklar und deren Einteilung als Krankheit umstritten sei.[103] Damit gerät die Grenze zwischen Gesundheit und Krankheit ins Blickfeld, die im Untersuchungszeitraum dieses Buches konfliktreich neu verhandelt wurde.

## Quellen und Aufbau des Buches

Die sechs Kapitel widmen sich jeweils einem anderen Aspekt des Pharmakon-Person-Nexus. In jedem Kapitel wird ein über psychoaktive Stoffe vermittelter Zugriff auf die Person in den Fokus genommen und werden die Wissensfelder und die experimentellen und therapeutischen Verfahren untersucht, die damit verbunden waren. Die Stabilisierung von Personenkonzepten und Stoffwirkungen können am ehesten ›in the making‹ erfasst werden, wenn die ›Black Box‹ der psychopharmakologischen Grammatik noch offen ist und einen Blick ins Innere frei gibt.[104] Aus diesem Grund besteht ein zentraler Teil der empiri-

seins«, in: Ulrich Bröckling/Susanne Krasmann/Thomas Lemke (Hgg.), *Gouvernementalität der Gegenwart. Studien zur Ökonomisierung des Sozialen*, Frankfurt am Main 2000, 265–285; Monica Greco, »Psychosomatic Subjects and the ›Duty to Be Well‹. Personal Agency Within Medical Rationality«, in: *Economy & Society* 22/3 (1993), 357–372.

[100] Eva Illouz, *Die Errettung der modernen Seele. Therapien, Gefühle und die Kultur der Selbsthilfe*, Frankfurt am Main 2009; Sabine Maasen/Jens Elberfeld/Pascal Eitler/Maik Tändler (Hgg.), *Das beratene Selbst. Zur Genealogie der Therapeutisierung in den »langen« Siebzigern*, Bielefeld 2011.

[101] Dafür prägte Nikolas Rose den Begriff ›Psy-Diskurs‹. Nikolas Rose, »Assembling Ourselves«, in: Ders., *Inventing Our Selves. Psychology, Power, and Personhood*, Cambridge 1996, 169–197, 192.

[102] Rose, Neurochemical Selves; Nikolas Rose, »Psychopharmaceuticals in Europe«, in: Martin Knapp/David McDaid/Elias Mossialos et al. (Hgg.), *Mental Health Policy and Practice across Europe*, Milton Keynes 2007, 146–187.

[103] Nikolas Rose, *The Politics of Life Itself. Biomedicine, Power, and Subjectivity in the Twenty-First Century*, Princeton/Oxford 2007, 222.

[104] Latour, Science in Action, 2 f.

schen Grundlagen aus Experimenten und klinischen Versuchen, denn dort werden Zugriffe und Interpretationen sichtbar. Am Experiment lässt sich ein zentraler Schritt untersuchen: Hier wird das Pharmakon (immer wieder) an die Person geknüpft. Darüber hinaus widmet sich die Studie wissensproduzierenden Verfahren wie der Klassifikation, Benennung und Beobachtung in der klinischen Praxis und in der sich formierenden psychopharmakologischen Expertensprache. Diese brachte in ihren Aushandlungsprozessen Dinge explizit zur Sprache, die normalerweise implizite Prämissen bleiben.

Dieser Studie liegt eine breite und heterogene Quellenbasis zu Grunde. Im Bereich der psychopharmakologischen Forschung, Entwicklung und Vermarktung stehen Quellen aus dem Novartis-Firmenarchiv (Ciba, Geigy, Ciba-Geigy, Sandoz) im Vordergrund. Für die klinischen Versuche und die therapeutische Anwendung sind Quellen aus der Psychiatrischen Klinik Münsterlingen zentral. Hier wurden Berichte, Korrespondenz und Krankenakten ausgewertet, die anhand von Listen klinischer Versuche ausgewählt wurden. Für den Bereich der Psychopharmakologie und der Zirkulation von Wissen wurden medizinische und psychiatrische Fachzeitschriften hinzugezogen (*Schweizerische Medizinische Wochenschrift*, *Der Nervenarzt*, Schriftenreihe des *Collegium Internationale Neuro-Psychopharmacologicum (CINP)*, *Schweizer Archiv für Neurologie und Psychiatrie*). Die Konferenzbände des II. Internationalen Kongresses für Psychiatrie in Zürich von 1957 werfen ein Schlaglicht auf die sich verfestigende Psychopharmakologie. Ausserdem wurden publizierte Quellen aus anderen schweizerischen Kliniken konsultiert, vor allem aus den Psychiatrischen Universitätskliniken Zürich und Basel. Der Hauptfokus liegt auf Quellen aus der Schweiz, es wurden jedoch punktuell auch europäische und amerikanische Publikationen ausgewertet. Es ging vor allem darum, aufgrund der guten Quellenlage und der wichtigen Rolle der schweizerischen Pharmaindustrie exemplarisch Problemstellungen zu beleuchten, die nicht auf einen nationalen Kontext beschränkt blieben. Das Feld der psychoaktiven Stoffe ist von Beginn an global und lokal zugleich, geprägt von mobilen Stoffen, transnationalen Wissens- und Kapitalströmen, nationalen Regulationen und lokalen Settings.[105] Da Entwick-

[105] Bei LSD gilt dies sogar für die Archivlage. Hier ist die Geschichte einer Kartensammlung von Sandoz aufschlussreich: Seit 1950 sammelte Sandoz während fast 35 Jahren über 4000 Artikel zu LSD und Psilocybin. Für jeden neuen Artikel wurde eine nummerierte Karte angelegt (LSD 1 bis LSD 3758). Nach der Fusion mit Ciba-Geigy gelangte diese Kartensammlung nach Los Angeles zur Albert Hofmann Foundation, welche damit ein Museum aufbaute, das sie zwei Jahre später aus Geldmangel wieder schliessen musste. Die Sammlung wurde eingelagert. In den späten 1990er Jahren begannen die Multidisciplinary Association for Psychedelic Studies (MAPS) und das Heffter Research Institute mit der Digitalisierung der Index-Karten, während die Ordner 2001 zur bekannten psychedelischen Organisation Erowid kamen. Die digitaliserten Dokumente können über Erowid und MAPS eingesehen werden. http://www.erowid.org/references/hof/hofmann_article1.shtml [Stand: 17.2.2016].

lungen und Brüche nicht immer entlang einzelner Stoffbiographien verliefen, werden mehrere Stoffe in die Analyse eingeschlossen.[106] Der rote Faden ist somit kein einzelner psychoaktiver Stoff, sondern der Verbund von Stoffen und Person.

Der Aufbau des Buches folgt überwiegend der Chronologie und ist in drei Hauptteile gegliedert. Diese beschreiben eine historische Entwicklung und untersuchen die Verbindung von Personenkonzepten und psychoaktiven Stoffen auf drei verschiedenen Ebenen. Der erste Teil, »Experimentalanordnungen« (1945–1960), untersucht die mit der Einführung von LSD und Chlorpromazin verbundene Experimentalisierung des Innern, während der zweite Teil, »Wissensordnungen« (1955–1965), auf die internationale Expertisenbildungen und auf lokales klinisches Wissen eingeht. Der dritte Teil, »Ausweitung der therapeutischen Sphäre« (1962–1980), widmet sich dem Ausgreifen psychoaktiver Stoffe über den therapeutischen Kontext hinaus in verallgemeinerte Medikationspraktiken und Subkultur.

Das erste Kapitel untersucht Experimentalanordnungen im Kontext von LSD in der Psychiatrie. Selbstversuche, Tierversuche, Experimente[107] mit Künstlern und Literaten sowie Aufzeichnungsverfahren und projektive Tests markierten hier Zugänge zum Subjektiven, die verschiedenen Objektivierungslogiken angehörten. Zweitens werden neue Thesen und Untersuchungen zur Entstehung von Schizophrenie behandelt. Mit LSD und dem 1953 hinzukommenden Neuroleptikum Chlorpromazin hatte man erstmals eine stabile Anordnung zur Hand, die versprach, Psychosen ins Labor zu bringen und experimentell zu entschlüsseln. Hier tauchte die Idee einer chemisch modulierbaren Psyche auf. Das dritte Kapitel untersucht die Aushandlung von Bedeutungen psychoaktiver Stoffe. Anhand des zweiten Internationalen Kongresses für Psychiatrie 1957 wird die sich bildende Expertise in den Blick genommen, die um Benennungen und Klassifikationen von Stoffen rang. Das vierte Kapitel zeigt mit Quellen aus der Psychiatrischen Klinik Münsterlingen und der Firma Geigy, wie auf einer lokalen Ebene ebenfalls Wissen über psychoaktive Stoffe stabilisiert wurde. Es schlägt einen Bogen von der Entdeckung des ersten Antidepressivums Imipramin in einer kleinen Landklinik zur sogenannten ›Epidemie der Depression‹. Danach wird im fünften Kapitel eine statistische Wende beschrieben, die mit der Ausarbeitung eines Standards für klinische Tests und für Krankheiten einsetzte. Hier kam es zu einer Verschiebung des Fokus von einzelnen Patienten hin zu Fällen und

---

[106] Aufgrund der grossen Menge an psychoaktiven Stoffen wird nur eine Auswahl der für die Fragestellung relevanten Stoffe behandelt. Die Amphetamine sowie die Anxiolytika (angstlösende Mittel, v.a. Benzodiazepine) werden nicht behandelt; ausserdem psychoaktive Drogen, die natürlichen Ursprungs sind und bereits früher bekannt waren. Die Auswahl bildet auch die Quellenlage ab.

[107] Die Begriffe ›Experiment‹, ›Versuch‹ und ›Test‹ werden in dieser Studie nicht scharf voneinander unterschieden, da sie auch in den analysierten Quellen noch synonym verwendet wurden.

Zahlen und zu einer Problematisierung des Subjektiven. Das sechste Kapitel behandelt die Wende um 1968, als manche psychoaktive Stoffe zu sozialen und politischen Bedeutungsträgern wurden. Hier geht es um Stoffe, die aus dem psychiatrisch-klinischen Bereich ausgeschlossen wurden, womit auch eine Destabilisierung des Stoff- und Patientenstatus verbunden war, die in den beiden Figuren ›Hippie‹ und ›Süchtiger‹ eine diskursive Vermischung fand.

Erster Teil

# Experimentalanordnungen

Kapitel 1

# Experimentalisierung des Innern: »Kleine Wissenswerkzeuge«[1] im LSD-Versuch

Geister schweben (vignettenhaft) hinter der rechten Schulter.[2]

Im 20. Jahrhundert haben die Verfahren und Versuche zugenommen, das Innere des Menschen, seine Psyche und seine Persönlichkeit mittels technischer und psychologischer Methoden wissenschaftlich zu erfassen, zum Sprechen zu bringen oder möglichst direkt abzubilden. Im Laufe des Jahrhunderts verschwand die Introspektion allmählich aus der experimentellen Psychologie. Bereits frühere Methoden wie Wilhelm Wundts Reaktionszeit-Messungen beruhten auf einer Standardisierung der Versuchssubjekte, um individuelle Variationen auszuschliessen.[3] Projektive psychologische Tests wie der Rorschachversuch[4] oder der *Thematic Apperception Test* (TAT)[5] sind ebenfalls Mittel, um auswertbare Resultate von subjektiven Zuständen und Persönlichkeitssstrukturen zu erzeugen. Technologien wie die Elektroenzephalographie (EEG) weckten die Hoffnung, eine Art »Gedankenschrift« zu ermöglichen und »schreibende Gehirne«

---

[1] Vgl. zu diesem Begriff Peter Becker/William Clarke, »Introduction«, in: Dies. (Hgg.), *Little Tools of Knowledge. Historical Essays on Academic and Bureaucratic Practices*, Ann Arbor 2001, 1–33.

[2] Aus dem ersten Haschisch-Protokoll von Walter Benjamin vom 18.12.1927, 03.30 Uhr früh. Walter Benjamin, »Protokolle zu den Drogenversuchen«, in: Ders., *Gesammelte Schriften*, Band IV/2, 1991.

[3] Emily Martin, »The Potentiality of Ethnography and the Limits of Affect Theory«, in: *Current Anthropology* 5/7 (October 2013); Deborah Coon, »Standardizing the Subject. Experimental Psychologists, Introspection, and the Quest for a Technoscientific Ideal«, in: *Technology and Culture* 34/4 (1993), 757–783, 775 f.

[4] Der Rorschachtest besteht aus zehn Tafeln mit symmetrischen Tintenflecken und hat das Ziel, die Persönlichkeit des Probanden zu erfassen, indem ausgewertet wird, was er in den Bildern sieht. Peter Galison, »Das Bild des Ich«, in: Cornelius Borck/Armin Schäfer (Hgg.), *Psychographien*, Zürich 2005, 111–140.

[5] Der Thematic Apperception Test besteht aus einer festen Serie von Zeichnungen, die ähnlich dem Rorschachtest assoziativ genutzt werden. Die Versuchsperson wird gebeten, eine Geschichte zu den Bildern zu erzählen. Rebecca Lemov, »Towards a Data Base of Dreams. Assembling an Archive of Elusive Materials, c. 1947–61«, in: *History Workshop Journal* 67/1 (2009), 44–68.

ohne Übersetzungsleistung direkt abzubilden.[6] So sollte, wie Cornelius Borck aufzeigt, die Kluft zwischen Seele und Äusserung, Sprache und Denken mit einer »unmittelbaren« Schrift überbrückt werden. Die Sprache erscheint in dieser Konstellation als Hindernis, das störfreie Kommunikation und authentischen Einblick verhindert, und die maschinelle Spur der Elektroenzephalographie als Traum einer mechanischen Methode, die Natur selbst zum Sprechen – oder hier zum Schreiben – zu bringen.[7] Diesen Zugängen ist gemein, dass sie versuchen, die ›Black Box‹ des Innern zu öffnen und zu operationalisieren.

In den Experimenten mit psychotropen Stoffen der 1940er und 50er Jahre nimmt die Sprache eine Doppelstellung ein: Sie ist unmittelbare Spur der Stoffwirkung. Ohne sie sind die Erfahrungen und Wahrnehmungsveränderungen im Stoffexperiment nicht zugänglich, da die Zeugenschaft des Körpers versagt oder zumindest nicht genügt, denn viele typische Stoffwirkungen können nicht an körperlichen Reaktionen gemessen werden. Gerade im Selbstversuch merken Psychiater, wie sie ihre Objektivität an die berauschte Subjektivität verlieren. Die Stoffwirkungen bleiben auf die Innenperspektive, auf den Ich-Erzähler angewiesen. Zugleich ist die Sprache Hindernis und Verfälschung der reinen Stimme des Stoffes, weil sie stets subjektiv bleibt und damit die Objektivität der Experimente bedroht. Wie Lorraine Daston beschreibt, zieht sich die Sprache wie eine Bruchlinie durch die Geschichte der wissenschaftlichen Objektivität. Sie ist zugleich Nemesis und Essenz der Objektivität, denn sie ist zum einen Grundlage der Wissensvermittlung und zum anderen eine verzerrende Linse, die zwischen Natur und Geist vermittelnd steht.[8] Das Dilemma um die Sprache wird im Kontext der Versuche mit psychoaktiven Stoffen mithilfe von Verfahren, mit »little tools of knowledge«[9], gelöst: Projektive psychologische und technische Methoden wie der Rorschachtest oder das EEG wurden bei den Experimenten mit Psychotropika als Werkzeuge benutzt, um messbare, reproduzierbare, vergleichbare Resultate zu erhalten. Gleichzeitig waren auch sprachbasierte Verfahren wie das Protokoll und der Eigenbericht wichtig, um im Rausch überhaupt Spuren zu erzeugen. Über diese Verfahren und Wissenswerkzeuge werden Zugriffe auf das Ich im psychoaktiven Versuch fassbar, da sie Spuren in den Quellen hinterlassen. Zugleich klassifizieren sie Subjektives und Stoffliches und ordnen es in eine wissenschaftliche Ordnung ein.

---

[6] Mittels einer Gleichsetzung von Gehirn und Denken bzw. Schrift und EEG. Cornelius Borck, »Das Ich in der Kurve. Experimentelle Beziehungen zwischen Gehirn und Subjekt in der Elektroenzephalographie«, in: Ders./Volker Hess/Henning Schmidgen (Hgg.), *Maß und Eigensinn. Studien im Anschluss an Georges Canguilhem*, Paderborn 2005, 45–69, 47.

[7] Cornelius Borck, »Schreibende Gehirne«, in: Ders./Armin Schäfer (Hgg.), *Psychographien*, Zürich 2005, 89–110, 91 f.

[8] Lorraine Daston, »Scientific Objectivity With and Without Words«, in: Peter Becker/William Clark (Hgg.), *Little Tools of Knowledge. Historical Essays on Academic and Bureaucratic Practices*, Ann Arbor 2001, 259–284, 259.

[9] Becker/Clark, Little Tools of Knowledge.

Seit dem Auftreten von LSD in der Psychiatrie und Psychopharmakologie in der zweiten Hälfte der 1940er Jahre erlebten die oben erwähnten Techniken einen Aufschwung. Zum klassischen klinischen Blick, der beobachtet und Protokolle führt, kam eine Reihe von Versuchen mit neuen psychotropen Stoffen hinzu, welche psychologische und technische Messverfahren ›unter Einfluss von ...‹ anwendeten. Die Versuchsanordnungen mussten dabei mit zwei instabilen Grössen gleichzeitig zurechtkommen: der unklaren Wirkweise neuer psychoaktiver Stoffe und der ›Black Box‹ des Innern. Wie wirkt LSD, wie wirkt Chlorpromazin? Wie wirken diese Stoffe auf wen? Welches ist ihr Angriffspunkt: die Psyche, die Persönlichkeit, das Hirn oder eine psychische Krankheit? Wirken sie anders, wenn es die Psychiater im Selbstversuch oder im Ausdruck geübte Künstlerinnen einnehmen? Wie reagieren Gesunde, wie Kranke? Und was ist mit Tieren? Es war unklar, was in den Experimenten überhaupt abgebildet wurde: Persönlichkeitsstrukturen, eine isolierte Störung oder doch eher die Stoffwirkung selbst? Diese Problematik taucht bereits bei einer Rorschachuntersuchung mit Meskalin auf, die Manfred Bleuler 1932 gemeinsam mit Frederic Wertham an gesunden Versuchspersonen durchführte. Die beiden Psychiater sahen den Rorschachtest als ziemlich direktes Abbild, als »Formulierung« der Persönlichkeit. Fast alle Probanden lieferten mit und ohne Meskalin eine konstante Formulierung ihrer Persönlichkeit, abgebildet im Rorschachtest. Bis auf einen: Er lieferte zwei komplett verschiedene Rorschachtests mit und ohne Meskalin, als handle es sich um zwei völlig verschiedene Personen, was Bleuler und Wertham vor ein Problem stellte. Wie war diese Diskrepanz zu erklären, und wer ›sprach‹ nun in diesem zweiten Test? War es die eigentliche Persönlichkeit, die vorher verborgen blieb, oder vielmehr die Stimme der Droge? Und: »Which of the two formulations of the personality corresponds to reality?«[10] Wertham und Bleuler beantworteten dieses Dilemma, indem sie ihre Grundannahme revidierten. Der Meskalin-Durchlauf bilde in diesem Fall die ›wahre‹ Persönlichkeit ab: »We were, therefore, surprised to recognize in the test obtained during the intoxication the real personality of the subject as known in life and from his personality study.«[11] Persönlichkeiten seien, so ihre Schlussfolgerung, instabiler und vielschichtiger als bisher angenommen, und der Ausnahmezustand unter Drogeneinfluss bringe bisher verborgene Schichten ans Licht.[12]

Das Aufkommen der modernen psychoaktiven Stoffe führte zunächst zu Versuchsanordnungen, die um die Stoffwirkung herum gruppiert waren, mit dem Stoff als epistemischem Objekt im Zentrum – man wollte wissen, wie ein

---

[10] Frederic Wertham/Manfred Bleuler, »Inconstancy of the Formal Structure of the Personality. Experimental Study of the Influence of Mescaline on the Rorschach Test«, in: *Archives of Neurology and Psychiatry* 28/1 (1932), 52–70, 67.

[11] Ebd., 67.

[12] Ebd., 70.

Stoff wirkt.[13] Schon bald geriet jedoch auch das Innere ins Blickfeld. Die Stoffe wechselten die Systemstelle und wurden zu Instrumenten zur Erforschung der Psyche und ihrer Störungen, also dessen, worauf die Substanzen einwirkten.[14] Die frühe Forschung mit LSD, Psilocybin und später Chlorpromazin zielte somit in zwei Richtungen: Zum einen versprachen sich die Wissenschaftler Einsicht in die Wirkmechanismen der Stoffe. Zum anderen wurden die Stoffe zu Instrumenten, um ›normales‹ und pathologisches Fühlen, Verhalten und Wahrnehmen zu erforschen. Künstlich ausgelöste Ausnahmezustände dienten sowohl zur Erforschung des Ausnahmezustandes selbst als auch des entgegengesetzten Normalzustandes; Wissen über das Normale wurde über das Pathologische, im Sinne eines vorübergehenden, psychoseähnlichen Rauschzustandes, gesucht. Das Vorübergehende des Rausches versprach eine Laborsituation, in der menschliches Verhalten und der menschliche Geist, einschliesslich seiner Störungen, experimentell untersucht werden konnten. Wie sich dabei das ›Andere‹ veränderter Bewusstseinszustände zum ›Anderen‹ psychischer Krankheiten verhielt – kurz, wie nahe sich Rausch und Psychose standen – wurde unterschiedlich konzeptualisiert: Erstens gibt es seit dem ausgehenden 19. Jahrhundert und insbesondere seit Emil Kraepelin, der den Rausch als »Irresein im Kleinen« bezeichnete[15], einen Forschungsstrang, der Rauschzustände als Simulation von Wahnsinn versteht. Mit halluzinogenen Stoffen wie LSD konnten in diesem Verständnis vorübergehend Modellpsychosen ausgelöst und untersucht werden.[16] Zweitens suchten Psychiater selbst mithilfe des stoffinduzierten Ausnahmezustandes ihre Patientinnen besser zu verstehen und zu einer tieferen Auseinandersetzung zu gelangen. Und drittens wurden die Stoffe therapeutisch bei psychiatrischen und psychotherapeutischen Patienten ausprobiert und angewendet.

Im Folgenden wird zuerst das Aufkommen von LSD mit besonderem Blick auf Selbstversuche und Aufschreibeverfahren untersucht. Wie am Beispiel von Albert Hofmann und Werner A. Stoll gezeigt wird, versagten im halluzinogenen Selbstversuch den Wissenschaftlern die Worte, aufzeichnende Stifte trafen das Blatt nicht mehr und Versuchsprotokolle brachen ab. Das erste Unterkapitel dreht sich um diese Schwierigkeiten, auf die Rauscherfahrung zuzugreifen, und um Verfahren, die das Subjektive zu objektivieren versuchten. Zweitens geht es um psychiatrische Versuche mit LSD, die das Problem der Sprache mit Zeichnen und anderen darstellerischen Methoden zu umgehen suchten, sowie um Bilder und

---

[13] Vgl. zur Unterscheidung zwischen epistemischen und technischen Objekten Rheinberger, Experimentalsysteme.

[14] Vgl. zu diesem Wechsel der Systemstelle Moser, Psychotropen, 72 f.

[15] Diese Äusserung wird ihm von Joel und Fränkel zugeschrieben, ist allerdings in Kraepelins Text »Über die Beeinflussung einfacher psychischer Vorgänge durch einige Arzneimittel« (1892) nicht enthalten: Ernst Joel/Fritz Fränkel, »Beiträge zu einer experimentellen Psychopathologie. Der Haschisch-Rausch«, in: *Klinische Wochenschrift* 37/5 (1926), 1707–1709, 1707.

[16] Vgl. dazu ausführlicher Kap. 2.

Interpretationen, auf die zur Beschreibung der Rauscherfahrung zurückgegriffen wurde. Im dritten Unterkapitel geht es um die Frage der Persönlichkeit und um die in Verbindung damit angewendete Methode des Rorschachtests. Dabei war stets fraglich, ob sich in den projektiven Tests eher die Stoffwirkung oder die Persönlichkeit der Probanden abbildete. Im letzten Unterkapitel wird der Schritt hin zu Tierversuchen untersucht, insbesondere Spinnentests, bei denen die Netze als direkte Abbilder unterschiedlicher Stoffwirkungen betrachtet wurden.

## 1.1 Erzählen, Protokollieren

Die Ära der modernen psychoaktiven Stoffe beginnt bereits 1943 mit Albert Hofmanns ›glücklicher‹ Entdeckung der psychotropen Wirkung von LSD. Als ›Wende‹ oder ›psychochemische Revolution‹ wird normalerweise die Entdeckung des Chlorpromazins um 1952/53 angesehen, was jedoch den Blick für Vorgeschichten und Kontinuitäten verstellt. Durch die Einbeziehung der LSD-Versuche der späten 1940er Jahre wird das Revolutionsnarrativ hinterfragt und es geraten nicht nur die ausschliesslich therapeutischen Neuerungen in den Blick, sondern auch die einsetzende Experimentalisierung innerer Vorgänge und Verbindungen zwischen verschiedenen Stoffen.[17] LSD entwickelte sich schnell zum experimentellen Instrument par excellence und eröffnete neue Forschungshorizonte.[18] Dank seiner Eigenschaften – LSD ist geruch-, geschmack- und farblos –, aber insbesondere aufgrund seiner Wirksamkeit in verschwindend kleiner Dosis, brachte es die klinische Psychiatrie mit der neuropsychologischen Forschung zusammen. Die Erforschung des Wahnsinns mit halluzinogenen Mitteln versprach, bald auch weitreichende Interventionen in Richtung einer chemisch gestaltbaren Psyche zu ermöglichen.[19] LSD war der erste Stoff, der in bisher unvorstellbar geringen Mengen tiefgreifende Wirkungen zeigte. Albert Hofmann brachte diese aussergewöhnliche Potenz in Verbindung mit einer fast immateriellen, nicht-körperlichen Wirkung: Die Wirksamkeit in »rein geistigen oder rein psychischen Regionen«, »immateriellen Regionen« erkläre vielleicht auch, weshalb »fast keine Materie dazu benötigt wird, das heisst, warum das LSD in so unglaublich kleinen Dosen wirksam ist«.[20] Seine Potenz gab einige Jahre später den Neurotransmitter-Hypothesen in der Hirnforschung Aufschwung. Wenn

---

[17] Anzumerken ist hier, dass die Vorläufer noch weiter zurückreichen, wie z.B. die Geschichte der Amphetamine zeigt. Vgl. dazu Pascal Nouvel, *Histoire des Amphétamines*, Paris 2009; Rasmussen, On Speed.

[18] Pieters/Snelders, Mental Ills and the ›Hidden History‹ of Drug Treatment Practices, 393.

[19] Ebd.

[20] Novartis-Archiv, Bestand Sandoz. H 105.022, Dossier 1940–1947, Brief von Albert Hofmann an Arthur Stoll aus Parpan Hotel Alpina, 2.6.1947.

so geringe Mengen einer Substanz derart weitreichende Änderungen auslösen konnten, so die Überlegung dahinter, erschien es plötzlich auch möglich, dass es ähnliche oder sogar dieselben Stoffe (›Spurenstoffe‹) im Hirn gab, die steuernd auf unser Fühlen und Erleben einwirkten.[21]

Gerade bei einer halluzinogenen Wirkung blieben die Experimente mit psychotropen Stoffen besonders stark auf die Innenperspektive, auf die erste Person, angewiesen. Bereits Emil Kraepelin und später Freud haben versucht, durch verschiedene Intoxikationen ausgelöste Räusche aufzuzeichnen und am Körper messbar zu machen. Dies würde die Übersetzung des Rausches in eine wissenschaftliche Objektivität garantieren und neue Experimentier-, aber auch Therapiepfade eröffnen. Sowohl Kraepelins Reaktionszeit-Messungen als auch Freuds Dynamometer-Messungen mit Kokain verzeichneten dabei körperliche Veränderungen der motorischen Kraft und des Blutdrucks oder psychologischer Faktoren wie der Reaktionszeit. Den Apparaten entging dabei jedoch ein grosser Teil der Stoffwirkung, nämlich die kognitiven, psychischen Veränderungen, die Änderungen in der Wahrnehmung, wie Freud selbst feststellte.[22] Die Wirkung mancher Stoffe konnte weder aus der Beobachterposition erschlossen werden, noch schien die Messung körperlicher Veränderungen und Reaktionen zureichend. Gerade das Typische einer psychoaktiven Wirkung blieb dabei unergründlich. Die Stoffwirkung bleibt deshalb auf Sprache angewiesen, auch wenn, wie wir sehen werden, verschiedene Objektivierungstechniken wie Protokolle, Aufnahmen und psychologische Testverfahren versuchten, die subjektiven Effekte weitgehend stillzulegen und die erzählende, vermittelnde Sprache zugunsten einer direkten ›Spur‹ auszuklammern. Objektivität war also nur über Umwege und Hilfsverfahren herstellbar in diesen frühen Experimenten mit halluzinogenen Stoffen, erforderte diese doch den Ausschluss des subjektiven Standpunktes und suchte ein Wissen, »das keine Spuren des Wissenden trägt«.[23]

Nebst den kleinen Wissenswerkzeugen und Aufschreibeverfahren kam bis Ende der 1940er Jahre bei diesen Versuchen auch eine ältere Form der Objektivität ins Spiel, nämlich das »geschulte Auge« der Wissenschaftler.[24] Der geschulte Blick wurde, teils entsprechend einer Forschungstradition, teils aber auch aufgrund der notwendigen Innenperspektive, im Selbstexperiment zuallererst auf die eigene Erfahrung gerichtet. Die Person des Forschers ist in dieser Versuchsanordnung zugleich Subjekt und Objekt. Wie Freud es formulierte, bringt sich eine Person im Selbstversuch in die missliche Lage, in »derselben Sache zweierlei Glaubwürdigkeiten zu beanspruchen«[25], nämlich Erfahrende

[21] Vgl. dazu ausführlich Kap. 2.

[22] Moser, Psychotropen, 51.

[23] Lorraine Daston/Peter Galison, *Objectivity*, New York 2010, 17.

[24] Ebd., 322.

[25] Sigmund Freud, *Schriften über Kokain*, (hg. von Albrecht Hirschmüller), Frankfurt am Main 1996, 91.

und Beobachtende zugleich zu sein, sich selbst zu beobachten und gleichzeitig den Rausch zu erfahren.

Nach Albert Hofmanns vielzitierten ersten Selbstversuchen mit LSD[26] versuchte sich eine ganze Reihe von Schweizer Psychiatern und Pharmakologen an der neuen Substanz. Dabei trafen sie zunächst auf ein der Beschreibung nicht mehr mächtiges Selbst und auf Protokolle, die abbrachen oder unleserlich wurden. Das Protokoll von Hofmanns erstem Selbstversuch gibt Zusammensetzung, Form und Dosis der eingenommenen Substanz wieder, um danach mit Zeitangabe über den Verlauf des Rausches zu berichten (vgl. Abb. 1, S. 32). Dies war zumindest die Absicht, das Protokoll listet für 17.00 Uhr noch »beginnender Schwindel, Angstgefühl, Sehstörungen, Lähmungen, Lachreiz«[27] auf, um danach abzubrechen und später ergänzt zu werden: »Mit Velo nachhaus. Von 18.00 – ca. 20 Uhr schwerste Krise (s. Spezialbericht).«[28] Die Sprache versagt, aber die Beobachtung nicht – sie findet erst im Nachhinein wieder Worte. Hofmann erinnert sich retrospektiv in seinem Spezialbericht, wie er »zeitweise als ausserhalb stehender neutraler Beobachter feststellte, wie ich halb wahnsinnig schrie oder unklares Zeug schwatzte«.[29] Ein Ringen darum also, das in der Selbstbeobachtung geübte Wissenschaftler-Selbst mit dem rauschhaft erlebenden Testsubjekt in Übereinstimmung zu bringen, was meistens im Echtzeit-Protokoll scheitert und erst im nachträglichen Bericht stattfindet. Die erlebende Innenperspektive, der Blick aus der Perspektive der ersten Person steht der beobachtenden Perspektive (dritte Person) gegenüber.

Beim Selbstversuch werden zudem Verfahren wie die Protokollführung benötigt, um die geübte Selbstbeobachtung aufrechtzuerhalten. Aufzeichnungen in Echtzeit und, als zweitbestes Mittel, Erinnerungen an die Erfahrung und den Verlauf des Rausches sind die einzigen Zugänge zu diesem evasiven Erlebnis, das am Körper nicht messbar ist. Mithilfe des Protokolls versucht der Forscher, selbst zum Aufzeichnungsapparat zu werden und der Flüchtigkeit dieser Erfahrung mittels eines eingeübten Verfahrens beizukommen. Peter Risthaus zeigt am Beispiel von Walter Benjamin und Ernst Jünger auf, wie Trips und Drogenrausch zunächst nur dichterische Leerläufe produzierten. Die Umwandlung von

---

26 Tatsächlich erlangte vor allem die zufällige Entdeckung Berühmtheit, als versehentlich etwas LSD im Labor an Hofmanns ungeschützten Finger geriet und durch die Haut hindurch seine Wirkung entfaltete, und der darauf folgende erste Selbstversuch mit 0,25 mg LSD – einer Überdosierung, wie später klar wurde –, der als Bicycle Day in die Geschichte einging. Hofmann führte danach eine Reihe weiterer Selbstversuche durch, u.a. im Militärdienst.

27 Novartis-Archiv, Bestand Sandoz. H 203.005, Laborjournale von A. Hofmann, Nr. 21, 19.4.1943.

28 Ebd., sowie Novartis-Archiv, Bestand Sandoz, H 105.022, Bericht von Albert Hofmann an Herrn Prof. Stoll, betr. d-Lysergsäure-diäthylamid, »Bericht über einen Selbstversuch mit einer toxischen Dosis d-Lysergsäure-diäthylamid-tartrat«, vom 22.4.1943.

29 Ebd.

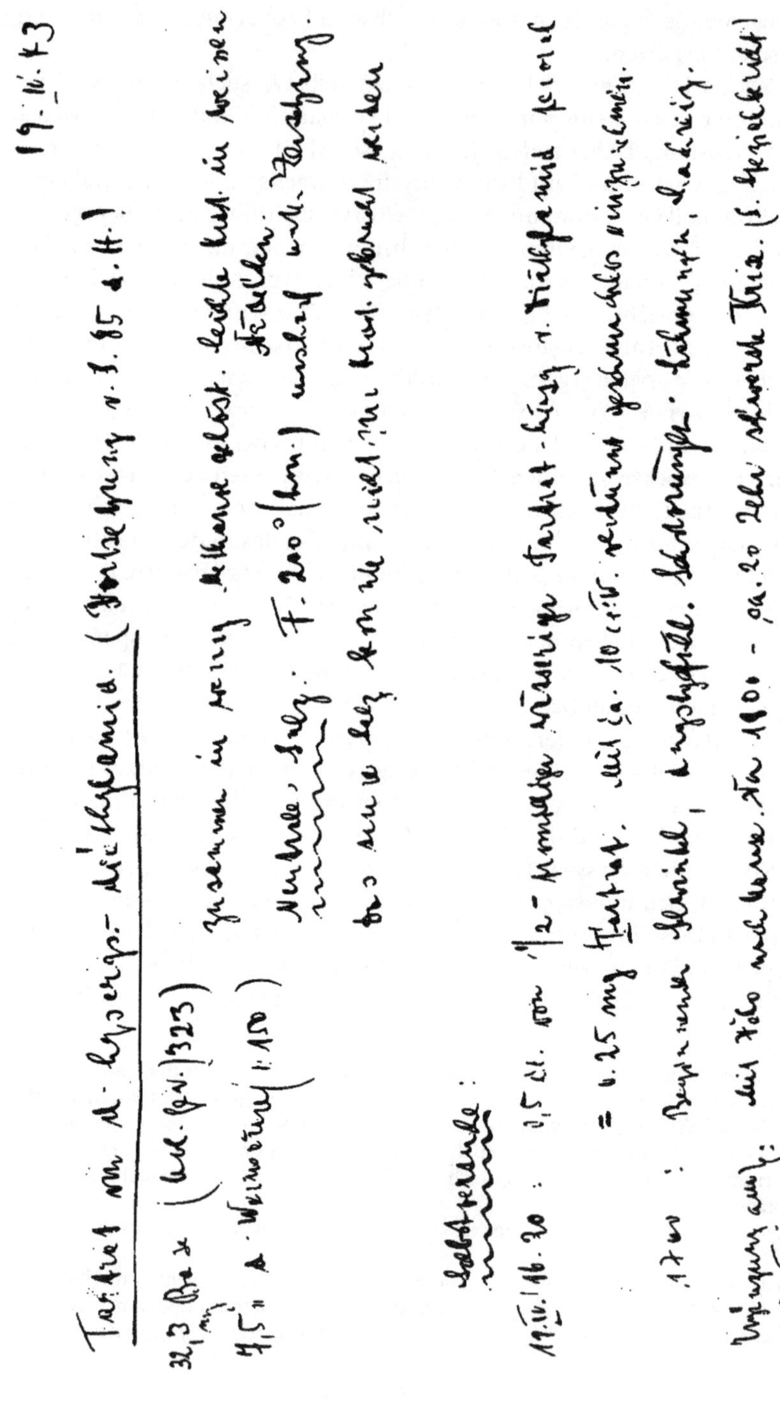

*Abb. 1:* Labortagebuch Albert Hofmann. Hofmann, LSD – Mein Sorgenkind, 28.

Rauscherlebnis in Sprache und schliesslich in Kunst misslang – erst »supplementäre Techniken« wie Erinnerung und Protokoll ermöglichten es, Spuren zu hinterlassen und diese schliesslich zu verwerten.[30] Ziel des wissenschaftlichen Protokolls wäre eigentlich eine möglichst grosse Simultanität von Aufzeichnung und Erleben, jedoch versagen motorische Fähigkeiten wie Sprechen und Schreiben im Rausch zunehmend, und die Eindrücke erscheinen so beschleunigt, dass man nicht mehr nachkommt. Mit dem Protokoll sei, so Jeannie Moser, die Vorstellung einer direkten, unmittelbaren und objektiven Abbildung von Ereignissen verbunden: »Im Drogenexperiment zählt die Protokollführung [...] zu den meistpraktizierten Strategien, um den vorsätzlich herbeigeführten Exzess schriftlich zu fixieren und zu strukturieren«.[31]

Die Selbstbeobachtung im LSD-Selbstversuch aufrechtzuerhalten und die Aufzeichnungen durchzuführen, war jedoch schwierig. Hofmann bekundete »grösste Mühe«, in seinem veränderten Zustand »klar zu sprechen«.[32] Bei einem weiteren Selbstversuch während des Militärdienstes protokolliert er dann:

> Dabei fast ganz in mich gekehrt, mit meinen eigenen Gedanken, die eigentlich mehr Bilder und Stimmungen ohne klare Fassung sind, beschäftigt. [...] Meine Leute halten mich für irrsinnig, und zum Entsetzen merke ich, dass es mir nicht gelingt sie zu überzeugen, dass ich es nicht bin.[33]

Klare Fassungen – Wörter – zu finden, um diese Bilder und Stimmungen zum Ausdruck zu bringen, fällt schwer. Dies trifft sowohl auf das Sprechen selbst zu als auch auf die inhaltliche Ebene: Der physische Akt der Äusserung wird während manchen Rauschphasen mühselig und zugleich scheinen die Wörter, die einem zur Verfügung stehen, nicht zu den Rausch-Wahrnehmungen zu passen oder ihnen nicht gerecht zu werden.

Nach Albert Hofmanns Selbstversuchen gelangte LSD in die psychiatrische Klinik.[34] Werner A. Stoll publizierte 1947 die erste klinische Versuchsreihe mit LSD, die an der Psychiatrischen Universitätsklinik Zürich (Burghölzli) mit 34 Versuchen an insgesamt 19 Versuchspersonen durchgeführt wurde. Darunter waren drei Schizophreniepatienten und drei Schizophreniepatientinnen sowie

---

[30] Peter Risthaus, »Auf dem Trip. Drogenprotokolle als literarische Formulare«, in: Stefan Rieger/Manfred Schneider (Hgg.), *Selbstläufer/Leerläufer. Regelungen und ihr Imaginäres im 20. Jahrhundert*, Zürich 2012, 65–80.

[31] Moser, Psychotropen, 56.

[32] Novartis-Archiv, Bestand Sandoz. H 105.022, Bericht von Albert Hofmann an Herrn Prof. Stoll, betr. d-Lysergsäure-diäthylamid, »Bericht über einen Selbstversuch mit einer toxischen Dosis d-Lysergsäure-diäthylamid-tartrat«, vom 22.4.1943.

[33] Novartis-Archiv, Bestand Sandoz. H 105.022, Dossier 1940–1947, Brief vom 30.12.1943 an Herrn Prof. Stoll, A. Hofmann, mit Kopie an Dr. med. W. Stoll, Bericht über 3 Selbstversuche mit d-Lysergsäure-diäthylamid.

[34] Dies geschah über eine persönliche Beziehung: Arthur Stoll, der bei Sandoz das pharmazeutische Departement leitete, war der Vater des Psychiaters Werner A. Stoll.

13 »Normalpersonen«, unter anderem Stoll selbst.[35] Stoll berichtete von einer ähnlichen Schwierigkeit wie Hofmann, einem im Rausch verlorenen Forschersubjekt, das der Sprache nicht mehr ganz mächtig ist. Man müsse sich zur Beschreibung zwingen, auch wenn man sich fest vorgenommen habe, Notizen zu machen:

> Nur mit grösster Mühe kann ich angefangene Sätze zu Ende diktieren. Fortwährend verliere ich den Faden und vergesse, was ich gesagt habe und weiter sagen möchte. Ich merke, dass ich beim Sprechen Silben verschlucke und Wörter undeutlich ausspreche [...]. Es bereitete mir sichtlich Mühe, ein Gespräch zu führen, indem ich in einem begonnen Satz plötzlich den Faden verlor. Ich konnte mich nicht mehr erinnern, wie ich den Satz begonnen hatte und was ich überhaupt sagen wollte.[36]

Auch den anderen Versuchspersonen fiel es schwer, überhaupt ein Protokoll zu führen oder Auskunft zu geben. Die Formulierung eines einfachen Satzes sei mühsam, der reine physische Akt des Schreibens wird zum Hindernis: »Ich wundere mich, dass die Feder ungefähr dorthin trifft, wo ich sie haben will«[37]. Nicht nur der Schreibprozess, auch die Beschreibung scheint an dieser Grenzerfahrung zu scheitern. Stoll spricht von einer »Erlebnisintensität«, die er wiederzugeben versucht, was jedoch immer weniger gelingt:

> Anfänglich hatte ich rasch Bezeichnungen zur Hand. Mit zunehmender Beschleunigung wurde es unmöglich, einen Gedanken zu Ende zu denken. Ich muss viele Sätze nur angefangen haben – Ich setzte mehr Assoziationen in Worte um, als ich dies sonst zu tun pflege. [...] Die Jagd der Farben und Formen, für die die Begriffe wie Feuerwerk oder Kaleidoskop armselig und nie zureichend waren, weckte in mir das zunehmende Bedürfnis, mich in diese fremdartige und fesselnde Welt zu vertiefen [...].[38]

Dass die Begriffe unzulänglich werden für die Wahrnehmungen, die Gedanken sich überschlagen und die Sprache nicht mehr mitkommt mit der Geschwindigkeit des Rausches – dies sind Kernbestandteile der Beschreibungen des LSD-Rausches. Wie Jeannie Moser vorschlägt, ist Timothy Learys *Experiential Typewriter* im Zusammenhang mit dieser beschleunigten Bilderflut zu sehen.[39] Während einer ekstatischen Erfahrung registriert und dekodiert unser Hirn laut Leary Milliarden Signale in einer Minute. Wir haben weder Wörter und Symbole, um dies zu beschreiben, noch kommen wir nach, da das Tempo so hoch ist.[40] Um dieses Kommunikationsproblem zu lösen, imaginiert Leary auf dem Höhepunkt

[35] Werner A. Stoll, »Lysergsäure-diäthylamid, ein Phantastikum aus der Mutterkorngruppe«, in: *Schweizer Archiv für Neurologie und Psychiatrie* 60 (1947), 279–323, 282.
[36] Ebd, 302. Auf die Unterschiede zwischen gesunden und kranken Versuchspersonen in diesem Experiment wird in Kap. 2 ausführlicher eingegangen.
[37] Stoll, Lysergsäure-diäthylamid, 286.
[38] Ebd., 301 f.
[39] Moser, Psychotropen, 55.
[40] Timothy Leary, »The Experiential Typewriter«, in: *Psychedelic Review* 7 (1966), 70–85.

der psychedelischen Bewegung Mitte der 1960er Jahre ein Gerät, das unsere Gefühle mit einem schnelleren Codesystem aufnehmen (»recording«) kann. Die zwanzig Tasten dieser Erfahrungsschreibmaschine stehen für Gefühle und Erfahrungen wie Angst, Licht oder Freude, welche wiederum mit einer Mastertaste negativ oder positiv geschaltet werden können. Die Testsubjekte sollten, so zumindest Learys Absicht, diese Schrift so gut einüben, dass sie sekundengenaue Codesequenzen tippen können, von banalen Gedanken bis hin zu Halluzinationen und Visionen. Eine nonverbale Hochgeschwindigkeitsmethode, um die Rauscherfahrung möglichst direkt in Sprache umzuwandeln, entworfen von Leary. Die phantastische Schreibmaschine würde also zum Beispiel bei Minute 3:17 eines Trips, gerade als das Mozartstück zu spielen beginnt und das Subjekt »Cairo, Cairo« murmelt, die Codes »Offenbarung«, »Ektase« und »geschlossene Augen« aufzeichnen.[41] Diese Hinweise oder Spuren würden ausreichen, damit das Subjekt sich genau an Minute 3:17 erinnern, ja sie gar wiedererleben kann. Leary versucht mit dieser Erfahrungsmaschine, sowohl die Langsamkeit unserer Buchstaben-Sprache als auch die Unzulänglichkeit der damit geformten Wörter für den halluzinogenen Rausch zu umgehen, mittels einer Fast-Automatisierung des Aufschreibeaktes, die als Direktaufzeichnung imaginiert wird.

Andere Verfahren stützen sich nicht so sehr auf Inhalte, sondern auf die Schrift selbst, als Spur und Zeugin des Experimentverlaufes. Hans-Jörg Rheinberger hat solche »Praktiken der Spurenerzeugung« untersucht, zum Beispiel Labortagebücher und Forschungsnotizen, die weniger der Kommunikation dienen als der Sicherung experimenteller Spuren.[42] Bei Stoll kommen solchen Schriftspuren zwei verschiedene Funktionen zu. Einerseits dient die Schrift zur inhaltlichen Spurerzeugung in Form eines Protokolls (Abb. 2, Seite 36, die ersten beiden Schriftproben) und eines nachträglichen Eigenberichts (Abb. 2, dritte Schriftprobe). Andererseits dient die Schriftprobe selbst als Test der motorischen Fähigkeiten des Testsubjekts, hier wird die Phase des Rausches am Zustand des Schriftbildes sichtbar.

Unter motorischen Störungen listete Stoll sowohl Sprache als auch Schrift auf. Oft wurde die gesprochene Sprache »undeutlich, stolpernd«, während die Schrift »fahrig und unsicher im Ductus« war, was, wie Stoll folgerte, ein »Spiegel der aktuellen Unsicherheit der Vp [Versuchsperson]« sei.[43] Diese Spuren werden nachträglich gelesen und geordnet, in Rausch-Narrative übersetzt, um schliesslich für die Wissenserzeugung nutzbar zu werden.[44]

---

41 Ebd.

42 Hans-Jörg Rheinberger, »Mischformen des Wissens«, in: Ders., *Iterationen*, Berlin 2005, 75–100, 84.

43 Stoll, Lysergsäure-diäthylamid, 285.

44 Vgl. dazu ausführlich, mit Bezug zu Hofmann und Stoll, Moser, Psychotropen. Jeannie Moser untersucht die unterschiedlichen Textformen und Rauschübersetzungen und zeigt die schon fast literarischen Verfahren auf, mit denen Texte über psychotrope Stoffe,

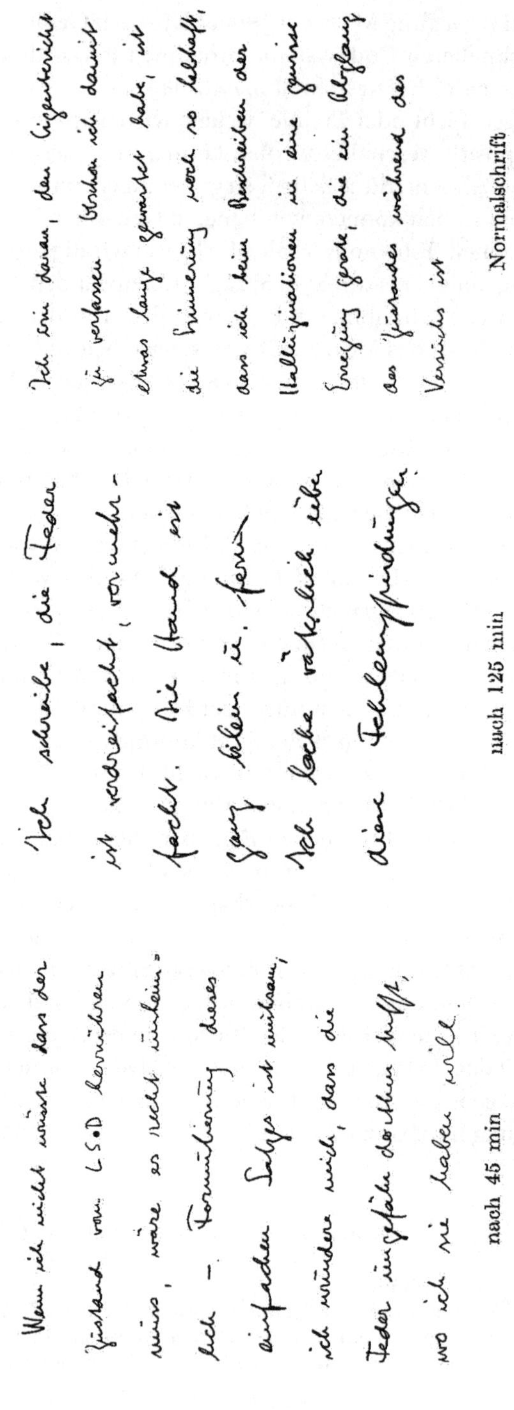


*Abb. 2:* Schriftproben mit 60 gamma LSD. Stoll, Lysergsäure-diäthylamid, 286.

## 1.2 Weg von der Sprache: Zeichenversuche, Rauschbilder

Eine andere Form der einigermassen direkten Spurenerzeugung finden wir in einem weiteren frühen Experiment mit Halluzinogenen in der Schweiz. 1952 führt Laszlo Matefi unter der Leitung von Prof. Felix Georgi an der Psychiatrischen Universitätsklinik Basel zwei Selbstversuche mit LSD und Meskalin durch. Matefi, ein Medizinstudent, war ausgebildeter Graphiker und Maler und schien deshalb besonders geeignet, unter Stoffeinfluss einen neuartigen Zeichentest durchzuführen. Dieser bestand darin, während des »Modellrausches« mehrere Porträts des Versuchsleiters (Georgi) anzufertigen, jeweils mit freier Wahl von Bleistift, Pinsel, Kreide oder Farbe. Dabei wurden verschiedene Fragen verfolgt: Kann zwischen Meskalin- und LSD-Rausch unterschieden werden? Ähneln die Zeichnungen denjenigen von psychisch Kranken? Sind die Zeichnungen repräsentativ für den Rausch, können sie ihn also abbilden?[45] Der Zeichentest ist hier zugleich Methode zur Spurerzeugung als auch ein möglicher neuer »objektiver Massstab«[46] (vgl. Abb. 3, Seite 38). Nebst den Zeichnungen wurde ein simultanes Protokoll vom Versuchsleiter Georgi geführt, in das sowohl Äusserungen der Versuchsperson als auch Beobachtungen des Versuchsleiters notiert wurden. Ausserdem verfasste Matefi ein nachträgliches subjektives Protokoll, das, zeitlich gegliedert, in das erste Protokoll eingefügt wurde und dazu diente, das subjektive Erleben zu rekonstruieren. Allerdings dürfe man sich laut Matefi nicht allein auf diese »Selbstschilderungen« verlassen, sie seien weniger unmittelbar, da sie erst nach abgeklungenem Rausch durchgeführt werden konnten. Für Matefi überraschend konnten jedoch zwischen seinem »subjektiven« Protokoll und dem »objektiven« Protokoll des Versuchsleiters Georgi keine grundlegenden Differenzen festgestellt werden.[47]

In der Auswertung wurden sowohl der Zeichentest als objektiv bewertet, da er von unbewussten und motorischen Funktionen abhängig war, als auch das Protokoll des Versuchsleiters – seine Objektivität wird jedoch in Anführungszeichen gesetzt. Der Zeichentest zeigte beträchtliche Unterschiede zwischen Meskalin und LSD. Die Darstellungen wurden unter Meskalin-Einfluss viel schneller abstrakt. Der Autor folgerte daraus, dass LSD eher ausgreifende Bewegungen auslöse, bei denen das Papier, später gar die Wand zu klein erschien, während

---

v.a. LSD, Narrative aufgriffen und wiederholten. Sie argumentiert auch, dass Techniken der Spurerzeugung benutzt wurden, um den Wissenschaftler als Autor bei Selbstversuchen aus dem Text herauszulösen und Objektivität zu gewährleisten.

[45] Laszlo Matefi, »Mezcalin- und Lysergsäurediäthylamid-Rausch. Selbstversuche mit besonderer Berücksichtigung eines Zeichentests«, in: *Confinia Neurologica* 12 (1952), 146–177, 147 f.

[46] Ebd., 173.

[47] Ebd., 172.

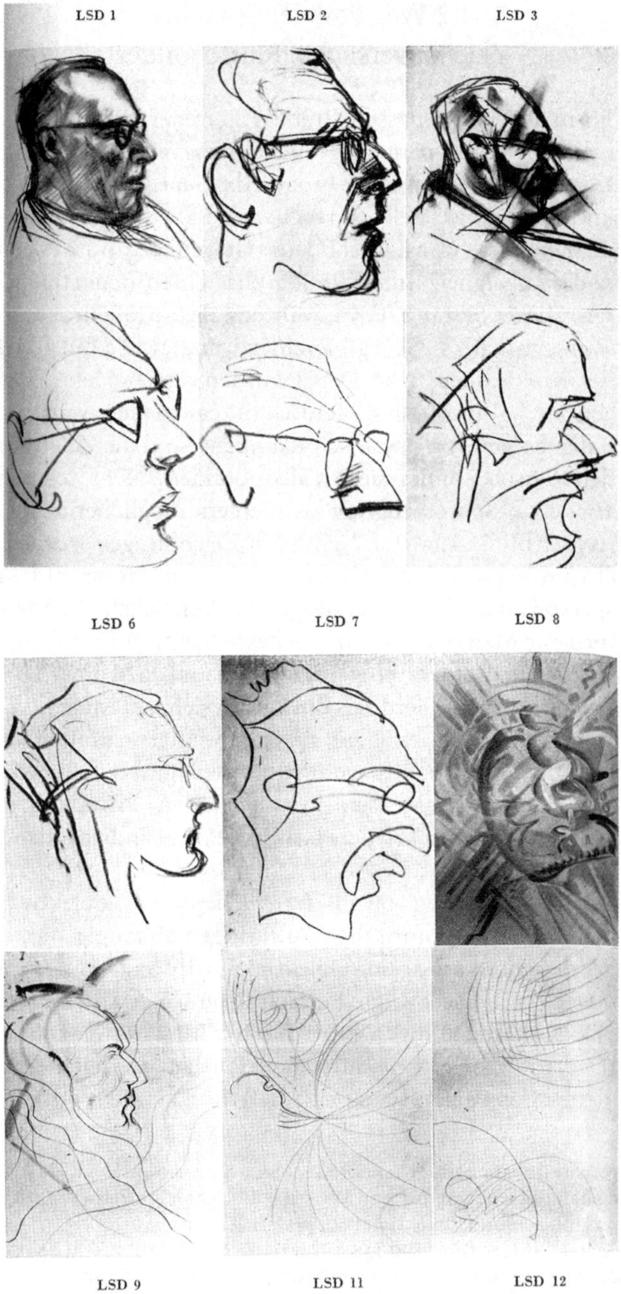


*Abb. 3*: Porträt des Versuchsleiters im LSD-Rausch.
Laszlo Matefi in: *Triangle, L'histoire du LSD 25* II/3 (1955), 119–122.

für Meskalin ein »Insichhineinbiegen«, ein »Einkapseln« und gleichzeitig etwas »Automatenhaftes« charakteristisch sei.[48] Matefi schloss daraus, dass der Meskalin- und der LSD-Modellrausch verschiedenartige psychopathologische Reaktionen auslösen – eine Frage, die seit Stolls Artikel von 1947 kontrovers diskutiert wurde. Ob nun diese Räusche mit der »Bildnerei Geisteskranker« verwandt seien, könne nur bedingt beantwortet werden. Gewisse Anklänge wie die schwungvolle Pinselführung bestünden schon, allerdings sei zu beachten, dass die Versuchsperson teilweise gleichzeitig noch eine Zigarette in der Hand gehalten habe und dass zu gewissen Zeitpunkten das Zeichnen gar nicht mehr möglich gewesen sei.[49] Im Protokoll steht dazu beim LSD-Rausch: »Ich höre mit dem Malen auf, da es mir in Folge der Erregung nicht mehr möglich scheint, in solch kurzer Zeit und unter derart primitiven Bedingungen meinem Drang nach Ausdruck technisch zu genügen.«[50] Und: »Anfänglich probiere ich tatsächlich noch ein Bildnis zu machen, aber es geht immer schwerer. Meine Hand muss den Schwunglinien folgen [...].«[51]

Zum Verfahren des Protokolls kam hier ein neues Werkzeug hinzu, die Aufzeichnung, welche die Erfahrung möglichst direkt wiedergeben sollte. Der Blei-, Kohle- oder Farbstift war in dieser Versuchsanordnung einziges Bindeglied zwischen Innenleben und Spur auf dem Papier. Auf Sprache konnte dennoch nicht ganz verzichtet werden, wie die Doppelspur der Protokolle zeigt. Im Gegensatz zu späteren Versuchen mit Halluzinogenen ging es hier nicht um Kreativitätssteigerung, sondern zunächst um einen möglichst direkten Ausdruck, eine Inskription des Stoffes auf dem Blatt. Weitere Zeichentests mit Künstlerinnen und Künstlern wählten ebenfalls mehrschichtige Vorgehensweisen, indem sie zum Beispiel Audioaufnahmen mit »visuellen« Aufnahmen in Form von Zeichnungen kombinierten.[52] Bei künstlerisch begabten Psychiatriepatienten wurde später das Verfahren des Zeichenversuchs in Kombination mit ärztlicher Beobachtung angewendet, um den Erfolg einer medikamentösen Behandlung zu messen.[53]

Künstler als Testsubjekte haben insbesondere mit Halluzinogenen eine lange Geschichte.[54] Bei der Suche nach Testpersonen ging es in dieser frühen Phase

---

48 Ebd., 174.

49 Ebd, 175 f.

50 Ebd., 152.

51 Ebd., 156.

52 Vgl. dazu Max Rinkels Versuche mit dem Künstler Hyman Bloom. Max Rinkel, »Experimentally Induced Psychoses in Man«, in: Harold A. Abramson (Hg.), *Neuropharmacology. Transactions of the 2nd Conference, May 25–27 1955 in Princeton*, New York 1956, 235–258.

53 Z.B. Leo Navratil/F. Dorninger/Koloman Nagy, »Die Wirkung von Tofranil im Zeichentest«, in: *Schweizer Archiv für Neurologie, Neurochirurgie und Psychiatrie* 88 (1961), 67–83.

54 Man denke z.B. an Samuel T. Coleridge (Lachgasversuche mit Humphry Davy, 1798); Charles Baudelaire (beginnt 1843 mit dem Arzt Moreau de Tours Haschischversuche); Walter Benjamin und Ernst Bloch (mit den Ärzten Fränkel und Joel, Haschisch, 1926); Ernst

zum Teil auch darum, Subjekte auszuwählen, welche die Stoffwirkung selbst übersetzen können, da sie besonders gewandt im Ausdruck waren. Gesunde Probandinnen und Probanden mussten generell der Sprache des Stoffes auf die eine oder andere Weise mächtig sein: Stolls gesunde Versuchsteilnehmer mussten eine gewisse naturwissenschaftliche Vorbildung mitbringen, um der pharmakologischen Sprache nicht allzu fern zu sein. Im Falle der Künstlerinnen und Literaten ging es um ihre Kompetenz im sprachlichen und bildnerischen Ausdruck, sie waren quasi hauptberufliche Selbstbeobachter, denen die Psychiater eine spezielle Affinität zur feinen Wahrnehmung und zur Expression zuschrieben. Zwar sah, wie Stoll berichtete, ein Chemiker im LSD-Rausch Benzolringe (»als Chemiker sehe ich wohl überall Benzolringe!«)[55] und Apparate, aber die Mehrheit der anderen Versuchsteilnehmer berichtete hauptsächlich von Farben, von einer Bilderflut und veränderter Raum- und Zeitwahrnehmung. Mit dem Einbezug von Künstlern und Autorinnen verliessen die Wissenschaftler ihre Domäne, motiviert durch ihr eigenes Ringen nach Worten und ausgerüstet mit ihren kleinen Wissenswerkzeugen. Selbst in einem Bericht, aus dem Stoll zitiert, finden sich viele Bezüge zur Kunst und Literatur – die Wahrnehmungen während des LSD-Rausches liessen also andere eher zu literarischen und künstlerischen Referenzen greifen als zu chemischen Strukturbildern. Der Proband fühlte sich

> eins mit allen Romantikern und Phantastikern, dachte an *E.T.A. Hoffmann*, sah den Mahlstrom *Poes*, obschon mir diese Schilderung seinerzeit übertrieben vorgekommen war. Oft schien ich auf Höhepunkten künstlerischen Erlebens zu stehen, schwelgte in den Farben des Isenheimer Altars, spürte das Beglückende und Erhebende einer künstlerischen Schau. Wiederholt muß ich auch von moderner Kunst gesprochen haben; ich dachte an abstrakte Bilder, die ich mit einem Mal zu begreifen schien.[56]

Tatsächlich scheinen sich in dieser frühen Phase der Experimentalisierung zwei verschiedene Objektivitäten zu überlagern. In den Selbstversuchen der Psychiater (und Chemiker) ebenso wie in den Künstler- und Literatenversuchen lässt sich eine Objektivität des »geschulten Auges« ausmachen. Durch bestimmte Selbsttechniken, wie die disziplinierte Protokollführung und den retrospektiven Selbstbericht, sowie durch Übung und gelenkte Aufmerksamkeit können, so diese Logik, aus subjektiven Ausnahmezuständen dennoch das Typische und das Regelhafte herauskristallisiert werden. Die andere Form von Objektivität ist eine mechanistische. Sie befindet sich auf der anderen Seite der Wasserscheide ›Sprache‹ und sieht das Subjektive nicht als Instrument, sondern als Hindernis für psychotropes Wissen. Sie verlässt sich vielmehr auf Experimentalanordnungen, welche auf ein statistisch auswertbares Instrument zurückgreifen: the ex-

---

Jünger (mit Albert Hofmann, LSD, ab 1949); Aldous Huxley (mit Psychiater Humphry Osmond, Meskalin und LSD, ab 1953).

[55] Stoll, Lysergsäure-diäthylamid, 287.

[56] Ebd., 302 (Hervorhebungen i.O.).

periental typewriter, EEGs, ein quasi-automatisierter Zeichentest oder, wie wir weiter sehen werden, auf Rorschachtests und Tiermodelle. Bei der Mehrzahl dieser frühen Experimente handelte es sich um Selbstversuche oder um Tests mit gesunden Versuchspersonen. Die Forschung erscheint im Rückblick sehr unsystematisch mit heterogenen Zielsetzungen und Erkenntnisinteressen. Dennoch lassen sich Gemeinsamkeiten ausmachen. Für viele Psychiater hatten die Selbstversuche mit LSD »didaktischen Wert«[57], da sie im Rausch »fremde Welten erleben« und psychische Störungen von ›innen‹, am eigenen Leib erfahren konnten. Edwin Blickenstorfer, Psychiater am Burghölzli, nahm in Stolls Versuchsreihe mit LSD von 1947 als Proband teil. Um Autosuggestion zu vermeiden, war ihm das »Phantastikum« heimlich in den Frühstückskaffee gegeben worden. Er berichtete von Sinnestäuschungen, vom Verlust des affektiven Kontakts zur Aussenwelt und vom Gefühl, unter einer Glasglocke zu sein. Er protokollierte jedoch auch, »ich dachte gleichgültig, ich könnte nun geisteskrank sein«.[58] Der LSD-Trip wird hier sogar während des Rausches psychopathologisch interpretiert. Auch Stoll sah in dieser Erfahrung einen didaktischen Mehrwert. So zitiert er aus einem Bericht: »Er beobachtet das Kommen und Gehen eindrücklichster psychopathologischer Symptome und wird nun manchen Bericht der Kranken besser zu erfassen wissen.«[59] LSD war hier ein Weg für Psychiaterinnen und Psychiater, sich ihren Patienten näher zu fühlen und über die Kategorie der Erfahrung im Schnelldurchlauf Symptome zu verstehen. Als experimentelle Erzeugung psychischer Ausnahmezustände dienten Versuche sowohl der Untersuchung von Abweichungen als auch zu Rückschlüssen auf das ›normale‹ Funktionieren psychischer Vorgänge. Eine therapeutische Anwendung wurde ebenfalls untersucht; das intensive Erlebnis der Versuchspersonen legte eine Anwendung als »therapeutisches Schockmittel« nahe, ähnlich den bisher in der Psychiatrie gängigen Insulin- oder Elektroschockkuren.[60]

## 1.3 Das berauschte Ich im projektiven Test

Es herrschte keine Einigkeit darüber, ob Versuche mit Halluzinogenen in ihren individuell verschiedenen Ausprägungen auch als Abbild der Persönlichkeit gelesen werden können. Der Psychiater Gion Condrau, der am Burghölzli unter

---

57 Edwin Blickenstorfer, »Zum ätiologischen Problem der Psychosen vom akuten exogenen Reaktionstypus. Lysergsäurediäthylamid, ein psychisch wirksamer toxischer Spurenstoff«, in: *Archiv für Psychiatrie und Nervenkrankheiten* 188/3 (1952), 226–236, 230.

58 Ebd., 229 f.

59 Stoll, Lysergsäure-Diäthylamid, 318.

60 Blickenstorfer, Zum ätiologischen Problem, 230. Vgl. dazu auch Stoll, Lysergsäure-Diäthylamid, 318 (»Jedenfalls besteht im LSD-Rausch mit seinem intensiven Erleben eine gewisse Schockwirkung«).

Manfred Bleuler tätig war, äusserte die These, dass LSD eine »Karikatur« der eigenen Persönlichkeit erzeuge. Diese Überspitzung bereits vorherrschender Züge könnte auch als »Persönlichkeitstest« genutzt werden, also einen diagnostischen Nutzen haben. Dies gelte, so Condrau, auch für psychisch Kranke. So erscheine »die hebephrene Versuchsperson im LSD-Rausch noch deutlicher hebephren, der Katatone noch stärker kataton«[61]. Stoll hingegen warnte davor, »von Ausnahmezuständen auf das allgemeine Verhalten« zu schliessen und brachte das Beispiel eines zuverlässigen Handwerkers, der im Alkoholrausch seine Wohnung demoliert, sich also seinem Wesen entgegengesetzt verhalte. Der Rausch tauge deshalb nicht als Persönlichkeitstest, weil sich das Verhalten teilweise gerade ins Gegenteil verkehre. Dennoch sei, so Stoll, jeder Versuch wesentlich von der Persönlichkeit mitbestimmt, denn »in jedem Versuch spürte man durch die toxischen Symptome hindurch die Individualität der Vp«[62]. Stoll war der Auffassung, dass der LSD-Rausch Seiten einer Persönlichkeit hervorbringen könne, die bereits in einer Person angelegt seien, aber für gewöhnlich verborgen blieben. Allerdings werde die Persönlichkeitsveränderung im Versuch durch einen derart aussergewöhnlichen Umstand ausgelöst – der »Einverleibung eines Pharmakons« –, dass Rückschlüsse auf das normale, alltägliche, aktuelle Ich trotz allem unzulässig, ja gar gefährlich seien.[63] Edwin Blickenstorfer sah in den durch LSD erzielten Rauschzuständen gewisse Parallelen zu Krankheitstypen: Sie seien nach einem »Initialstadium« dann in ihrem Verlauf entweder depressiv, kataton, hebephren oder paranoid. Solche »Färbungen«, argumentierte Blickenstorfer, beruhten eher »auf persönlicher Veranlagung als auf direkter Wirkung des LSD«. Dennoch sei LSD »im Rahmen der Normalpsychologie« nicht als Persönlichkeitstest geeignet, da es vor allem »krankhafte Züge« ans Licht bringe, bei alltäglicheren Eigenheiten jedoch versage.[64]

Rorschachversuche wurden in diesem Kontext von Forschern als Hilfsmittel hinzugezogen, um ein Bild der Persönlichkeit der Versuchsteilnehmer zu gewinnen. Sie wurden oft nur bei den gesunden Testsubjekten durchgeführt, jedoch nicht bei den Patientinnen und Patienten (»Die Methodik [bei den Kranken] entsprach derjenigen für die Geistesgesunden; nur auf die Rorschachprotokolle wurde verzichtet«[65]). Ihre Aufnahme während der Experimente bereitete zwar häufig Schwierigkeiten, aber der Rorschachtest wurde als Grundlage gesehen, um den »Persönlichkeitsanteil«[66] in den Experimenten zu erfassen. Wie bereits erwähnt, führten Wertham und Bleuler 1932 Rorschachversuche mit Meskalin

[61] Gion Condrau, »Klinische Erfahrungen an Geisteskranken mit Lysergsäure-Diäthylamid«, in: *Acta Psychiatrica et Neurologica* 24 (1949), 9–32, 31.

[62] Stoll, Lysergsäure-Diäthylamid, 319.

[63] Ebd., 319 f.

[64] Blickenstorfer, Zum ätiologischen Problem, 230.

[65] Stoll, Lysergsäure-Diäthylamid, 305.

[66] Ebd., 319.

durch. Im Gegensatz zu späteren Experimenten sahen sie eine stabile Persönlichkeitsform bestätigt: »The form of a personality remains the same under the most different circumstances.«[67] Der Rorschachtest war bei ihnen, in der Hand des »kompetenten Interpreten«, eine »Formulierung« der formalen Persönlichkeit, die auch in Ausnahmezuständen mehrheitlich stabil blieb.[68]

In den späten 1940er Jahren führte Stoll in seiner ausgedehnten Versuchsreihe mit LSD auch mit elf Probanden – meist Ärzte und Laborantinnen – den Rorschachtest durch, einmal auf dem Höhepunkt der Stoffwirkung und dann mindestens drei Monate später als Kontrolltest, was jedoch scheiterte, da sich die meisten Probanden auch nach Monaten noch zu lebhaft an das »tiefgreifende Erlebnis« des LSD-Rausches erinnerten und sich zuwenig vom Rausch lösen konnten.[69] Stoll schränkte seine Ergebnisse stark ein; zu klein sei die Zahl an Versuchen und zu individuell verschieden die Resultate, um statistisch haltbare Aussagen zu machen. Er begrenzte seine Fragestellung auf Unterschiede in den Protokollen, »rein vom an sich nicht näher bestimmten ›Ort‹ der Persönlichkeit ohne LSD aus, verglichen mit dem Ort der Persönlichkeit unter LSD-Wirkung«.[70] Seine Versuchsanordnung zielte einerseits auf die Stoffwirkung von LSD, die sich im Rorschachprotokoll abzeichnen, »darstellen«, sollte. Andererseits zielte sie auf die zweite unbekannte Grösse, die Persönlichkeit, welche ja durch den Rausch wiederum verändert wurde. Im Gegensatz zu Bleuler und Wertham stellte Stoll viele Unterschiede fest im Vergleich des Normalzustandes und des LSD-Rausches, u.a. Perseveration, also eine Neigung zum Verharren, Haftenbleiben, Farbenrausch, Steigerung der Affektivität, Neigung zu Details und auch zur Abstraktion. Stoll folgerte jedoch daraus, dass das »Rorschach-LSD-Syndrom« unspezifisch sei und bloss dem allgemeinen Bild eines Rausches entspreche.[71] Dies entspreche in psychopathologischer Sprache einem »akuten exogenen Reaktionstypus«. Zwar liessen sich die LSD-Rorschachbefunde diagnostisch nutzen, im Sinne von Möglichkeiten, die in einer Persönlichkeit schlummerten.[72] Durch Abstraktion und Beobachtung, die auf das Allgemeine fokussierten, könne man allmählich auf eine gültige Charakterisierung des LSD-Rausches kommen, trotz der individuellen Variabilität in den Ergebnissen. Diese individuellen Ausprägungen waren demgemäss wiederum auf die Persönlichkeit der Probanden zurückzuführen, während der Rausch an sich laut Stoll zwar schwierig zu beschreiben sei, aber einen stabilen Kern habe.[73]

---

67 Wertham/Bleuler, Inconstancy of the Formal Structure of the Personality, 69.
68 Ebd.
69 Werner A. Stoll, »Rorschach-Versuche unter Lysergsäure-Diäthylamid-Wirkung«, in: *Rorschachiana, Internationale Zeitschrift für Rorschachforschung und andere projektive Methoden* 1/3 (1952), 249–270, 263.
70 Ebd., 251.
71 Ebd., 269.
72 Ebd., 268.
73 Ebd., 265–269.

Gaetano Benedetti, damals Doktorand der Psychopathologie unter Manfred Bleuler und später Psychoanalytiker am Burghölzli, führte zu Beginn der 1950er Jahre eine LSD-Fallstudie mit einem Patienten mit der Diagnose Alkohol-Halluzinose durch. Im Gegensatz zu Stoll führte er jeweils vor und nach der LSD-Intoxikation einen Rorschachtest durch, aber nicht während des Rausches. Das Rorschachprotokoll hatte hier innerhalb der Versuchsanordnung eine andere Stellung: Es diente dazu, den therapeutischen Effekt des LSD auf den Patienten zu belegen. Das zweite, nachträgliche Protokoll wies, so Benedetti, eine erstaunliche Veränderung auf: »Ein ›neuer‹ Mensch tritt uns hier entgegen«[74]. Der Patient habe ein tiefgreifendes kathartisches Erlebnis gehabt unter LSD, er glaubte, durch den Versuch an einen Wendepunkt seines Lebens gelangt zu sein: »Die Würfel sind gefallen und ein neues Leben hat begonnen«[75]. Benedetti zog daraus folgenden Schluss: LSD habe als kathartisches Mittel beim Probanden eine existentielle Persönlichkeitsweitung und -festigung ausgelöst, belegt durch das Rorschachprotokoll. Er erklärte diese Persönlichkeitsveränderung psychodynamisch. Der Patient habe in seinem Rausch seine ganze Lebensgeschichte in vollem Umfang und in »dreifacher Wiederholung« nochmals durchgemacht[76] – eine Analogie zwischen Lebensgeschichte und LSD-Rausch also, die durch Zuspitzung derselben Themen heilend wirke.

Jean Delay, französischer Psychiater und Mitentdecker der therapeutischen Wirkung von Chlorpromazin, führte an sich selbst zwei Rorschachtests durch, einen vor und einen während des LSD-Rausches. Er kam zu dem Schluss, dass alle Persönlichkeitszüge, die man im Normalprotokoll finde, auch im LSD-Protokoll anzutreffen seien, allerdings gesteigert, verstärkt, so als ob sich durch das LSD ein zugespitztes Bild der Persönlichkeit aufzeigen liesse.[77] Weitere Autoren kommen bei einem Test mit fünfzehn Depressiven und fünf Gesunden zu dem Schluss, dass der Rorschachtest nicht sehr produktiv sei. Er zeige bei allen eine Zunahme der Selbstkontrolle, wohl um die Rauschwirkung auszugleichen.[78] Die Anwendung der Rorschachplatten in Experimenten mit halluzinogenen Stoffen, vor allem LSD, besetzte zwar unterschiedliche Orte innerhalb der Experimentalanordnungen. Sie erschien jedoch vor allem deshalb sinnvoll und aussagekräftig, weil die Probanden nicht einheitlich reagierten und es grosse individuelle

---

[74] Gaetano Benedetti, »Beispiel einer strukturanalytischen und pharmakodynamischen Untersuchung an einem Fall von Alkoholhalluzinose, Charakterneurose und psychoreaktiver Halluzinose«, in: *Zeitschrift für Psychotherapie und medizinische Psychologie* 1 (1951), 177–192, 188.

[75] Ebd., 183.

[76] Ebd., 188 f.

[77] Jean Delay et al., »Les modifications de la personnalité produites par la Diéthylamide de l'Acide Lysergique (LSD 25). Etude par le Test de Rorschach«, in: *Annales Médico-Psychologiques* 112/2 (1954), 1–13, 10.

[78] Charles Savage, »Lysergic Acid Diethylamide (LSD 25). A Clinical Psychological Study«, in: *American Journal of Psychiatry* 108/12 (1952), 896–900.

Variationen gab. Der Schluss, dass dies mit der (stabilen oder verborgenen) Persönlichkeit zu tun habe, lag nahe, und der Rorschachtest war eine geeignete Methode, um solch Subjektives abzubilden und quantitativ auszuwerten. Projektive psychologische Tests sind häufig darauf angelegt, die Phantasie so sehr zu stimulieren, dass die Probanden die Testsituation vergessen und unwillkürlich etwas von ihrem Innenleben preisgeben. Laut Henry A. Murray, dem Erfinder des *Thematic Apperception Test*, merkt das Subjekt in der Regel nicht, dass es dem Psychologen eine Art Röntgenbild seines inneren Selbst gegeben habe.[79] Techniken wie der Rorschachtest oder der Thematic Apperception Test[80] – wie Rebecca Lemov es nennt, »X-ray-like tools« – dienen zur Erfassung von Flüchtigem, nur schwer Fassbarem, das normalerweise dem wissenschaftlichen Blick nicht zugänglich ist. Sie sind Instrumente einer Wissenschaft der Subjektivität, die nicht nur durch klassische Beobachtung, sondern auch mithilfe von Verfahren wie den projektiven Tests auswertbare Informationen über innere Zustände, individuelle Reaktionen und möglicherweise Persönlichkeitsstrukturen erzeugen. Hier wird insofern Neuland erobert, als Daten generiert werden, die in einer anderen Domäne angesiedelt sind als die psychiatrischen Fallgeschichten. Lemov stellt die projektiven Methoden in Zusammenhang mit dem Technizismus der Nachkriegszeit, der das Menschliche (v.a. im Rahmen der Culture and Personality-Schule in den USA) – Träume, Räusche, Halluzinationen, Ängste – erfassen, speichern und schliesslich maschinenlesbar machen wollte.[81]

Projektive Tests haben den Vorteil, weder nur auf das Verhalten noch auf bewusste Selbstberichte abzustellen. Sie sind vielmehr ein Versuch, das zu messen, was Menschen normalerweise nicht zum Ausdruck bringen und wessen sie sich vielleicht auch gar nicht bewusst sind.[82] Einfach zu handhaben und in der Form standardisiert, hängen sie jedoch von der Erfahrung des Versuchsleiters in Anwendung und Interpretation ab. Neue Bereiche können experimentalisiert werden und Daten generieren. Peter Galison argumentiert, dass der Rorschachtest den Übergang von einem statischen zu einem bewusst wahrnehmenden, prozessualen Ich markiert – man kann den Rorschachtest deshalb mehrmals durchführen und jeweils zu unterschiedlichen Ergebnissen kommen. Er vermisst, so Galison, ein spezifisch modernes, integriertes, inneres Ich und fördert dieses

[79] Zit. in Rebecca Lemov, »Hypothetical Machines. The Science Fiction Dreams of Cold War Social Science«, in: *Isis* 101/2 (2010), 401–411, 409.

[80] Der Rorschachtest wurde 1921 von Hermann Rorschach veröffentlicht, der TAT von Henry A. Murray 1935. Beide Tests gewannen jedoch erst Ende der 1930er Jahre an Aufmerksamkeit. Der Rorschachtest wurde zuerst von Jungianern aufgegriffen und kam dann über Amerika v.a. in der Nachkriegszeit zu einer breiten Anwendung. Rebecca Lemov, »X-Rays of Inner Worlds. The Mid-Twentieth-Century American Projective Test Movement«, in: *Journal of the History of Behavioral Sciences* 47/3 (2011), 251–278.

[81] Lemov, Data Base of Dreams; Lemov, X-Rays of Inner Worlds.

[82] Lemov, X-Rays of Inner Worlds, 257.

gleichzeitig auch.[83] Bei den frühen Versuchen mit LSD gab es jedoch gleich zwei instabile Grössen: die Person der Probanden zum einen, die Stoffwirkung zum anderen. Dabei blieb stets eine gewisse Unsicherheit bestehen, was denn der Rorschachtest eigentlich abbildet: War es die Substanz oder der Rorschachtest, der die ›wahre‹ Persönlichkeit ans Licht brachte? Auf welche Einheit konnte man sich verlassen, was war genügend stabil – der LSD-Rausch, der Rorschachtest oder die Persönlichkeit der Individuen?

## 1.4 Beobachten und Modellieren: Tierspuren

Im Zentrum der ersten Tierversuche mit modernen psychotropen Stoffen standen Spinnen, Schnecken, siamesische Kampffische und Tanzmäuse. Das erste Tierexperiment mit LSD wurde 1951 veröffentlicht – Peter Witts Spinnentest mit LSD.[84] Von da an stieg die Anzahl Tierversuche schnell: siamesische Kampffische, die unter LSD-Einwirkung friedlich wurden,[85] Schnecken, die ihren Halt am Glasbehälter verloren,[86] und tanzende Mäuse, deren Kreisbewegungen erratisch wurden[87]. Die Geschichte der Psychotropika hat eine vielschichtige Verbindung zu Tierversuchen, bei denen ein Problemfeld immer wieder aufschien: Wie können Stoffe, die wir mit mentalen Krankheiten und veränderten Bewusstseinszuständen verbinden – mit menschlichen Eigenschaften also – am Tier untersucht werden? Konkreter, wie können mentale Krankheiten und Stoffwirkungen im Tier modelliert werden? Es war stets umstritten, ob psychoaktive Stoffe an einer nicht-menschlichen Position untersucht werden können, da beim Tierversuch die Innenperspektive wegfällt, die stets auf Sprache angewiesen bleibt, und man aus der Beobachtung des Tierverhaltens Schlüsse ziehen musste. Das Tiermodell fand seinen Platz in der Entwicklung neuer Psychopharmaka und dient bis heute in erster Linie dazu, die Toxizität von Stoffen zu evaluieren und mögliche Anwendungsgebiete zu finden.

Im Gegensatz zu späteren Tierexperimenten sind Peter Witts Spinnentests eher in einer Reihe mit den Rorschachversuchen und anderen projektiven Tests

---

83 Galison, Das Bild des Ich, 112.

84 Peter N. Witt, »d-Lysergsäure-diäthylamid (LSD 25) im Spinnentest«, in: *Experientia* 7 (1951), 310–311.

85 Anne Caldwell, *Origins of Psychopharmacology. From CPZ to LSD*, Springfield 1970, 79.

86 Murray E. Jarvik, »Effect of LSD-25 on Snails«, in: Harold A. Abramson (Hg.), *Neuropharmacology. Transactions of the 3rd Conference, 1956 in Princeton*, New York 1957, 29–38; Harold A. Abramson/Murray E. Jarvik, »Lysergic Acid Diethylamide (LSD-25) IX. Effect on Snails«, in: *Journal of Psychology* 40 (1955), 337–340.

87 Ernst Rothlin/Aurelio Cerletti, »Über einige pharmakologische Untersuchungen an Mäusen mit congenitaler Drehsucht«, in: *Helvetica Physiologica et Pharmacologica Acta* 10 (1952), 319–327.

zu sehen. Witt, damals ein an der Universität Bern tätiger Pharmakologe, konzipierte sie als Messinstrument, auf dem sich die Stoffwirkung unmittelbar abbilden lässt. Die Spinne ist hier weder ein Tiermodell, das ein Krankheitsbild oder einen Persönlichkeitstypus nachbildet, noch werden die physiologischen Reaktionen der Spinne den menschlichen gleichgesetzt. Die Frage nach Tier-Mensch-Grenzen und ob es legitim sei, an Spinnenreaktionen Menschenreaktionen abzulesen, tritt zugunsten einer phänomenologischen Messung und statistischen Auswertung der Netze in den Hintergrund. Witt entwickelte den Spinnentest als ein universelles Messinstrument für die Wirkung von psychotropen Stoffen. Gemischt mit Zuckerwasser fütterte er die Spinnen u.a. mit Speed, Koffein, Meskalin, LSD, Psilocybin, Valium und Chlorpromazin oder injizierte die Substanzen. Unter deren Einfluss liess er die Spinnen ein Netz in einen Rahmen spinnen, das er fotografisch dokumentierte und statistisch auswertete. Hierbei waren nicht nur Grösse, Geschwindigkeit, Winkel, Vollständigkeit und Regelmässigkeit ausschlaggebend, sondern auch die Auswirkungen der Stoffe auf den Netzbautrieb selbst: Spinnen spinnen normalerweise frühmorgens gegen 4 Uhr ein Netz, unter gewissen Substanzeinwirkungen wurde ihr Netzbautrieb jedoch geschwächt oder blieb ganz aus. Im Gegensatz zu Albert Hofmann, der festhielt, dass LSD seine Wirkungen »vor allem in Bereich der höheren und höchsten psychischen und geistigen Funktionen« entfalte[88], suchte Witt nach Änderungen in einfachen, grundsätzlichen Verhaltensmustern. Die Verhaltenseffekte schienen bei Spinnen sehr viel klarer substanzspezifisch zu variieren als dies bei Mäusen oder menschlichen Versuchspersonen der Fall war. Meskalinnetze liessen sich also sehr deutlich von Koffein- oder Largactil-Netzen unterscheiden. Koffein führte zum chaotischsten Netz (vgl. Abb. 4, Seite 48), Marihuana zum schönsten, und das regelmässigste entstand unter LSD (vgl. Abb. 5, Seite 48).

Witt sah im Spinnentest eine Möglichkeit zur Differenzierung der Substanzen, die einige spezifisch menschliche Schwierigkeiten umgehen konnte. Bei der Prüfung am Menschen gab es starke Wirkungsschwankungen, nicht nur von Mensch zu Mensch, sondern auch intraindividuell, das heisst, von Einnahme zu Einnahme. Das Rauscherlebnis werde, so Witt, »wesentlich durch die Person und ihre augenblickliche Einstellung mitgeformt«.[89] Die Spinne hingegen erweise sich als ein günstiges Modell, da sie unter den Wirbellosen das höchstkonzentrierte Zentralnervensystem aufweise und daher eine gewisse Parallelität zum Menschen habe. Sie liefere deshalb eine hochdifferenzierte, objektive Beschreibung des Zustandes ihres Zentralnervensystems.[90] Mithilfe von computergestützten statistischen Auswertungen erstellte Witt Übersichtstabellen, die

---

88 Albert Hofmann, *LSD – mein Sorgenkind. Die Entdeckung einer Wunderdroge*, Stuttgart 1993 [1979], 35.

89 Peter N. Witt, *Die Wirkung von Substanzen auf den Netzbau der Spinne als biologischer Test*, Berlin 1956, 2.

90 Ebd.

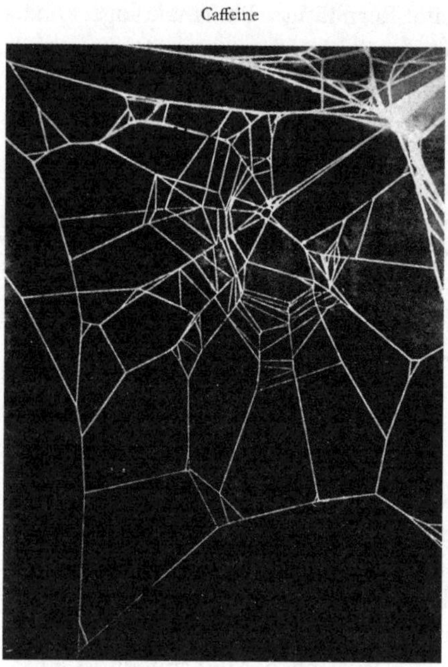


*Abb. 4:* Spinnennetz mit Koffein. Witt, A Spider's Web, 61.

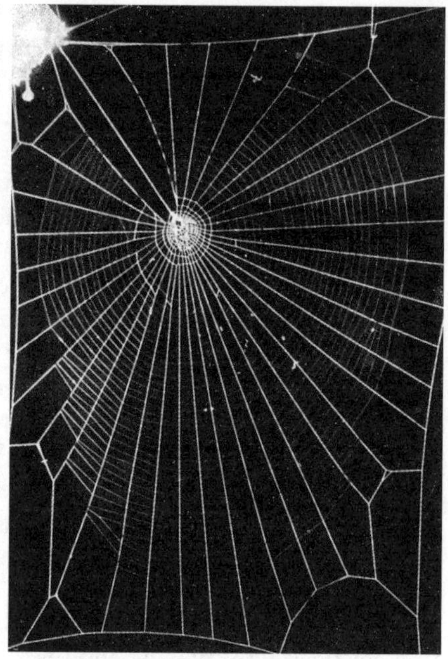

*Abb. 5:* Spinnennetz nach LSD-25. Witt, Die Wirkung von Substanzen, 56.

zur Unterscheidung von Substanzen dienten und in Zukunft auch helfen sollten, unbekannte Substanzen einzuordnen und ihre Wirkung zu identifizieren.[91] Die Stoffwirkung kann gemäss Witt am fertigen Netz direkt abgelesen und gemessen werden, und die Unterschiede seien für die jeweilige Substanz in den meisten Fällen charakteristisch.[92] Dies war auch gegen bisherige Thesen gerichtet, dass es keine grossen Unterschiede des Rausches beim Menschen gebe: Stoll zweifelte 1947 an der Besonderheit des LSD-Rausches im Vergleich zu Meskalin, Haschisch und Kokain; er schrieb ihm zunächst keine Spezifität zu.[93] Witt las im Gegensatz dazu an den Spinnennetzen spezifische, unterschiedliche Wirkungen psychoaktiver Stoffe ab.[94] Der Vorteil des Spinnentests war also laut Witt, dass er substanzspezifisch, frei vom Subjektiven und praktisch unabhängig von Umwelteinflüssen einfach reproduzierbar war.

[91] Ebd., 69.
[92] Ebd., 1.
[93] Stoll, Lysergsäure-diäthylamid.
[94] Witt, Die Wirkung von Substanzen, 57.

Spinne Nummer 59 avancierte, wie Anne Caldwell in einem 1971 erschienen Rückblick auf den Siegeszug der Psychotropika festhielt, schnell zum Liebling der Literatur.[95] Beim Largactil-Test fragte Witt explizit, wie weit »ähnliche Funktionen (Antrieb – Netzbautrieb) bei verschiedenen Lebewesen (Mensch – Spinne) eine ähnliche chemische Empfindsamkeit gegen das Largactil zeigen« und ob sich folglich »die Wirkungen des Largactil an Mensch und Spinne vergleichen« liessen.[96] Der Test zeigte deutlich, dass unter Largactil-Einwirkung der Netzbau je nach Dosis für ein, zwei oder drei Tage ausfiel. Largactil scheine, so Witt, an der Wurzel des Netzbautriebes anzugreifen, beim Antrieb, an der Reaktionskette ›Netzbau‹, im Gegensatz zu anderen Stoffen, die eher auf die Vollendung des Netzes wirkten (z.B. Unregelmässigkeiten, übergrosse Sektoren). Nur ein einziges Tier, die Spinne Nr. 59, spann nach der höchsten Dosis Chlorpromazin (Largactil) schon am nächsten Tag ein Netz, welches jedoch »abnorm«, eher nach Koffein denn nach Largactil, aussah (vgl. Abb. 6, Seite 50). Witt machte eine »merkwürdige Parallele zwischen der Wirkung des Largactil auf den Netzbautrieb der Spinne und den Antrieb des Menschen« aus und untersuchte, ob Spinne und Mensch auch auf ähnliche Dosierungen ansprachen: Die Spinne braucht, aufs Körpergewicht gerechnet, 25-mal mehr Largactil als der Mensch, hingegen braucht sie 1000-mal mehr Koffein, um eine Veränderung zu zeigen. Witt folgerte daraus, dass es eine ähnliche Empfindsamkeit beider Lebewesen für Largactil gebe. Ähnliche psychische Störungen, wie z.B. Antriebsstörungen, schienen deshalb bei verschiedenen Spezies eine ähnliche chemische Grundlage zu haben.[97]

Die Geschichte der Tierstudien mit psychotropen Stoffen ist reich an Anthropomorphismen. Anne Caldwell fasst die frühen LSD- und Chlorpromazin-Experimente mit ironischem Unterton zusammen: »Mystery snails, normally ›strange‹ but reasonable animals, lose their grip on reality, in their case a glass wall; then they turn over on their backs and wave wildly – for an antidote? Or for *more* LSD?«[98] Die Spinnennetze unter Psychotropika-Einfluss seien, so Caldwell, zwar regelmässiger, aber die Spinnen müssten aufpassen, es nicht zu übertreiben: Zu grosse Mengen Meskalin oder LSD produzierten Netze, die keine Fliegen mehr fangen konnten. Witt wies selbst auf die Schwierigkeit hin, von verändertem Tierverhalten auf den Menschen zu schliessen, gerade bei Stoffen, die Halluzinationen und seltsames Verhalten hervorriefen.[99] Es gehe nicht da-

---

[95] Caldwell, Origins of Psychopharmacology, 80.

[96] Peter N. Witt, »Die Wirkung einer einmaligen Gabe von Largactil auf den Netzbau der Spinne Zilla-x-notata«, in: *Monatsschrift für Psychiatrie und Neurologie* 129 (1955), 123–128, 124.

[97] Ebd. 127.

[98] Caldwell, Origins of Psychopharmacology, 79.

[99] Peter N. Witt, *A Biological Test Method for Psychotropic Drugs Based on the Web-Building Behavior of Spiders*, Paper at the 7th National Medicinal Chemistry Symposium, University of Rhode Island 1960, 10a–10g.

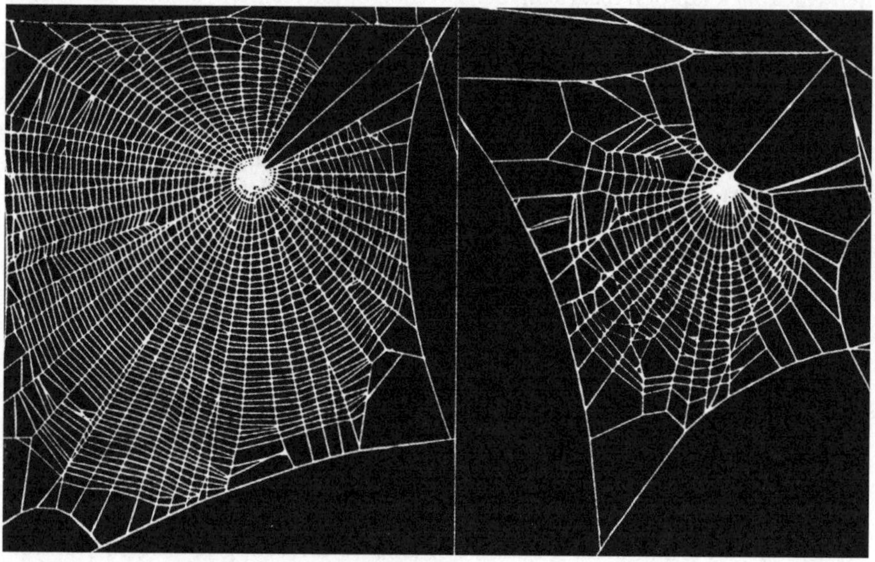

a) b)

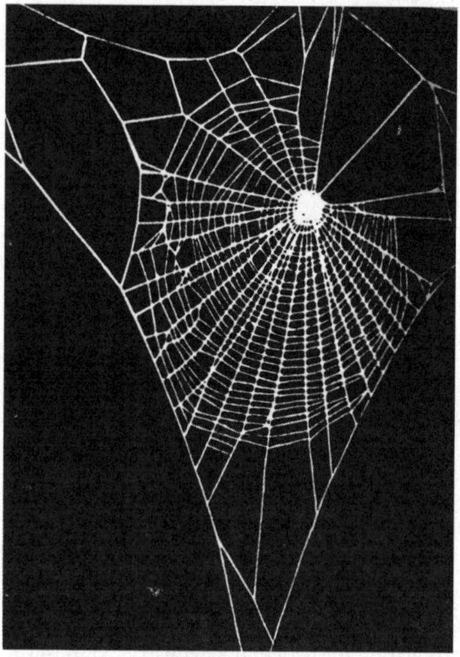

c)

*Abb. 6:*
Spinne Nr. 59 im Largactil-Test.
Witt, Die Wirkung einer einmaligen Gabe von Largactil, 126.
a) normales Netz;
b) einen Tag nach Largactil;
c) sechs Tage später.

rum, menschliche Traumbilder in veränderte Netzfiguren hineinzulesen. Ein Vergleich sei aber berechtigt, da seelische Regungen körperliche Grundlagen – das Nervensystem und besonders das Zentralnervensystem – haben, welche sich auch beim Tier finden.[100] Das Nervensystem als körperlicher Repräsentant der Seele legitimierte in Witts Augen sein Vorgehen; allerdings sei man beim Tier auf Handlungen und Ausdrucksbewegungen angewiesen: »Eine gemeinsame Sprache gibt es nicht«.[101] Grundlage des Spinnentests ist deshalb eine Übersetzungsleistung. Von der vorwiegend »haptisch« funktionierenden Welt der Spinne in die hauptsächlich »optisch« eingerichtete Welt des Menschen[102] – Witt nahm diese Übersetzung auch mithilfe der Technik des Fotografierens vor. Wenn auch die subjektive Erlebenswelt des Menschen bei der Spinne wegfalle, könne man die Ergebnisse doch folgendermassen übertragen: Das Verhalten beider Spezies ist chemisch beeinflussbar und jeder Netzbauphase liege eine Stimmung zugrunde. Diese Stimmung entspreche

> dem besonderen Vorhandensein eines Ferments […]. Während jeder Phase läuft ein komplizierter, zentralnervös gesteuerter Mechanismus ab, dessen Zusammenhang mit der Stimmung, dem Ferment unbekannt ist. Ein Medikament, das in diesen Mechanismus direkt eingreift, wird in allen Phasen störend wirken.[103]

Von allen getesteten Stoffen zeige Largactil die grösste Ähnlichkeit beim Menschen und bei der Spinne, da es in eine ähnliche Funktion eingreife: Der Antrieb, die spontane Leistung, wird im Keim gehemmt, und dies sogar bei ähnlicher Dosierung bei Menschen und beim Tier.[104]

Lorraine Daston unterscheidet zwischen »kaltem« Antropomorphismus (z.B. der Anwendung der Spieltheorie auf Tierverhalten) und »heissem«, empathischem Anthropomorphismus (z.B. in der Primatenforschung).[105] In seinen Schlussfolgerungen scheint Witt ein bisschen von beidem vorzunehmen: Er beharrt zwar auf der – ›kalten‹ – Verhaltensbeobachtung, spekuliert dennoch über – ›heisse‹ – Spinnenstimmungen. Das Zentralnervensystem als Grundlage von seelischen Regungen und Verhalten legitimiert bei ihm den Spinnentest als Klassifikationsinstrument der psychoaktiven Stoffe. Ziel hiervon war letztlich, speziesübergreifende Gemeinsamkeiten zu finden, die weniger auf spezifische Indikationen und mögliche therapeutische Anwendungen eines Stoffes zielen als auf dessen grundlegende neurophysiologische Wirkweise. Im Witt'schen Experimentalsystem ist das sprachvermittelte Subjektive der Rauschzustände eine

100 Witt, Die Wirkung von Substanzen, 71 f.
101 Ebd., 72.
102 Ebd., 76.
103 Ebd.
104 Ebd., 75.
105 Lorraine Daston, »Intelligences. Angelic, Animal, Human«, in: Dies./Gregg Mitman (Hgg.), *Thinking with Animals. New Perspectives on Anthropomorphism*, New York 2005, 37–58, 51.

Verfälschung der Stoffwirkung, ebenso wie auch die individuellen Schwankungen eher als Täuschung denn als zum Stoff zugehörig gedeutet werden. Das Experimentalsystem zielt auf eine von diesem Rauschen befreite Objektivität, die mithilfe mehrerer Techniken stabilisiert wird: die Zucht der Spinnen, das Abfotografieren der auf einen standardisierten Rahmen gesponnenen Netze und schliesslich ihre Auswertung mittels statistischer Verfahren.

Laut Daston ist es mit dem Aufkommen des modernen Verständnisses von Objektivität zu einem Wandel gekommen. Nicht-menschliches Innenleben wird nun nicht mehr als grundsätzlich verschieden vom menschlichen verstanden, sondern graduell abgestuft:

> Minds were no longer qualitatively different from one another – rational from animal souls, male from female intelligences; instead, they differed only quantitatively […]. Hence the investigation of animal minds became only a more far-flung case of figuring out how other human minds worked, the difficulties of understanding one's dog differing only in degree from those of making sense of a Frenchman.[106]

Tier-Mensch-Grenzen wurden auch auf den berühmten Macy-Konferenzen (1946–1953) diskutiert, wobei es unter anderem um die Frage ging, ob es neurotische Kühe geben könne.[107] Der dort vorherrschende behavioristisch-kybernetische Ansatz hütete sich davor, die ›Black Box‹ des Innern öffnen zu wollen oder über Spinnenstimmungen zu diskutieren. Im Zentrum stand die experimentelle Untersuchung von Verhalten, und man ging davon aus, dass es keine essentiellen Unterschiede zwischen Menschen und anderen Tieren gebe. Wie Hans-Jörg Rheinberger aufzeigt, begannen Modellorganismen Anfang des 20. Jahrhunderts eine zentrale Rolle in den biologischen Wissenschaften zu spielen.[108] Voraussetzung dafür war die Vorstellung einer allgemeinen Biologie; dass alle Lebewesen gewisse grundlegende Eigenschaften teilen und diese folglich an ein-

---

[106] Daston, Intelligences, 49.

[107] »BATESON: If there were no counsciousness would there be neuroses? KUBIE: I don't know. FRANK: Do cows have neuroses? KUBIE: I don't know. WIENER: People speak of contended cows. STROUD: We have been assured by the Department of Agriculture there are neurotic cows and their neuroses affect the production of their milk. KUBIE: There is a danger in looking upon the state of emotional discontent to being synonymous with neurosis. […] KUBIE: To say that that is identical with human neurosis is assuming a great deal of things.« Diskussion auf der Macy-Konferenz 1949, in: Claus Pias (Hg.), *Cybernetics/Kybernetik. The Macy-Conferences 1946–1953.* Vol. I, Transactions, Zürich/Berlin 2003, 73.

[108] Ein Modellorganismus ist »ein – für Experimente – zugerichtetes Lebewesen aus dem Reich der Pflanzen, der Tiere oder der Bakterien, dessen Manipulation zu Einsichten in die Konstitution, das Funktionieren, die Entwicklung oder die Evolution einer ganzen Klasse von Organismen führen kann. Die operationalen Auswahlkriterien sind die einfache Haltung und Handhabung des Organismus, die Menge und Qualität des bereits über ihn gesammelten Wissens und die vergleichsweise leichte Zugänglichkeit des zu untersuchenden Phänomens.« Hans-Jörg Rheinberger, *Epistemologie des Konkreten. Studien zur Geschichte der modernen Biologie*, Frankfurt am Main 2006, 14.

zelnen Organismen experimentell und stellvertretend für andere untersucht werden können.[109]

Witts Ansatz führte zu einer paradoxen Situation. Während er Anthropomorphismen zu vermeiden suchte, benutzte er dennoch Tiere als Modelle für menschliche Fragestellungen und Zustände. Die Übertragung funktioniert nur, solange das Modell datenarm ist und es nach Canguilhem »etwas zu wünschen übrig« lässt[110] – sobald Gewissheit eintritt, entfällt seine Modellfunktion.[111] Die Spinne Nr. 59 war in diesem Sinne ein ›Ausreisser‹, da sie weder als Modell für die Largactil-Wirkung funktionierte noch repräsentativ für ihre Spezies war – und trotzdem wählte Witt gerade diese statistische Ausnahme und bildete ihr Netz in der Veröffentlichung ab. Spinne Nr. 59 trotzte als einzige dem hemmenden Largactil und produzierte ein lesbares, messbares Bild – eine Struktur, ein Netz. Im Gegensatz zu den Spinnen identifizierte Witt die menschliche Subjektivität als Problem:

> Der Mensch zeigt im Versuch starke konstitutionelle und zeitliche Schwankungen, und die Untersuchungsmethoden an ihm teilen sich in subjektive (Erlebnisbericht), die stark vom Individuum abhängen, und objektive (Psychometrie bis Rorschachtest), die grobe und von dem Willen zur Mitarbeit der Versuchsperson abhängige Eingriffe in das Seelenleben darstellen. [...] Der Spinnentest wird an einem zentralnervös hochorganisierten Tier mit geringer individueller Schwankung ausgeführt; er benützt die starke spontane Triebhandlung des Netzbaues als empfindliches und quantitativ auswertbares Reagens auf Substanzbeeinflussung.[112]

Der Spinnentest ist bei Witt zugleich Modell und Methode für die Stoffwirkung ›an sich‹, objektiv und frei von menschlichem Rauschen, da die Wirkung im Spinnentest spezifischer ist (Unterschiede zwischen Stoffen treten deutlicher zutage als beim Menschen) und zugleich auch objektiver: messbar, dokumentierbar, reproduzierbar.

109 Ebd., 13.
110 Zit. in Rheinberger, Epistemologie des Konkreten, 16.
111 Rheinberger, Epistemologie des Konkreten, 16.
112 Witt, d-Lysergsäure-diäthylamid (LSD 25) im Spinnentest, 310.

Kapitel 2

# Soma im Modell: Das Körperinnere wird stofflich erforscht

> Les poisons [lies: psychotrope Pharmaka] constituent un moyen d'analyse des propriétés nerveuses, des sortes de scalpels physiologiques plus délicats et subtils que les scalpels ordinaires.[1]

Die psychoaktiven Stoffe hinterliessen nicht nur Spuren auf dem Papier und in Spinnennetzen, sondern auch in Körpern. Einmal eingenommen, kamen physische und psychische Prozesse in Gang, deren genaues Zusammenspiel in den 1950er Jahren im Zentrum der sich formierenden psychopharmakologischen Forschung stand. Unter den veränderten pharmakologischen Bedingungen wurde in den 1950er Jahren auch das Wissen und Sprechen über Prozesse, die sich im Körperinnern abspielten, rekonfiguriert. Dieses Kapitel geht der Erforschung von Stoffspuren in Körpern nach und analysiert, wie pharmakologische Inkorporationen im Kontext der Modellpsychosen-Forschung untersucht und interpretiert wurden. Halluzinogene und das 1953 hinzukommende Neuroleptikum Chlorpromazin gingen eine produktive Allianz ein. Während versucht wurde, mit Halluzinogenen Psychosen künstlich – quasi im Labor – auszulösen, stoppte Chlorpromazin diese wiederum. Somit entstand ein stabiles Experimentalsystem, welches versprach, das Rätsel der psychischen Krankheiten ins Labor zu bringen und erstmals naturwissenschaftlich verbindliche Resultate zu erhalten. In diesem Kapitel steht die Frage im Zentrum, ob psychoaktive Stoffe einer chemischen Lesart psychischer Vorgänge Vorschub leisteten und ob mit den neuen psychoaktiven Stoffen auch ein stofflich fundiertes Personenkonzept an Kontur gewann.

---

[1] Claude Bernard, *Leçons sur les Anesthésiques et sur L'Asphyxie*, Paris 1875, 272 f., zit. in Ernst Rothlin, »Über Grundlagen der Psychopharmakologie«, in: *Bulletin der Schweizerischen Akademie der Medizinischen Wissenschaften* 15 (1959), 256–266, 256. Der Einschub stammt von Rothlin. Im Original steht »scalpels anatomiques«, nicht »scalpels ordinaires«. [»Die Gifte [lies: psychotrope Pharmaka] sind ein Mittel, um die Eigenschaften des Nervensystems zu analysieren, eine Art physiologisches Skalpell, feiner und subtiler als gewöhnliche Skalpelle.« Übers. M.T.].

LSD, Psilocybin und Chlorpromazin standen nicht mehr als solche im Zentrum dieser Forschungen, sondern wurden zu Instrumenten, um psychische Störungen und die zugrunde liegenden Mechanismen zu untersuchen und letztlich Rückschlüsse auf ›normale‹ psychische Funktionsweisen zu ziehen. Die Stoffe wechselten in diesem Kontext also die »Systemstelle«[2] – von epistemischen Dingen, um die herum Experimentalsysteme angeordnet waren, hin zu technologischen Objekten, zu Instrumenten also, die mithalfen, Wissen über Drittes zu generieren.[3]

Das titelgebende ›Soma‹ lässt sich etymologisch zweifach herleiten. Zum einen steht es im Griechischen für den Körper[4], zum anderen bezeichnet es einen legendenumwobenen, berauschenden Stoff[5]. Der Begriff des Somas tauchte in der psychopharmakologischen Forschung wieder auf. Für Humphry Osmond, einen nach Kanada emigrierten britischen Psychiater, war es ein Leitmotiv der Modellpsychosen-Forschung und stand für eine Klasse von Stoffen, die starke Wirkungen auf die Psyche, jedoch nur geringe körperliche Wirkungen hatten. Soma wurde zum Inbegriff von Stoffen, die zwischen der physischen und psychischen Sphäre vermittelten.[6] Auch Albert Hofmann betrachtete sein »Sorgenkind« LSD als eine Vermittler-Substanz zwischen verschiedenen Sphären. In einem Brief an Ernst Jünger beschrieb er den Wirkungsort von LSD als eine »Grenzfläche«, wo Materie und Geist ineinander übergehen. »Magische Drogen« machten, so Hofmann, die »Tiefe der Materie« sichtbar, ihre Verwandtschaft mit dem Geist, und stellten deshalb selbst eigentliche Bruchstellen im Reich des Materiellen dar.[7] ›Soma‹ steht in diesem Kapitel in der doppelten Bedeutung für das Körperliche und für Stoffe, die auf psychische Prozesse über Inkorporation einwirken. Es geht hier also um die physiologische Seite von Stoffwirkungen und deren Zusammenspiel mit psychischen Prozessen.

Im Folgenden geht es um die Problematisierung des Verhältnisses von Materie und Geist sowie Körper und Psyche im Kontext der Modellpsychosen-Forschung

---

[2] Dieser Begriff stammt von Moser, Psychotropen, 28.

[3] Rheinberger, Experimentalsysteme, 25.

[4] Das griechische *sōma* bedeutet Körper und bezieht sich zusammen mit seinem Gegenpart, *psychē* (Atem, Hauch, Seele), auf den Leib-Seele-Dualismus.

[5] Diese Bedeutung geht auf die Sanskrit-Bezeichnung für ›Getränk‹ zurück, welche in den hinduistischen Veden für einen berauschenden, rituellen Göttertrank stand. Der deutsche Pharmakologe Louis Lewin griff das Soma in seinem Buch »Phantastica« auf. Vgl. Louis Lewin, *Phantastica. Die betäubenden und erregenden Genussmittel. Für Ärzte und Nichtärzte*, Berlin 1924. Lewins Version des Somas war wiederum Vorbild für Aldous Huxleys fiktive Droge ›Soma‹, welche in der »Brave New World« die Menschen je nach Dosis ruhigstellte, gefügig machte oder in den dumpfen Zustand eines chemisch generierten Glücksgefühls einlullte. Vgl. Aldous Huxley, *Brave New World*, London 1932.

[6] Humphry Osmond, »Research on Schizophrenia«, in: Harold A. Abramson (Hg.), *Neuropharmacology. Transactions of the 2nd Conference, May 25–27th 1955 (Macy-Conference)*, Princeton/New York 1956, 183–233, 190.

[7] Brief vom 16.12.1961, Hofmann, LSD – Mein Sorgenkind, 163.

der späten 1940er und 1950er Jahre. In den Quellen, die für dieses Kapitel relevant waren, wurde das Problemfeld auch als Verhältnis von Innerem und Äusserem diskutiert: als Frage danach, welche ausser- und innerkörperlichen Faktoren in der Entstehung von Psychosen eine Rolle spielten. Die enorme psychische Wirksamkeit von LSD in geringsten Dosen legitimierte Anfang der 1950er Jahre eine Sichtweise, welche psychiatrische Krankheiten als im Körper lokalisierbar annahm (im Gegensatz zur Suche nach biographischen und sozialen Faktoren), sich zugleich jedoch auch weg von genetischen Erklärungen bewegte. Wenn, wie bei LSD, »fast keine Materie«[8] mehr nötig war, um auf komplexe psychische Mechanismen erdrutschartig einzuwirken, musste das Verhältnis von Soma und Psyche neu gedacht werden. In diesem Kontext lag der Schluss nahe, dass die Psyche möglicherweise vor allem chemisch konfiguriert sei und somit stofflich reguliert werden kann. Das Zusammenspiel von biochemischen, metabolischen, neurologischen und psychischen Funktionen geriet in den 1950er Jahren in den Fokus der Forschung, wobei die kausale Verknüpfung von Chemie, Körper und Psyche unklar blieb. Dies beschrieb Albert Hofmann als Frage nach dem Küken und dem Ei: Hinterlassen psychische Zustände chemische Spuren im Organismus, oder ist die Persönlichkeit, ihr »Weltbild und ihr Handeln«, chemisch gesteuert?[9] Wo genau im Körper die Chemie andockt, welche Wechselwirkungen es gibt und welche Faktoren ursächlich sind, waren zentrale Fragen dieser Untersuchungen mit psychoaktiven Stoffen.

Die folgenden Unterkapitel untersuchen die Erforschung des körperlich Inneren mithilfe von Stoffen, konkret mit LSD, Psilocybin und Chlorpromazin. Hierbei geht es erstens um unterschiedliche Reaktionen von gesunden und kranken Versuchspersonen und um Verlaufsanalogien zwischen Rausch und Psychose im Kontext von LSD-Experimenten im Burghölzli. Zweitens wird die Suche nach einem körperinneren, krankmachenden Stoff analysiert. Im dritten Unterkapitel wird der Fokus auf Modellpsychosen gerichtet, wo mittels Stoffen – vor allem Halluzinogene und Chlorpromazin – ein stabiles Labormodell für die Erforschung der Psychose an Gesunden zu entstehen schien. Im vierten Unterkapitel geht es um die Grenzziehungen zwischen Krankheit und Gesundheit sowie um die Hypothesen einer stofflichen Fundierung des Selbst, während sich das letzte Unterkapitel der Kritik an dieser Forschung widmet.

---

[8] Novartis-Archiv, Bestand Sandoz. H 105.022, Dossier 1940–1947, Brief von Albert Hofmann an Arthur Stoll aus Parpan Hotel Alpina, 2.6.1947.

[9] »Was das Primäre ist, wird wohl ebenso wenig jemals entschieden werden können wie die Frage, ob zuerst das Küken oder das Ei da war.« Brief an Ernst Jünger vom 16.12.1961, Hofmann, LSD – Mein Sorgenkind, 164.

## 2.1 Rauschverläufe und psychotische Verläufe

Die erste experimentelle Phase mit LSD warf eine Reihe neuer Fragen auf. Abgesehen von der Schwierigkeit, die Probanden überhaupt verlässlich zum Sprechen zu bringen, wurde mit der Zeit auch klar, dass die Ergebnisse weit weniger stabil waren als angenommen. Viele Experimente waren schlicht nicht reproduzierbar, und die Versuchspersonen reagierten von Tag zu Tag unterschiedlich auf die Stoffe. Zu den Unterschieden zwischen den Versuchspersonen (interindividuelle Schwankungen) kamen auch intraindividuelle Schwankungen hinzu – abhängig von Tagesform, Stimmungslage und Versuchsumfeld. Diese Instabilitäten wurden zum einen mit der Persönlichkeit erklärt, zum anderen auch mit dem Versuchssetting, wobei hier jedoch vor allem die Tagesverfassung und die Motivation der Probanden thematisiert wurden. Bei einem Zeichenversuch wurde folgendermassen protokolliert: »Bei Versuchsbeginn habituelle Morgenstimmung, etwas matt. [...] Die Zeichnung gelingt mittelmässig; sie würde aber auch ohne den Versuch, da schlecht disponiert, nicht anders ausgefallen sein.«[10] Zudem schienen die Resultate auch von den Forschern selbst abhängig zu sein, wie Anne Caldwell festhält: »The discrepancy of results obtained with the same drug in similar patients by different investigators was a persistent source of surprise for psychiatrists.«[11] Trotz dieser instabilen Resultate wurden Gruppen gebildet: Geistig Kranke schienen in den Experimenten grundsätzlich anders auf halluzinogene Stoffe zu reagieren als geistig gesunde Versuchspersonen.

Der Psychiater Werner A. Stoll stellte bei seiner LSD-Versuchsreihe fest, dass LSD bei Schizophrenie-Patienten nur schwach wirke, jedoch die »normale Psyche mit einigen Hunderttausendsteln eines Grammes tiefgreifend zu verändern« vermöge.[12] Die Reaktionen der Patienten seien »viel spärlicher und weniger farbig« als diejenigen von gesunden Probanden. Stoll schrieb dies den Umständen der Experimente zu: Patienten seien im Gegensatz zu den gesunden Versuchspersonen keine »naturwissenschaftlich Gebildete[n]« – diese rekrutierten sich zu dieser Zeit hauptsächlich aus dem Umfeld der Forscher und waren oft medizinische oder pharmakologische Mitarbeiter. Das Interesse der Patienten am Versuch sei deshalb schlichtweg geringer und die Symptome der Schizophrenie verhinderten zudem eine klare Aufzeichnung der Effekte, so Stoll.[13] Dieser unerwartet deutliche Unterschied zwischen Kranken und Gesunden blieb jedoch nicht restlos erklärbar. Er wurde von verschiedenen Forschern aufgegriffen und

---

[10] Matefi, Zeichentest, 148.

[11] Caldwell, Origins of Psychopharmacology, 87.

[12] Werner A. Stoll, »Ein neues, in sehr kleinen Mengen wirksames Phantastikum«, in: *Schweizer Archiv für Neurologie und Psychiatrie* 64 (1949), 483–484, 484.

[13] »Zerfahrenheit«, der »Negativismus« und der »schizophrene Autismus«. Stoll, Lysergsäure-Diäthylamid, 310. In dieser Versuchsreihe verabreichte Stoll LSD 29 Mal 16 »Normalpersonen« und 20 Mal sechs Schizophrenen.

gesondert untersucht.[14] Dies geschah vor dem Hintergrund, dass über die unterschiedlichen Reaktionen auf halluzinogene Stoffe in den Versuchen möglicherweise die Grenze zwischen Gesundheit und Krankheit fassbar wurde. Die Stoffe wurden in dieser hypothetischen Anordnung zu diagnostischen Instrumenten: Die schwache Reaktion auf LSD sollte dann eine Diagnose (z.B. Schizophrenie) im Experiment beweisen und festigen.

1949 führte der Psychiater und Psychotherapeut Gion Condrau am Burghölzli ebenfalls eine Versuchsreihe zu diesen Unterschieden mit 197 LSD-Versuchen an 30 Patienten und sieben ›normalen‹ Versuchspersonen (Assistenzärzte und ein Selbstversuch) durch. Die Auswahl erfolgte nicht über spezifische Diagnosen, vielmehr wurden einfach diejenigen Patienten ausgesucht, bei denen bisherige Therapien keinen Erfolg hatten. Sie sollten zudem willens sein, »einigermassen differenziert [...] über ihre seelischen Erlebnisse Auskunft zu geben«.[15] Die Auswertung basierte auf klinischer Beobachtung. Condrau verzichtete auf die Anwendung psychologischer Tests, um die Vielfalt der Symptome nicht in ein »starres und einseitiges Schema zu zwingen«. Die Versuchsreihe lief unter dem Begriff ›Kur‹ und war in ihrer Intensität an die damals gängigen Insulinschock-Kuren angelehnt. Im Allgemeinen wurde mit einer niedrigen Dosierung von 20–40 Mikrogramm begonnen, die täglich gesteigert wurde. Ziel war eine lückenlose ›Kur‹ von 6–10 Tagen, die in einigen Fällen abgebrochen werden musste (wegen körperlicher Erkrankung oder zu grosser psychischer »Erregtheit« der Versuchspersonen) oder in eine »Schaukelmethode« umgewandelt wurde, d.h. sich abwechselnde höhere und niedrigere Dosierungen.[16] Das LSD wurde in der Regel um 8 Uhr morgens in einer wässrigen Lösung verabreicht, die Patienten wurden teilweise im Bett gehalten, teilweise wurden sie aufgefordert aufzustehen und in Zeitschriften oder Büchern zu lesen. Bei »besonders eindrücklichen Zustandsbildern« wurden die Probanden in ein verdunkeltes Zimmer geführt, damit die Sinnestäuschungen stärker hervortraten[17] – ein Verfahren, das u.a. auch von Stoll angewendet worden war. Zwei ›gesunden Probanden‹ wurde das LSD ›blind‹, ohne ihr Wissen, in den Morgentee gegeben, um Autosuggestion zu vermeiden. Alle gesunden Versuchspersonen gingen ihrem normalen Tagesablauf nach, sassen im Büro, versuchten Briefe zu schreiben oder an Patientenvisiten teilzunehmen. Ihre Protokolle berichten von schweren Konzentrationsstörungen, von nachlassendem Arbeitseifer und von Schwierigkeiten zu schreiben, zu

---

[14] U.a. Blickenstorfer, Zum ätiologischen Problem der Psychosen, 228; Delay et al., Les modifications de la personnalité, 2.

[15] Gion Condrau, »Klinische Erfahrungen an Geisteskranken mit Lysergsäure-Diäthylamid«, in: *Acta Psychiatrica et Neurologica* 24/9 (1949), 9–32, 12. Für die Versuchsreihe wurde, »wie bei jeder Schockbehandlung in unserer Klinik«, die Einwilligung der Angehörigen eingeholt und die Patienten wurden »soweit dies möglich war« über das Mittel aufgeklärt.

[16] Ebd.

[17] Ebd., 12 f.

lesen, zu arbeiten, was sie aber zu ihrem eigenen Erstaunen gar nicht störte: »Der Arbeitseifer liess plötzlich nach, ich lief die ganze Zeit im Büro umher, ohne auch nur das geringste zu tun […]. Das Wissen um mein ›Nichtstun‹ beschwerte mich nicht im geringsten. Ich empfand es als selbstverständlich.«[18] Das Interesse an der Büroarbeit sei vollkommen verschwunden, gab ein Assistenzarzt zu seinem Blindversuch zu Protokoll, und eine Ärztin empfand »keinerlei Gewissensbisse«, dass sie die ganze Arbeitszeit verbummelte.[19] Bei den Patienten hingegen kam Condrau zu enttäuschenden Ergebnissen: Trotz ihrer Auskunftsfreudigkeit konnten keine spezifischen, bisher unbekannten Zustände ausgemacht werden, obschon Condrau die Dosierung bis auf 280 Mikrogramm erhöhte.[20] Bei autistischen oder »negativistischen« Patienten beobachtete er zwar in manchen Fällen eine Enthemmung und einen »gesteigerten Rededrang«,[21] aber die Halluzinationen und Wahrnehmungsveränderungen konnten nicht genügend deutlich von ihren ›normalen‹ Halluzinationen unterschieden werden: »In einigen Fällen halluzinierten die Patienten, doch wurden diese Halluzinationen immer in das bestehende Krankheitsbild eingegliedert und konnten nicht als spezifische Giftwirkungen davon abgetrennt werden.«[22]

Für Condrau gab es eine grundsätzliche Schwierigkeit, die Reaktionen der Patienten auf LSD klar zu erfassen: Während bei gesunden Versuchspersonen auch geringfügige Erscheinungen eindeutig beobachtet werden könnten, sei dies bei »Geisteskranken« völlig ausgeschlossen, da diese mehrmals täglich wieder andere Stimmungen hätten und andere Angaben über ihre psychischen Erlebnisse machten.[23] Die Patienten scheinen für Condrau weniger verlässliche Zeugen für die Stoffwirkung gewesen zu sein, zumindest was ihre sprachlichen Äusserungen betraf. So bezeichnete er eine Patientin als »eine in sich selbst versunkene, verschrobene Schizophrene, deren Angaben unzuverlässig sind«.[24] Die Stimme der Droge konnte zu wenig scharf von der Stimme der Krankheit unterschieden werden, und die möglicherweise vom LSD verursachten Stimmungsschwankungen ähnelten zu stark den regelhaften Stimmungsschwankungen, die auf die Krankheiten zurückzuführen waren. Trotz dieses Problems der Erfassung der Innensicht der Kranken folgerte Condrau, dass die Reaktionen der Kranken im Vergleich zu den Gesunden bedeutend schwächer ausfielen und sie oft überhaupt erst auf stark erhöhte Dosierungen reagierten. Er zog aus seiner Versuchsreihe einen ähnlichen Schluss wie Stoll: Die Patienten »wiesen hinsichtlich des LSD eine

[18] Ebd., 15.
[19] Ebd., 16 f.
[20] »In 19 Fällen betrug die Höchstdosis des LSD 100 gamma und mehr. Die höchste Dosierung wurde bei einer 16-tägigen Kurdauer mit 280 gamma erreicht.« Ebd., 13 [1 gamma=1 Mikrogramm].
[21] Ebd., 22.
[22] Ebd., 26.
[23] Ebd., 22.
[24] Ebd., 26.

bedeutend stärkere Resistenz auf, als die normalen Versuchspersonen«.[25] Nebst einer möglichen therapeutischen Wirkung – zum einen durch die »häufige Euphorisierung«, zum anderen durch den »seelischen Schock des Rauscherlebnisses«[26] – ging es in vergleichenden Versuchen auch um eine mögliche diagnostische Anwendung, darum also, anhand der Reaktion im LSD-Versuch pathologische Neigungen zu erkennen und sie bei bereits Erkrankten zu bestätigen oder die Diagnose zu verfeinern.[27]

Die Unterscheidung zwischen gesund und krank scheint jedoch dieser Versuchsanordnung bereits vorgängig eingeschrieben. Während die gesunden Probanden eigenhändig Protokolle verfassten, war den Patientinnen dieser Bericht in Ich-Form verwehrt, nicht zuletzt, weil ihnen bereits aufgrund ihrer Krankheit eine reduzierte Sprachfähigkeit zugeschrieben wurde.[28] Während die ärztlichen Selbstberichte ausführlich ausgewertet wurden, erfasste Condrau bei den Patienten ausser Störungen der Wahrnehmung vor allem vegetative und neurologische Symptome mittels klinischer Beobachtung und körperlicher Messungen. Verlässliche Zeugen für die LSD-Wirkung blieben hier die Assistenzärzte, in ihrem gewohnten Arbeitsumfeld herumirrend, die sich selbst beobachteten, sowie Condrau selbst, der die Stoffwirkung an den Körpern und »delirierenden« Äusserungen der Patienten abzulesen versuchte. Stoll zufolge zeigten seine eigene sowie Condraus Versuchsreihe auf, dass die unterschiedliche Wirksamkeit von LSD bei gesunden und kranken Probanden rasch zu zentralen – nicht näher spezifizierten – Problemen der Psychiatrie führe. Die unterschiedliche Wirkung auf die »normale Psyche« und auf Schizophrene eröffne der experimentellen Psychiatrie weite Möglichkeiten.[29] Stoll nahm die Unterschiede zwischen gesund und krank als Bestätigung der These, dass LSD in Gesunden eine akute exogene Psychose auslöse. Die schwache Wirkung bei psychotischen Patienten schien dies zu belegen.

Während Stoll von einer künstlich durch LSD erzeugten Psychose bei Gesunden ausging und im halluzinogenen Rausch eine grundsätzliche Analogie zu psychotischen Krankheitsverläufen sah, spann Condrau das Argument noch weiter: Wenn es also Unterschiede zwischen ›Normalpersonen‹ und psychisch Kranken gab, so stellte sich die Frage, ob sich deren Stoffwechsel grundsätzlich anders verhält.[30] Er formulierte die These, dass Geisteskrankheiten durch LSD selbst oder einen ähnlichen Stoff im Körper erzeugt werden. Dies würde die

---

[25] Ebd., 22.

[26] Stoll, Phantastikum, 483. Siehe auch Condrau, Klinische Erfahrungen an Geisteskranken, 12.

[27] Condrau, Klinische Erfahrungen an Geisteskranken, 11.

[28] Je nach psychischer Krankheit war diese tatsächlich beeinträchtigt; mein Argument bezieht sich hier jedoch auf die ungleiche Versuchsanordnung.

[29] Stoll, Phantastikum, 484.

[30] Condrau, Klinische Erfahrungen an Geisteskranken, 11.

schwache LSD-Reaktion der psychotischen Patienten erklären: Das in geringen Dosen verabreichte LSD würde bei ihnen nur einen »ungenügend starken Reizzuwachs bilden«, da die Konzentration im Körper schon vergleichsweise hoch sei. Bei ›normalen‹ Probanden wäre der Reiz aufgrund der hohen Wirksamkeit hingegen stark genug, um »abnorme psychische Erscheinungen hervorzubringen«.[31] Während der gesunde Körper also frei von solchen Stoffen sei und LSD quasi auf ein leeres Blatt träfe, könnte im kranken Körper bereits eine Sättigung vorhanden sein, welche diese Resistenz erklären würde.

Drei Jahre später veröffentlichte ein weiterer Burghölzli-Mitarbeiter eine Studie zu dieser Fragestellung. Zu diesem Zeitpunkt waren am Burghölzli bereits über 200 LSD-Versuche an 36 meist schizophrenen Patienten und 36 Versuche an ca. 23 ›gesunden‹ Probanden durchgeführt worden. Der Autor, Edwin Blickenstorfer, hatte an der 1947 durchgeführten Versuchsreihe von Condrau als Proband teilgenommen, wodurch sein Interesse am Stoff geweckt worden war.[32] Die unterschiedlichen »Färbungen« der LSD-Wirkung schrieb er persönlichen Veranlagungen zu, fand zugleich aber auch, dass der Stoff bei Gesunden vor allem »krankhafte Züge« ans Licht befördere, die im Alltag nicht sichtbar seien.[33] Sich auf biochemische und endokrinologische Studien beziehend, kam er zu dem Schluss, dass beim Stoffwechsel möglicherweise tatsächlich schädliche Substanzen – pathologische Eiweisszerfallsprodukte – entstehen könnten, welche dann in Zirkulation gerieten und Psychosen verursachten.[34] In der chemischen Formel des LSD sah er eine enge Verwandtschaft zu körpereigenen Aminosäuren. Ob der Körper unter bestimmten Umständen fähig sei, solche chemischen Stoffe zu bilden, lasse sich jedoch nur mit einem körperlichen Nachweis bei akut delirierenden Kranken belegen.[35] Für diesen Nachweis schlug er wiederum Witts Spinnentest vor, auf den in Kap. 2.2 näher eingegangen wird.

Die Beobachtungen am Burghölzli über unterschiedliche Wirkungen bzw. die Nicht-Wirkung bei Schizophrenen stützten die Gleichsetzung von Rausch und Psychose, da bei ›Kranken‹ nur wenig passierte, bei ›Gesunden‹ hingegen viel, was im zeitlichen Ablauf, in den halluzinatorischen Höhepunkten und Wahrnehmungsverzerrungen als eine Art Psychose *en miniature* interpretiert wurde. In diesen Rauscherzählungen wurden häufig Entfremdungserlebnisse hervorgehoben, »die auch das Ich betreffen können«.[36] »Ich bin irgendwie weg«; »Komisch, wie wenn ich nicht mehr mich selber wäre«, berichteten Stolls gesunde Probanden, was er als »Entrücktheit« und »Beziehungslosigkeit« fasste.[37] Ob-

---

31 Ebd., 22 f.
32 Blickenstorfer, Zum ätiologischen Problem der Psychosen, 229.
33 Ebd.
34 Ebd., 231 f.
35 Ebd., 233.
36 Ebd., 228.
37 Stoll, Lysergsäure-Diäthylamid, 294.

schon die Fähigkeit zur Selbstbeurteilung nie ganz aufgehoben wurde, verloren die gesunden Versuchspersonen dennoch gewissermassen ihr Ich.[38] Dieses seltsame Erlebnis – die Fähigkeit, sich zwar wie in einem Spiegel zu sehen, ohne jedoch die Möglichkeit zu haben, sein Verhalten zu korrigieren[39] – schien in seinem Verlauf, in seiner Choreographie mit Wahrnehmungsstörungen und Stimmungsschwankungen, für Stoll, Condrau und Blickenstorfer eine grundsätzliche Verwandtschaft mit Psychosen (über die genauen Formen waren sie sich uneinig) zu haben.

Michel Foucault schrieb mit Bezug auf die Haschisch-Experimente des Arztes Moreau de Tours von 1845 von einer unmittelbaren Assimilation der Krankheitssymptome mit der Drogenwirkung. Die Droge wurde hier zu einem Instrument, mit dem die Psychose reproduziert werden konnte – eine Reproduktion, die zugleich künstlich und natürlich sei, so Foucault. Künstlich, da es einer »Vergiftung« bedarf; natürlich, da keines der Symptome des Rausches dem Wahnsinn fremd sei: nicht nur inhaltlich, sondern vor allem auch in seiner Abfolge.[40] Somit handelt es sich gemäss Foucault um eine zugleich provozierte wie authentische Reproduktion der Krankheit. Im Unterschied zu Moreau de Tours Haschisch-Experimenten ging es bei den Burghölzli-Versuchen nicht um eine Reproduktion des Wahnsinns an sich, dessen Erscheinungen zu ein und derselben Grundfolge gehörten und der durch das Experiment für den Arzt plötzlich ganz grundsätzlich einsehbar wurde. Durch die unterschiedliche Reaktion von gesunden und kranken Probanden wurde zunächst diese Grenzziehung zwischen Krankheit und Gesundheit stabilisiert. Die Resultate wurden dann mittels einer Analogie zwischen Rausch und Psychose interpretiert. Allerdings ging es hier um spezifischere Formen: um akute exogene Psychosen. Was jedoch auch für unseren Kontext wichtig ist, ist Foucaults Argument über die Rolle des Verlaufs.

Psychoaktive Stoffe wurden zu Beginn der 1950er Jahre häufig noch dem Modell der grossen somatischen Kuren – u.a. Elektroschock, Insulinschock-Kuren – entsprechend verstanden und oft auch so angewandt.[41] Diese gingen davon aus, dass durch ein hochdosiertes Schockerlebnis eine Wende im Krankheitsverlauf eintritt, welche dann zur Heilung führt. Der Schock der Kur unterbricht in diesem Bild den Krankheitsverlauf und gibt ihm eine neue Richtung. Zentral dafür ist der Moment der Krise, der Höhepunkt der Stoffwirkung. Auch in den LSD-Versuchsreihen waren Verläufe zentral. Es wurde grosse Aufmerksamkeit auf den Faktor Zeit gelegt; die Abfolge des Rausches bildete in diesem Sinn den Krankheitsverlauf im Kleinen ab. Obwohl Stolls Probanden keine Möglichkeit

38 Vgl. ebd., 293.
39 Ebd., 293.
40 Foucault, Die Macht der Psychiatrie, 404 ff.
41 Vgl. dazu Meier et al., Zwang zur Ordnung.

hatten, die Zeit zu sehen – »eine Uhr stand nur dem Versuchsleiter (Vl) zur Verfügung«[42] –, war der zeitliche Verlauf von grosser Wichtigkeit. Hier wurden vor allem Schwankungen registriert, »oft kamen und gingen die Erscheinungen in wiederholten Wellen«[43], das Auf und Ab der Halluzinationen und Stimmungen. Dennoch liess sich laut Stoll über das ganze Experiment eine Kurve mit einem eindeutigen Höhepunkt ausmachen (s. Abb. 7).

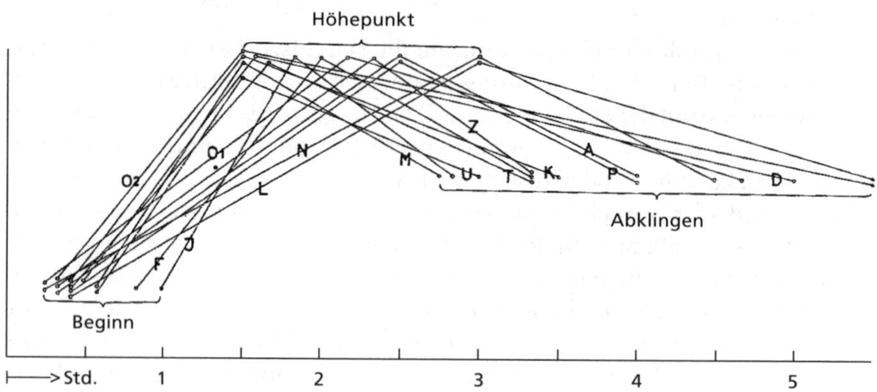


*Abb. 7:* Zeitlicher Verlauf mit Normalpersonen unter LSD.
Stoll, Lysergsäure-Diäthylamid, 284.

Während der Aufstieg in Stolls Verlaufskurve bei allen Testpersonen (eine Linie entspricht einer Versuchsperson) nahe beieinander lag, divergierten sie nach dem Höhepunkt stark. Für Stoll bedeutete dies, dass individuelle Unterschiede vor allem beim Abklingen des Rausches zum Vorschein kamen – dort wirke sich die Individualität vermehrt aus. »Unterwegs«, aufgrund des Faktors Zeit, häuften sich die Einflüsse der Persönlichkeit auf den Rauschverlauf.[44] Die Rauschkurven der LSD-Experimente hatten einerseits einen Verlauf, der bezüglich Dosierung, Beobachtungsdauer und Wirkungshöhepunkt an das Muster der grossen somatischen Kuren erinnerte (mit dem Höhepunkt als Krise, nach der die Besserung eintritt). Andererseits wurde das An- und Abklingen der LSD-Wirkung mit den individuellen Ausprägungen bei gesunden Probanden dem Verlauf der Psychose nachmodelliert. Auch die Sprache – »Halluzinationen«, »Entfremdungserlebnisse« –, mit der die verschiedenen Phasen beschrieben wurden, ist eine psychiatrische. So trat, trotz aller individueller Unterschiede, durch die Darstellung und Beschreibung des Rausches ein Muster hervor, welches die Model-

42 Stoll, Lysergsäure-Diäthylamid, 282.
43 Ebd., 283.
44 Ebd., 284.

lierung des LSD-Rausches als künstliche, von aussen ausgelöste Psychose grundsätzlich stützte.

Zur Debatte stand aber in diesem Kontext auch, wie das genaue Zusammenspiel von äusseren und inneren Faktoren und Stoffen aussehen könnte. Stoll bestand darauf, dass man im LSD-Modell nur exogene Psychosen[45] experimentalisieren könne: LSD sei ein »Spurenstoff«, welcher »in seiner Wirkungskraft [...] akute Psychosen vom exogenen Reaktionstyp« erzeuge.[46] Condrau blieb in diesem Punkt relativ offen und bezog nicht näher spezifizierte Psychosen mit ein. Blickenstorfer hingegen argumentierte für ein Zusammenspiel von äusseren, z.B. durch die Nahrung aufgenommenen Stoffen und Stoffwechselprodukten, welche »Psychosen vom akuten exogenen Reaktionstypus« im Organismus auslösen könnten. Schon wenige Jahre später tendierten Psychiater zu endogenen Mechanismen, dass also nicht nur etwas Ausserkörperliches – exogen – Psychosen auslösen könne, sondern dass im Körper selbst ein LSD-ähnlicher Stoff ohne Zutun von aussen entstehe, der für die Psychosengenese endogen verantwortlich sei. Somit erhielten halluzinogene Stoffe eine Doppelfunktion: Durch eine Analogie zwischen Rausch und Psychose dienten sie erstens dazu, das ›Irresein‹ im Modell zu experimentalisieren. Zweitens wurden sie zu den Hauptverdächtigen für die Auslösung von Psychosen – sei es von aussen, durch eine Art Vergiftung (exogen) oder von innen, durch körpereigene Stoffe, die durch Fehlfunktionen entstehen (endogen). Mit dieser Analogiesetzung von ausser- und innerkörperlichen Substanzen schienen sowohl künstliche als auch ›echte‹ Psychosen generell eine stoffliche Basis zu haben. Untersucht und diskutiert wurden in der Folge vor allem die konkreten Stoffwechselmechanismen und das genaue Zusammenspiel von äusseren und inneren Faktoren.

## 2.2 Verdrehte Gedanken und Moleküle

Die These eines krankmachenden, psychotogenen Stoffes, im Prinzip einem krankheitserregenden Virus oder Bakterium nicht unähnlich, zirkulierte bereits um die Jahrhundertwende. Emil Kraepelin, auf den sich viele Psychopharmakologen als Urvater der biologischen Psychiatrie bezogen, sprach 1896 von einer möglichen »Selbstvergiftung« bei der Genese von »dementia praecox« (heute Schizophrenie), deren Ursache er im Körper, genauer in den Sexualorganen, vermutete.[47] Auch C.G. Jung vertrat eine Selbstvergiftungsthese: In einer frühen

---

45 Die Unterscheidung zwischen endogenen und exogenen Psychosen geht zurück auf Karl Bonhoeffer und ist in dieser Form nicht mehr gebräuchlich. ›Exogen‹ bezeichnet hier äusserliche Faktoren, auch Vergiftungen; ›endogen‹ nicht-äusserliche Auslöser und körperinnere Mechanismen.

46 Stoll, Lysergsäure-Diäthylamid, 315.

47 Kraepelin trat damit auch Vererbungsthesen für Schizophrenie entgegen. Emil Krae-

Schrift zur »dementia praecox« erwähnte er ein mögliches Autotoxin, das allerdings hypothetisch blieb. Jung nahm an, dass der fragliche Stoff vom unterdrückten Komplex produziert wird, auf welchen er Halluzinationen, Wahnideen und Gemütsänderungen zurückführte, deren Zusammenspiel von der schädlichen Substanz aus der Balance gebracht wird.[48] Die Selbstvergiftungsthesen um die Jahrhundertwende sind im Zusammenhang mit der Bakteriologie und Endokrinologie zu sehen. Diese konzipierten Stoffwechselmechanismen als störanfällig und machten damit Infektionen auch als Verursacher geistiger Störungen plausibler.[49]

Da jedoch nie ein derartiger Stoff bei psychisch Kranken nachgewiesen werden konnte, rückte diese These in der ersten Hälfte des 20. Jahrhunderts in den Hintergrund. Mit der Ankunft des LSD in der Psychiatrie gewann sie wieder an Boden. Der Hauptgrund dafür war die Wirksamkeit des Stoffes in »minimen Mengen« (0,00002–0,00003 g).[50] Diese Eigenschaft machte den Stoff praktisch unsichtbar, nicht nur für die Psychiater, sondern auch für biologische oder chemische Nachweisverfahren. Seine Spuren im Körper konnte man deshalb nur sehr schwer oder gar nicht nachweisen. Selbst der Nachweis im Urin von psychisch Kranken war aussergewöhnlich schwierig, wenn nicht unmöglich. Dies verwandelte den fehlenden körperlichen Nachweis in einen Noch-nicht-Beweis, der mit feineren und besseren Methoden in Zukunft gefunden werden könnte. Healy sieht in dieser Eigenschaft des LSD den Grund dafür, dass LSD das psychiatrische Denken in den 1950er Jahren derart stark geprägt habe. Dass LSD psychotische Zustände erzeugen konnte, ohne sichtbare Spuren zu hinterlassen, habe die Idee wiederbelebt, der Körper könne möglicherweise selbst einen krankmachenden Stoff produzieren.[51]

Somit beförderte dieser ›Fast-nicht-Stoff‹ die Vorstellung eines chemisch-stofflichen Auslösers von Psychosen. Die hohe Potenz und die ausbleibende oder schwache Reaktion der kranken Probandinnen bildeten hier eine wirkmächtige Allianz: Wenn es hochwirksame, aber gleichzeitig farblose, geruchlose, geschmacklose Substanzen gab, die schon fast immateriell erschienen,[52] schien es

---

pelin, *Psychiatrie. Ein Lehrbuch für Studierende und Ärzte.* Fünfte, vollständig umgearbeitete Auflage, Leipzip 1896, 26–41.

[48] Carl Gustav Jung, *Über die Psychologie der Dementia praecox. Ein Versuch*, Halle (Saale) 1907. Vgl. dazu auch David Cook, »Jung, Carl Gustav«, in: *The Oxford Companion to the Mind*, Oxford 1987, 403–405.

[49] Richard Noll, »Kraepelin's lost biological psychiatry? Autointoxication, organotherapy and surgery for dementia praecox«, in: *History of Psychiatry* 18/3 (2007), 301–320, 303 ff.

[50] Condrau, Klinische Erfahrungen an Geisteskranken, 11. Praktisch in jeder frühen Publikation zu LSD wurde auf diesen Umstand hingewiesen, da LSD sich so stark von der Minimaldosierung anderer bekannter Stoffe unterschied. Vgl. z.B. Blickenstorfer, Zum ätiologischen Problem der Psychosen, 228 für eine Auflistung.

[51] Healy, The Creation of Psychopharmacology, 180.

[52] Hofmann, LSD - Mein Sorgenkind, 163.

plausibel, dass es auch im Körper solche chemischen Spurenstoffe gab, die unser Verhalten und Fühlen steuerten, aber (noch) nicht nachweisbar waren. Ausgehend von diesen Hypothesen startete die Suche nach verfeinerten, hochempfindlichen biologischen Nachweismethoden.

Wenn akute schizophrene Schübe mit Stoffwechselstörungen und mit toxischen Substanzen, die dabei anfallen, zu tun haben, schien es nur konsequent, mit chemischen und biologischen Methoden nach diesen Stoffen zu suchen.[53] Einige Wissenschaftler schlugen eine radioaktive Markierung des LSD vor, um seinen Weg durch den Körper zu verfolgen und so Stoffumwandlungsprozesse im Zusammenhang mit Psychosen nachweisen zu können.[54] Zwischen 1953 und 1955 wurde dies von Sandoz auch umgesetzt. Bromiertes LSD wurde verschiedenen Forschern zu Testzwecken zugestellt und von Sandoz-Pharmakologen selbst im Tierversuch getestet. Die Versuche zeigten, dass LSD sich sehr rasch im gesamten Organismus verteilt; überraschenderweise fand man jedoch die geringste Konzentration im Hirn. Hofmann wies darauf hin, dass die psychischen LSD-Wirkungen auch noch mehrere Stunden andauerten, wenn der Stoff im Organismus nicht mehr nachzuweisen war. Daraus folgerte er, dass LSD nicht als solches wirksam ist, sondern biochemische, neurophysiologische und psychische Mechanismen nur anstösst oder in Gang bringt.[55] Diese radioaktiv markierte Spur des Pharmakon im Körper war jedoch nur beschränkt aussagekräftig für die Frage, ob LSD selbst oder eine ähnliche Substanz im Organismus von Kranken entsteht. Sie wies nur auf Verteilung und mögliche Angriffspunkte im Körper hin, und sie brachte ein neues Modell – eines von Prozessen, die angestossen werden – ins Spiel.

In einem weiteren Schritt versuchten Forscher, halluzinogene Spurenstoffe im Urin, im Blut und im Rückenmark von Patienten nachzuweisen. Um diesen Nachweis zu erbringen, wurde ein bereits bekanntes biologisches Verfahren ins Auge gefasst: der Spinnentest.[56] Das Liquor (Gehirn-Rückenmark-Flüssigkeit) von Patienten mit verschiedenen Störungen wurde in der Folge Spinnen verabreicht, welche die spezifische Wirkung dieser körpereigenen Stoffe im Netz darstellen sollten. Wenn ihr Netzbau dann den LSD- oder Meskalin-Netzen ähnelte, bestätigte dies die These eines LSD-ähnlichen Stoffes im Körperinnern der

---

[53] Roland Fischer/Felix Georgi/Rolf Weber, »Psychophysische Korrelationen VIII. Modellversuche zum Schizophrenieproblem. Lysergsäurediäthylamid und Mescalin«, in: *Schweizerische Medizinische Wochenschrift* 81 (1951), 817–837, 817.

[54] Diese Idee stammte von Dr. Renz, Sandoz, und wird von verschiedenen Forschern aufgegriffen, u.a. Stoll, Lysergsäure-Diäthylamid, 316 sowie Blickenstorfer, Zum ätiologischen Problem der Psychosen, 233.

[55] Protokolle der pharmazeutischen Komitees (Sandoz), Signatur H 121.000, 10/53, 19.3.1953; 54/7, 17.2.1954; 54/3, 3.2.1954; Hofmann, LSD – Mein Sorgenkind, 39.

[56] Blickenstorfer regte dieses Verfahren an. Blickenstorfer, Zum ätiologischen Problem, 233 ff. Vgl. zum Spinnentest Kap. 1.4.

psychotischen Patienten. 1956 testeten Witt und Weber auf Anregung von Blickenstorfer (Vorversuche mit Blickenstorfer 1952 und mit Bleuler 1954 im Burghölzli) den Urin von drei Kranken mit dem Spinnentest auf halluzinogene Substanzen. Sie konzentrierten sich dabei auf Psychosen vom akuten exogenen Reaktionstypus, also vorübergehende »Delirien«, mutmasslich ausgelöst durch körperliche Schädigungen (die Autoren nennen Fieber, Hunger, Hirnschädigungen), schlossen aber auch Halluzinationen bei Schizophrenie mit ein.[57] Der Urin von drei Kranken und zwei gesunden Kontrollpersonen wurde Spinnen verabreicht und ihr Netzbauverhalten statistisch ausgewertet (vgl. Abb. 8).

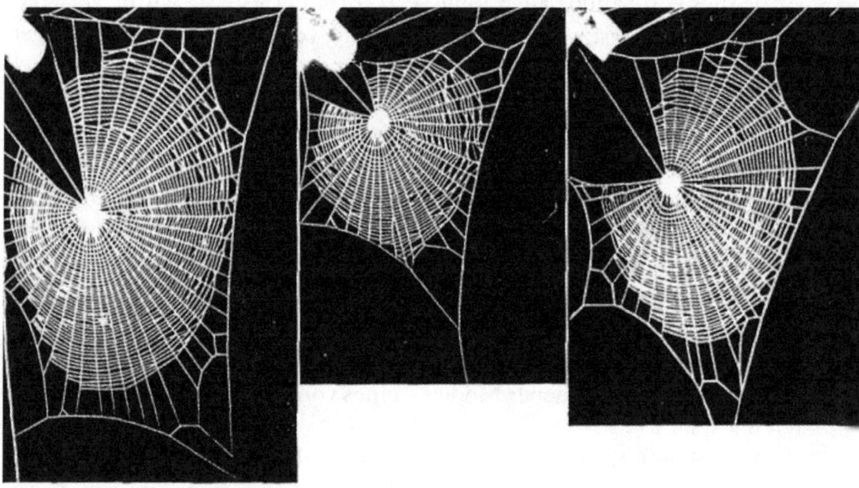

*Abb. 8:* Spinnennetz einer Spinne mit Urin eines Kranken an drei Tagen. Witt, Biologische Prüfung, 202.

Die Autoren kamen zu dem Schluss, dass es irgendeine netzbauverringernde Substanz in den Urinextrakten der Kranken geben müsse (dies war bei Chlorpromazin und einer Reihe anderer Substanzen auch der Fall). Es konnten jedoch keine messbaren halluzinogenen Substanzen nachgewiesen werden. Witt und Weber folgerten daraus, dass die Methode des Spinnentests wohl noch zu wenig empfindlich sei, was jedoch die Grundannahme nicht unbedingt falsifiziere. Den amerikanischen Neurophysiologen Ralph Gerard zitierend, schlos-

[57] Peter Witt/Rolf Weber, »Biologische Prüfung des Urins von drei Kranken mit akut psychotischen Zustandsbildern auf pathogene Substanzen mit dem Spinnentest«, in: *Monatsschrift für Psychiatrie und Neurologie* 132 (1956), 193–207, 194.

sen sie ihren Bericht mit dem Credo, »there can be no twisted thought without a twisted molecule«.[58]

Die Suche nach diesem verdrehten Molekül musste also weitergehen, wozu man auf biologische Nachweismethoden zurückgriff. Nebst dem Spinnentest wurde unter anderem mit Mäusezellkulturen, Papierchromatographie und Woll-Proteinfasern nach diesen krankmachenden halluzinogenähnlichen Stoffen gesucht.[59] Wie Jeannie Moser festhält, wurde ab Beginn der 1950er Jahre »kaum etwas anderes als körpereigene halluzinogene Stoffwechselprodukte« gesucht.[60] Wenn die Hypothese stimmte, dass der Körper psychotogene Substanzen produziert, sollten diese auch nachweisbar sein. Die Schwierigkeit war jedoch nicht nur, eine genügend feine Nachweismethode für den krankmachenden Stoff zu finden (u.a. Spinnentest, Papierchromatographie), sondern auch der Umstand, dass man nicht wusste, nach was genau man suchte. Ein Stoff mit unbekannten Eigenschaften also, möglicherweise nur in den kleinsten Spuren vorhanden, der zudem möglichst von allen anderen Substanzen isoliert werden musste und dessen Nachweis im Spinnennetz nur durch die Ähnlichkeit seiner Netzspur mit derjenigen von LSD erbracht werden konnte. Wie sollte man einen Stoff darstellen, den man noch nicht kannte? Der Psychiater Humphry Osmond bemerkte diesbezüglich, dass man hier nicht nach einer Nadel im Heuhaufen suche, sondern vielmehr nach einer Nadel in einem Nadelhaufen.[61] Eine Jagd nach einer winzigen Menge einer unbekannten chemischen Verbindung inmitten anderer chemischer Verbindungen im Körper also, die mit biologischen oder chemischen Nachweisverfahren im Blut, Urin oder Liquor von psychotischen Patientinnen gefunden werden sollte. Um die Suche nach dem Stoff X voranzutreiben, mussten deshalb zunächst neue, präzisere Hypothesen formuliert werden, welche Moleküle oder Stoffgruppen überhaupt als verdächtige Verantwortliche für die »twisted thoughts« in Frage kämen. Dies geschah im Zusammenhang mit Modellpsychosen.

---

[58] Ralph W. Gerard, »Biological Roots of Psychiatry«, in: *Science* 122 (1955), 225–231, zit. in Witt, Weber, Biologische Prüfung, 205.

[59] Roland Fischer, »Factors involved in drug-produced model psychoses«, in: *Journal of Mental Sciences* 100 (1954), 623–632; Osmond, Research on Schizophrenia, 213–217.

[60] Moser, Psychotropen, 190.

[61] Humphry Osmond, »Chemical Concepts of Psychosis (Historical Contributions)«, in: Max Rinkel (Hg.), *Chemical Concepts of Psychosis. Proceedings of the Symposium on Chemical Concepts of Psychosis held at the 2nd International Congress of Psychiatry in Zurich, Sept. 1–7, 1957,* New York 1958, 3–26.

## 2.3 Psychosen im Modell

Die Symptome des LSD-Rausches ähnelten denjenigen der Psychose: intensive Farbwahrnehmung, Halluzinationen, Depersonalisation, Paranoia, intensive Ängstlichkeit, Entfremdungserlebnisse, in manchen Fällen katatone Erscheinungen.[62] Deshalb verstand man den Rausch auch als künstliche oder experimentelle Psychose. 1845 beschrieb Jacques-Joseph Moreau de Tours im Buch *Du hachisch et d'aliénation mentale* die Resultate von Experimenten am Hôpital de Bicêtre und im Club des Hachichins in Paris mit psychoaktiven Stoffen, vor allem Haschisch. Unter den Probanden waren auch Baudelaire, Balzac und Nerval. Moreau de Tours sah in den Effekten des Haschischs grosse Ähnlichkeiten mit mentalen Krankheiten und schlug es für Ärzte und Künstler vor, um psychopathologische Phänomene persönlich zu erleben.[63] In den 1920er Jahren bezeichnete Emil Kraepelin den Rausch als »Irresein im Kleinen« und nahm damit eine Überblendung von Rausch und Wahn vor. Kraepelin hoffte mit seiner Pharmakopsychologie in einem Umkehrschluss von der besonderen Wirkung eines Mittels auf einen isolierten psychischen Vorgang auf die wahre Natur desselben zu schliessen.[64] Auch die beiden Berliner Ärzte Fritz Fränkel und Ernst Joel, die in den 1920er Jahren mit Walter Benjamin und Ernst Bloch Haschischversuche durchführten, zielten nicht nur darauf, den Rausch zu verstehen. Sie suchten eine Methode, um anhand des Haschischrausches auf allgemeine Phänomene der Psychopathologie zuzugreifen.[65] Kurt Beringer machte ebenfalls in den 1920er Jahren umfangreiche Versuche mit Meskalin, die auf Erlebnisberichten seiner Probanden beruhten. Als erster schlug er den Meskalinrausch als »experimentelles Modell der Psychose« vor, da es genügend Parallelen der Meskalinwirkung zur akuten Schizophrenie gebe.[66] Dies ermöglichte es, »über Stunden hindurch abnorme Phänomene verschiedener Art, die wir sonst nur bei Geisteskranken kennen, experimentell zu erzeugen, und diese dank der erhaltenen Besonnenheit, Auskunftsfähigkeit und Zugänglichkeit des

---

[62] Auflistung des Psychiaters Paul Hoch, zit. in Martin Lee/Bruce Shlain, *Acid Dreams. The Complete Social History of LSD. The CIA, the Sixties, and Beyond*, New York 1985, 20.

[63] Jacques-Joseph Moreau de Tours, *Du hachisch et d'aliénation mentale. Etudes psychologiques*, Paris 1845; Healy, The Creation of Psychopharmacology, 180.

[64] Kraepelin untersuchte die Wirkung von Morphin, Alkohol, Äther und anderen Stoffen auf einfach messbare psychische Vorgänge mit dem Zeitmessverfahren. Emil Kraepelin, *Über die Beeinflussung einfacher psychischer Vorgänge durch einige Arzneimittel*, Jena 1892, 227.

[65] Joel, Fränkel, Der Haschisch-Rausch, 1707.

[66] Gleichzeitig schwebte ihm der Meskalinrausch als möglicher Persönlichkeitstest vor. Er verwarf die Idee jedoch nach den Versuchen und konnte keine stabile Verbindung zwischen Persönlichkeit und Drogenwirkung ausmachen. Kurt Beringer, *Der Meskalinrausch. Seine Geschichte und Erscheinungsweise*, Berlin 1927, 105.

Berauschten exakter Untersuchung sowie genauer Selbstbeobachtung zugänglich zu machen«.[67]

Trotz dieser Reihe berühmter Experimente blieb die vorherrschende Sicht der Psychiatrie bis Mitte der 1950er Jahre, dass drogeninduzierte Ausnahmezustände keine klinische Relevanz haben.[68] Erst mit dem Auftauchen von LSD begann sich dies zu ändern. Dies wurde noch verstärkt, als 1952 das erste Neuroleptikum Chlorpromazin in die Kliniken kam. Die beiden Stoffe gingen aufgrund von Wechselwirkungen eine Allianz ein, welche entscheidend zur Experimentalisierung der psychischen Störungen beitrug und die Psychiatrie der 1950er Jahre dominierte und prägte. Chlorpromazin wurde 1953 unter dem Handelsnamen Largactil vom französischen Pharmaunternehmen Rhône-Poulenc in die Psychiatrien gebracht, in der Schweiz wurde es erst 1957 für psychiatrische Indikationen zugelassen.[69] Ursprünglich als Antihistamin entwickelt und in der Chirurgie als Anästhetikum angewendet, wurde es wegen seiner stark sedierenden Wirkung auch für die Psychiatrie getestet. Die französischen Psychiater Jean Delay und Pierre Deniker berichteten über Erfolge bei »Manien« und auch bei »schweren Psychosen«.[70] In der Folge trat Chlorpromazin einen Erfolgsweg in Europa und ab 1955 auch in Amerika an – die Zäsur der psychopharmakologischen »Revolution in der Psychiatrie«[71] von 1952/1953 basiert auf diesem Stoff, welcher die Behandlungsmöglichkeiten innerhalb der Kliniken nachhaltig verändern sollte (vgl. zu den therapeutischen Aspekten Kap. 4).

Die Versuchsanordnungen und Methoden, die sich für LSD etabliert hatten, wurden in der Folge auch bei Chlorpromazin angewandt. Mit Chlorpromazin gab es jedoch weniger Experimente, die mit gesunden Versuchspersonen arbeiteten und den Stoff Chlorpromazin als epistemisches Objekt untersuchten.[72] Im Gegensatz zu LSD stand hier die therapeutische Wirksamkeit bei Patientinnen

---

[67] Beringer, Der Meskalinrausch, IV. Vgl. dazu ausführlich Max Gawlich, *Irresein im Kleinen. Der Rausch als Modellpsychose in der psychiatrischen Forschung der 20er Jahre*, Heidelberg 2011 (unveröff. Magisterarbeit).

[68] Karl Jaspers argumentierte beispielsweise, dass Drogen die normalen Hirnfunktionen überschwemmten und ihre Symptome keine Ähnlichkeit mit den klassischen mentalen Krankheiten hätten. Karl Jaspers, *Allgemeine Psychopathologie*, Berlin 1913, zit. in Healy, The Creation of Psychopharmacology, 181.

[69] Thomas A. Ban, *Reflections on Twentieth-Century Psychopharmacology*, Budapest 2004, 158.

[70] Jean Delay/Pierre Deniker, »Le traitement des psychoses par une méthode neurolytique dérivée de l'hibernothérapie (le 4560 RP utilisé seul en cure prolongée et continue)«, in: *Comptes rendus du 50e congrès des médecins aliénistes et neurologistes de France et des pays de langue Française*, Paris 1952, 497–502.

[71] Edward Shorter, *Geschichte der Psychiatrie*, Berlin 1999, 383.

[72] Eine Ausnahme ist Hans Heimann/Peter Witt, »Die Wirkung einer einmaligen Largactilabgabe bei Gesunden«, in: Monatsschrift für Psychiatrie und Neurologie 129 (1955), 104–128.

und Patienten im Zentrum. Chlorpromazin bewegte sich seit seiner Einführung 1953 vor allem auf dem therapeutischen Terrain der psychiatrischen Kliniken. Es linderte jedoch nicht nur die schweren Symptome der Psychosen, sondern blockierte auch die Wirkung von LSD.[73] Chlorpromazin ›heilte‹ also sowohl echte als auch künstliche Psychosen. Dieser Befund bestärkte das Verständnis des LSD-Rausches als Modellpsychose. Zudem hatte man nun ein stabiles Experimentalsystem: Bei gesunden Versuchspersonen konnten experimentelle Psychosen mit LSD innert Stunden ausgelöst und mit Chlorpromazin wieder gestoppt werden. Modellpsychosen konnten so erstmals systematisch in einem kontrollierten Setting untersucht werden. Darin lag die Hoffnung, mentale Krankheiten experimentell im Modell untersuchen zu können und die zugrunde liegende Ätiologie aufzudecken. Die therapeutische Wirksamkeit von Chlorpromazin konnte anhand der LSD-Modellpsychosen beliebig oft demonstriert und reproduziert werden. Wenn Chlorpromazin sowohl echte als auch LSD-Modellpsychosen stoppte, dann schien dies auch die Rolle des LSD als experimenteller Stoff par excellence zu bestätigen. Die beiden Stoffe stabilisierten sich also gegenseitig – ein Setting, von dem ein »nicht zu unterschätzender Objektivierungseffekt« ausging.[74] Mit LSD und Chlorpromazin war die Psychiatrie »über Nacht«, wie es Healy formuliert, näher an die Naturwissenschaften gerückt.[75]

In der Schweiz wurden Modellpsychosen bereits kurz vor der Einführung von Chlorpromazin erforscht: Roland Fischer, Felix Georgi und Rolf Weber führten 1951 eine Versuchsreihe mit Meskalin und LSD mit 32 gesunden Probanden durch (keine Ärzte, sondern ›unbefangene‹ Akademiker und Künstler). Sie kamen zu dem Schluss, dass der Meskalin- und LSD-Rausch spezifisch sei und die beiden sich klar voneinander abgrenzen lassen – Stoll hatte noch die Meinung vertreten, der LSD-Rausch sei unspezifisch und ähnele allen anderen Rauschzuständen.[76] Fischer et al. interpretierten die beiden verschiedenen Rauschformen als Modelle für zwei unterschiedliche Formen von Schizophrenie: Meskalin entspreche der katatonen und LSD der hebephrenen Variante von Schizophrenie.[77] Sie gingen also davon aus, dass verschiedene Ausprägungen der Schizophrenie auch verschiedene Rauschmodelle haben müssen (das Meskalin-/das LSD-Modell) und vertraten als Erste dezidiert die Auffassung, dass es einen Stoff geben

---

[73] Zur Entdeckung der antagonistischen Wirkung von Chlorpromazin auf LSD vgl. z.B.: Harald A. Abramson et al., »LSD. XVIII. Tolerance development and its relationship to a theory of psychosis«, in: *Journal of Psychology* 41 (1956), 81–105.

[74] Moser, Psychotropen, 187.

[75] Healy, The Creation of Psychopharmacology, 182.

[76] Stoll, Lysergsäure-Diäthylamid, 322. (»Es wird die Meinung vertreten, dass der LSD-Rausch unspezifisch ist, dass seine reiche Symptomatik auch bei anderen Phantastika zu beobachten ist. Umgekehrt wird vermutet, dass die bei anderen Rauschgiften auftretenden Zustandsbilder ebenfalls unspezifisch sind.«).

[77] Fischer et al., Psychophysische Korrelationen, 819.

müsse, der Schizophrenie durch eine Art Selbstvergiftung auslöse. Den Ort dieser Autointoxikation vermuteten sie in einer Leberfunktionsstörung.[78]

Die Modellpsychosen-Forschung war anpassungsfähig, denn das Grundmodell für die Reproduktion der Psychose im Labor war nun erstellt. Die Frage war nun eher, mit welchen Methoden man arbeiten sollte, wie der Verlauf messbar war und ob das Modell nur als Modell gelesen werden konnte oder ob man eine grundsätzliche Analogie von Rausch und Psychose vertreten könne. Der Psychiater Hans Heimann widmete sich diesen Fragen in einer Versuchsreihe mit Psilocybin. Psilocybin wurde Anfang 1958 bei Sandoz unter der Leitung von Albert Hofmann aus dem mexikanischen Rauschpilz isoliert und synthetisiert, und die Pharmafirma regte in der Folge klinische Prüfungen mit gesunden Versuchspersonen an. Der Stoff war insofern besser handhabbar als LSD oder Meskalin, als seine Wirkung mit vier bis sechs Stunden kürzer war. Heimann führte an der Psychiatrischen Universitätsklinik Waldau in Bern Modellpsychosen durch und wurde dabei von Sandoz finanziell unterstützt, da man dort ein Interesse an der Erforschung von Psilocybin hatte. Dabei wendete er eine ausdrucksphänomenologische Methode an – eine exakte Verhaltens- und Ausdrucksbeobachtung –, die sich weniger für das interessierte, was die Probanden berichteten, als für das »Wie der Erscheinung«.[79] So sollte der Dualismus des Organischen und des Seelischen umgangen werden:

> Für die phänomenologische Haltung [...] liegen die A[usdrucks]-phänomene quer zu allen Gegensätzen von bewußt-unbewußt, von Innen und Außen [...]. Sie eröffnen einen unmittelbaren und eigenständigen Weg der Erfassung und Deutung der Beziehung von Person [sic] zu ihrer jeweiligen Situation.[80]

Um den subjektiven Blick des ärztlichen Betrachters auszuschalten, wurde der Tonfilm zur Versuchsdokumentation gewählt. Die Kamera wurde hinter einem farbigen Glas in einem verdunkelten Nebenzimmer, für die Probanden unsichtbar, eingerichtet. Hinter dem Pult des Arztes, über seinen Kopf filmend, wurde ein Versuchssetting gewählt, welches »nur wenig von der Augenachse Arzt-Patient abweicht, so daß der Patient auf dem Film dem Betrachter wie in einer Gesprächssituation frontal gegenübertritt«.[81] Der Arzt hatte zudem ein verstecktes Schaltbrett, von dem aus er die Tonaufnahmen und Kameraeinstellungen steuern konnte. Ziel dieses Settings war, durch wiederholtes Betrachten der Aufnahmen von Details wegzukommen und allgemeine Muster zu erkennen. Hei-

---

78 Felix Georgi/Roland Fischer/Rolf Weber, »Psychophysische Korrelationen VI. Modellversuche zum Schizophrenieproblem. Mezcalintoxikose und Leberfunktion«, in: *Schweizerische Medizinische Wochenschrift* 79 (1949), 121–123.

79 Hans Heimann, »Ausdrucksphänomenologie der Modellpsychosen (Psilocybin). Vergleich mit Selbstschilderung und psychischem Leistungsausfall«, in: *Psychiatria et Neurologia* 141 (1961), 69–100, 71.

80 Ebd., 70.

81 Ebd., 71.

mann sprach hier von »Grundformen des seelischen Krankseins« im Sinne einer Typologie, welche aus unzähligen Einzelformen eine typische Erscheinungsform herausschält (z.B. eine depressive Grundverfassung). Die Modellpsychose war für Heimann eine Möglichkeit, um die Formierung dieser Bilder zu untersuchen. Ihn interessierte der Übergang von einem normalen zu einem psychotischen Zustand.[82] Da die Patientinnen und Patienten für gewöhnlich erst nach diesem Anfangsstadium in die Klinik kommen, war dieser Übergang bisher nicht untersuchbar. Die Modellpsychose war für Heimann eine Methode, diese Schwelle künstlich – und experimentell messbar – zu erzeugen. Anhand der Tonfilme sollte also das Individuelle durch Vergleiche ausgeklammert werden; die ausdrucksphänomenologische Methode zielte darauf ab, durch einen »objektivierten« Blick alle individuellen Momente zugunsten der »typischen« auszublenden.[83] Diese Methode sei im Vergleich zu den Selbstschilderungen »unmittelbarer«, da das Subjektive der Probanden, z.B. ihre Voreingenommenheit, ausgeschaltet werde.[84] Zwölf Versuchspersonen (Ärzte, Psychologie- und Theologiestudenten) wurde Psilocybin verabreicht, zudem wurden vier Versuche mit LSD und zwei mit Scopolamin[85] durchgeführt. In der Auswertung wurden drei Phasen unterschieden: eine Wendung nach innen (Gesten werden spärlicher, Lautstärke der Stimme nimmt ab, häufige Seufzer), eine Wendung nach aussen (lebhafte Gesten, häufige Haltungswechsel, stärkere Betonungen und Ansteigen der Stimme, häufiges Lachen) und drittens eine Phase der Versunkenheit (schlaffe Haltung, starrer Blick, leises, monotones Sprechen ohne Akzente).[86] Bei dieser Versuchsanordnung geriet erneut der zeitliche Verlauf in den Blick. Da dieser Ablauf so spezifisch sei, folgerte Heimann, dass man höchstens einzelne Phasen mit »echten« Psychosen in Analogie setzen könne, da sie nicht vollständig ineinander aufgingen. Heimann ging also mit seiner Modellanordnung einen Schritt weiter, indem er den Verlauf des Psilocybin-Rausches in Abschnitte unterteilte und fragte, zu welchem Zeitpunkt seine Kurve derjenigen der »echten Psychose« am nächsten sei. Die Modellpsychose »als Ganzes« könne deshalb nicht als Laboranalogie der Psychose gelten, man könne höchstens einzelne Abschnitte als Modelle betrachten.[87]

---

[82] Claudio Vannini/Maurizio Venturini, *Halluzinogene. Entwicklung der Forschung, 1938 bis in die Gegenwart. Schwerpunkt Schweiz*, Berlin 1999, 161.

[83] Heimann, Ausdrucksphänomenologie der Modellpsychosen, 74.

[84] Ebd.

[85] Ein halluzinogenes Alkaloid, das in Nachtschattengewächsen vorkommt (Engelstrompete, Stechapfel, Bilsenkraut, Alraune) und auch chemisch hergestellt wird, heute nur noch für Augentropfen.

[86] Heimann, Ausdrucksphänomenologie der Modellpsychosen, 75–87.

[87] Ebd., 96.

## 2.4 Körpereigene und körperfremde Stoffe

Mitte der 1950er Jahre entstand ein weiterer Angelpunkt der Modellpsychosen-Forschung in den USA und in Kanada. Dies verlieh der Suche nach dem Stoff X und dem Gedanken, Psychosen und allgemeine psychische Funktionsweisen könnten modelliert und experimentell untersucht werden, neuen Schub. LSD gelangte über den Bostoner Psychiater Max Rinkel 1949 in die USA, der von einem Wiener Kollegen davon gehört hatte und sich von Sandoz Muster zustellen liess.[88] Rinkel, der nach Kanada ausgewanderte britische Psychiater Humphry Osmond, der amerikanische Arzt Harold Abramson sowie Paul Hoch, Psychiater, waren die Protagonisten dieser frühen Halluzinogen-Forschung in den USA und Kanada – bis auf Abramson alle europäische Emigranten. Am Weyburn Hospital in Saskatchewan, Kanada, bildete sich unter der Leitung von Osmond ein Zentrum der Modellpsychosen-Forschung. Auch Roland Fischer, ungarischer Psychopharmakologe, der in Basel promoviert hatte und dann in Bern forschte, ging 1952 nach Kanada und später in die USA, um weiter mit Modellpsychosen zu arbeiten. Die Forschungen der Gruppe um Humphry Osmond untersuchten phänomenologische Ähnlichkeiten zwischen Schizophrenie und Rausch und suchten experimentell nach möglichen Stoffwechselprodukten, die Meskalin und LSD ähnelten. In diesem Kontext entwickelten sie eine Hypothese zur Entstehung der Schizophrenie, welche die nächsten zwanzig Jahre dominieren sollte, danach jedoch fast vollständig vergessen ging: die Transmethylierungshypothese.[89] Sie besagt, dass eine körpereigene Substanz durch eine Fehlumwandlung (bei der Transmethylierung) zu einem psychoseauslösenden Stoff werden könne. Eine hypothetische Substanz, »the M substance« genannt – M, weil sie strukturell Meskalin gleichen müsse.[90] Sie fassten schliesslich Adrenochrom, ein Stoffwechselprodukt des Adrenalins, ins Auge.[91] Somit war aus der Modellpsychosen-Forschung erstmals eine testbare Hypothese entstanden, welche den hypothetischen X-Stoff konkretisierte als körpereigenen, halluzinogenen Adrenalin-Abkömmling. Diese wurde wiederum mit dem Spinnentest geprüft (vgl. Abb. 9, Seite 76).

---

88 Max Rinkel, »Experimentally Induced Psychoses in Man«, in: Harald A. Abramson (Hg.), *Neuropharmacology. Transactions of the 2nd Conference, May 25–27 1955 in Princeton, Macy*, New York 1956, 235–258, 235; Lee/Shlain, Acid Dreams, 20.

89 Healy, The Creation of Psychopharmacology, 182.

90 Humphry Osmond/John Smythies, »Schizophrenia. A New Approach«, in: *Journal of Mental Science* 98 (1952), 309–315.

91 Abram Hoffer/Humphry Osmond/John Smythies, »Schizophrenia. A New Approach II. Result of a Year's Research«, in: *Journal of Mental Science* 100/418 (1954), 29–45; vgl. dazu auch Erika Dyck, »Flashback: Psychiatric Experimentation with LSD in Historical Perspective«, in: *Canadian Journal of Psychiatry* 50/7 (2005), 381–388.

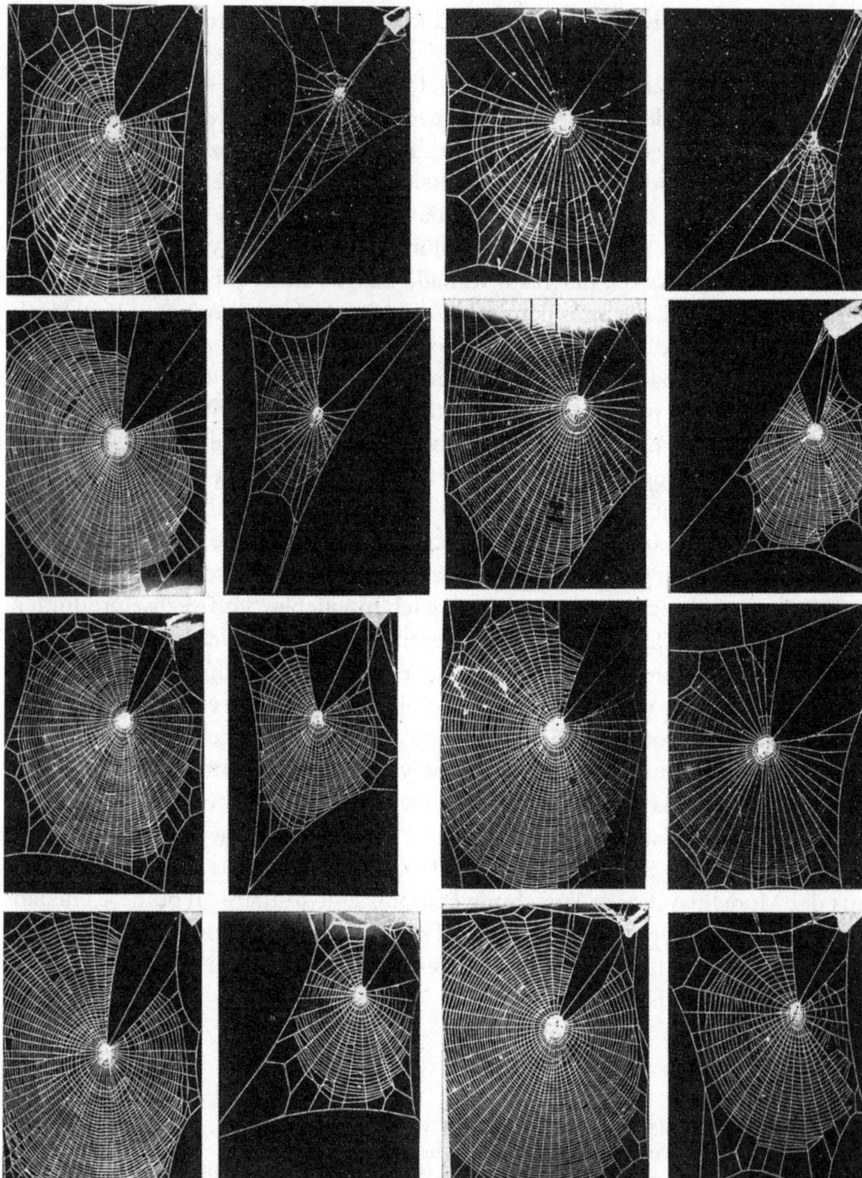

*Abb. 9:* Netze von vier Spinnen unter Adrenochrom-Einfluss.
Die erste und dritte Kolonne vor, die zweite und vierte nach der Stoffeinnahme.
Witt, A Spider's Web, 72.

Osmond und seine Kollegen gelangten eher zufällig zu der Idee: Einem ihrer Probanden, einem jungen Geschichtsprofessor und Asthmatiker, kam der Meskalin-Rausch vertraut vor. Bei schweren Asthmaanfällen nahm er jeweils Epinephrin (Adrenalin) zu sich und hatte ähnliche Reaktionen wie beim Meskalin.[92] Deshalb suchten sie nach einem Stoff aus der Adrenalingruppe und stiessen auf Adrenochrom. Um ihre Hypothese zu testen, mussten sie sich nun auf gesunde Versuchspersonen beschränken. Es habe keinen Sinn, diese Hypothese an Kranken zu testen: Wenn sie mit ihrer Annahme richtig lagen, dass es eine toxische Substanz im Körper gab, wären diejenigen, die sie bereits in sich trugen – »abnorme Menschen, psychotische Patienten« – gänzlich ungeeignete Testsubjekte.[93] In der Folge testeten sie Adrenochrom an sich selbst und registrierten erstaunliche halluzinogene Effekte. Osmond machte selbst auf dem Höhepunkt des Rausches einen Rorschachversuch und sah in den Tintenklecksen noch nie gesehene Dinge – zum Beispiel einen Garnelenverkäufer –, wie er mit Erstaunen festhielt.[94]

Adrenochrom konnte also tatsächlich in gesunden Versuchspersonen psychoseähnliche Symptome auslösen und wirkte ähnlich wie ein Halluzinogen. Der nächste Schritt der Beweisführung war der Nachweis von Adrenochrom oder einer ähnlichen Substanz im kranken Körper. Osmond und Abram Hoffer liessen dazu das Blutserum von Schizophrenie-Patienten von einem Biologen, welcher bereits mit einer Mäusezellen-Linie arbeitete, testen. Adrenochrom löste auf der Mäusehaut Reaktionen – Verfärbungen – aus. Daraus folgerten sie, wie Osmond auf einer Konferenz berichtete, dass es einen grossen Unterschied zwischen dem Blutserum von ›Normalen‹ und Schizophrenen gebe. Mindestens 80 Prozent der Blutseren der Schizophrenen scheine toxisch auf Mäusezellen zu wirken.[95] Wie Healy festhält, erschienen die ersten Ergebnisse von Hoffer und Osmond ungefähr zur selben Zeit, als die Neurotransmitter Serotonin und Noradrenalin im Gehirn entdeckt wurden.[96] Dies liess die Möglichkeit einer endogenen, psychoseauslösenden Substanz im Hirn sehr viel plausibler erscheinen und katapultierte Hoffer und Osmond auf einmal an die Spitze dieser biologischen Spekulationen.[97]

Alsbald tauchte eine weitere These auf, welche die Modellpsychose und speziell die Suche nach einem körpereigenen Stoff stützte: Harold Abramson stellte 1955 auf einer Macy-Konferenz zu LSD in Princeton fest, dass das beste Antidot für LSD wiederum LSD sei. Schnell bilde sich bei normalen Versuchspersonen

---

[92] Osmond, Research on Schizophrenia, 188.
[93] Ebd., 189 f.
[94] Ebd., 200.
[95] Ebd., 213.
[96] Healy, The Creation of Psychopharmacology, 185.
[97] Ebd.

Toleranz; schon nach einem Tag wirke dieselbe Dosis nicht mehr richtig.[98] Damit drehte Abramson die Suche nach dem Soma um. Sein Argument besagte, dass diese Toleranzbildung bei Psychotikern nicht funktioniere, bei Gesunden hingegen schon, wie man bei LSD-Versuchen beobachten könne. Laut Abramson gebe es deshalb eine »protective substance«, welche die Toleranz gegenüber der schädlichen, psychoseauslösenden Substanz sicherstelle.[99] In diesem Modell steht nicht mehr die M-Substanz, der halluzinogene, körpereigene Stoff im Fokus, sondern ein Toleranzstoff – eine Art chemischer, homöostatischer Schutzstoff, der bei psychisch Kranken fehlt oder nicht mehr funktioniert. Dies war nun eine neue Wendung im alten Argument mit weitreichenden Folgen. Die Kongressteilnehmer fragten nach, ob die Toleranz also das sei, was uns ›normal‹ halte. Abramson bejahte dies: Es bedeute weiter, dass wir alle potenziell schizophren seien und von dieser schützenden Substanz davor bewahrt werden:

> Contrary to what was said previously in this discussion, that not all of us can develop schizophrenia, I am maintaining here that everyone is potentially capable of having his P [LSD-analogous substance involved in schizophrenia] plus E [neuro-metabolic system] in this series get out of control.[100]

Abramson ging in der Diskussion noch einen Schritt weiter. Er glaube nicht, dass es »such a thing as mental illness« überhaupt gebe. Er glaube, dass die Schizophrenie bloss ein Effekt eines psychosomatischen Prozesses sei, wie ein Magengeschwür. Deshalb müsse man endlich aufhören, die Biochemie zu umgehen, wenn man über mentale Prozesse spreche.[101]

Die strukturelle Überblendung von Psychose und halluzinogenem Rausch führte dazu, dass kontrollierte, zeitlich beschränkte Modellpsychosen in einem klinisch-experimentellen Setting untersucht wurden. Die Ähnlichkeit der beiden Ausnahmezustände basierte jedoch immer noch auf phänomenologischer Beobachtung, gestützt auf Verlaufsanalogien, klinischer Beobachtung und Berichten der beteiligten (gesunden) Versuchspersonen. Diese Verlaufsprotokolle und Beobachtungen bezogen sich auf narrative Verläufe – von einem Einsetzen der Wirkung über den Höhepunkt des Rausches zum Abklingen und schliesslich zum erinnernden Wiedererleben. Eine zweite Beweisführung versuchte, wie oben erläutert, halluzinogene Spurenstoffe mittels einer Umkehrung der Beweislast in Urin, Blut oder Rückenmark nachzuweisen. Damit wollte man auf biologischem Weg belegen, dass im Stoffwechsel von Schizophrenen Autotoxine vorhanden seien, die bei normalen Versuchspersonen fehlten – in welchen sie, so

98 Harold A. Abramson, »Tolerance to LSD-25 and a Theory of Psychoses«, in: *Neuropharmacology. Transactions of the 2nd Conference, May 25–27th1955 in Princeton*, New York 1956, 259–300, 259.

99 Ebd., 291.

100 Ebd., 290.

101 Ebd., 292 f. Die Publikationen der Macy-Konferenzen zeichnen sich durch eine möglichst wortgetreue Wiedergabe der lebhaften Diskussionen aus.

ein weiterer Argumentationspunkt, wiederum Schizophrenie auslösen müssten, wenn das extrahierte Autotoxin von Schizophrenen in Gesunde injiziert würde. Der Stoff X, das Autotoxin, wurde nie gefunden, trotz verfärbter Mäusehaut und trotz Osmonds Rauscherfahrung mit Adrenochrom, die ihn einen Garnelenverkäufer sehen liess. Die Thesen, die im Kontext der Modellpsychosen formuliert wurden, waren dennoch wirkmächtig. Sie richteten den Fokus gänzlich auf die physiologischen Komponenten des Verhaltens und dachten die Psyche als somatisch gesteuert.[102]

Zwei Aspekte sind dabei besonders wichtig: Erstens untersuchte diese Forschungsrichtung psychische Störungen im Körperinnern. Es ging nicht mehr um äusserlich sichtbare Symptome, sondern um Spuren im Körper. Bereits mit Moreau de Tours Haschisch-Experimenten sei, so argumentiert Michel Foucault, für die »körperlose« Disziplin Psychiatrie ein neuer Raum der Evidenz entstanden:

> Jenen berüchtigten organischen Körper, den die Anatomen und Pathologen vor sich hatten und der dem Irrenarzt fehlt, diesen Körper, diesen Boden der Evidenz, diese Instanz der experimentellen Bestätigung, die dem Psychiater fehlt, wird er nun durch seine eigene Erfahrung ersetzen können.[103]

Mit der Untersuchung des Körperinnern wurde dieser nochmals erweitert. Zweitens rückten damit Prozesse in den Vordergrund: der Metabolismus, Stoffwechselprodukte, neurologische, biologische, chemische Abläufe und Stoffumwandlungen. Wichtig ist ausserdem, dass die Modellpsychosen-Forschung experimentell vorging. Sprachliche Verfahren rückten in diesem Kontext in den Hintergrund und biologische und chemische Nachweise gewannen an Bedeutung. Georges Canguilhem hat für die Bakteriologie und Physiologie eine Experimentalisierung des Lebens beschrieben, die Michael Hagner wie folgt auf den Punkt bringt: eine Entwicklung »vom subjektiven Erleben des Patienten in die Objektivität der Zeichen, von der Körperoberfläche ins Körperinnere und von der Klinik ins Labor«.[104] In der Modellpsychosen-Forschung schienen diese Verschiebungen erneut vollzogen worden zu sein. Allerdings war dies beschränkt auf diese Forschungsrichtung, eine Strömung innerhalb einer grossen Bandbreite von psychiatrischen Schulen und Ansätzen, die sich im Vergleich zu psychodynamischen Ansätzen selbst als marginal, jedoch ihrer Zeit voraus betrachtete.[105]

---

102 Seit den 1990er Jahren gibt es eine zweite Welle der Modellpsychosen-Forschung, im Kontext der Bewusstseinsforschung. Langlitz, Neuropsychedelia.

103 Foucault, Die Macht der Psychiatrie, 407.

104 Georges Canguilhem, *Schriften zur Medizin*, Zürich 2013 (mit einem Nachwort von Michael Hagner), 115–142, 118.

105 Vgl. zu anderen Ansätzen Kap. 3.

## 2.5 Kritik an den Modellpsychosen und neue Bilder

Bald wurde jedoch auch Kritik an den Modellpsychosen laut, die sich unter anderem auf Stoll stützte. Seine Befunde liefen einer vollständigen Gleichsetzung von LSD-Rausch und Psychose entgegen, da seine Probanden selbst meist doch zwischen toxischen und schizophrenen Symptomen unterscheiden konnten. H. L., ein mit paranoider Schizophrenie diagnostizierter Beamter, »schied«, so das Protokoll des Versuchsleiters, »alles, was er bei den Dunkelversuchen unter LSD-Wirkung sah, scharf von seinen quälenden nächtlichen ›Bildern‹«. Im Versuch sah er »schöne farbige, regenbogenfarbige Bilder, die immer schöner wurden«, während seine ›normalen‹ Halluzinationen düster und beängstigend waren.[106] Das Modell war also in dieser Sicht nur als solches gültig, und nicht als vollständige Analogie der Psychose. Auch Manfred Bleuler kritisierte den phänomenologischen Analogieschluss der Modellpsychosen-Forschung, obwohl in seiner Klinik Forschung in dieser Richtung betrieben worden war. Die Pharmakologen seien im Begriff,

> aus ihren so verdienstvollen, wichtigen, ja epochemachenden Befunden ein völlig phantastisches, wirklichkeitsfremdes und spekulatives Gedankengebäude aufzubauen, weil sie die psychopathologischen Grundlagen ihrer Überlegungen völlig missachten.[107]

Jedermann wisse, was der Chemiker von einem Psychiater denken würde, der Phosphor, Neosalvarsan und Goldstaub gleichsetzen würde, nur weil alle drei gelb seien.[108] Ähnlich unsinnig sei es, die Modellpsychosen mit Schizophrenie oder gar mit der Bereitschaft von Mäusen zu epileptischen Krämpfen gleichzusetzen. Meskalin, LSD und andere Gifte, so Bleuler, lösten toxische Halluzinosen, Delirien oder Dämmerzustände aus, nicht jedoch Schizophrenie. Er forderte eine engere Zusammenarbeit der Chemiker, Pharmakologen und Hirnphysiologen mit Psychiatern, um diese Unterschiede zu berücksichtigen und sorgfältigere Kategorien zu bilden.

Auf der zweiten Konferenz für Neuropharmakologie 1955 in Princeton, die von der Macy-Foundation finanziert wurde, blieb die Modellpsychosen-Forschung dennoch Dreh- und Angelpunkt der Diskussionen, und auf dem zweiten Internationalen Kongress für Psychiatrie 1957 in Zürich wurde ein Spezial-Symposium zu chemischen Konzepten der Psychose veranstaltet.[109] Betont wurde, auch als Antwort auf die oben erwähnte Kritik, der Modellcharakter der Modellpsychosen. Hoffer hielt in Zürich fest, dass es nicht die Funktion eines Modells sei, das Original zu reproduzieren. Vielmehr müsse ein Modell einige Facetten

---

[106] Stoll, Lysergsäure-Diäthylamid, 309.

[107] Manfred Bleuler, »Psychiatrische Irrtümer in der Serotonin-Forschung«, in: *Deutsche Medizinische Wochenschrift* 81 (1956), 1078–1081, 1079.

[108] Ebd.

[109] Rinkel, Chemical Concepts of Psychosis.

des Originals illustrieren und der Untersuchung zugänglich machen. Er betonte die Unvollkommenheit der Modelle in der Psychiatrie; diese sei in diesen Belangen einfach noch etwas rückständig.[110]

Der neurochemische Blick auf Psychosen schien einige bis dahin akzeptierte Grenzziehungen destabilisiert zu haben: So wurde die Unterscheidung zwischen ›exogen‹ und ›endogen‹ im Kontext der Modellpsychosen hinterfragt. Unter Verweis darauf, dass das LSD-Modell nicht einmal ein exaktes Modell für den exogenen Reaktionstypus sei, führte Max Rinkel die Begriffe ad absurdum. ›Exogen‹ verweise eigentlich nur noch auf die Verabreichungsform von aussen, und auch eine endogene Substanz werde, wenn sie jemand anderem injiziert würde, streng genommen in diesem Moment zu einer exogenen. Dies werfe das Problem der »Terminologie« und des dahinterstehenden »philosophischen Denkens« auf.[111] Auch Roland Fischer kam zu einem ähnlichen Schluss, da seine Forschungsgruppe sowohl endogene als auch exogene Reaktionsformen experimentell hervorrufen konnte. Das Endogen-exogen-Konzept führe bloss zu sterilen Kontroversen, so Fischer, und sei nicht mehr brauchbar für psychiatrische Klassifikationen.[112] Die Unterscheidung innerlich und von aussen verursachter Psychosen ergab für diese Forscher vor dem Hintergrund der stofflichen Fundierung von Verhalten keinen Sinn: Ihnen ging es vielmehr um ein Zusammenspiel von Äusserem und Innerem, von Umwandlungsprozessen und Stoffverwandlungen.

Im Kontext der Modellpsychosen-Forschung wurde das Konzept der ›Psychose‹ allmählich breiter gefasst. Dies wurde vor allem in Diskussionen darum, ob künstlich ausgelöste Ausnahmezustände gleichermassen ›psychotisch‹ seien, formuliert. Verschiedene Wissenschaftler vertraten die Meinung, dass man das Störungsbild unabhängig von den Ursachen fassen sollte. Eine Psychose bezeichne bloss noch einen Zustand, in dem eine Person in einem sozialen Setting derart anders als die Mehrheit reagiere, dass sie unfähig werde, unter ihnen zu leben.[113] Max Rinkel forderte, dass alle mentalen Störungen, welche »abnormales Verhalten« und »tiefe mentale Symptome« zeigten, ›Psychosen‹ genannt werden sollten, ganz egal, ob die Ursachen innerlich oder äusserlich seien.[114] Über den Weg der Schizophrenie-Forschung rückten allmählich das menschliche Verhalten und seine Klassifikationen in den Blick. Wenn Störungen chemisch-stofflich basiert waren, war möglicherweise menschliches Verhalten allgemein stofflich gesteuert. In dieser Perspektive waren potenziell alle Menschen anfällig für vor-

---

110 »Discussion«, in: Rinkel, Chemical Concepts, 444 f.

111 Max Rinkel, »The Psychological Aspects of the LSD Psychosis«, in: Ders. (Hg.), Chemical Concepts, 1958, 80.

112 Roland Fischer/Philip Marks/Marsha Rockey, »Der Einfluß der Struktur der Persönlichkeit auf den Ausgang der Modellpsychose«, in: *Arzneimittelforschung* 19 (1969), 478–480, 480. Ähnlich argumentierte auch Hanscarl Leuner, *Die experimentelle Psychose*, Berlin 1962.

113 Stephen Sherwood, »Brain Studies«, in: Rinkel, Chemical Concepts, 268–276, 268.

114 Rinkel, The Psychological Aspects of the LSD Psychosis, 82.

übergehende psychotische Störungen. Wie oben ausgeführt, waren neue Befunde hinzugekommen. Die Sandoz-Tierversuche mit radioaktiv markiertem LSD hatten gezeigt, dass nach 30 Minuten bereits keine Spuren des Stoffes im Hirn mehr festzustellen waren. Dies legte einen indirekten Mechanismus nahe. LSD stiess also einen Prozess an und versetzte Menschen in einen anderen Zustand, war selbst jedoch während des Rausches bereits nicht mehr im Körper nachzuweisen. Psychosen und Verhaltensveränderungen wurden in der Folge als Reaktionen auf chemische Reize gelesen, die von chemischen Stoffen ausgelöst wurden. Die Frage nach den genauen Wirkmechanismen dieser Stoffe blieb jedoch noch ungelöst. In den 1960er Jahren etablierte sich dann das Rezeptoren-Modell und in den 1970er Jahren wurden die ersten Rezeptoren für Neurotransmitter isoliert. In den 1950er Jahren war die Rolle von Neurotransmittern in psychischen Prozessen noch grösstenteils unklar, obschon Serotonin und Noradrenalin bereits im Hirn nachgewiesen worden waren.[115] Im Zusammenhang mit psychoaktiven Stoffen waren Neurotransmitter-Hypothesen noch umstritten, da sich viele Forscher die Kommunikation zwischen den Synapsen noch ausschliesslich als elektrisch vorstellten. Dabei wurde auch auf die Informationstheorie rekurriert und psychoaktive Stoffe wurden als Signale oder Zeichen verstanden, die Prozesse in Gang setzten. Somit konnte man Stoffwirkungen und in der Folge auch psychische Mechanismen letztlich als dynamische Prozesse denken. Funktionen und Funktionsstörungen traten an die Stelle von statischen Vorstellungen und ein dynamisches Verständnis von psychischen Krankheiten hielt Einzug in die Psychiatrie.

---

[115] Healy, The Creation of Psychopharmacology, 49.

# Zweiter Teil

# Wissensordnungen

Kapitel 3

# Expertisenbildung in Zürich 1957

Im September 1957 fand an der ETH Zürich der II. Internationale Kongress für Psychiatrie statt. Der Kongress hätte als Geburtsstunde der Antidepressiva in die Geschichte eingehen können: Der Thurgauer Psychiater Roland Kuhn referierte zum ersten Mal über das Geigy-Mittel G 22355 und berichtete von überraschenden Ergebnissen bei Patientinnen mit depressiver Verstimmung, welche »lebhafter, gesprächiger, freundlicher, zufriedener und zugänglicher« würden.[1] Der Stoff sollte später als erstes Antidepressivum Imipramin bekannt werden. Die Teilnehmer des Kongresses interessierte jedoch ein anderes Thema brennender: die Schizophrenie und ihre neuen Therapien. Während Kuhn vor kaum einem Dutzend Zuhörern sprach[2], platzte das in aller Eile zusammengestellte *Psychopharmacology-Frontiers*-Symposium aus allen Nähten. Hier ging es um die theoretischen und praktischen Implikationen der neuen Schizophrenie-Therapien. Dass psychoaktive Stoffe auch bei Gemütskrankheiten wirksam sein könnten, war zu diesem Zeitpunkt noch eine marginale Idee, galten sie doch als klar dem geistigen Bereich zugehörige Störungen, deren Ursachen nicht körperlich angegangen werden konnten.[3]

Wie der Organisator Nathan Kline festhielt, hatten sich die Entwicklungen im Vorfeld überschlagen.[4] Es waren laufend Artikel zum Thema erschienen, welche zum Teil »provokative« Thesen enthielten; zudem begannen Biochemiker und Pharmakologen sich in die psychiatrischen Diskussionen einzumischen.[5] Das stark ausgeweitete Symposium mit über 90 Teilnehmern in fünf Sprachen wurde zum organisatorischen Kraftakt. Die langen Diskussionen wurden stenographiert, transkribiert, übersetzt und umgehend veröffentlicht – für die Sofort-Übersetzung stand dank der Unterstützung von über vierzehn Pharmafir-

---

[1] Roland Kuhn, »Über die Behandlung depressiver Zustände mit einem Iminodibenzylderivat (G 22355)«, in: *Schweizerische Medizinische Wochenschrift* 35/36 (1957), 1135–1140.

[2] Healy, The Psychopharmacologists, Bd. 1, 181 (Interview mit Frank Ayd).

[3] Während die Existenz einer physischen Dimension bei den grossen psychischen Krankheiten durch die Modellpsychosen-Experimente und die Neuroleptika zu dieser Zeit für viele bereits in den Bereich des Möglichen gerückt war, traf dies für die Gemütskrankheiten noch nicht zu. Vgl. dazu: Mark Micale, »The Psychiatric Body«, in: Roger Cooter/John Pickstone (Hgg.), *Medicine in the 20th Century*, Amsterdam 2000, 323–346.

[4] Vgl. Einleitung.

[5] Kline, Psychopharmacology Frontiers, XV.

men IBM-Computertechnik zur Verfügung.[6] Übersetzungen und die Frage nach der Übersetzbarkeit psychiatrischer Begriffe waren zu dieser Zeit allgemein ein Thema. Die regionalen und nationalen Unterschiede – dass jeder etwas anderes unter ›Schizophrenie‹ verstand – waren der Internationalisierung des Feldes hinderlich. Seit dem I. Internationalen Kongress für Psychiatrie, der 1950 in Paris stattfand, gab es deshalb Bemühungen, die lokalen und nationalen Unterschiede zu nivellieren und ein ›internationales Vokabular‹ der Psychiatrie zu entwickeln.[7]

Der Diskussionsstil des Symposiums war amerikanisch: unvorbereitet und frei, mit möglichst gegensätzlichen Standpunkten – ein Schock vor allem für die Europäer, die sich jedoch rasch und zum Teil gar »enthusiastisch« davon erholten.[8] Und zu diskutieren gab es viel: Die klinischen Psychiater und Psychiaterinnen hatten mehrjährige Erfahrung mit den Neuroleptika gesammelt; die Hypothesen aus der Modellpsychosen-Forschung wurden breit diskutiert und Halluzinogene waren bis auf die psychotherapeutische Couch gelangt. Offen und umstritten waren 1957 vor allem folgende Punkte: die Wirkungsweise der psychoaktiven Stoffe, ihre Evaluation und Klassifikation, ihre theoretischen Implikationen für die Psychopathologie und normale Funktionsweisen sowie die Frage, ob sie tatsächlich Krankheiten heilten oder bloss Symptome linderten. Zum *Psychopharmacology-Frontiers*-Symposium kamen nicht nur zwölf Nationalitäten und ein Vielfaches an Ausrichtungen und psychiatrischen Schulen zusammen, sondern auch verschiedene Berufsfelder. Der Begriff ›Psychopharmakologie‹ war in dieser Phase eine Art »Kofferwort«, das disparaten Gruppen von Klinikern, Statistikern, Tierpsychologen, Physiologen und anderen Gruppen einen Fokus bot.[9] Zahlreiche Fächer und Wissensfelder wurden durch die neuen

---

[6] Ebd., XV f. Der Kongress wurde in fünf Sprachen (Deutsch, Französisch, Englisch, Spanisch und Italienisch) durchgeführt. Die Organisatoren legten Wert darauf, die »verschiedensten Länder, Sprachkreise und Schulen« zu berücksichtigen. »Kongressvorbesprechung II. Internationaler Kongress für Psychiatrie in Zürich«, in: *Schweizer Archiv für Neurologie und Psychiatrie* 79/1 (1957), 192–196.

[7] Auch die Gründung der Association mondiale de Psychiatrie 1950 (unter der Leitung von Henri Ey; 1961 folgte daraus die formale Gründung der World Psychiatric Association WPA) und ihr erster Kongress in Paris im selben Jahr zeugen vom Bestreben, nach dem Zweiten Weltkrieg die verschiedenen nationalen Traditionen in der Psychiatrie zusammenzubringen. In Paris wurde eine Arbeitsgruppe zur Erarbeitung eines internationalen psychiatrischen Vokabulars eingerichtet, die jedoch scheiterte. Vgl. dazu ausführlicher Kap. 3.3 sowie die Sondersitzung in: Werner A. Stoll (Hg.), *2nd International Congress for Psychiatry, Zurich, September 1st to 7th, 1957*, Zürich 1959, Bd. IV. Darin insb: Ferdinand Morel/Peter Schifferli, »Le vocabulaire psychiatrique de notre époque«, 264 und Wilhelm Mayer-Gross, »The Idea of a Psychiatric Vocabulary«, 269 ff.

[8] Kline, Psychopharmacology Frontiers, XVII. Der Enthusiasmus sei sogar so weit gegangen, dass ein junger Mann den »Herrn Professor« seiner Klinik beschimpfte – einer der wenigen Abschnitte, die aus dem Transkript ausgeschlossen wurden.

[9] Healy, Antidepressant Era, 111 (»Portemanteau word« im Original, ein Schachtelwort aus mindestens zwei Wortsegmenten).

Stoffe mobilisiert und es schien, dass nur mit einer konzertierten Anstrengung der verschiedenen Zugänge überhaupt Sinn aus diesen Stoffen und ihren weitreichenden Konsequenzen gewonnen werden konnte. Durch ihren Gegenstand – die Veränderung des Verhaltens, der Psyche – lag die Psychopharmakologie am Schnittpunkt zwischen den biologischen und psychologischen Wissenschaften. Die Arenen der Praktiker und der Theoretiker kamen während dieses Kongresses für kurze Zeit in Berührung aufgrund von Fragestellungen, die alle betrafen und die, wie es schien, nur durch eine Zusammenführung der unterschiedlichen Perspektiven beantwortet werden konnten.

Was man aus den Konferenzprotokollen jedoch am deutlichsten herauslesen kann, ist die Etablierung der Grundlagenforschung in der Psychiatrie. Die Experimentalisierung der vorangegangenen Jahre (vgl. Kap. 2) hatte das psychiatrische Denken verändert: Man konnte Psychosen nun im Labor produzieren.[10] Dies rückte die Psychiatrie in die Nähe der Medizin einerseits und führte andererseits auch zu einer gewissen Entpathologisierung der Psychosen. Sie wurden auch für die Psychiater und Forscherinnen im Selbstversuch erfahrbar und einem erstmals wirksamen therapeutischen Zugriff zugänglich. ›Zürich 1957‹ markiert einen Moment der Expertisenbildung und zugleich einer Suche, da noch ungeklärte Fragen offen zutage traten. Wenig war sicher: weder die Wirkungen der Stoffe noch wie man sie nennen sollte noch in welchen Zuständigkeitsbereich sie überhaupt fielen. Hier trafen psychodynamisch ausgerichtete Kliniker auf Biochemiker, und die Bruchlinien zwischen ihren Ansätzen wurden konfliktreich sichtbar. Zugleich gab es auch viele Stimmen, die einer Zusammenführung der Perspektiven das Wort redeten – dies alles unter der zum Greifen nahe erscheinenden Hoffnung, dass »das Problem der psychischen Krankheiten in absehbarer Zeit gelöst werden könne«.[11]

Die Geschwindigkeit der Entwicklungen und Erfolgsmeldungen mit Chlorpromazin aus den Kliniken veranlasste manchen Teilnehmer dazu, zu Revolutionsbegriffen zu greifen;[12] Berichte über Entlassungen und Heilungen vor allem von Schizophrenen verstärkten diesen Optimismus.[13] Man sah Türen geöffnet

---

[10] Harry Solomon, »Introduction«, in: Max Rinkel (Hg.), *Chemical Concepts of Psychosis. Proceedings of the Symposium on Chemical Concepts of Psychosis held at the 2nd International Congress of Psychiatry in Zurich, Sept. 1–7, 1957*, New York 1958, v–vi, v.

[11] »The intrusion of basic sciences into psychiatry has had a tremendous impact on psychiatric thinking, and the progress already made in the experimental investigation and treatment of psychoses justifies the hope that in the foreseeable future the problem of mental disease may be solved«. Rinkel, »Foreword«, Chemical Concepts of Psychosis, viii.

[12] Z.B. F.A.M. Arnold, »Reconditioning of the Personality«, in: Nathan Kline (Hg.), *Psychopharmacology Frontiers. International Congress of Psychiatry Zurich 1957, Proceedings of the Psychopharmacology Symposium*, Boston 1959, 271–279, 271.

[13] Z.B. Gerald Sarwer-Foner, »Theoretical Aspects of the Modes of Action«, in: Nathan Kline (Hg.), *Psychopharmacology Frontiers. International Congress of Psychiatry Zurich 1957, Proceedings of the Psychopharmacology Symposium*, Boston 1959, 295–303, 300.

und Perspektiven, welche die »Imagination vieler Forscher anregten« und neue Zugänge zum Problem der psychischen Krankheiten versprachen.[14]

Aufgrund der fast wortgetreuen Überlieferung dieses diskussionsbasierten Symposiums bieten die Unterlagen des zweitägigen Treffens eine aussergewöhnlich gute Quellenbasis, um die lebhaften Auseinandersetzungen und konfligierenden Deutungsversuche um die psychoaktiven Stoffe zu untersuchen. Während das Spezialsymposium *Psychopharmacology Frontiers* den Hauptfokus bildet, ziehe ich ergänzend die vierbändige allgemeine Kongresspublikation[15] sowie den Band zum Symposium über *Chemical Concepts of Psychosis*[16] hinzu. Der II. Internationale Kongress für Psychiatrie in Zürich[17] insgesamt und das *Psychopharmacology-Frontiers*-Symposium im Speziellen dienen in diesem Kapitel als Brennpunkt einer Überlagerung von Diskursen vier Jahre nach der Einführung von Chlorpromazin in den Schweizer Kliniken und zehn Jahre nach Werner A. Stolls erstem Bericht über seine klinischen LSD-Experimente. Das Symposium ist als Moment der Expertisenbildung zugleich typisch und aussergewöhnlich: Exemplarisch steht es für eine Reihe von Konferenzen zu psychoaktiven Stoffen und für die verstärkte internationale Vernetzung der Psychiatrie und Psychopharmakologie.[18] Es ist jedoch insofern ein Spezialfall, als durch die offenen und ausführlichen Diskussionen nachvollziehbar wird, wie vieles 1957 ›im

---

[14] Solomon, Introduction, Chemical Concepts of Psychosis, v. [Alle Übersetzungen von Quellenzitaten des Kongresses stammen von M.T.].

[15] Stoll, 2nd International Congress for Psychiatry.

[16] Bei diesem Symposium gab es zwei wichtige weibliche Teilnehmerinnen: Betty Twarog, eine Harvard-Biochemikerin, die am Nachweis von Serotonin im Gehirn beteiligt war, und Iris Dibner, eine Biochemikerin der Worcester Foundation, deren Institution später mit der Entdeckung der Antibaby-Pille berühmt wurde. Rinkel, Chemical Concepts of Psychosis.

[17] Der Kongress fand vom 1.–7. September 1957 an der ETH Zürich mit über 1900 Teilnehmern aus 59 Ländern (sowjetische und osteuropäische Teilnehmer fehlten) in fünf Sprachen statt und hatte »The Present Status of Our Knowledge About the Group of Schizophrenias« zum Hauptthema. Hauptorganisator war Manfred Bleuler. Vgl. dazu den Kongressbericht von Robert J. Campbell, »The Schizophrenias – Current Views, A Report on Second International Congress for Psychiatry«, in: *Psychiatric Quarterly* 32/2 (1958), 318–334. Campbell hebt besonders hervor, dass es keine »congress-unity« bezüglich der Schizophrenie gegeben habe. Ebd., 319.

[18] Unter den Kongressen, die zwischen 1950 und 1957 stattfanden, sind folgende hervorzuheben, da sie international waren: Der I. Internationale Kongress für Psychiatrie in Paris von 1950; die von der Pharmafirma Rhône-Poulenc gesponserte Konferenz in Paris (1955) »International Colloquium on Chlorpromazine and Neuroleptic Drugs in Psychiatric« als erste internationale Konferenz über Chlorpromazin hauptsächlich mit Klinikern; die 1957 in Milano stattfindende Psychotropic-Drugs-Konferenz, organisiert von italienischen Pharmakologen und Grundlagenforschern aus Industrie und Akademie, an der nur wenige klinische Psychiater teilnahmen. Vgl. dazu im Überblick Elizabeth Tansey, »›They Used to Call it Psychiatry‹. Aspects of the Development and Impact of Psychopharmacology«, in: Marijke Gijswijt-Hofstra/Roy Porter (Hgg.), *Cultures of Psychiatry and Mental Health Care in Postwar Britain and the Netherlands*, Amsterdam 1998, 79–101.

Fluss‹, in einem Aushandlungsprozess war.[19] Aussergewöhnlich waren die fachliche Breite und der Austausch – es scheint im Rückblick, dass im Gegensatz zu späteren Treffen hier noch ›alle mit allen‹ über fast alles sprachen. Deshalb dient mir das Symposium in diesem Kapitel dazu, ein Schlaglicht auf eine sich verfestigende Wissensordnung und eine sich vereinheitlichende psychopharmakologische Grammatik zu werfen.

Im Folgenden wird erstens ein Überblick über die Stoffe gegeben, die 1957 angewendet und diskutiert wurden. Zweitens werden die Debatten rund um Namensgebungen untersucht – ein Feld von Experten, das sich auf eine gemeinsame Nomenklatur und Terminologie zu einigen versucht. Dies ist aufschlussreich hinsichtlich der Register und Bezugsdiskurse, welche bei verschiedenen Bezeichnungen mitschwangen und mithilfe derer Zuständigkeiten verhandelt wurden und Klassifikationen vorgenommen wurden. Das dritte Unterkapitel behandelt die Entwicklung eines gemeinsamen Vokabulars der Psychiatrie im Kontext der Konferenz und des Aufkommens der grossen Diagnosesysteme und internationaler Verbände. Viertens werden psychodynamische Erklärungen der Stoffe untersucht. Hier folge ich der These, dass die psychoaktiven Stoffe zunächst gut in psychodynamische Ansätze integriert werden konnten und das biochemische Paradigma nicht von Beginn an in sie eingeschrieben war. Vertiefend unterscheide ich im fünften Unterkapitel drei psychodynamische Erklärungsfiguren: Stoffe als Türöffner, welche Patientinnen zum Sprechen bringen und ihre Subjektivität wiederherstellen, als relationale Substanzen, welche die Arzt-Patienten-Beziehung ermöglichten, und Stoffe als Psychotherapie im Kleinen. Sechstens geht es um Brückenschläge zwischen unterschiedlichen Ansätzen und um Strategien zur Konsensfindung hinsichtlich einer interdisziplinären, gemeinsamen Anstrengung zur Etablierung der Psychopharmakologie. Im siebten und achten Unterkapitel geht es um die Verschiebung des Fokus von Patienten und Krankheitseinheiten hin zu Aussagen über alle Menschen, normale Hirnfunktionen und Normalität.

---

[19] Dies gilt auch für andere Konferenzen, die in diesem Zeitraum stattfanden. Allerdings war der Kongress in Zürich aussergewöhnlich international und nicht auf einzelne Stoffgruppen konzentriert. Vgl. zum ›Im-Fluss-Sein‹ den Bericht von Roland Fischer über die Jahresversammlung der Amerikanischen Psychiatrischen Gesellschaft von 1955 in Atlantic City: »Falls man gezwungen wäre, die Summe des während der Tagung Gesprochenen in einem Satz zu charakterisieren, dann wäre vielleicht der folgende Schluß angebracht: [Es] entfaltete sich eine rege Tätigkeit im Sinne des Spruchs von Heraklit ›alles fließt‹ [...]. Die Resultate sind noch ein wenig verschwommen [...].« Roland Fischer, »Societates, Libri«, in: *Monatsschrift für Psychiatrie und Neurologie* 130/4 (1955), 319–320.

## 3.1 Neue Stoffe in der Klinik und auf dem Markt

Fast wehmütig blicke man auf die glücklichen Tage zurück, als es nur zwei Medikamente zu erklären gegeben habe[20] – mit diesen Worten eröffnete der amerikanische Psychiater Nathan Kline[21] die Diskussion über Wirkmechanismen in Zürich 1957. Nun brauche man schon fast einen »Drug-of-the-Day Club«, ähnlich wie die Bücher- oder Platte-des-Monats-Klubs, um mit der Flut der Stoffproduktion überhaupt noch Schritt zu halten.[22] Tatsächlich hatte sich die Produktpalette bis zu diesen Zeitpunkt stark erweitert; die Publikationen zu neuen psychoaktiven Stoffen waren bereits unüberschaubar geworden. Nebst den Halluzinogenen mit LSD und Meskalin und den Neuroleptika mit Chlorpromazin und Reserpin[23] kamen auf dem Kongress Ritalin (1954 eingeführt), die Barbiturate (seit Beginn des 20. Jahrhunderts bekannte Schlafmittel), die beiden Antidepressiva Iproniazid und Imipramin sowie eine Reihe von experimentellen Substanzen zur Sprache.[24]

Diskursprägend waren zu diesem Zeitpunkt jedoch vor allem drei Stoffe: das Halluzinogen LSD und die beiden Neuroleptika Reserpin und Chlorpromazin. Mit LSD hatte man einen experimentellen Stoff par excellence gefunden, mit dem Psychosen im Modell untersucht und Tierstudien sowie Selbstversuche von Psychiatern und Pharmakologinnen durchgeführt wurden. Mit Reserpin und Chlorpromazin waren zwei antipsychotisch wirkende Stoffe auf den Markt gekommen, welche vor allem im klinischen Kontext bei Schizophrenie-Patienten eingesetzt wurden. Wie eingangs erwähnt erregte hingegen der erste Bericht über die Wirkungen des Imipramins nicht viel Aufmerksamkeit, und auch Iproniazid, das nächste Antidepressivum mit einem anderen Wirkmechanismus, fand

---

[20] Kline, Psychopharmacology Frontiers, 443 (Diskussion Dr. Kline).

[21] Nathan Kline wirkte ab 1952 bis zu seinem Tod am Rockland State Hospitel im Bundesstaat New York, entdeckte das Antidepressivum Iproniazid (Marsilid) und forschte mit vielen psychoaktiven Stoffen. Später prägte er zusammen mit Manfred Clynes den Begriff ›Cyborg‹. Vgl. dazu Kap. 4 und 6.

[22] Nathan Kline, »Major Controversies and Needs«, in: Ders. (Hg.), *Psychopharmacology Frontiers. International Congress of Psychiatry Zurich 1957*, Boston 1959, 15–20, 19.

[23] Ein weiteres, allerdings pflanzliches Neuroleptikum, das 1954 von der CIBA mit dem Handelsnamen Serpasil eingeführt wurde. Das Indolalkaloid geht auf die Pflanze Rauwolfia Serpentina zurück, die bereits in der indischen Heilkunst Verwendung fand. Vgl. dazu: Alain Bottéro, »Qu'est devenue la réserpine?«, in: *Neuropsychiatrie. Tendances et débats* 8 (2000), 11–14. Der Vergleich der Wirkungen von Chlorpromazin und Reserpin war ein zentrales Untersuchungsfeld dieser Zeit. Siehe z.B. Manfred Bleuler/Werner Stoll, »Clinical Use of Reserpine in Psychiatry. Comparison with Chlorpromazine«, in: *Annals of the New York Academy of Science* 61/1 (1955), 167–173.

[24] Ich verwende ›psychoaktive Stoffe‹ und abgekürzt ›Stoffe‹, um sowohl Medikamente als auch Testsubstanzen einzuschliessen, und zudem diejenigen Stoffe, welche später zu ›Drogen‹ wurden, damals jedoch noch als mögliche Psychopharmaka gedacht waren. Auf dem Kongress in Zürich 1957 schien man über alle Stoffe, unabhängig vom jeweiligen Stoffstatus (zugelassen, Testsubstanz etc.), ähnlich zu sprechen.

nur wenig Beachtung.[25] Allgemein wurde der Markt für Antidepressiva insbesondere von den Pharmaunternehmen bis in die frühen 1960er Jahre hinein als klein eingeschätzt, weshalb keine Priorität auf die Entwicklung solcher Stoffe gelegt wurde.[26] Wichtiger, gar revolutionär, schienen zu diesem Zeitpunkt die Neuroleptika, die teuer verkauft werden konnten und deren Markt gross und für die Pharmaunternehmen leichter zu erschliessen schien. Davon zeugen die Bestrebungen verschiedener Pharmaunternehmungen, möglichst rasch nach der Markteinführung von Chlorpromazin durch die französische Firma Rhône-Poulenc eigene Neuroleptika zu entwickeln.[27] Einen Eindruck über das ungefähre Ausmass der Verwendung von Chlorpromazin vermögen auch die Anträge verschiedener Klinikleitungen zur Erhöhung des Apothekenbudgets zu geben. So bat beispielsweise die Kantonale Heil- und Pflegeanstalt Münsterlingen 1954 um eine Budgeterhöhung von 12 000 CHF, da die Mittel so teuer seien. Dieser Antrag an den Regierungsrat war mit der Bemerkung versehen, dass sich die Ausgaben für das Mittel Largactil (Chlorpromazin) in der Basler Klinik Friedmatt gar auf monatlich 23 000 CHF beliefen.[28]

Die sich formierende Psychopharmakologie war stark von Marktinteressen beeinflusst, einerseits mit einer sich ständig erweiternden Produktpalette, ande-

[25] Dies obschon Nathan Kline bereits im April 1957 auf einem amerikanischen Kongress von psychiatrischen Versuchen mit diesem Stoff berichtet hatte. Iproniazid ist ein Monoaminooxidase-Hemmer (MAOI). Der Stoff wurde zunächst als Mittel gegen Turberkulose getestet. Dabei fielen den Forschern Patienten auf, die fröhlich durch die Spitalgänge tanzten (vgl. dazu ausführlicher Kap. 4). Im Tierversuch stellte man fest, dass der Stoff zu einer schnellen Zunahme von Serotonin im Hirn führte. Die stimulierende und stimmungshebende Nebenwirkung des Antituberkulose-Mittels wurde schliesslich zu seiner Hauptwirkung und die Depression zur Hauptindikation. Nathan Kline bezeichnete den Stoff als »psychic energizer«. Vgl. dazu Francisco López-Muñoz et al., »Half a Century of Antidepressant Drugs. On the Clinical Introduction of Monoamine Oxidase Inhibitors, Tricyclics, and Tetracyclics«, in: *Journal of Clinical Psychopharmacology* 27/6 (2007), 555–559 und Healy, Antidepressant Era.

[26] Dazu ausführlich Kap. 4.

[27] So z.B. Sandoz NP 207, ein Mittel, das schliesslich zu schweren Augenschäden führte und nicht eingeführt wurde. Bei Sandoz wurde die Konkurrenz beobachtet: »Es wird berichtet, dass die Firma J.R. Geigy A.G. nunmehr auch ein Neuroplegikum mit Largaktil-ähnlicher Wirkung entwickelt hat. Dieses Präparat befindet sich in klinischer Prüfung. In diesem Zusammenhang wird unser NP 207 besprochen, und es wird beschlossen, die Fabrikation dieses Produktes so schnell als möglich anlaufen zu lassen.« Nach dem Scheitern des Produktes beschloss das Pharmazeutische Komitee von Sandoz, weitere Derivate zu synthetisieren und »so rasch wie möglich in Form eines marktreifen Produktes auswerten zu können.« Novartis-Archiv, Bestand Sandoz, Protokolle der pharmazeutischen Komitees (Sandoz), H 121.000, Nr.55/7, 23.2.1955 sowie 55/19, 22.6.1955. Nach diesem Scheitern entwickelte Sandoz Thioridazin (Markenname: Melleril), das zur selben Stoffgruppe wie Chlorpromazin gehört und 1959 auf dem Markt eingeführt wurde. Novartis-Archiv, Bestand Sandoz, Protokolle der pharmazeutischen Komitees (Sandoz), H 121.000, Protokolle der Geschäftsführungssitzung vom 23.7.1958 (30) bis 12.11.1958 (46).

[28] StATG 9'10, 9.5/0 Korrespondenz 1954–55, Brief vom 13.1.1954 an das Sanitätsdepartement Frauenfeld.

rerseits auch durch Sponsoring von Kongressen, was die Internationalisierung des Feldes überhaupt ermöglichte. Die Pharmaunternehmen waren denn auch sehr interessiert daran, in Zürich 1957 angemessen repräsentiert zu sein. Am *Psychopharmacology-Frontiers*-Symposium beteiligten sich zum Erstaunen der Organisatoren statt der erwarteten drei gar vierzehn Pharmaunternehmen[29], am Dachkongress ein Vielfaches davon aus dem In- und Ausland. Im internationalen Kontext von überfüllten Kliniken und lauter werdender Kritik an somatischen Kuren wie Insulin- und Elektroschocktherapie boten insbesondere die Neuroleptika auch Lösungen für eine Reihe praktischer Probleme und ihr Konsum stieg seit der Markteinführung rasch an. Patienten konnten entlassen oder in ambulante Behandlung versetzt werden und auch schwer psychotische Patienten konnten nun teilweise an Psycho-, Arbeits- oder Gruppentherapien teilnehmen,[30] da sie mit Reserpin und Chlorpromazin wach blieben und zum Teil ansprechbar wurden. Die beruhigten Klinikabteilungen und die höheren Entlassungsraten wurden von der Pharmaindustrie auch als Werbemotiv aufgegriffen (vgl. Abb. 10 und 11, Seite 94).

Die Fähigkeit, ein Gespräch zu führen und, z.B. hinsichtlich einer Psychotherapie oder Gruppentherapie, überhaupt für Therapien zugänglich zu sein, wurde bei manchen Patienten tatsächlich erst mithilfe von Medikamenten wiederhergestellt. Verkürzt gesagt war weder ein zu hoher Lärmpegel wünschenswert, und dies eher aus alltagspraktischen Gründen, noch ein zu niedriger, denn ein Verstummen der Patienten deutete auf die viel befürchtete Abstumpfung hin. Hingegen sollten die neuen Medikamente idealerweise ein geordnetes, therapiezugängliches Sprechen ermöglichen und zugleich Lärm und Chaos in den ›unruhigen‹ Abteilungen beseitigen.

Mit den neuen Psychopharmaka schien die Möglichkeit am Horizont auf, den ›Wahnsinn‹ eines Tages aus der Klinik zu bringen. Bereits 1953 wurde beim ersten schweizerischen Treffen zu Chlorpromazin, dem Largactil-Symposium in Basel, diskutiert, welche architektonischen Veränderungen die neue Behandlung mit sich bringen würde. Eine »Umgestaltung der Anstaltsverhältnisse« wurde prognostiziert, da schon zu dieser Zeit deutlich wurde, wie auf den »einst ›unruhigen‹ Abteilungen eine auffallende Ruhe eingetreten ist«.[31] Mehr offene Abteilungen sollten geschaffen werden, die grossen Wachsäle sollten durch kleinere Zimmer ersetzt werden (für Ruhe und Lichtdämpfung während der ersten Tage der Kur), auf manche Sicherungen könne in Zukunft wohl verzichtet werden,

---

[29] Vgl. Kline, Psychopharmacology Frontiers, Foreword, XV sowie das Konferenzprogramm für eine Auflistung.

[30] Largactil-Symposium in der psychiatrischen Universitätsklinik Basel am 28. November 1953, in: *Schweizer Archiv für Neurologie und Psychiatrie* 73/1 (1954), 288–369, 360.

[31] Largactil-Symposium, Schweizer Archiv für Neurologie und Psychiatrie, 359–360 (Diskussion zwischen G. Schneider, Clinique psychiatrique universitaire de Lausanne und J. Staehelin und Mitarbeiter, Psychiatrische Klinik der Universität Basel).

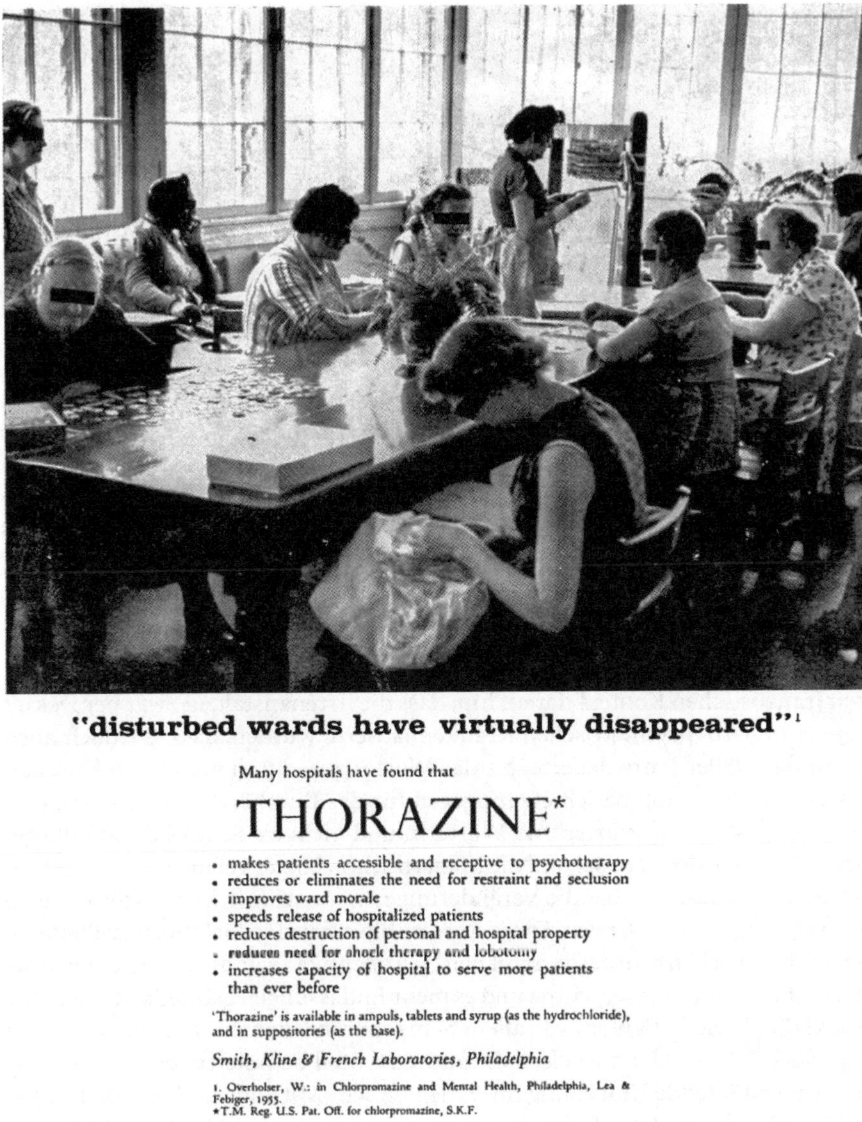


*Abb. 10:* Chlorpromazin-Werbung, Smith, Kline & French, USA, in: *Mental Hospitals* 7/8 (1956), 2.

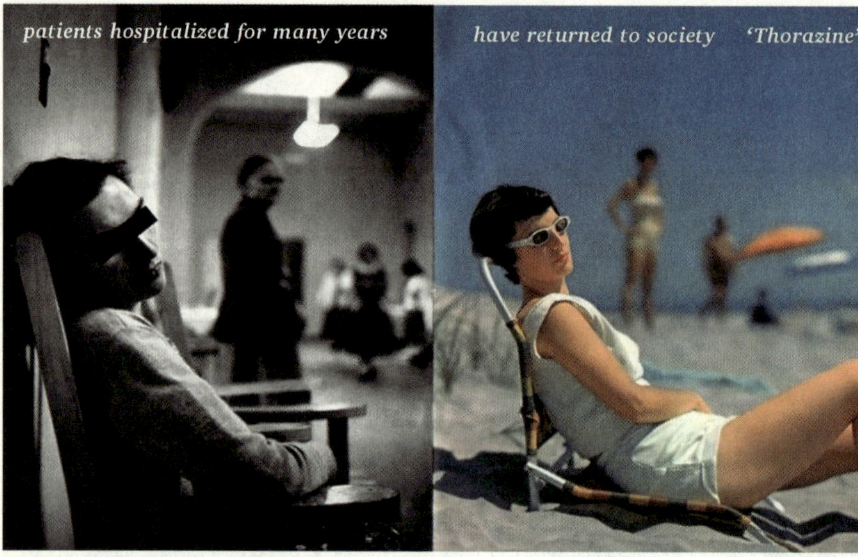


*Abb. 11:* Chlorpromazin-Werbung, Smith, Kline & French, USA 1956 (privat).

was zu einer erheblichen Liberalisierung führen könne.[32] Ehrenberg weist für den französischen Kontext darauf hin, dass die ›Irrenanstalten‹ zwar per Dekret bereits 1937 zu ›psychiatrischen Krankenhäusern‹ wurden, dass es jedoch noch bis in die 1950er Jahre dauerte, bis das Wort ›Irrer‹ durch ›psychisch Kranker‹ ersetzt wurde.[33] Stoll berichtete hingegen für das Burghölzli, dass die »Zeit, in der das Personal als Wärter und Wärterin und nicht als Schwester und Pfleger bezeichnet wurde«, fern sei und die Mauern schon länger gefallen seien. Deshalb sei der Enthusiasmus über die Veränderungen in der Klinik in der Schweiz auch etwas geringer als anderswo. Diese Äusserungen fielen jedoch in einer Phase, in der allmählich klar wurde, dass mit den Neuroleptika zwar die durchschnittliche Aufenthaltsdauer kürzer wurde und es mehr Entlassungen gab, jedoch auch viele Rückfälle. Viele Patienten, vor allem Schizophrene, kamen drei- oder viermal im selben Jahr wieder zurück in die Klinik.[34] Stoll betonte zudem, wie wichtig eine unterstützende Umgebung für Patienten sei: »Mit anderen Worten: Der Patient darf nicht die *Anstalt* spüren, sondern er muss das *Krankenhaus* erleben«.[35]

---

[32] Ebd.

[33] Ehrenberg, Das erschöpfte Selbst, 65.

[34] Werner Stoll, »Die Pharmakotherapie und das psychiatrische Krankenhaus«, in: *Bulletin der Schweizerischen Akademie der Medizinischen Wissenschaften* 15 (1959), 278–285, 282 f.

[35] Ebd., 280 f. (Hervorhebungen i.O.).

Die erste Generation der modernen psychoaktiven Stoffe verhiess für die Psychiatrie dennoch einiges: die Integration in die Medizin und ihre Akzeptanz als experimentelle Wissenschaft, möglicherweise eine schrittweise Entstigmatisierung der Patienten und eine Entlastung und Neuordnung innerhalb der Kliniken – kurz, sie versprach, wie Andrew Lakoff es formuliert, eine Abschwächung des Pathos der Psychiatrie.[36]

## 3.2 Namen geben, Taxonomien erstellen

Die Suche nach Namen, Stoffgruppenbezeichnungen und Taxonomien zieht sich durch die beiden Konferenzbände *Psychopharmacology Frontiers* und *Chemical Concepts of Psychosis* wie ein roter Faden. Man werde nun eine hoffentlich lebhafte Diskussion über die Namen in diesem neuen Feld starten, leitete der kanadische Psychiater Heinz Lehmann eine Diskussionsrunde über Klassifikationen und Terminologie ein:

> A controversial question to start with: what should the field be called? It is usually referred to as psychopharmacology, which may not be the best possible name. If somebody can suggest something better we shall welcome it. Then there is, of course, the other question [...]. What should the drugs that we are talking about be called? [...] How should we refer to their clinical effects?[37]

Hier wurde nicht nur um Namen gerungen, sondern es ging darum, eine gemeinsame Sprache zu finden, die den neuen Stoffen gerecht werden konnte. Es scheint ein grosses Anliegen zumindest der Organisatoren gewesen zu sein, Klarheit zu schaffen über das, was sie eigentlich untersuchten und worüber sie sprachen – ihr Objekt zu definieren, mit Begriffen zu stabilisieren und damit auch ihr Untersuchungsfeld abzustecken.

Für das Berufsfeld Psychopharmakologie konnte sich in der Diskussion keine neue Bezeichnung durchsetzen, auch wenn dies laut Lehmann »nicht der bestmögliche« Name war. Er blieb im Nachgang von Zürich haften, war aber zum Zeitpunkt des Symposiums noch keinesfalls klar: Im Programmheft war noch von »Psychochemical Frontiers« die Rede, erst auf die Drucklegung hin wich das »-chemical« dann dem Suffix »-pharmacology«. Der Begriff ›Psychopharmakologie‹ basiert dem Pharma-Historiker David Healy zufolge auf der neuen Möglichkeit, Psychosen stofflich zu provozieren und sie auch wieder zu stoppen bzw. zu ›heilen‹. Dieses experimentelle Modell sowie die Erfolgsmeldungen über therapeutische Anwendungen führten erstens verschiedene Berufs- und Wissenschaftszweige zusammen und verliehen zweitens dem entstehenden Expertisenfeld ›Psychopharmakologie‹ Wissenschaftlichkeit und eine neue Legitima-

[36] Lakoff, Pharmaceutical Reason, 8.

[37] Kline, Psychopharmacology Frontiers, 422 (Diskussion Dr. Lehmann).

tion.[38] Laut Healy ging es bei der Begriffsfindung noch darum, auszuhandeln, was diese Gruppe von Leuten vorhatte: Sollte das Gewicht eher auf der Pharmakologie liegen oder auf der Psychologie?[39] Waren die psychotropen Stoffe eine Spielart der Psychologie[40] oder deutete die Vorsilbe ›psycho-‹ vielmehr auf einen Sonderfall der Pharmakologie hin? Ging es letztlich vor allem um die therapeutisch-klinischen Aspekte (»Psychopharmacotherapy«)[41] oder um wissenschaftliche Erkenntnisse?

Der Begriff ›Psychopharmacology‹ wurde erstmals 1920 von David Macht in einer Publikation verwendet. Er führte Experimente in Kraepelin'scher Manier unter Opiumeinfluss durch und ist somit eher der Seite der experimentellen Psychologie zuzuordnen.[42] Der Begriff ›Psychopharmakon‹ wurde hingegen schon viel früher, nämlich 1548, in einem christlichen Erbauungstext verwendet, hier allerdings noch als Metapher für christliche Methoden der Lebensbewältigung.[43] Aus rückblickenden biographischen Berichten geht nicht eindeutig hervor, wer den Begriff ›Psychopharmakologie‹ in den 1950er Jahren wieder einbrachte; klar ist, dass er bereits lose Verwendung fand und sich im Nachgang von Zürich und den nachfolgenden Konferenzen verfestigte.[44]

Die Frage der Bezeichnung kann als »Boundary Work«[45] interpretiert werden, da hier sowohl terminologische Brücken gebaut als auch Grenzen und Zuständigkeiten zwischen Berufsfeldern ausgehandelt wurden. Die Suchbewegungen sind geprägt von dem Bemühen, ein neues Wissenssystem zu finden, das den neuen pharmakologischen Gegebenheiten gerecht werden konnte. Diese Generation psychoaktiver Stoffe war nicht das Resultat eines bereits existierenden Forschungsfeldes ›Psychopharmakologie‹, sondern stiess dieses erst an, da die Stoffwirkungen und ihre theoretischen Implikationen weder mit den theoretischen Modellen der akademischen Psychiatrie noch mit psychoanalytischen Zugängen und weder mit experimenteller noch mit klinischer Forschung befriedigend

---

[38] Healy, Antidepressant Era, 111.

[39] Ebd.

[40] Vgl. dazu den Begriff ›Pharmakopsychologie‹ von Kraepelin. Kraepelin, Über die Beeinflussung.

[41] Der Begriff wurde auf dem Zürcher Symposium fast ebenso häufig verwendet. Vgl. Kline, Psychopharmacology Frontiers, u.a. 22, 145, 149, 245, 250.

[42] David Macht, »Contributions to Psychopharmacology«, in: *John Hopkins Hospital Bulletin* 31 (1920), 167. Vgl. zur Namensherkunft auch Heinz Lehmann, »Before They Called It Psychopharmacology«, in: *Neuropsychopharmacology* 8/4 (1993), 291–303.

[43] Matthias M. Weber, »Die moderne Psychopharmakologie aus wissenschaftshistorischer Sicht«, in: Florian Holsboer/Gerhard Gründer/Otto Benkert (Hgg.), *Handbuch der Psychopharmakotherapie*, Berlin 2008, 11–25, 14.

[44] Vgl. dazu Thomas A. Ban, »Fifty Years Chlorpromazine. A Historical Perspective«, in: *Neuropsychiatric Disease and Treatment* 3/4 (2007), 495–500, 495.

[45] Thomas F. Gieryn, »Boundary-work and the Demarcation of Science from Non-Science. Strains and Interests in Professional Ideologies of Scientists«, in: *American Sociological Review* 48/6 (1983), 781–795.

und umfassend erklärt werden konnten. Die neuen Stoffe verknüpften also Felder, die zuvor nicht so eng kooperierten. Es wurden Allianzen gebildet und neue Disziplinen und Unterdisziplinen entstanden. In Zürich 1957 und auf den Folge-Konferenzen entstand ein gemeinsames Dach, unter dem disparate Gruppen wie Ärzte, Statistiker, Tierpsychologen, Physiologen, Pharmakologen, Psychiater und Verhaltenspsychologen zusammenfanden, um die neuen therapeutischen und explanatorischen Möglichkeiten dieser Stoffe zu evaluieren. Einige Jahre später, mit zunehmender Expertisenbildung, dividierten sich diese Gruppen wieder auseinander und gingen nunmehr spezialisierte, kleinere Allianzen ein.

Der zweite Teil der Fragen, die Heinz Lehmann in die Diskussion einbrachte, führte zu hitzigeren Debatten. Welche Namen sollten die Stoffe selbst tragen? Wie sollten Stoffgruppen bezeichnet werden? Beschäftigte man sich im Grunde mit »happiness pills«, wie Lehmann selbst vorschlug?[46] Diese Frage war eng damit verbunden, wie ihre Wirkung erklärt wurde, weshalb die Diskussionen um die Namensgebung nicht nur eine Suche nach wohlklingenden Bezeichnungen war, sondern grössere Fragen nach Zugang, Erklärungsansatz und Deutung ins Spiel brachten. Namen Geben bedeutete Festlegen und daraus folgend auch Klassifizieren, und hier sollte dies einer möglichst einheitlichen Logik folgen. Damit wurde auch das Problem einer gemeinsamen, internationalen Nomenklatur sowie einer Taxonomie der Substanzen aufgeworfen.[47] Hinter der Suche nach einem geeigneten Namen für die Objekte der Psychopharmakologie stand also auch die Frage, ob dieses Feld sich überhaupt mit einem einheitlichen Gegenstand beschäftige. Hier werden die verschiedenen Register sichtbar, mit deren Hilfe Einordnungen und Stabilisierungen vorzunehmen versucht wurden. Dies ging weit über semantische Fragen hinaus, standen doch hinter der Namensgebung stets Annahmen über Kausalschlüsse und Wirkmechanismen: »An appropriate terminology is not merely a matter of semantic formalities«, argumentierte ein Teilnehmer, da jede Bezeichnung wieder andere Konnotationen ins Spiel bringe und viele Bezeichnungen zudem aus der Alltagssprache kämen oder an diese angelehnt seien.[48] Die Benennung von Stoffen und Stoffgruppen musste sich an einer stabilen Grösse orientieren.[49]

---

[46] Kline, Psychopharmacology Frontiers, 428 (Diskussion Dr. Lehmann).

[47] Hier liegen Parallelen zu ähnlichen Debatten in der organischen Chemie um die Jahrhundertwende. Die Frage einer international gültigen Taxonomie wurde ebenfalls auf einem internationalen Kongress zu lösen versucht. Vgl. dazu Evan Hepler-Smith, »›Just as the Structural Formula Does‹. Names, Diagrams, and the Structure of Organic Chemistry at the 1892 Geneva Nomenclature Congress«, in: *Ambix* 61/1 (2015), 1–28.

[48] Kline, Psychopharmacology Frontiers, 428 (Diskussion Dr. Freyhan).

[49] Tatsächlich diskutiert wurde dann in Zürich allerdings vor allem die Benennung der Stoffgruppen und nicht die Stoffnamen selbst. Die Namensgebung der einzelnen Stoffe folgt einem eigenen, ebenfalls komplexen System. Vgl. dazu Jeremy A. Greene, *Generic. The Unbranding of Modern Medicine*, Baltimore 2014; Greene, What's in a Name?; Lloyd Miller,

Unklar war, was ein genügend starkes Fundament bieten könnte: die psychische Störung, auf die ein Stoff einwirkt? Oder eher die chemische Zusammensetzung beziehungsweise das pharmakologische Profil? Es standen sich zwei Sets von Klassifikationen gegenüber, in deren Mitte sich die Stoffe bewegten: Auf der einen Seite war die Krankheit, die Diagnose, die Indikation, der psychiatrisch-klinische Rand also, ohne die ein Stoff ins Leere zielt. Auf der anderen Seite stand die chemisch-pharmakologische Beschaffenheit des Stoffes, wo naturwissenschaftliche Objektivität und Experimentalsysteme prägend waren. Der Pharmakologe und Historiker Philippe Pignarre nennt dies den »linken und rechten Rand der Medikamente«.[50] Der linke Rand, die chemische Herkunft, bezieht sich auf die Natur. Der rechte Rand ist hingegen spezifisch für Psychopharmaka und bezieht sich auf die Gesellschaft, die Diagnosen und Krankheitsvorstellungen, kurz: alles, was von einer Gesellschaft als pathologisch angesehen wird. Deshalb gehören psychoaktive Stoffe sowohl zur Natur als auch zur Gesellschaft, und ihre Wirkung wird stabilisiert, indem die beiden in ein Verhältnis zueinander gesetzt werden.[51] Für Pignarre ist dies eine allgemeine Eigenschaft dieser Stoffe. Mein Argument ist, dass diese Doppelcodierung 1957 noch offen diskutiert, später aber durch Verfahren wie Standardisierung verdeckt wurde (vgl. Kap. 5). In Zürich trafen 1957 nicht nur verschiedene Berufsfelder und ihre jeweiligen Sprachen zusammen, sondern auch verschiedene Formen von Wissen: das experimentell-naturwissenschaftliche und das klinisch-psychiatrische Wissen.

Auf die Fragen nach den Namen und Bezeichnungen, die Heinz Lehmann aufwarf, folgte eine lebhafte Debatte über Begriffe und Klassifikationen, die in einer Abstimmung durch Handaufheben über die Hauptstoffgruppe endete: Sollte man von Neuroleptika, Tranquilizern oder Ataractics sprechen, wenn es um Chlorpromazin, Reserpin und ihre Derivate ging? Die Bezeichnung ›neuroleptics‹ ging siegreich hervor, knapp vor ›tranquilizer‹, mit grossem Abstand zu den ›ataractics‹.[52] ›Ataractics‹ oder ›ataraxics‹ bezog sich auf das griechische ›ataraktos‹, das einen Zustand der Gemütsruhe und der Abwesenheit von Verwirrung bezeichnete[53], während ›tranquilizer‹ sich auf eine nicht näher spezifizierte beruhigende Wirkung bezog.[54] Der Name ›Neuroleptika‹ geht auf Jean

---

»Doctors, Drugs, and Names«, in: *Journal of the American Medical Association* 177 (1960), 27–33.

[50] Pignarre, Psychotrope Kräfte, 71 f.

[51] Ebd.

[52] Kline, Psychopharmacology Frontiers, 430.

[53] Laut Caldwell wurde der Begriff 1955 von zwei amerikanischen Psychiatern vorgeschlagen. Caldwell, Origins of Psychopharmacology, 150 ff. Vgl. dazu auch Caroline King/Lakshmi Voruganti, »What's in a name? The Evolution of the Nomenclature of Antipsychotic Drugs«, in: *Journal of Psychiatry and Neurosciences* 27/3 (2002), 168–175, 170.

[54] Ab den 1960er Jahren wurde dann zwischen ›major‹ und ›minor tranquilizer‹ unterschieden, wobei ›minor‹ für die neu eingeführten Benzodiazepine und ähnlich wirkende Stoffe stand, im deutschen Sprachraum bloss als ›Tranquilizer‹ bekannt. Im englischen

Delay und Pierre Deniker zurück, die ihn 1955 vorschlugen, um die spezifische Wirkung von Chlorpromazin zu beschreiben. Ebenfalls aus dem Griechischen abgeleitet, sollte er ›den Nerv nehmen‹ bezeichnen. Allerdings war er umstritten, da viele ihn eher auf die ›neurologischen‹ Wirkungen, also die extrapyramidalen, an Parkinson erinnernden körperlichen Nebenwirkungen von Chlorpromazin bezogen.[55] Deniker stellte rückblickend fest, man sei überrascht von der Vielzahl der Begriffe, die »zur Bezeichnung dessen, was neu, aber schwer zu bestimmen war, erfunden wurden: Begriffe wie Ganglioplegika, Verstärker, vegetative Stabilisatoren, Neurolytika, Neuroplegika, Psychoplegika, Narkobiotika und Tranquilizer wurden abwechselnd vorgeschlagen«.[56]

Die meisten Pharmakologen mochten die Begriffe ›ataractic‹ und ›tranquilizer‹ nicht, da sie zu wenig aussagten, wie ein Pharmakologe beim Zürcher Symposium monierte: »If we could get rid of the word ›tranquilizer‹ and the word ›ataractic‹, we should be very happy«.[57] Die Bezeichnung ›tranquilizer‹ erinnere zudem zu stark an die herkömmlichen Beruhigungsmittel und lasse die Charakteristika dieser neuen Stoffe eben gerade ausser Acht: nämlich beruhigend zu wirken, ohne einzuschläfern – im Gegensatz zu den Sedativa.[58] Auch ›ataractics‹ sei eine ungünstige Bezeichnung, argumentierte der Psychiater Fritz Freyhan, da es auf »Seelenfriede« verweise, was für jeden Menschen wieder etwas anderes bedeute.[59] Ein weiterer Teilnehmer beklagte sich, dass die Wörter ›tranquilizing‹ und auch ›neuroleptisch‹ für viele einen geheimnisvollen Nimbus hätten, welcher der Sache nicht dienlich sei. Etwas ›Magisches‹ liege im Klang dieser Namen, was sowohl die Allgemeinheit als auch die Ärzte veranlasse, ihnen eine seltsame, mystische und machtvolle Wirkung auf die Psyche zuzuschreiben.[60]

Es gab durch die neuen Stoffe ausgelöste Verhaltensweisen, die nicht mehr in die Polarität von Beruhigung und Stimulierung eingepasst werden konnten: Patienten schienen zugleich angeregt und beruhigt. Die Kategorien begannen zu verschwimmen. Etwas mehr Klarheit gab es bei den Stoffgruppen, die anregend und stimulierend wirkten (hier v.a. Stoffe aus der Amphetamin-Gruppe, u.a.

---

Sprachraum wurde der Begriff ›major tranquilizer‹ schrittweise von der Bezeichnung ›antipsychotics‹ abgelöst.

[55] Deniker äusserte sich später wie folgt dazu: »[The] Americans were horrified – think of it: it was a matter of defining a group of drugs by their adverse effects [...].« Pierre Deniker, »From Chlorpromazine to Tardive Dyskinesia (Brief History of the Neuroleptics)«, in: *Psychiatric Journal of the University Ottawa* 14/1 (1989), 253–259. Zit. in King, What's in a Name, 170.

[56] Pierre Deniker, »Qui a inventé des neuroleptiques?«, in: *Confrontations Psychiatriques* 13 (1975), 7–17, 12, zit. in Ehrenberg, Das erschöpfte Selbst, 107.

[57] Kline, Psychopharmacology Frontiers, 424 (Diskussion Dr. Jacobsen).

[58] Ebd.

[59] Ebd., 423 (Diskussion Dr. Freyhan).

[60] Ebd., 445 (Diskussion Dr. Sarwer-Foner).

Ritalin) und bei den halluzinogenen Stoffen.[61] Die Gruppe um Chlorpromazin und Reserpin war hingegen schwer zu fassen. Waren ihre biochemischen oder metabolischen Effekte entscheidend, oder eher ihre Wirkung auf das autonome Nervensystem (z.B. Inhibition)?[62] Welcher der unterschiedlichen körperlichen und psychischen Prozesse, der ausgelöst wird durch die Einnahme eines solchen Stoffes, konnte eine gute, klar definierte Grundlage bieten für die Stoffgruppenbezeichnung?

Dazu musste ein systematischerer Zugang geschaffen werden. Denn die psychiatrischen Diagnosesysteme, anhand derer die Wirkung eines Stoffes jeweils gemessen wurde und die den Patienten-Pool definierten, entsprangen nicht derselben Logik wie die biochemische Forschung. Dies wurde bei der Namensgebung von psychoaktiven Stoffen und Stoffgruppen deutlich, denn die Bezeichnungen waren stets an bestimmte dahinterliegende Konzepte geknüpft. Letemendía und Mayer-Gross kritisierten zum Beispiel die polare Aufteilung in ›stimulants‹ und ›depressants‹, welche zu stark körperlichen Mechanismen, namentlich der Muskelreaktionen, nachmodelliert seien, oder in hemmende und anregende Stoffgruppen (›inhibition‹/›excitation‹), die auf das Nervensystem Bezug nahmen.[63] Die Stoffklasse ›Neuroleptika‹, zu der Chlorpromazin zählt, geht zurück auf Nebenwirkungen des Stoffes, weil man dachte, dass die an Parkinson erinnernden körperlichen Erscheinungen aus einer neurologischen Reaktion resultierten. Dies wurde auch als Beweis für die Wirkung im Hirn angesehen. In Amerika werden dieselben Stoffe als ›antipsychotics‹ bezeichnet, was als Bezugsgrösse die Psychose, also eine psychiatrische Krankheitskategorie, nimmt. Hinter diesen Problematisierungen stand der Wunsch nach einem stabileren Ordnungssystem, welches unabhängig von den jeweiligen Ausrichtungen und Schulen funktionieren würde – kurz, nach einem stabilen Link zwischen psychologischen und organischen Phänomenen und damit zwischen Chemie, Psychiatrie, Psychologie, Pharmakologie und Neurologie. Kline warnte explizit vor psychiatrischen Diagnosekategorien:

> There is a strong tendency […] to accept such diagnostic categories as being more substantial and valid than they are in actuality. This has sometimes led to fruitless attempts to relate specific biochemical findings to specific diagnostic categories or even subcatego-

---

[61] Obschon sich die Präsentationen am *Psychopharmacology-Frontiers*-Symposium hauptsächlich mit Neuroleptika beschäftigten, wurde aus den Diskussionen klar, dass der Gegenstand der Psychopharmakologie auch die Halluzinogene umfasste – diese wurden allerdings in ihrer konkreten Wirkweise eher beim *Chemical-Concepts-of-Psychosis*-Spezialsymposium besprochen.

[62] Heinz Lehmann, »Concepts, Rationale, and Research«, in: Nathan Kline (Hg.), *Psychopharmacology Frontiers. International Congress of Psychiatry Zurich 1957*, Boston 1959, 21–30, 22 f.

[63] Felix Letemendía/William Mayer-Gross, »Theories on the Psychic Effects of Drugs«, in: Rinkel, Chemical Concepts, 418–424, 418 ff.

ries because of the assumption that such taxonomic placement was well established and well validated by independent groups.[64]

Er sah die Diagnosekategorien eher als administratives Instrument, um Spitalbetten und Therapien zuzuteilen und forderte ein neues System, um organische und psychologische Phänomene miteinander zu verbinden.[65] Auch Letemendía und Mayer-Gross plädierten in Zürich für einen wissenschaftlicheren Zugang, der vom »incomparable and unclassifiable« individuellen Patienten loskomme und stattdessen wissenschaftliche Prinzipien verfolge.[66]

Verschiedene Ideen darüber, was die Stoffe tun und tun sollten, standen hinter diesen Überlegungen beim Zürcher Symposium. Diese implizierten auch verschiedene Konzeptionen und Lokalisationen der mentalen Störungen, auf welche diese Stoffe wirken sollten. Drei Haupttheorien wurden entworfen: Die erste geht davon aus, dass die Stoffe auf bestimmte Kerngebiete des Hirns einwirken; zweitens die Nervenzellentheorie, welche annimmt, dass die Stoffe die Aktivität in den Nervenzellen grundsätzlich hemmen oder fördern; und drittens eine chemische Theorie, welche eine chemische Wirkweise postuliert, namentlich die Verstärkung oder Hemmung von Serotonin.[67] Über diese Theorien hinaus gab es jedoch keine gesicherten Erkenntnisse: »In the absence of truth, theory is plentiful«, meinte ein Beiträger dazu.[68] Das Nichtwissen über die verschiedenen Wirkmechanismen, über das Zusammenspiel von Körper und Geist, von psychischen und physiologischen Prozessen war zu diesem Zeitpunkt gross und trat durch die neuen Stoffe offener zutage.

Jede Bezeichnung, die auf die Stoffwirkungen verwies, musste mit einer Reihe von unspezifischen Wirkungen zurechtkommen und aus dieser Vielzahl die zentrale Wirkung von den Nebenwirkungen scheiden. Auch wenn ein Wirkprofil eines Stoffes ausgemacht werden konnte, so traf dieses dann doch auf eine spezifische persönliche Situation eines Patienten. Diese Situation, so Gerald Sarwer-Foner, sei »totally made up of multiple factors: interpersonal, milieu, familial, social«. Zudem werde die Medikation stets in einem sehr spezifischen Kontext verabreicht, in »a relationship with another human being, a physician, who in his turn is often surrounded by further auxiliaries, each in their own right powerful, and possibly significant«.[69]

---

64 Nathan Kline, »Nonchemical Factors and Chemical Theories of Mental Disease«, in: Rinkel, Chemical Concepts, 401–410, 404.

65 Ebd., 410.

66 Letemendía/Mayer-Gross, Theories on the Psychic Effects of Drugs, 423.

67 Anthony Sainz, »Speculation on the Mode of Action«, in: Nathan Kline (Hg.), *Psychopharmacology Frontiers. International Congress of Psychiatry Zurich 1957,* Boston 1959, 403–406, 403.

68 Ebd.

69 Kline, Psychopharmacology Frontiers, 445 (Diskussion Dr. Sarwer-Foner).

Samuel Irwin, ein Pharmakologe von Schering, wies darauf hin, dass die bestehenden Bezeichnungen nichts definierten und nur für Konfusion sorgten. Ein bedeutungsvolles Klassifikationssystem müsse auf operationellen Bezeichnungen aufbauen, die sich gegenseitig ausschliessen. Am Beispiel Morphin zeigte er auf, dass die Stoffe, in Kombination mit dem menschlichen Verhalten, schlicht zu komplex seien. Je nach Perspektive zielten sie in verschiedene Richtungen und passten sich deshalb auch in unterschiedliche Kategorien ein. Morphin beispielsweise könne je nach Bezugspunkt als Betäubungsmittel gesehen werden. Dies vernachlässige jedoch seine anderen Wirkungen: hustenlindernd, hypnotisch, einschläfernd, entzündungshemmend, abhängig machend, pupillenverengend, durchfallhemmend, euphorisierend, beruhigend etc. Es als Depressivum zu klassifizieren stünde zu seinen stimulierenden Eigenschaften im Widerspruch. Jedes Klassifikationssystem, das diese vielfachen Wirkungen vernachlässige, sei somit zu grob, um irgendwie einen Wert zu haben.[70] Auch Jean Thuillier stellte fest, dass die Stoffe eben gerade nicht eindeutig wirkten, auch aus Pharmakologen-Sicht nicht. Die Laborberichte für neue Wirkstoffe zeigten eine Vielzahl an Eigenschaften – z.B. »antihistaminic action, adrenolytic, hypothermic, etc.« –, so dass es schwierig sei, sich für eine dieser Eigenschaften zur Klassifikation zu entscheiden.[71] In der Klinik hingegen gebe es im Auge des Psychiaters durchaus »one principal result«, das von weniger zentralen Resultaten unterschieden werden könne. Deshalb habe der Psychiater neue Begriffe für diese Medikamente kreiert, die jedoch die pharmakologischen Eigenschaften oft völlig ausser Acht liessen.[72] Aus Pharmakologen-Sicht würden so Stoffe in einen Topf geworfen, die genau gegensätzliche Effekte auf das autonome oder zentrale Nervensystem hätten – dennoch sei nur der Psychiater in der Lage, diesen Stoffen eine Bedeutung (»meaning«) zu verleihen.[73] Um eine verbesserte, systematische Taxonomie der Stoffgruppen zu erreichen, musste das Pharmakologische verlässlich auf dem Psychiatrischen aufbauen können oder vice versa und sowohl die klinische als auch die experimentelle Forschung mussten sich auf Grundbegriffe und Grundlogiken einigen. Das Klinische und das Experimentelle mussten also in systematischer Weise in Übereinstimmung gebracht werden, um die Stoffwirkung herauszukristallisieren. Hier kamen zwei Objektivitäten zusammen, die gänzlich anderen Gesetzen gehorchten: Eine gehörte im Kern der Logik der Sprache an (qualitativ), die andere grundsätzlich einer Logik der Zahl, der Statistik, der Naturwissenschaften (quantitativ).

---

[70] Ebd., 425 (Diskussion Dr. Irwin).

[71] Jean Thuillier, »Classification of Psychotropic Drugs«, in: Nathan Kline (Hg.), *Psychopharmacology Frontiers. International Congress of Psychiatry Zurich 1957*, Boston 1959, 241–244, 241.

[72] Ebd.

[73] Ebd.

Die Stoffwirkungen stehen in enger Wechselwirkung mit Diagnosekategorien. Mit der Vorstellung einer spezifischen Wirkung von Medikamenten wurden auch psychische Krankheiten vermehrt über spezifische Symptome gefasst. Wenn ein Stoff bei einem Symptom wirkte, stützte oder ermöglichte dies die Diagnose.[74] Diagnose und Stoffwirkung stabilisierten sich in diesem Zirkel gegenseitig. Stabilität musste von beiden Rändern her entstehen. Die Skalierung war jedoch insbesondere auf der Seite der Diagnosen unklar. Welches waren die entscheidenden Bausteine, welche die Stoffwirkung determinierten? Die Person, die Krankheitseinheit oder doch eher die Symptome? Die Nervenzellen, Persönlichkeitszüge, Motivation, Setting, Verhalten?[75] Entstand eine derartige Systematik eher auf der Mikroebene des einzelnen Patienten und seiner spezifischen Situation und Geschichte oder auf der Makroebene von statistisch auswertbaren Populationen? Und wenn es um Populationen ging, um grosse Gruppen mit einer zentralen Gemeinsamkeit, sollte diese eine Krankheitseinheit wie Schizophrenie sein?

Dagegen sprach, dass von Ort zu Ort, von Land zu Land, von Psychiater zu Psychiaterin unterschiedliche Diagnosen gestellt und zudem bei Patientinnen in ihren Krankheitsverläufen oft multiple, sich ändernde Krankheiten und Störungen diagnostiziert wurden. Aus diesem Grund sprachen sich einige Teilnehmer im Herbst 1957 in Zürich dafür aus, dass man sich auf Symptome konzentrieren solle, nicht gleich auf komplexe Krankheiten, die es zudem ja in sehr unterschiedlichen Ausprägungen gebe. Die unterschiedlichen Wirkungen, die ein und dasselbe Medikament auf verschiedene Patienten hatte, schienen diesen Befund zu verstärken, ja gar die Einheit der Krankheitsbilder drohte so auseinandergerissen zu werden:

> Although my patients remained schizophrenics, they have been changed into a different type of individual; some show more or less specific symptoms of parkinsonism, others seem to develop gastric complaints, some show a hysteric coloration, and all of them grow into a another type of being.[76]

Die Stoffwirkungen brachten wiederum eigene, neue Zustandsbilder hervor. In der experimentellen Forschung schienen vor allem Tierexperimente vielversprechend zu sein mit ihren konditionierten Reaktionen; in der klinischen Forschung waren eine Reihe von neuen Methoden und Standards in der Entstehung. Der Hauptimpetus dazu kam allerdings aus Amerika und setzte sich in Europa nur allmählich durch. 1957 waren neue statistische Methoden wie Doppelblind-Ver-

---

[74] Lakoff, Pharmaceutical Reason, 18–72.

[75] Heinz Lehmann formulierte dies folgendermassen: »Finally, it would certainly be useful to obtain systematic information on the effects of phrenotropic drugs on such global factors as personality traits, mental set, suggestibility, motivation, attitudes, imagination, productivity, and dreaming«. Lehmann, Concepts, Rationale, and Research, 27.

[76] Arnold, Reconditioning of the Personality, 277.

suche und Bewertungsskalen noch Gegenstand von Diskussionen, sie würden sich erst später als neuer Goldstandard der klinischen Tests durchsetzen.[77]

Zunächst blieben jedoch sowohl die einzelnen Stoffe, Stoffgruppen als auch die psychischen Krankheiten, ihre Symptome und die individuellen Patienten bewegliche Ziele, »moving targets«[78], und entsprechend dem wissenschaftlichen und medizinischen Wissen flexibel. Zudem waren diese beweglichen Grössen im Wissens- und Fragekomplex ›Psychopharmakologie‹ wechselseitig aufeinander bezogen. Ein vielschichtiges, interdependentes System von Bezugsgrössen, das sowohl in den Experimenten als auch in der Therapie wirksam war und dessen Grundpfeiler, Feinverhältnisse und Kausalitäten in Zürich kontrovers verhandelt wurden. Eine Terminologie, die auf den klinischen Effekten der Stoffe basierte, schien manchen Teilnehmern zu vage und unerwünscht. H.H. Meyer sah dies als eine Art Zwischenlösung, bis mehr Klarheit und Wissen da sei: »We know perfectly well that psychiatric classifications prevail just now, and we shall have to wait for further theories and further observation in order to come to a more precise and better grouping.«[79] Nathan Kline, der Organisator des Symposiums, stellte ein Bedürfnis für eine verbesserte Taxonomie der psychiatrischen Krankheiten fest[80] und Heinz Lehmann meinte, dass das neue Interesse an pharmakologischen Substanzen ein Schärfen der Terminologie und der Konzepte erforderlich mache: »The recent interest in the experimental and clinical studies of pharmacologic substances that influence human behavior has created a need for sharpening our terminology and concepts«.[81] Es sei gar nicht mehr möglich, zwischen stimulierenden und hemmenden Stoffen zu unterscheiden, da so viele Variationen auftauchten, so dass die Kategorien tatsächlich verschwammen.[82]

Krankheitseinheiten seien nutzlose Indikatoren für eine neuroleptische Therapie, da sie von Patient zu Patient anders erschienen. Deshalb führt Freyhan den Begriff des »Zielsymptoms« ein.[83] Die Vorstellung eines Zielsymptoms hat weitreichende Folgen. Sie impliziert eine Abkehr von den Krankheitseinheiten hin zu einem feinrasterigen System von Symptomen, welche von Stoffen gezielt behandelt werden können. Es scheint also, dass die neuen, psychopharmakologischen Therapien die früheren Krankheitsbilder gleichsam auseinanderbrechen liessen

---

77 Lehmann, Concepts, Rationale, and Research, 27.

78 Der Begriff ›moving target‹ steht in Ian Hackings Verwendung in einem etwas engeren Verständnis für die Interaktion von Klassifikationen und Personen, z.B. die Klassifikation ›Multiple Persönlichkeit‹, welche die ›kind of person‹ verändert, indem sie ihr Selbstverständnis und zugleich das Wissen und unseren Blick auf sie verändert. Vgl. Hacking, Making up People; ders., Kinds of People; ders., »Making Up People«, in: *London Review of Books* 28/16 (17. August 2006), 23–26.

79 Zit. in King, What's in a Name, 172.

80 Kline, Major Controversies and Needs, 19.

81 Lehmann, Concepts, Rationale, and Research, 21 f.

82 Ebd.

83 Kline, Psychopharmacology Frontiers, 423 (Diskussion Dr. Freyhan).

oder zumindest dazu beitrugen. Inwiefern durch die ›Linse‹ verschiedener Stoffe nicht mehr grosse Krankheitseinheiten wie die ›Schizophrenie‹, sondern kleinere Einheiten wichtig wurden, lässt sich nicht abschliessend klären. Wurden die Symptome einfach zum kleinsten gemeinsamen Nenner angesichts der heterogenen Wirkprofile und intra- und interpersonell verschiedener Reaktionen der Patienten? Im Gegensatz zu den Modellpsychosen, wo man nach einem zentralen Auslöser der Psychosen suchte, legten die Erfahrungen in den Kliniken eher nahe, dass man ein feiner verästeltes System brauchte.[84]

Die Behandlung und Suche nach den Ursachen von Störungen oder Krankheiten trat in diesem Konzept in den Hintergrund. Es ging hier eher um die Beeinflussung von Symptomen – und das Duo ›Stoff und Symptom‹ sollte in der Folge unter dem Stichwort ›Spezifität‹ eine grosse Karriere machen. In einer Umdrehung von Paul Ehrlichs Vorstellung der ›magic bullet‹ wird hier das Gegenstück des Pharmakons das Symptom, und die beiden sollten so präzise gefasst sein, dass sie zueinander passen wie Schlüssel und Schloss. In der Diskussion wurde der Begriff ›target symptom‹ aufgegriffen. Er schien genügend eng gefasst, um zu beschreiben, was ein Stoff macht oder machen soll, und könne zu »comparable, transposable data« führen über psychopathologische Konditionen, Daten, welche »meaningful, measurable, comparable« seien und einen Sinn ergeben.[85] Margolis, ein Pharmakologe, schlug vor, die Sache von der pharmakologischen Seite her anzugehen, da sie als einzige präzise Begriffe liefere:

> Until we have more complete knowledge of the mode of action of these drugs and until we can be more specific regarding what we mean when we employ such epithets as ›tranquilizers‹, ›neuroleptics‹, ›ataraxics‹, etc., I would propose that insofar as is possible we adhere to exact pharmacologic terminology. In speaking of specific drugs such as reserpine, the phenothiazine derivatives, meprobamate, etc., nothing is more clear than these very terms.[86]

Gegen eine Klassifikation von der pharmakologischen Seite her sprach jedoch ebenfalls einiges. Sie kam im Grunde nicht ohne einen Angriffsort, einen Ort der Wirkung aus, ob dieser nun als psychische Krankheit, Symptom, Persönlichkeit, neurochemische Funktionen oder Verhalten gefasst wurde. Ein Bezeichnungssystem, das auf den körperlichen Effekten oder chemischem Aufbau basierte, schien entweder auf Nebensächliches zu fokussieren oder bedeutete, dass Stoffe mit ähnlicher Wirkung, jedoch völlig unterschiedlicher chemischer Struktur an verschiedenen Enden der Klassifikation zu liegen kämen.[87] Der Pharmakologe,

---

84 Vgl. dazu das Argument von Michel Foucault zu Moreau de Tours Haschischversuchen. Foucault, Die Macht der Psychiatrie, 404 ff.

85 Kline, Psychopharmacology Frontiers, 438 (Diskussion Dr. G. J. Sarwer-Foner).

86 Ebd., 430 (Diskussion Dr. Margolis).

87 Sainz, Speculation on the Mode of Action, 405 (»On the other hand, totally different drugs [...] although quite different chemically, each have very high efficiency for coping with the same psychiatric manifestations.«).

so Thuillier, sei nicht fähig, eine Klassifikation vorzuschlagen, welche für den Psychiater klinisch Sinn ergeben würde, und vice versa:

> The pharmacologist [...] blamed the psychiatrist for grouping together drugs with exactly opposite effects on the autonomic nervous system, or the central nervous system. The pharmacologist, however, was not qualified to propose a meaningful clinical classification to the psychiatrist.[88]

Wissen aus dem Labor, klinisch-experimentelles Wissen und Erfahrungen mit der therapeutischen Anwendung führten in unterschiedliche Richtungen. Erfahrungswissen und Eindrücke aus der Klinik schienen dem Konzept der spezifischen Wirkung zu widersprechen. F. Arnold hielt fest, dass Reserpin höchstens ein wenig spezifisch sei, »which is typically not a philosophic expression, but a medical view. I came to this view when I saw how much easier life became for my patients.«[89] Damit rückte die Schwierigkeit der Evaluation in den Blick. Stoffwirkungen waren nach wie vor schwierig zu fassen; es war unklar, ob eindeutige Resultate eher mit wenigen, aber gut vergleichbaren Patienten erreicht werden konnten oder mit grossen Gruppen.[90] Es schien nötig, auch die Faktoren zu erheben, welche eine Stoffwirkung bedingten oder zumindest beeinflussten. Eine systematische Erhebung der Faktoren »personality traits, mental set, suggestibility, motivation, attitudes, imagination, productivity, and dreaming« schwebte Heinz Lehmann, der psychodynamisch ausgerichtet war, vor.[91]

Ob die Stoffe eher kurativ, korrektiv oder symptomatisch wirkten, ob es um Heilung ging oder um Besserung und ob man überhaupt vom selben sprach: Dieses instabile Setting von Pharmakon und Person produzierte über Variablen wie Krankheitseinheiten oder Stoffgruppen wirksame Stoffe und therapierbare Patienten. Die Namen waren hier insofern bedeutsam, als sie auf die Register hinwiesen (u.a. Alltagssprache, Psychiatrie, Psychologie, Chemie), die normalerweise im Hintergrund blieben, und zu einer Grundwährung der Internationalisierung des Feldes wurden. Sie waren das Pfand im »Boundary Work«[92], mit dem man feilschte, sie legten Zuständigkeiten fest, sie ordneten ein. Wie es auch Konzepte tun, reisten sie, wurden übersetzt und uminterpretiert und erhielten dabei neue Bedeutungsschichten.[93]

---

[88] Thuillier, Jean, Classification of Psychotropic Drugs, 241.
[89] Arnold, Reconditioning of the Personality, 272.
[90] Kline, Psychopharmacology Frontiers, 434 (Diskussion Dr. M. Remy).
[91] Lehmann, Concepts, Rationale, and Research, 27.
[92] Vgl. zu Boundary Work sowie Boundary Objects: Star/Griesemer, Institutional Ecology; Gieryn, Boundary-work.
[93] Mieke Bal, *Travelling Concepts in the Humanities. A Rough Guide*, Toronto 2002.

## 3.3 Ein gemeinsames Vokabular der Psychiatrie

Beim *Psychopharmacology-Frontiers*-Symposium wurde verschiedentlich auf nationale und regionale Unterschiede hingewiesen, die für Unsicherheit sorgten. Manfred Bleuler machte dies in seiner Eröffnungsrede des Kongresses zum Thema: Wenn zwei Psychiater aus unterschiedlichen Schulen oder Ländern die Entstehung der Schizophrenie diskutierten, verstünden sie sich meist noch schlechter, als wenn sie bloss zwei verschiedene Sprachen sprächen: Was für den einen eine lang erwiesene Tatsache sei, sei für den anderen bloss eine hypothetische Spekulation oder gar eine Absurdität bar jeder Logik.[94] In Europa und den USA würden ausserdem, so wurde am *Psychopharmacology-Frontiers*-Symposium moniert, nicht einmal immer dieselben Stoffe verwendet.[95] Von Land zu Land, von Klinik zu Klinik wurden Diagnosen und Klassifikationen verschieden verstanden.[96]

Auch in einer Sitzung des II. Internationalen Kongresses für Psychiatrie wurden Fragen der Übersetzung und das Problem der uneinheitlichen Sprache in der Psychiatrie verhandelt. Die Psychiatrie war, unter anderem aufgrund des vermehrten internationalen Austauschs und einer stärkeren institutionellen Vernetzung, auf der Suche nach einer gemeinsamen Sprache. Eine Massnahme wurde bereits beim ersten internationalen Kongress für Psychiatrie 1950 in Paris angestossen, als eine Arbeitsgruppe bestehend aus Ferdinand Morel und Wilhelm Mayer-Gross beauftragt wurde, ein »Psychiatrisches Vokabular unserer Epoche« zu erarbeiten.[97] Das Projekt wurde nicht abgeschlossen, Morel starb zwischen den beiden Kongressen, doch das Bedürfnis wurde in Zürich nochmals bekräftigt: Mayer-Gross wies auf die Schwierigkeiten in der internationalen Verständigung gerade bei Kongressen hin, wo selbst die Übersetzer Mühe bekundeten, Bedeutung von Sprache zu Sprache zu transportieren. Sogar Psychiater derselben Sprache hätten manchmal Mühe, sich zu verständigen und sich auf Fallbeurteilungen und Therapievorschläge zu einigen:

> it was underlined by the difficulties of a large staff of translators trying to convey the meaning from one idiom to another simultaneously. Even among psychiatrists of the same language, understanding and agreement is sometimes difficult – even now various schools of thought and approaches have much trouble of judging the same case and to come to an agreement in therapy.[98]

---

[94] Manfred Bleuler, »Opening Lecture«, in: Werner A. Stoll (Hg.), *2nd International Congress for Psychiatry, Zurich, September 1st to 7th, 1957,* Zürich 1959, Bd. I, 37–38.

[95] Kline, Psychopharmacology Frontiers, 433 (Diskussion Dr. Kline).

[96] Ebd., 438 (The Chairman) (»There are also questions of terminology. We do not always mean the same thing when we speak of paranoid schizophrenias.«).

[97] Morel/Schifferli, Le vocabulaire psychiatrique, 264.

[98] Mayer-Gross, »The Idea of a Psychiatric Vocabulary«, in: Werner A. Stoll (Hg.), *2nd International Congress for Psychiatry, Zurich, September 1st to 7th, 1957,* Zürich 1959, Bd. IV, 269–271, 269.

Ein derartiges internationales Vokabular der Psychiatrie lag im Interesse verschiedener Organisationen, u.a. der WHO und der Unesco, welche Geld für das Projekt versprachen. Eine der Hauptschwierigkeiten war der Ursprung vieler Begriffe in der Alltagssprache, wie Mayer-Gross konstatierte.[99]

Die Professionalisierung der Psychiatrie erforderte auch eine präzisere Sprache, welche sich von der populären Alltagssprache abhob. Ab den 1950er Jahren lässt sich eine allgemeine Entwicklung zur Standardisierung innerhalb der Psychiatrie beobachten. So wurde die Erstausgabe des amerikanischen *Diagnostic and Statistical Manual of Mental Disorders* (DSM) 1952 veröffentlicht und die von der WHO herausgegebene *International Statistical Classification of Diseases* (ICD) enthielt in ihrer 6. Ausgabe von 1949 erstmals eine Sektion zu psychischen Störungen. Sowohl das ICD-6 wie auch das DSM-I waren beeinflusst von militärischen Klassifikationen aus dem Zweiten Weltkrieg (insbesondere der Veteranen-Administration).[100] Die aktuelle fünfte Ausgabe des DSM deklariert denn auch, dass sie Klinikern und Forschern eine »gemeinsame Sprache« für die Kommunikation anbiete und so konsistente und verlässliche Diagnosen ermögliche – ein Anspruch, der die American Psychiatric Association (APA) bereits seit der dritten Ausgabe geltend machte:

> It provides a common language for clinicians to communicate about their patients and establishes consistent and reliable diagnoses that can be used in the research of mental disorders. It also provides a common language for researchers to study the criteria for potential future revisions and to aid in the development of medications and other interventions.[101]

Die Internationalisierung der psychiatrischen Klassifikation setzte sich jedoch, entgegen den Bestrebungen Mitte der 1950er Jahre, erst mit der dritten Ausgabe des DSM in den 1980er Jahren durch und ist seither ein Thema geblieben: Die zehnte Konferenz der World Psychiatric Association, die 1996 in Madrid stattfand, trug den Namen »One World, One Language«.[102] Die Stolpersteine innerhalb dieser angestrebten Entwicklung in Richtung Internationalisierung und einer gemeinsamen Sprache der Psychiatrie wurden mit der Einführung der modernen psychoaktiven Stoffe zunächst jedoch zahlreicher. Die therapeutische Anwendung basierte auf Diagnosen; die Stoffe wirkten immer auf etwas ein, das sich, trotz des breiten Wirkungsspektrums, als spezifische Wirkung von den Nebenwirkungen abheben musste. Diese Wirkung, und mit ihr die Frage der Be-

---

[99] Ebd.

[100] http://www.psychiatry.org/practice/dsm/dsm-history-of-the-manual [Stand: 17.2.2016].

[101] http://www.dsm5.org/about/pages/faq.aspx [Stand: 17.2.2016].

[102] Zit. in Lakoff, Pharmaceutical Reason, 64. Laut Lopez-Ibor trug das Motto der weltweiten Akzeptanz einer »common language for diagnosis« Rechnung. Juan J. Lopez-Ibor, »Partnership for Mental Health. The 12th World Congress of Psychiatry«, in: *World Psychiatry* 1/2 (Juni 2002), 65.

zeichnungen, stand jedoch in einem Spannungsfeld von verschiedenen Einflussfaktoren während, vor und nach der Einnahme einerseits und unterschiedlichen Zugängen und Deutungsmodellen andererseits. Die Suche nach einem gemeinsamen Vokabular der Psychiatrie wurde besonders schwierig, wenn es um innere Zustände ging, wie Morel und Schifferli in Zürich festhielten:

> Es scheint klar, dass der wichtigste Informationsverlust beim Gebrauch von Wörtern geschieht, die auf Gefühle oder innere Zustände verweisen, das heisst auf den rein subjektiven Bereich. [...] Wir müssen Meister unseres Wortschatzes werden. Deshalb müssen wir uns organisieren, um dieses Vokabular zu organisieren.[103]

Namen verweisen auf Konzepte, Konzepte verweisen auf Erklärungsansätze – wenn man also diesen Sack Flöhe von Stoffen unter einen Begriff packte, würde man implizieren, dass sie alle im Prinzip auf ein und dasselbe einwirkten. Was in letzter Konsequenz bedeuten würde, »that mental illness is one and not many«,[104] wie ein Teilnehmer folgerte. Nathan Kline wies auf den fast utopischen Charakter hin, den diese Suche nach einer gemeinsamen Sprache angenommen hatte. Um die neuen Stoffe ideal zu erfassen, einzuteilen und zu benennen, bräuchte es auch einen idealen Patienten mit einer idealen Krankheit, die alle drei übereinstimmen müssten. Er plädierte angesichts dessen für Pragmatismus: Nur aus der Praxis heraus liesse sich ein handhabbares, stimmiges System finden, das genau erfasst, welches Arzneimittel am wirksamsten ist bei bestimmten Zielsymptomen und Krankheitstypen.[105] Dazu musste man sich jedoch einig werden, wie man über was sprechen sollte.

## 3.4 Soma auf der Couch: Psychodynamische Ansätze

Gleich zu Beginn des *Psychopharmacology-Frontiers*-Symposiums wurde eine Frage aufgeworfen, die auf den Kern dessen zielte, was auf dem Spiel stand: »Are pharmacologic theories in contradiction to everything we have learned about psychodynamics?«[106] Stand die psychodynamische Theorie auf dem Spiel? Während gar ein Elektroingenieur an diesem Symposium teilnahm, finden sich in der Teilnehmerliste nur eine Psychologin und ein Psychologieprofessor. Unter den Psychiatern war jedoch die Mehrzahl eher psychodynamisch orientiert.[107] Insbe-

---

103 Morel/Schifferli, Le vocabulaire psychiatrique de notre époque, 267 f. [»Il apparaît clairement [...] que la perte d'information la plus importante se produit dans l'usage de mots évoquant des sentiments ou des états intérieurs, c'est-à-dire du domaine purement subjectif. [...] Nous devons devenir maîtres de notre vocabulaire. Pour cela nous devons nous organiser pour organiser ce vocabulaire« Übers. M.T.].

104 Sainz, Speculation on the Mode of Action, 405.

105 Kline, Psychopharmacology Frontiers, 441 (Diskussion Dr. Kline).

106 Kline, Major Controversies and Needs, 18.

107 Dies legt auch Humphry Osmonds Vortrag beim *Chemical-Concepts-of-Psycho-*

sondere die europäische Psychiatrie war bis in die 1950er Jahre dieser Tradition verpflichtet – einem psychopathologischen Denken, das auf Instinkt, psychologischen Abwehrmechanismen, Energiegleichgewicht sowie den Freud'schen Konflikten zwischen Ich, Es und Über-Ich aufbaute.[108] Für ihre Vertreter stellte sich 1957 die Frage, wie die chemischen Interventionen mit der Subjektivität des Menschen zu vereinbaren waren. Bedeuteten sie, dass in nicht allzu ferner Zukunft eine biochemische Erklärung gefunden und das Verhalten vollständig auf chemische Formeln reduziert würde?[109] Markierte die Ankunft der psychoaktiven Stoffe in der Psychiatrie auch das Ende aller psychologischen Faktoren im psychiatrischen Denken?[110]

Tatsächlich bedeutete die Einführung der modernen psychoaktiven Stoffe in der langen Sicht eine Rekorporalisierung der Psychiatrie, insbesondere durch die Entdeckung einer neurochemischen Komponente des Verhaltens. Das Individuum und seine Lebensgeschichte rückten in den Hintergrund, die Psychiatrie wurde weniger sprachbasiert – der Ort des Körpers im psychiatrischen Denken veränderte sich.[111] Allerdings erfolgte diese Rückkehr des Körpers nicht unmittelbar mit der Einführung der modernen psychoaktiven Stoffe. Sie war diesen nicht von Beginn an eingeschrieben. Vielmehr wurden die neuen Stoffe zunächst in bestehende psychodynamische Erklärungs- und Expertisenstränge integriert.

Es gibt, wie ich im Folgenden ausführen werde, keine direkte Entwicklungslinie zum ab den 1980er Jahren vorherrschenden biomedizinischen Deutungsmuster, wonach pharmakologische Interventionen direkt und spezifisch auf definierte psychische Krankheiten einwirken, welche auf neurochemische Prozesse zurückzuführen sind. Vielmehr waren die psychoaktiven Stoffe 1957 noch »unterdeterminiert«, wie Lakoff es beschreibt.[112] Sie konnten sowohl an psychodynamische Vorstellungen anknüpfen als auch in biologische oder neurologische Interpretationen eingebettet werden. Es gab 1957 also eine Gleichzeitigkeit von verschiedenen Ansätzen, die erst später zugunsten der biologischen Psychiatrie entschieden werden würde. Die neuen psychoaktiven Stoffe warfen in Zürich vor allem Fragen auf, die zunächst »in Form bestehender Expertise«[113] – mit altem Wissen und bekanntem Vokabular – zu beantworten versucht wurden. Es kam zu einer »konzeptuellen Transaktion« zwischen Psychoanalyse und Psychophar-

---

*sis*-Symposium über Modellpsychosen nahe, in dem er sich rhetorisch als Kämpfer gegen den psychodynamischen Mainstream darstellte. Osmond, Chemical Concepts of Psychosis, 3–26.

108 In Abgrenzung zum psychiatrischen Organizismus der vorangehenden Jahrhunderte. Um diese starke Vereinfachung zu differenzieren vgl. weiterführend: Micale, The Psychiatric Body, 323–346.

109 Kline, Major Controversies and Needs, 18.

110 Ebd.

111 Micale, The Psychiatric Body, 338.

112 Lakoff, Pharmaceutical Reason, 9.

113 Ebd.

makologie, die allerdings nur von kurzer Dauer war.[114] Um diese Einbettung in psychoanalytische, psychodynamische versus biochemische Erklärungen wird es im Folgenden gehen. Wie wurden psychoaktive Stoffe mit psychodynamischen Ansätzen vereint? Was geschah, zugespitzt gesagt, mit Soma, wenn es auf die Couch kam? Zunächst machen die Quellen zum II. Internationalen Kongress für Psychiatrie deutlich, dass das Psychopharmakon keineswegs die Waagschale zugunsten der Biochemiker veränderte. Es kam zu einer Verunsicherung oder Destabilisierung aller Zugänge, verursacht durch die nicht schliessbare Lücke zwischen Soma und Psyche, durch den ›Missing Link‹ zwischen psychischen Vorgängen und körperlichen Prozessen. Für die psychodynamische Orientierung war das Menschliche durch Sprache und Subjektivität definiert, und nicht in erster Linie durch den tierhaften Körper. In dieser Sichtweise waren pharmakologische Tierversuche letztlich nicht aussagekräftig, und die Wirkung der Stoffe konnte nur mittels Sprache, unter Berücksichtigung der individuellen Krankheits- und Lebensgeschichte der Patientinnen erfasst werden.

In der Psychiatrie traf nun die Freud'sche ›Redekur‹ insofern auf den klinischen Blick, als Symptome als ›Zeichen‹ einer zugrundeliegenden Krankheit gelesen wurden. Diese Kombination aus klinischer Beobachtung, genauer Registrierung des Krankheitsverlaufs und der Wichtigkeit der Anamnese war für die Mehrzahl der europäischen Kongressteilnehmer prägend, was auch für die untersuchten Schweizer Kliniken zu dieser Zeit galt.[115] Der klinische Blick war stärker auf die Patientin und ihre Lebens- und vor allem Krankheitsgeschichte gerichtet als auf isolierte Symptome. Die Wirkungen der neuen psychoaktiven Stoffe wurden denn auch an ›Kranken‹ getestet und angewandt – das heisst an grossen Krankheitseinheiten wie der (verschieden spezifizierten) Schizophrenie, anhand derer Wirkungen festgestellt wurden. In dieser Sicht lagen die psychischen Störungen, um die es 1957 ging, grundsätzlich ausserhalb des Zugriffs der Naturwissenschaften.[116] Psychoaktive Stoffe waren jedoch, wie im Folgenden gezeigt wird, (noch) nicht eindeutig einer naturwissenschaftlichen Logik zugehörig, sondern vielseitig anschlussfähig. Für Freud waren chemische Wirkstoffe nicht grundsätzlich unvereinbar mit der Psychoanalyse, sah er doch für die Zukunft die Möglichkeit »mit besonderen chemischen Stoffen die Energiemengen und deren Verteilung im seelischen Apparat direkt zu beeinflussen«.[117] C.G. Jung hingegen sandte als Ehrenpräsident des *Chemical-Concepts-of-Psychosis*-Symposiums ein eher launisches Grusswort zu und blieb der Veranstaltung fern:

---

114 Ebd.

115 Dazu ausführlich Kap. 4.

116 Vgl. dazu Lakoff, Pharmaceutical Reason, 86.

117 Sigmund Freud, *Abriß der Psychoanalyse. Gesammelte Werke*, Frankfurt am Main 1940 [1938], Bd. 17, 63–138, 108, zit. in Ehrenberg, Das erschöpfte Selbst, 69. Vgl. dazu auch Sigmund Freud, *Schriften über Kokain*, (hg. von Albrecht Hirschmüller), Frankfurt am Main 1996.

> To make myself clear, I consider the etiology of schizophrenia to be a dual one, namely, up to a certain extent psychology is indispensable to explain the nature and the causes of the initial emotions, which give rise to metabolic alterations. These emotions seem to be accompanied by chemical processes causing specific temporary or chronic disturbances or destructions.[118]

Allerdings ging es hier um die Kausalität, um Hofmanns Huhn-oder-Ei-Frage: Sind die Veränderungen im Körper Ursache oder Zeichen der Krankheit? In Jungs Sicht scheinen chemische Faktoren durchaus eine Rolle zu spielen, jedoch eher als Begleiterscheinungen von Emotionen und nicht ursächlich.

## 3.5 Argumentative Figuren der Psychodynamik

Psychodynamische Konzepte wurden von den Teilnehmern auf dem Zürcher Kongress 1957 explizit ins Spiel gebracht, wenn es um die Erklärung der Wirkungsweise der neuen Stoffe ging oder wenn ihre therapeutischen Einsatzmöglichkeiten diskutiert wurden. Um die Erklärungsachse psychodynamischer Prägung herauszuarbeiten, werde ich mich auf drei argumentative Figuren konzentrieren, die nahe beeinander liegen, jedoch den Akzent auf je andere Aspekte legen: psychoaktive Stoffe als Türöffner, als Bindeglied zwischen Arzt und Patient sowie als Psychotherapie im Kleinen.

In der Figur des psychoaktiven Stoffes als Türöffner ist es der Stoff selbst, welcher die Patienten zum Sprechen bringt. Dies gilt vor allem für Stoffe wie Chlorpromazin oder Reserpin, welche das Bewusstsein intakt lassen und zugleich die wahnhaften Symptome lindern, ohne einzuschläfern. Somit können diese Stoffe ein geordnetes, therapiezugängliches Sprechen produzieren und die ›Subjektivität‹ der Patienten wieder herstellen. F. Arnold formulierte es folgendermassen: »It seemed to us that it was this change in mentality that enabled us to give further therapy. We feel that […] the drugs do not cure the schizophrenia but only afford an entry.«[119] Durch eine nicht näher bestimmte Veränderung des Zustandes des Patienten ergibt sich eine neue Situation, mit der gearbeitet werden kann. Indem die Stoffe die normale Dynamik verändern, bieten sie weiteren therapeutischen Zugriffen einen Einstiegspunkt. Hierzu zählt auch der sogenannte ›provozierende‹ Einsatz von Stoffen, für den in den 1950er Jahren vor allem die Halluzinogene, zum Teil jedoch auch Reserpin geeignet schienen. Halluzinogene Stoffe waren in der Lage, hemmende Kontrollmechanismen aufzubrechen und Unterbewusstes ans Licht zu holen und konnten als ›provozierende‹ Mittel eingesetzt werden.[120] So Kline: »Reserpine seemed to allow the breakthrough of fairly deep

118 »Message of the Honorary President«, in: Rinkel, Chemical Concepts, XXI.
119 Arnold, Reconditioning of the Personality, 274 f.
120 Letemendía, Mayer-Gross, Theories on the Psychic Effects of Drugs, 423.

material.«[121] Indem die Neuroleptika Leiden linderten und zugleich möglicherweise gewalttätige Aspekte des Verhaltens beschränkten, so argumentierten Teilnehmer in Zürich, wurden Patienten für eine Analyse zugänglich, die sonst »inaccessible« blieben.[122] Patienten würden, so auch Frank Ayd, unter Neuroleptika-Einfluss weniger von ihren »vegetativen Störungen, Wahnvorstellungen und Halluzinationen sowie den subjektiven Angstgefühlen« in Beschlag genommen. Dadurch würden sie weniger gehemmt und auskunftsfreudiger – »more revealing«.[123] Ähnlich argumentierte Greg Cleghorn in der Diskussion, der eine Abnahme der Abwehrmechanismen und eine Zunahme des Kontaktes feststellte.[124] Auch Friedrich Mielke, der am Burghölzli unter anderem Vergleichsversuche mit Chlorpromazin und Serpasil durchführte, war der Meinung, dass die neuen Stoffe in der Praxis vor allem andere Therapien ermöglichten: Psychotherapien und Gruppentherapien.[125] Zu dieser Zeit wurden am Burghölzli auch bei Schizophrenie-Patienten Psychotherapien durchgeführt, eine Praxis, die später wieder verworfen wurde.[126] Andere Teilnehmer gingen weiter: In der Sicht von N. William Winkelman, eines amerikanischen Psychoanalytikers, wirkten die Neuroleptika auf die psychische Energie. Demnach griffen sie nicht direkt in die Funktionen des Ichs ein, sondern veränderten die Energie der Persönlichkeitsstruktur, indem sie die Spannung zwischen Ich und Über-Ich beeinflussten. In seiner »psychologic anatomy of the mind«[127] gibt es keine spezifischen Wirkungen. Die Stoffe bringen vielmehr die un- und unterbewussten Inhalte hervor und reduzieren gleichzeitig schmerzhafte Konflikte innerhalb des Ichs: »The drug, in the long run, is the ally of the ego«, ist seine Folgerung.[128] Auch Sarwer-Foner betonte, dass die neuen Stoffe nur symptomatisch wirkten, indem sie Veränderun-

---

[121] Kline, Psychopharmacology Frontiers, 443 (Diskussion Dr. Kline).

[122] Nathan Kline/Mortimer Ostow, »The Psychic Action of Reserpin and Chlorpromazine«, in: Nathan Kline (Hg.), *Psychopharmacology Frontiers. International Congress of Psychiatry Zurich 1957*, Boston 1959, Appendix, 481–513, 512.

[123] Frank Ayd, »Prolonged Use of Reserpine in Schizophrenia«, in: Nathan Kline (Hg.), *Psychopharmacology Frontiers. International Congress of Psychiatry Zurich 1957*, Boston 1959, 33–39, 34.

[124] Kline, Psychopharmacology Frontiers, 447 (Diskussion Dr. Cleghorn).

[125] Ebd., 448 (Diskussion Dr. Mielke).

[126] Marietta Meier, »Hirneingriffe historisieren. Ethische Standpunkte zur Lobotomie in den 1940er und 1950er Jahren«, in: Oliver Müller/Jens Clausen/Giovanni Maio (Hgg.), *Das technisierte Gehirn*, Paderborn 2009, 65–86, 78 f.

[127] N. William Winkelman, »A Psychoanalytic Study of Phenothiazine Action«, in: Nathan Kline (Hg.), *Psychopharmacology Frontiers. International Congress of Psychiatry Zurich 1957*, Boston 1959, 305–314, 305 f.

[128] Ebd., 311. Laut Joanna Moncrieff verschrieb Winkelman seinen ambulanten Patienten Chlorpromazin gegen fast alle ›Nervenleiden‹, insistierte jedoch gleichzeitig darauf, dass es niemals »as a substitute for psychoanalytically oriented psychotherapy« verabreicht werden sollte. N. William Winkelman, »Chlorpromazine in the Treatment of Neuropsychiatric Disorders«, in: *JAMA* 155 (1954), 18–21, 21, zit. in Joanna Moncrieff, *The Bitterest Pills. The Troubling Story of Antipsychotic Drugs*, London 2013, 34.

gen im psychodynamischen Gleichgewicht auslösten.[129] Ihre Wirkung sei vor allem physiologisch und nur indirekt psychodynamisch, indem Prozesse angestossen würden: »To be sure, the drugs act on the organic substratum of the brain, but these effects are gross and global, rather than specific, for disease processes, diagnostic entities, or human problems in living.«[130] Die zentrale Wirkung war in dieser Konzeption diejenige auf das psychische Gleichgewicht, während die Wirkungen auf neurochemische Prozesse im Hirn als unspezifisch angesehen wurden.

Die zweite argumentative Figur ist diejenige der relationalen Substanz: In diesem Erklärungsmodell stellt der psychoaktive Stoff die therapeutische Beziehung zwischen Arzt und Patient sicher oder ermöglicht sie erst. Im Gegensatz zum Stoff als Türöffner steht hier die Arzt-Patienten-Beziehung im Vordergrund, und dieser Beziehung wird das therapeutische Potenzial zugeschrieben. Während der Stoff für das Körperliche zuständig war, konnte sich der Arzt umso besser um das Geistige kümmern. Besserungen oder Heilungen seien deshalb auch nicht in direkter Linie dem psychoaktiven Stoff zuzuschreiben, so Sarwer-Foner, sondern der Arzt-Patienten-Beziehung. Der Stoff werde für den Patienten zur Repräsentation der »good medication«, des »good, benevolent, and loving doctor whose intentions are to cure him«.[131] Der Arzt und seine Institution sei für den Patienten quasi in der Pille komprimiert und werde ihm verabreicht: »For many patients, part of this process may well have to do with the feeling that the doctor, hospital, or institution concerned is being introjected in the form of a pill«.[132] In Sarwer-Foners Argumentation wirken die Substanzen relational – in einer Beziehung mit einem anderen Menschen, dem Arzt – in einem spezifischen Kontext, der sich aus zahlreichen Faktoren zusammensetzt.[133] Das Psychopharmakon ist in diesem Modell also eingebettet in eine Vielzahl von Einflüssen, welche die Dynamik verändern. Hier sei es naiv, diese Effekte einfach dem pharmakologischen Profil eines Stoffes zuzuschreiben. Es gehe nicht um die pure chemische Wirkung, sondern um das Zusammenspiel der körperlichen Wirkungen des Stoffes mit den Konflikten des Patienten, seinen Abwehrmechanismen gegenüber diesen inneren Konflikten und den Beziehungen und Situationen, in denen er sich befinde. Der Stoff wirke, indem er eine neue therapeutische Situation herbeiführe, die von allen Seiten interpretiert werde und wiederum Reaktionen auslöse.[134] Des Weiteren machte N. William Winkelman auf psychoaktive Stoffe als Bedeutungsträger zwischen Ärzten und Patienten aufmerksam. Hier kam besonders die symbolische Aufladung des Psychopharmakons zur Sprache. Wie Win-

---

[129] Sarwer-Foner, Theoretical Aspects of the Mode of Action, 301.
[130] Ebd.
[131] Kline, Psychopharmacology Frontiers, 446 (Diskussion Dr. Sarwer-Foner).
[132] Sarwer-Foner, Theoretical Aspects of the Mode of Action, 299.
[133] Kline, Psychopharmacology Frontiers, 444 (Dr. Sarwer-Foner).
[134] Ebd., 476 (Dr. Sarwer-Foner).

kelman ausführt, sei er »aware of the symbolic values of giving something to a patient in the form of a tablet or capsule, especially if it has a beneficial effect«.[135]

Die dritte Figur ist diejenige der psychoaktiven Therapie als Psychotherapie im Kleinen. In dieser Argumentation ist der Verlauf wichtig, denn die medikamentöse Therapie wird in ihren Abläufen und Phasen der Psychotherapie analog gesetzt oder sie wird zu einem Beschleuniger derselben. In Klines Argumentation haben die psychoaktiven Stoffe sogar das Potential zur chemischen Feinregulation der Psychoanalyse. Wenn die psychoanalytischen Fortschritte abflachten, könne man durch Dosierungsanpassungen wieder neuen Schwung in den Prozess bringen und so jede Stufe des Prozesses stofflich optimal regeln: »It may be that with these drugs we are acquiring this capacity for a fine regulation of the analytic process which Freud anticipated.«[136] Chlorpromazin wurde in diesem Zusammenhang als Hilfsmittel unter anderen Therapien gesehen, das nicht direkt heilt, jedoch eine katalytische Funktion hat: Es verkürze die Behandlungszeit insgesamt.[137] Beim Zürcher Symposium wurde von psychodynamisch ausgerichteten Psychiatern betont, dass es stets um den Patienten als Individuum gehe und nicht um Zielsymptome. Kinross-Wright meinte, Psychiater wollten stets Patienten behandeln, nicht Krankheiten, was auch einige der Zürcher Verständigungsprobleme erkläre. Schizophrenie beispielsweise sei als Krankheit eingebettet in eine Persönlichkeit, mit der sie interagiere.[138] Die Medikamente erschienen hier als Behandlung der Persönlichkeit mit zahlreichen Parallelen zur Psychoanalyse, welche auf einer langen Behandlungsdauer basierte.

Auch das Bild des Neuroleptikums als schnelle Psychotherapie kam zur Sprache: Gemäss Hans Walther-Büel liess sich im Wirkungsverlauf eine deutliche Thematik wie bei einer klassischen Analyse ausmachen, einfach viel kürzer. Wie in der Psychoanalyse spielte auch hier die Übertragung eine grosse Rolle, erschien der Arzt der Patientin, um die es hier ging, doch gänzlich verwandelt:

> Sehr deutlich war die Partnerschaft des Arztes am Inhalt der Pseudohalluzinationen doch dargestellt, er erschien der Patientin als Mephisto, als Fakir, als Strahlenkopf [...]. Diese knappen Hinweise mögen genügen, den gleichsam quantitativen Anteil zwischen Arzt und Medikament zu illustrieren.[139]

Es wird klar, dass die psychoaktiven Stoffe in Zürich 1957 auch in psychodynamische Erklärungsansätze eingebettet werden konnten. Sie stellten weder die

---

[135] Winkelman, A Psychoanalytic Study of Phenothiazine Action, 312.

[136] Kline/Ostow, The Psychic Action of Reserpin and Chlorpromazine, 484 f.

[137] E.B. Gäde/Kurt Heinrich, »Neuroleptic Therapy Contrasted with Earlier Methods«, in: Nathan Kline (Hg.), *Psychopharmacology Frontiers. International Congress of Psychiatry Zurich 1957*, Boston 1959, 133–136, 136.

[138] Kline, Psychopharmacology Frontiers, 449 (Diskussion Dr. Kinross-Wright).

[139] Hans Walther-Büel, »Allgemeine Gesichtspunkte der Psychopharmakologie, Protokoll der 129. Versammlung der Schweizerischen Gesellschaft für Psychiatrie«, in: *Schweizer Archiv für Neurologie, Neurochirugie und Psychiatrie* 84/1 (1959), 291–297, 296 f.

Psychotherapie grundsätzlich in Frage noch wurden sie als ihr Gegenstück gesehen. Die psychodynamische Erklärungsachse betonte die Kontextabhängigkeit von Wirkungen und betrachtete psychische Störungen als eingebettet in Persönlichkeitsstrukturen, soziale Beziehungen und institutionelle Settings, die ihrerseits den Stoffen eine symbolische Dimension verleihen können. Laut Sarwer-Foner tragen nebst den Haltungen der Ärzte und des Pflegepersonals auch Patienten ihren Teil zur Interpretation des Settings bei:

> The unconscious as well as conscious visualization by the patient of what is appropriate to the setting – that is, what is sociologically required of him when under the influence of the drug and therefore controlled, in reference to standards of behavior of the specific hospital society – plays an important role.[140]

Die Stoffe haben zwar körperliche Effekte, aber »their physiologic action strikes the patient only in terms of his personal situation«.[141] Dieser komplexen persönlichen Situation, die durch die Einnahme eines psychoaktiven Stoffes entsteht und wieder verändert wird, versuchte man Rechnung zu tragen. Die Mehrheit der psychodynamisch ausgerichteten Kongressteilnehmer stellte die körperliche Wirkung der Stoffe nicht in Abrede. Die Stoffe wirkten körperlich, wie es Dr. Kinross-Wright in der Diskussion formulierte: »[...] they obviously cannot act upon the abstraction which we know as psyche«.[142] Mit dieser körperlichen Wirkung wird in diesem Verständnis ein unspezifischer Prozess angestossen. Entscheidend waren die Veränderungen in Denken und Fühlen, die dadurch ausgelöst wurden.

## 3.6 Brückenschläge

Zu dieser psychodynamischen Interpretation der Stoffwirkungen gab es auch Gegenstimmen. In der Diskussion über die Psychodynamik der Wirkungen kam wohl der stärkste Widerspruch von Veronica Pennington, einer amerikanischen Psychiaterin. Sie schilderte die Situation wie folgt:

> nude patients in secluded barren rooms, filthy with excreta and devoid of any comfort from association or materials, have been improved and recovered without any benefit of psychotherapy or therapeutic milieu, unless bathing and taking of pills or injections can be construed as such. As they improved they were brought out to a hall too full of restless, irritating companions, there to sit on a hard bench and eat unattractive food and wear disfiguring uniforms. Nevertheless they continued to improve in what most of us would call a most damaging milieu.[143]

---

140 Sarwer-Foner, Theoretical Aspects of the Modes of Action 296 ff.

141 Ebd.

142 Kline, Psychopharmacology Frontiers, 450 (Diskussion Dr. Kinross-Wright).

143 Ebd., 451 (Diskussion Dr. Pennington).

Der Zustand der Patientinnen sei wider alle Umstände besser geworden, weshalb klar sei, dass psychoaktive Stoffe keine blossen »Krücken« für die Psychotherapie seien.[144] Es gehe vielmehr um biochemische Wirkungen, die unabhängig von der jeweiligen Situation griffen, kurz, um eine »specific, definable, tangible reality« und nicht um »intangible, unproven psychic processes«.[145]

Der Tenor ging trotz dieser pointierten Position beim Symposium in Zürich 1957 eher in Richtung Konsensfindung: Weder der eine noch der andere Ansatz sei richtig oder falsch. Was man jetzt brauche, sei ein integrierendes Konzept, mögliche Verknüpfungswege zwischen den beiden »sets of facts« – den biochemischen und psychologischen Zugängen.[146] Kline ging davon aus, dass eine Kombination von psychologischen und somatischen Faktoren den Geist steuere, und fand aus diesem Grund, dass auch die theoretischen Zugänge nicht falschen Dichotomien verhaftet bleiben sollten. Die Berufsblindheit der Kliniker und Pharmakologen führe zu einer Simplifizierung der Dinge, wie sich auch Freyhan äusserte, die man nur mit »multidimensionalen« Konzepten überbrücken könne. Dazu brauchte es Kooperation, und zwar nicht bloss als freundliche Geste, sondern als Grundlage für neue Erkenntnisse.[147] Die Notwendigkeit zur Kooperation insbesondere der Psychiatrie und Pharmakologie wurde auch im Nachgang von Zürich als einziger Weg zum Fortschritt bekräftigt und die Psychopharmakologie als »integrierende Wissenschaft« bezeichnet.[148]

Ihre Aufgabe – »die Veränderungen der psychischen, emotionellen und affektiven Prozesse normaler und pathologischer Ausprägung unter dem Einfluss psychotroper Pharmaka« zu untersuchen[149] – fiel in den Zuständigkeitsbereich zuvor getrennter Forschungsrichtungen. Die Erforschung von Soma und Psyche musste zusammengebracht werden und die Erfahrungen aus der Therapie mit den Ergebnissen aus Experimenten abgeglichen werden. Mit einer rein biologisch-organischen oder rein psychologischen Orientierung könne man nur die Hälfte des Bildes sehen, argumentierte auch der amerikanische Psychoanalytiker N. William Winkelman in Zürich. Erst durch die Kombination der beiden könne man nicht nur die Wirkungsweisen der psychoaktiven Stoffe, sondern auch die Funktion des Nervensystems insgesamt besser verstehen.[150] Er hielt in der Dis-

---

[144] Ebd.

[145] Ebd.

[146] Kline, Major Controversies and Needs, 18.

[147] Kline, Psychopharmacology Frontiers, 475 (Diskussion Dr. Freyhan).

[148] Siehe dazu z.B. Ernst Rothlin, »Über Grundlagen der Psychopharmakologie«, in: *Bulletin der Schweizerischen Akademie der Medizinischen Wissenschaften* 15 (1959), 256–266, 256.

[149] Ebd.

[150] Kline, Psychopharmacology Frontiers, 450 (Diskussion Dr. Winkelman). N. William Winkelman, Psychoanalytiker in Philadelphia, veröffentlichte 1954 den ersten Aufsatz über Chlorpromazin in den USA. N. William Winkelman, »Chlorpromazine in the Treatment of Neuropsychiatric Disorders«, in: *JAMA* 155/1 (1954), 18–21. Er wurde 1953 von Smith,

kussion die Teilnehmenden dazu an, über Vorbildungen und bisherige psychiatrische Ausrichtungen hinweg einen neuen, integrativen Blick auf die Stoffwirkungen einzunehmen.[151]

Einige Teilnehmer in Zürich sprachen sich denn auch dafür aus, die unterschiedlichen Erklärungsansätze für die Ätiologie psychischer Störungen und zur Wirkungsweise psychoaktiver Stoffe bloss als verschiedene Perspektiven auf dasselbe zu betrachten, wie es Humphry Osmond ausdrückte: »Any illness, including mental illness, can be discussed in a variety of ways: chemical, biological, pharmacological, sociological, through to psychology, philosophy and religion, not to mention medicine and psychiatry.«[152] Ein schlagkräftiges Argument für verstärkte Zusammenarbeit und ein Vereinen der Zugänge im Rahmen von Kongressen und internationalen Zusammenschlüssen also. Auch Winkelman äusserte sich in diese Richtung. Es gebe keinen Grund, wieso ein und dasselbe Phänomen nicht zugleich neurophysiologisch und psychologisch erklärt werden könne, schliesslich seien dies ja bloss »different ways of talking about the same thing«.[153] In dieser Sichtweise wurden die chemischen, soziologischen, philosophischen oder psychiatrischen Zugänge als unterschiedliche Sprachen rekonfiguriert. Die offenen Fragen und Grabenkämpfe konnten so in Verständigungsprobleme umgedeutet werden, und mit den neuen Substanzen schien man zudem ein neues Instrument, einen »weiteren Schlüssel«, in der Hand zu haben, um die »verzweifelt schwierige Chiffre« der geistigen Störungen endlich zu lösen.[154]

Auf dem Zürcher Kongress wurde beschlossen, eine internationale Vereinigung zu schaffen, in der alle Disziplinen vertreten sein sollten, die sich für psychoaktive Stoffe interessierten.[155] Im Zürcher Bahnhofsbuffet kamen 33 Personen auf persönliche Einladung hin zu einer etwas konspirativ anmutenden Runde zusammen und hoben eine neue Vereinigung mit dem latinisierten Namen *Collegium Internationale Neuro-Psychopharmacologicum* (CINP) aus der Taufe. Hannah Steinberg, eine Psychopharmakologin und frühes Mitglied des Collegiums, beschreibt das CINP als »male kingdom«, von dem sie lange Zeit den Eindruck hatte, dass die wichtigsten Entscheidungen auf dem Männerklo gefällt worden seien.[156] Gegründet wurde das Collegium auf die Initiative von Ernst

Kline und French beauftragt, Chlorpromazin zu testen. Seine ersten Befunde rückten die Wirkung des neuen Stoffes in die Nähe der Lobotomien. Es mache seine Patienten »immobile«, »waxlike«, und »emotionally indifferent«.

151 Kline, Psychopharmacology Frontiers, 450 (Diskussion Dr. Winkelman).

152 Osmond, Chemical Concepts of Psychosis, 5.

153 Kline, Psychopharmacology Frontiers, 451 (Diskussion Dr. Winkelman).

154 Osmond, Chemical Concepts of Psychosis, 10 [»desperately difficult cipher«, Übers. M.T.].

155 Ehrenberg, Das erschöpfte Selbst, 114.

156 Hannah Steinberg, »A Woman Psychopharmacologist in the CINP. Vice President of

Rothlin, Forschungsdirektor bei Sandoz, der zu Beginn auch Präsident war und die Unterstützung der vier grossen Schweizer Pharmaunternehmen gewann.[157] Zweck der Vereinigung war hauptsächlich die Durchführung von internationalen Konferenzen. Die erste fand 1958 in Rom statt, wo Rothlin seine Willkommensrede mit dem Motto »Concentration – Co-ordination – Co-operation« abschloss.[158] Wie berichtet wurde, richtete Papst Pius XII. für das CINP sogar einen Empfang in seiner Sommerresidenz aus und hielt eine kurze Ansprache, in der er erstaunliches Wissen über Psychopharmakologie zeigte.[159]

Die Pharmaindustrie hatte hier ein Interesse, nicht nur die Entwicklung neuer Produkte und Indikationen anzukurbeln, sondern auch die Wissensgenerierung über die neuen Mittel zu fördern und diese durch die Mitfinanzierung von Kongressen und Organisationen bekannt zu machen und ins Gespräch zu bringen. Sandoz-intern wurde über das erste Symposium dieser neuen Vereinigung CINP in Rom berichtet: Die Organisation habe sehr zu wünschen übrig gelassen, und trotz Geldsubvention von Basel und auch von Sandoz Milano sei der Name Sandoz nicht erwähnt worden. Trotz dieser negativen Aspekte sei es erfreulich gewesen, dass Psilocybin als wesentlicher Beitrag gewertet worden sei.[160]

## 3.7 Von Motoren und Menschen

Auf der Zürcher Konferenz schien ab und zu auch die utopische Hoffnung auf, dass das Psychopharmakon bald zu stabilem Wissen und experimentell gesicherten Ergebnissen führen und die Theorien und Hypothesen der vorangehenden Jahrzehnte obsolet machen würde. Das Auftauchen der neuen Stoffe liess es manchen Teilnehmenden möglich erscheinen, die »Lücke zwischen Soma und Psyche« zu überbrücken.[161] Im selben Jahr kam eine WHO-Studie über Halluzinogene und Neuroleptika zu dem Schluss, dass binäre Zugänge nun hinfällig seien. Es ergebe keinen Sinn mehr, zwischen organischen und funktionalen oder psychodynamischen Orientierungen zu unterscheiden, seit man wisse, dass halluzinogene Räusche und Psychosen nicht grundverschiedene Phänomene seien.

---

the Seventh Executive«, in: Thomas Ban/David Healy/Edward Shorter (Hgg.), *The Rise of Psychopharmacology and the Story of CINP*, Vol. 1, Budapest 1998, 372–374, 372.

157 Ban, The Rise of Psychopharmacology, 353 f.

158 Rothlin in: Philip Bradley/Pierre Deniker/Corneille Radouco-Thomas (Hgg.), *Neuropsychopharmacology. Proceedings of the 1st International Congress of the Collegium Internationale Neuro-Psychopharmacologicum (Rome, Sept. 1958)*, Amsterdam 1959, 7.

159 Ban, The Rise of Psychopharmacology, 389–393.

160 Novartis-Archiv, Bestand Sandoz: Protokolle der pharmazeutischen Komitees, Signatur H 121.000, Protokoll Nr. 39, 24.9.1958.

161 Letemendía/Mayer-Gross, Theories on the Psychic Effects of Drugs, 418 [»the gap between soma and psyche«, Übers. M.T.].

Die Unterscheidung liege eher im Auge des Betrachters als in den Phänomenen selbst.[162]

Als Kehrseite dieser Zukunftshoffnung artikulierten manche Teilnehmer eher eine zeitgenössische Verunsicherung. Die ungeklärte Wirkungsweise der psychoaktiven Stoffe liess sowohl psychoanalytische als auch biomedizinische Theorien auf einmal unvollständig wirken. Technische Innovationen trafen auf bestehende epistemische Milieus, in die sie zum Teil integriert werden konnten, die sie jedoch zugleich auch destabilisierten. Am Körper ansetzende Erklärungen stiessen auf die Schwierigkeit, beobachtbare Effekte stabil auf Wirkungen auf Krankheiten zu beziehen, wirkten die Stoffe doch nicht nur unterschiedlich auf verschiedene Personen, sondern je nach Zeitpunkt auch verschieden bei ein und derselben Person. Waren diese Schwankungen mit der Kategorie der Persönlichkeit zu erklären oder waren vielmehr die diagnostischen Kategorien nicht zutreffend? Für die biochemisch ausgerichteten Argumente war dies die entscheidende ungelöste Frage. Deshalb brachte die sich formierende Psychopharmakologie die Vorstellung der psychischen Individualität wieder ins Spiel: Sie hilft zu erklären, weshalb Ernst Rothlin, Pharmakologe bei Sandoz, das »Individuum, bzw. seine Psyche« als »kaum verständliche Komplexität« bezeichnet, das in jeder Situation als Einheit reagiert – gesteuert vom Gehirn als integrierendes Organ. Um die Variabilität der Menschen (und der Stoff-Wirkungen) zu erklären, zitiert Rothlin C.G. Jungs Kritik an der experimentellen Psychologie:

> Wer wirklich die menschliche Seele kennen lernen will, der wird von der experimentellen Psychologie soviel wie nichts darüber erfahren. Ihm wäre zu raten, lieber den Gelehrtenrock auszuziehen […] und mit menschlichem Herzen durch die Welt zu wandern, durch die Schrecken der Gefängnisse, Irrenhäuser und Spitäler, durch trübe Vorstadtkneipen, Bordelle und Spielhöllen, durch die Salons der eleganten Gesellschaft, die Börsen, die politischen Meetings, die Kirchen, die Revivals und Ekstasen der Sekten zu gehen, Liebe und Hass, Leidenschaft in jeder Form am eigenen Leibe zu erleben, und er käme zurück mit reicherem Wissen beladen, als fussdicke Lehrbücher je gegeben hätten, und wird seinen Kranken ein Arzt sein können, ein wirklicher Kenner der menschlichen Seele.[163]

Rothlin versteht das Zitat als Beleg für die Bedeutung des »inneren und äusseren Milieus« für das Verhalten.[164] Als Beispiel bringt er einen experimentellen Befund: Einzeltiere würden unter Amphetamin-Einfluss zwar erregt, aber in Tiergruppen bewirke dieselbe verabreichte Dosis eine vielfach gesteigerte Erregung. Ähnliches könne beim Menschen beobachtet werden, Gruppenpsychotherapien vermeldeten beispielsweise bessere Erfolge als individuelle. Statt isolierend zu betrachten, müsse die Psychopharmakologie die »individuellen plastischen und variablen psychischen Faktoren«, die letztlich das Verhalten ausmachten, so weit-

[162] Joel Elkes, »Ataractic and Hallucinogenic Drugs in Psychiatry«, in: *WHO Tech. Rep. Series* 152 (1958), 36.

[163] Jung, zit. in: Rothlin, Über Grundlagen der Psychopharmakologie, 260 f.

[164] Ebd., 261.

gehend wie möglich berücksichtigen.[165] Soziale Aspekte – »Milieu-Faktoren« – werden hier allerdings auf blosse Bedingungen des Versuchssetting reduziert, wie z.B. die Gruppendynamik oder die Anwesenheit des »Untersuchers«.[166]

Auf der anderen Seite liessen sich auch die Teilnehmenden mit psychodynamischer Ausrichtung von den neurochemischen Hypothesen verunsichern. Wenn die Ursachen psychischer Störungen möglicherweise im Hirn oder in Stoffwechselprozessen lokalisiert werden konnten, drohte ihnen letztlich ein Verlust des Subjekts. Statt sich auf die frühe Lebensgeschichte der Patientin zu konzentrieren, in der das Subjekt geformt wird, oder auf ihr soziales Umfeld, statt auf Sprache als ›Talking Cure‹ und Schlüssel zu Unbewusstem zu setzen, schien es vielleicht letztlich zu genügen die Hirnchemie leicht zu verändern. Eine Auseinandersetzung beim Symposium weist auf diese Bruchlinie hin: Nach einer längeren Diskussion über Serotonin und andere Botenstoffe intervenierte Fritz Freyhan, ein nach Amerika emigrierter deutscher Psychiater, und forderte, dass man endlich zum Thema zurückkehre, statt sich in den Details der chemischen und physiologischen Aspekte zu verlieren. Schliesslich neige sich das Symposium langsam dem Ende zu, und das Thema sei ja Schizophrenie, nicht Chemie.[167] Bernard Brodie, ein Biochemiker, zeigte sich überrascht über diesen Einwand. Er war nämlich der Meinung, er habe bereits die ganze Zeit über nichts anderes als Schizophrenie gesprochen. In seinen Augen war die zentrale Frage der Konferenz, ob man psychische Störungen nur über das Studium der normalen Hirnfunktionen verstehen könne. Für seinen Ansatz lieferte er eine plastische Illustration: Wenn er sein Auto reparieren lasse, vertraue er nur einem Mechaniker, der auch wisse, wie ein normaler Motor funktioniere: »I should feel more confident for the future of my car if it were fixed by a mechanic who knew how the normal engine worked«.[168] Mit der Schizophrenie verhalte es sich nicht anders. Voraussetzung für das Verständnis der Krankheit sei die Kenntnis des Normalzustandes.

Diese Auseinandersetzung zeigt, wie beide das Problem des kranken Geistes letztlich anderswo lokalisieren und deshalb auch über andere Wege untersuchen und diskutieren wollen. Dies hat auch Konsequenzen dafür, wie die Krankheit konzeptualisiert wird: Ist sie ein Störfall des Normalen, eine – fast mechanische, um Brodies Bild zu bemühen – Dysfunktion? Oder liegt die Krankheit in der Person, im Subjekt der kranken Person? Im ersten Fall könnte sie auch mit rein technischen Mitteln behandelt werden, im zweiten hingegen muss man die individuelle Lebensgeschichte des Subjekts berücksichtigen. Der Ort, wo Krankheiten lokalisiert werden, ist zugleich auch der Ort, an dem Therapie ansetzt. Somit überlagern sich in diesen Erklärungen Wissen und Intervention. Diese Kontro-

---

165 Ebd.

166 Ebd., 262.

167 Kline, Psychopharmacology Frontiers, 462 f. (Diskussion Dr. Freyhan).

168 Ebd., 463 (Diskussion Dr. Brodie).

versen weisen über die engen Expertendiskurse der Konferenz hinaus, weil sie Modelle des Menschen entwerfen und transportieren. Andrew Lakoff nennt die sogenannten ›Psy-Sciences‹, zu denen man auch die Psychopharmakologie zählen kann, »key sites in which selves are constituted as beings of a certain kind, where individuals come to understand the sources of their actions and adopt techniques for transforming themselves«.[169]

Die Diskrepanz zwischen psychodynamischen und biologischen Ansätzen wurde auch als Problem des Zugriffs formuliert. Erfolgte dieser über die Sprache, über klinische Beobachtung oder im Experiment? Auf der einen Seite gab es die experimentellen Forscher, die mit Tierversuchen und Modellpsychosen arbeiteten – und, so ein unidentifizierter Teilnehmer, zu »präzisen Resultaten aus Experimenten« kämen –, auf der anderen Seite waren die Kliniker, die Wirkungen und Nebenwirkungen an ihren Patienten beobachteten und damit seiner Meinung nach selten zu »ähnlich präzisen Aussagen über die Wirkungen« gelangten.[170] Die Quellen des Zürcher Kongresses zeigen auf, wie die Psychiatrie als Wissenschaft über Krankheiten ohne klare Ursachen mit den psychoaktiven Stoffen eine neue Möglichkeit erhielt, experimentell nach diesen Ursachen zu suchen und zugleich erstmals vergleichsweise wirksame Therapien in den Kliniken zur Verfügung hatte. Ein grosser Legitimitätsschub, der sie in die Nähe der Medizin rückte und an diese band, zugleich aber auch neue Gesprächsteilnehmer ins Spiel brachte: die Psychopharmakologie, Chemie, Psychologie.

Andere Aspekte kamen weniger ausführlich zur Sprache, sollten jedoch später lange ein Thema bleiben. Ein Beispiel dafür sind die Nebenwirkungen. Ein Grossteil der Teilnehmer am Zürcher Symposium 1957 interpretierte die an Parkinson erinnernden körperlichen Nebenwirkungen von Chlorpromazin und Reserpin als Beweis für ihre Wirkung oder als Zeichen dafür, dass die Sättigungsschwelle erreicht war.[171] Die körperlichen Nebenwirkungen wurden als Beleg für das Einsetzen der heilenden Wirkung verstanden und ihre Häufigkeit und Stärke als Zeichen für die Potenz eines Stoffes gedeutet.[172]

---

169 Lakoff, Pharmaceutical Reason, 4.

170 Kline, Psychopharmacology Frontiers, 471 (Diskussion »unidentified participant«).

171 Z.B. Fritz Freyhan, »Clinical and Investigative Aspects«, in: Nathan Kline (Hg.), *Psychopharmacology Frontiers. International Congress of Psychiatry Zurich 1957*, Boston 1959, 7–14; Hans-Joachim Haase, »The Role of Drug-Induced Extrapyramidal Syndromes«, in: Nathan Kline (Hg.), *Psychopharmacology Frontiers. International Congress of Psychiatry Zurich 1957*, Boston 1959, 197–208.

172 Freyhan, Clinical and investigative aspects, 12.

## 3.8 Zwischen Gesundheit und Normalität

In den Debatten in Zürich 1957 stand ein mechanistisches gegen ein erfahrungs- und sprachbasiertes Menschenbild, wenn es um die Wirkung psychoaktiver Stoffe ging. Die neuen Stoffe schufen Problematisierungen, die in ihrer Komplexität für viele nur durch einen konzertierten Zusammenschluss aller möglichen Zugänge und involvierten Disziplinen angegangen werden konnten. Für andere wiederum boten sie die Möglichkeit, ihren eigenen Zugang stark zu machen und für die Zukunft Beweise und Rätsellösungen zu versprechen. Die gesamten zugänglichen Dokumente, die im Rahmen des II. Internationalen Kongresses für Psychiatrie produziert wurden, deuten auf den heterogenen und unbestimmten Charakter der psychoaktiven Stoffe zu diesem Zeitpunkt hin, deren Wirkungen nur mittels einheitlicher Diagnosesysteme, einer Einigung über die psychodynamischen Persönlichkeitsmechanismen und ihr Zusammenspiel mit Hirnfunktionen oder schliesslich über standardisierte Evaluations- und Testverfahren stabilisiert werden konnten.

Im Rückblick lässt sich erkennen, wie die ›Basic Sciences‹ (Biochemie, Pharmakologie, Neurologie) Einzug hielten in einem bisher vor allem von der Psychiatrie besetzten Feld, wobei man sich zuallererst einmal auf die Begriffe, Terminologien und Klassifikationen einigen musste. Bereits dies erwies sich jedoch als problematisch, brachen doch bei jeder der vorgeschlagenen Stoffgruppenbezeichnungen ganze Bedeutungsfelder auf und stand jeder Name am Beginn einer langen Assoziationskette von Konzepten. Wenn im psychodynamischen Diskurs von Menschen und ihrer Individualität die Rede war, von psychischer Energie und innerem Gleichgewicht, und wenn viele Psychiater eher von Patienten in ihrer Gesamtheit ausgingen und nicht von vereinheitlichten Krankheiten oder gar blossen Zielsymptomen, so sprachen Pharmakologen hingegen von Tiermodellen und Zahlen. Experimentelle Logik und statistische Verfahren trafen auf sprachbasierte Zugänge und klinische Beobachtung, wobei die jeweiligen Anteile bei den einzelnen Beiträgern sich durchaus stärker überlagerten, als man dies annehmen könnte. Vieles erschien unklar und komplex, und zugleich schien vieles möglich. Nathan Kline sah die Möglichkeit am Horizont aufscheinen, dass durch die neuen Stoffe nicht nur Krankheiten geheilt, sondern auch das Potential der gesunden Menschen gesteigert werden könne:

> There is a need to direct attention to the fact that not all our efforts should be devoted to the rectification of disease. There is already preliminary evidence that the capacities and potentialities of the healthy human can be much more fully utilized than at present. Over the course of the last few millennia there has been a slight trend in this direction. It certainly appears possible that through the use of pharmaceutic agents such progress could be greatly expedited.[173]

---

[173] Kline, Major Controversies and Needs, 20.

Bei anderen Kongressteilnehmern weckte die neue chemische Steuerbarkeit eher Befürchtungen und negativ gefärbte Zukunftsbilder technologischer Macht. Die Atomforschung habe der Menschheit die Macht über die Materie gegeben, und die chemischen Therapien würden ihr vielleicht bald schon eine gefährliche Macht über den Geist verleihen:

> To be honest, there is some reason for anxiety about the future. Perhaps the anticipations of a Huxley will become the terrible reality of tomorrow. In the same way that atomic science has enabled us to acquire astounding power over matter, so chemical therapy will perhaps soon make available to us a dangerous power over the mind. As in insect colonies, man, if fed the requisite diet, could be conditioned to become a slave, fit only for certain predetermined tasks. Therein lies a danger which, in our opinion, is even more terrible and monstrous than the atomic peril.[174]

Der Gedankenschritt von der psychopharmakologischen Therapie hin zu einer Sozialtechnologie, die zum Steuerungsinstrument für die gesamte Menschheit werden könnte, wurde 1957 in Zürich also bereits gemacht – in positiver und negativer Wendung. Zwar ging es über weite Strecken vor allem um die Frage, was zwischen Körper, ›krankem‹ Geist und Stoff geschah und welche Implikationen dies für die Professionen und Institutionen hatte – aber quasi durch die Hintertür, unbemerkt von vielen, hatte auch der ›normale‹ Mensch den Raum betreten. Jeannie Moser argumentiert in ihrem Buch *Psychotropen*, dass auch in der Halluzinogen-Forschung zuerst pathologische Erfahrungsweisen erforscht wurden und in einem zweiten Schritt dann die Psyche selbst in ihren ›normalen‹ Funktionsweisen.[175] Vielmehr als eine allgemeine Regel solcher Prozesse lässt sich hier allerdings ein historisch spezifischer Bruch ausmachen: Die modernen psychoaktiven Stoffe stärkten die Vorstellung, dass psychische Krankheiten eine physische Dimension haben (insbesondere bei den Psychosen). Damit veränderte sich das Verhältnis zwischen Körperlichem und Psychischem und damit auch die Machtverteilung zwischen beim Körper bzw. bei der Psyche ansetzenden Zugängen. Die Entdeckung einer neurochemischen Komponente im menschlichen Verhalten betraf nun aber nicht nur Psychotiker, sondern auch das normale menschliche Gehirn. Damit wurde eine ganze Reihe von nicht-psychotischen Gemütszuständen potenziell ebenfalls chemisch beeinflussbar. Wenn man Geisteszustände künstlich hervorrufen und medikamentös therapieren konnte, wurden sie transitorische Zustände und waren nicht mehr (unheilbare) lebenslange ›Eigenschaften‹ wie noch im Konzept des ›Irren‹ bzw. des ›Wahns‹. Auch wenn die Psychiatrie 1957 grösstenteils bereits von diesen Begriffen abgerückt war, so beschrieb sie doch häufig ihre Patienten noch als ›Schizophrene‹, als ›Psychoti-

---

[174] Leon Fouks et al., »Treatment of Acute and Chronic Schizophrenic States«, in: Nathan Kline (Hg.), *Psychopharmacology Frontiers. International Congress of Psychiatry Zurich 1957*, Boston 1959, 127–132, 132.

[175] »Die Idee der Modellpsychose weicht der eines Modells der Psyche«. Moser, Psychotropen, 174.

ker‹ und nicht als Personen mit der Diagnose ›Schizophrenie‹ – die Grenze zwischen der Krankheit, die man *hat*, und der Person, die man *ist*.

Im vorliegenden Kapitel wurde gezeigt, wie die Einführung der modernen psychoaktiven Stoffe in der Forschung und in der Therapie auch eine neue Sprache nötig machte. Die neuen Wörter der Psychopharmakologie schwankte zwischen der Bezugnahme auf Diagnosekategorien und ›normalen‹ Persönlichkeitsmerkmalen bzw. Hirnfunktionen, solange unklar war, ob ihre Erkenntnisse sich auf psychische Störungen beschränkten – allen voran die Psychosen oder Schizophrenien –, oder ob sich ihre Resultate potenziell auf alle Menschen, ob krank oder gesund, anwenden liessen. Ich habe argumentiert, dass in den psychopharmakologischen Hypothesen über die Genese psychischer Störungen bereits der Schritt zu einer Verallgemeinerung für den grundsätzlichen Zusammenhang zwischen psychischen und physischen Prozessen angelegt war. Was für Kranke galt, galt nun für alle. Das Rätsel des Geistes wurde mit dem Instrument des Stoffes angegangen. Auch psychodynamisch ausgerichtete Psychiater konnten die stofflichen Anteile am ›Geist‹ oder am Innern zunächst in ihre Konzepte integrieren, indem die verschiedenen Stoffe als Verbündete der Ärzte, als Türöffner oder als Psychotherapie im Kleinen bzw. im Schnellen konzipiert wurden. Diese psychopharmakologische Grammatik oder Sprache war, wie ich argumentiert habe, eng an eine Internationalisierung geknüpft, die in Verbindung mit der Internationalisierung der Psychiatrie, des Pharmamarktes und Institutionen wie der WHO stand.

In den folgenden Kapiteln werden wir sehen, dass weder Klines Utopie der Steigerung durch Stoffe noch die Dystopie einer chemischen Versklavung wirklich wurden, sondern dass die Psychopharmakologie und ihre Stoffe die Grenzen der Kliniken leiser und unauffälliger überschritten und zögerlicher über das Feld der Medizin hinaus Bedeutung erlangten als befürchtet bzw. gewünscht (ob durch Ausweitung der medizinischen Sphäre oder durch Eintritt in die Konsumkultur sei noch dahingestellt). Meine Quellenanalyse legt den Schluss nahe, dass sich bereits im Diskurs im September 1957 an der ETH Zürich eine Verschiebung ausmachen lässt: eine Veränderung dessen, was als behandelbar erschien, und ein neuer Zugriff auf das menschliche Innere. Wenn man, wie Nathan Kline meinte, über wirklich wirksame psychoaktive Stoffe verfügte, so hatte dies weitreichende Folgen:

> If the theory is true, then for the first time we shall have an organic lever with which to deal with the hypothetical, imprecise concept of psychic energy. The possibility of influencing it immediately creates the possibility of objectively confirming its existence, refining our understanding of it, and ultimately measuring it – all of these [are] achievements of great theoretic and practical value.[176]

[176] Kline/Ostow, The Psychic Action of Reserpin and Chlorpromazine, 502.

Wichtig für unseren Kontext ist der Viererschritt »beeinflussen – bestätigen – besser verstehen – messen«. Dieser organische Hebel – das Instrument Psychopharmakon – eröffnet nicht nur einen Wissensraum. Dieser ist in dieser Logik von Beginn an verbunden mit Intervention. Erst durch die stoffliche Beeinflussung des Innern können Konzepte getestet und Werte gemessen werden, erst die Intervention ermöglicht das Verständnis. Wenn nun neue Stoffe wirksam waren, so rückten auch neue Bereiche in den Blick: Verhaltensweisen, Krankheiten, Hirnregionen, Persönlichkeiten.

Kapitel 4

# Situiertes Wissen: Von ›Geigy rot‹ zum depressiven Selbst

Im vorliegenden Kapitel wird der Fokus weg vom international zirkulierenden Wissen der Psychopharmakologie auf einen spezifischen Klinikkontext gerichtet, um lokale Orte der Wissensproduktion in den Blick zu nehmen. In der Klinik wurden nicht nur therapeutische Stoffe verabreicht, sondern auch bewertet, umgedeutet und stabilisiert, indem Wirkungen an Diagnosen und Stoffe an Patienten und Patientinnen geknüpft wurden. Hierzu wird die Psychiatrische Klinik Münsterlingen[1] im Kanton Thurgau in den Blick genommen, wo in enger Zusammenarbeit mit dem Basler Pharmaunternehmen J.R. Geigy AG das erste Antidepressivum Imipramin (Tofranil) ›entdeckt‹ wurde. Die Klinik Münsterlingen stand auch im Wissens- und Stoffaustausch mit anderen Kliniken und Pharmaunternehmen, wobei verschiedene Akteure wichtig waren: die psychoaktiven Stoffe, die pharmazeutische Industrie, der Oberarzt Roland Kuhn, das Pflegepersonal sowie die Patientinnen und Patienten in Münsterlingen. Aus dieser Konstellation gingen schliesslich, in Kombination mit Entwicklungen andernorts, u.a. in Amerika, die wirkmächtige Diagnose ›Depression‹ und ihre Behandlung mit Antidepressiva hervor. Damit rückten das Gemüt, seine Stimmung und Verstimmungen und die damit assoziierten Störungen in den Fokus. Die dazugehörigen Stoffe – zum Imipramin kam fast zeitgleich ein weiteres Antidepressivum namens Iproniazid hinzu – trugen viel zur Popularisierung der Psychopharmakologie bei und wurden zu Zeichen einer Entwicklung über die Klinikmauern hinaus in Richtung einer breiteren gesellschaftlichen Verwendung psychoaktiver Stoffe für Leiden, die nicht mehr eindeutig der psychiatrischen Domäne zugeordnet wurden.

Über das Fallbeispiel Münsterlingen/Geigy wird auch eine andere Modalität des Zugriffs auf die Kategorie des Subjekts fassbar: Es geht um Patientinnen und Patienten, an deren Fühlen und »Erleben« (Kuhn) sich Wirkung manifestieren sollte und welche dadurch zugleich selbst verändert wurden. Nicht nur ihre Stimmungen und ihr Verhalten veränderten sich durch die Stoffwirkung und ihre Depression besserte sich im Erfolgsfall, sie wurden durch den neuen Stoff

[1] 1966 wurde die bisherige »Heil- und Pflegeanstalt Münsterlingen« in »Kantonale Psychiatrische Klinik« umbenannt. Regierungsratsbeschluss vom 22.11.1966, StATG 9'14, 5.2.6.0/2.

auch zu neuen Kranken. Bis in die 1950er Jahre war der klassische Depressionstyp eine schwere, häufig mit Manie verbundene Erkrankung, leichtere depressive Verstimmungen wurden oft noch als ›normal‹ betrachtet.[2] Mit den neuen Behandlungsmöglichkeiten wurden auch leichtere Formen der Depression medikalisiert. Wirkte ein Antidepressivum bei einem nicht eindeutigen Krankheitsbild, konnte es zum entscheidenden Argument für die Diagnose ›Depression‹ werden.[3] Das bedeutet, dass nicht nur Diagnosen psychiatrische Störungen zuteilten, sondern dass umgekehrt auch Stoffwirkungen an der Eingrenzung und Festlegung von Krankheitsdefinitionen beteiligt waren.

Die Stoffwirkung ist an einen Prozess des »Leute-Erfindens« gekoppelt, an Klassifikationen und Kategorien, welche ihren Gegenstand, die depressive Patientin, mit erfinden.[4] Das heisst nicht, dass die Symptome der Depression bloss eingebildet wären. Sie werden jedoch durch die Diagnosestellung und die neue Möglichkeit, sie spezifisch medikamentös zu behandeln, unter dieser Kategorie gebündelt. Patienten werden auf neue Weisen in einem Klassifizierungssystem verortet. In seiner lokalen Interpretation bildete dieses Klassifizierungssystem zugleich die Basis, auf der eine Stoffwirkung überhaupt erst experimentalisiert werden konnte. Denn Testreihen mit neuen Substanzen mussten stets mit einem Ziel durchgeführt werden. Man konnte nur testen, ob ein neues Pharmakon bei bestimmten Patientengruppen eine bestimmte Wirkung zeigte. Aus dieser Anordnung von Klassifizierung, Experiment und Aufschreibeverfahren entstand ein neuer Zugriff auf Patienten, der als »Looping effect«[5] auf sie zurückwirkte. Diese Rückwirkung auf Patientinnen wird zwar mit den Münsterlinger Quellen nur beschränkt fassbar, da Selbstzeugnisse selten sind. Sie wurde jedoch in der Popularisierung der Antidepressiva und der Kategorie der Depression wirksam, weshalb am Schluss des Kapitels die Frage des ›depressiven Selbst‹ ausserhalb der Klinikmauern diskutiert wird. Kuhns Subjekte für die Geigy-Versuchsreihen waren allerdings nicht von Beginn an ›willige‹ Depressive, sondern es kam zu einer Reihe von Problemen, welche die klassische Erfolgsgeschichte über die Erfindung des ersten Antidepressivums auf eine etwas komplexere Grundlage stellen.

Im vorliegenden Kapitel wird die Entdeckungsgeschichte von ›Geigy rot‹ problematisiert, eines der klassisch gewordenen Narrative der Geschichte der

---

[2] Obschon in der Psychoanalyse bereits neurotische Depressionsformen beschrieben worden waren, bezog man sich meist noch auf Emil Kraepelins Begriff des ›manisch-depressiven Irreseins‹, worunter nur schwerste Krankheitsformen gefasst wurden. Man nahm deshalb auch an, dass diese schwere Form der Depression unter 1 % der Bevölkerung betraf. Vgl. dazu Daniel Hell, »100 Jahre Psychiatrie und Psychotherapie. Wege der Depressionsbehandlung«, Festansprache vom 6.9.2012.

[3] Lakoff, Pharmaceutical Reason, 18–72.

[4] Ian Hacking, »Leute erfinden«, in: Ders., *Historische Ontologie*, Zürich 2006 [1986], 119–135.

[5] Ian Hacking, »The Looping Effects of Human Kinds«, in: Dan Sperber/David Premack/Ann Premack (Hgg.), *Causal Cognition. A Multidisciplinary Debate*, Oxford 1995, 351–383.

Psychopharmakologie, indem diese mit Stoff- und Akteursverflechtungen konfrontiert wird. Es wird nach der Zeugenschaft verschiedener Akteure bezüglich Stoffwirkung und Diagnosen gefragt, um den lokalen Kontext des neuen Wissens zu analysieren, das im Versuch entstand und vorwiegend auf dem klinischen Blick des Psychiaters aufbaute. Quellengrundlage des Kapitels bilden Akten der Psychiatrischen Klinik Münsterlingen[6] und aus dem Novartis-Archiv (Geigy) sowie publizierte Quellen. Es wurden auch Krankenakten von Patienten in die Analyse einbezogen, die über Findmittel (Namenslisten zu Testreihen) auffindbar waren. Was in diesen Dokumenten greifbar wird, ist jedoch häufig nicht die direkte ›Stimme der Patienten‹, sondern Beobachtungen des Pflegepersonals, der Ärzte und Berichte von Angehörigen.[7] Im ersten Unterkapitel geht es um klinische Kontexte in der Schweiz, um die Münsterlinger Klinik einzuordnen und die Entwicklungen seit der Einführung von Chlorpromazin aufzuzeigen. Danach folgt die Entdeckungsgeschichte des Imipramins von der Experimentreihe bis zum fertigen Produkt. Die darauf folgenden vier Unterkapitel problematisieren diese Entdeckungsgeschichte von verschiedenen Seiten her: Erstens geht es um die Vernetzung Kuhns und des Pharmaunternehmens Geigy. Zweitens geht es darum, Stoffverflechtungen aufzuzeigen, da das Imipramin einige Vorläufer- und Nachfolgerstoffe hatte. Drittens wird der geübte Blick von Kuhn analysiert und aufgezeigt, in welcher Logik diese Diagnose-Stoff-Konstellation stand. Viertens geht es um die Akteure Patienten und Pflegepersonal, die in unterschiedlicher Weise als verlässliche oder weniger verlässliche Zeugen in der Stabilisierung einer Stoffwirkung fungierten. Danach wird die Entdeckung der Wirkung als situiertes Wissen und kollaborative Leistung beschrieben, während sich das letzte Unterkapitel der Popularisierung der Depression in den darauf folgenden Jahren widmet.

---

[6] Die Akten der Psychiatrischen Klinik Münsterlingen (PKM) der Jahre 1840–1980 befinden sich im Staatsarchiv Thurgau. Roland Kuhn, der ab 1938 Oberarzt und ab 1972 Direktor der PKM war, ist in jüngster Zeit im Zusammenhang mit Medikamentenversuchen in Kritik geraten. Vgl. dazu Martina Akermann et al., *Kinderheim und Sekundarschule St. Iddazell. Historische Untersuchung. Bericht der BLG Beratungsstelle für Landesgeschichte, Zürich, zuhanden des Vereins Kloster Fischingen*, 15.4.2014, http://www.landesgeschichte.ch/fischingen.html, 114–119 [Stand: 17.2.2016]. Ende 2013 ging der Nachlass von Roland Kuhn und Verena Kuhn-Gebhart an das Staatsarchiv Thurgau. Er wird seit Frühjahr 2016 von einer Expertenkommission hinsichtlich der Münsterlinger Medikamentenversuche aufgearbeitet. Der Grossteil der Akten zur psychopharmakologischen Forschung in der PKM wird im Nachlass Kuhn vermutet.

[7] Zu der Problematik der Arbeit mit Krankenakten und dem Forschungsdesiderat, die Stimme der Patientinnen mit zu berücksichtigen, vgl. Porter, The Patient's View.

## 4.1 Lokale klinische Kontexte

Stoffe wie LSD, Chlorpromazin, Reserpin und ab Ende der 1950er Jahre auch die beiden Antidepressiva Iproniazid und Imipramin waren nicht nur bezüglich psychopharmakologischer Wissensgenerierung wichtig, sondern vor allem auch auf der praktisch-therapeutischen Ebene innerhalb der Kliniken und später in den Hausarztpraxen und im ambulanten psychiatrischen Dienst. Im diesem Zusammenhang tritt eine andere Konstellation in den Vordergrund: die therapeutische Trias, welche aus Patient, Arzt und Stoff besteht und bei der in der Praxis auch das Pflegepersonal eine wichtige Rolle spielt. Bereits fünf Jahre nach der Einführung von Chlorpromazin war klar, dass man die Medikamente über längere Zeit und in geringeren Dosen verabreichen musste. Die Idee der ›grossen Kuren‹ mit ihrer Krise und Heilung wurde von einer kontinuierlichen Medikamentierung überlagert und schliesslich abgelöst. Dieser Wandel beruhte vor allem auf der Beobachtung, dass viele Patienten nach einiger Zeit wieder rückfällig wurden und in die Klinik zurückkehrten, nachdem sie als ›geheilt‹ entlassen worden waren. Unter den neuen Umständen wurden vielerorts die Kliniken rekonfiguriert: Nicht nur wurden sie in einem ersten Schritt offener, modernisiert und die Mauern fielen. Es wurden auch neue Angebote eingeführt: Die Kliniken wurden offen für Tagespatientinnen oder Teilentlassungen – so z.B. in der Psychiatrischen Universitätsklinik Basel (Friedmatt), wo zwischen Tages- und Nachtpatienten unterschieden wurde. Tagespatienten verbrachten die Nacht ausserhalb der Klinik und vice versa.[8] Die Vorstellung der Besserung oder Heilung wandelte sich allmählich von einem absoluten zu einem graduellen System. In Basel unterschied man zwischen drei bis vier Stufen der Besserung, die von »sozial oder voll remittiert« bis zu »ungebessert« reichten.[9] Bei der Beurteilung der Psychopharmaka wurde neu auch die Langzeitperspektive berücksichtigt: »[W]eniger erfreulich als die unmittelbaren Behandlungsresultate sind diejenigen auf weite Sicht hin«, urteilte der Basler Psychiater Felix Labhardt über die Chlorpromazin-Therapie.[10] In der Basler Klinik wurde Chlorpromazin bereits 1952 erstmals angewendet, also kurz nachdem aus Frankreich die allerersten psychiatrischen Ergebnisse berichtet worden waren und bevor der Stoff 1953 breiter bekannt wurde. Diese erste ›Langzeitstudie‹ umfasste tatsächlich nur drei Jahre bis 1955. Zudem wurde offenbar nicht klar zwischen therapeutischer und experimenteller Anwendung des Stoffes unterschieden.

---

[8] Felix Labhardt, »Die Ergebnisse der Largactilbehandlung Schizophrener von 1953 bis 1955 an der Basler Psychiatrischen Universitätsklinik«, in: *Schweizer Archiv für Neurologie und Psychiatrie* 79/2 (1957), 355–389, 356.

[9] Ebd., 357.

[10] Ebd., 360.

Neu ins Spiel kam hier allerdings die Kategorie der sozialen Besserung. Laut Felix Labhardt war es unklar, ob Chlorpromazin direkt in den schizophrenen Mechanismus eingreife, da dieser selbst weitgehend unbekannt sei. Die Wirkung scheine vor allem symptomatisch zu sein. Manfred Bleuler war der Meinung, dass die neuroleptischen Behandlungen hauptsächlich eine verkürzende, besänftigende Wirkung hätten, die vor allem andere Heilungsprozesse ermögliche. Labhardt argumentierte hingegen, die Neuroleptika hätten eine tiefer greifende Wirkung auf den schizophrenen Verlauf als alle bis dahin bekannten Methoden. Er kam zu dem Schluss, dass trotz der Rückfälle viele schizophrene Patienten nun in einer besseren Verfassung seien – zumindest was das soziale Verhalten betreffe.[11] Der Enthusiasmus der frühen Jahre wich also, zumindest in Basel, schon nach wenigen Jahren einer etwas differenzierteren Sichtweise, die ein Fragezeichen hinter den Begriff der Heilung setzte und sie durch die Kategorie der sozialen Besserung sowie einem graduellen, mehrstufigen Beurteilungssystem ergänzte. Zur Frage der direkten Einwirkung auf die Krankheitsmechanismen verhielt sich Labhart zurückhaltend. Im Vergleich mit den Zürchern um Manfred Bleuler ging er zwar von einer etwas tiefer greifenden Wirkung aus, spezifizierte diese jedoch nicht näher.

Im Rahmen der ersten Veranstaltung zu Chlorpromazin in der Schweiz, dem Largactil-Symposium von 1953, wurde bezüglich verwendeter Mengen berichtet, dass etwa zwanzig Patienten Chlorpromazin als Injektionen sowie etwa 180 Patienten den Stoff in Form von Tabletten erhielten. Dazu kamen 130 entlassene Patienten, die Tabletten als »Erhaltungsdosis« einnahmen.[12] Chlorpromazin wurde zunächst gratis zur Prüfung psychiatrischer Indikationen zur Verfügung gestellt. In der Psychiatrischen Klinik Münsterlingen war dies nur kurze Zeit der Fall, danach war der hohe Preis von Chlorpromazin mit ein Grund für die enge Zusammenarbeit mit mehreren Pharmaunternehmen bei der Prüfung neuer psychoaktiver Substanzen.[13]

---

[11] Felix Labhardt, »Chlorpromazine in Psychic Diseases«, in: Nathan Kline (Hg.), *Psychopharmacology Frontiers*, Boston 1959, 73–78, 75 f.

[12] John E. Staehelin, »Einige allgemeine Bemerkungen über die Largactiltherapie in der psychiatrischen Universitätsklinik Basel«, in: *Schweizer Archiv für Neurologie und Psychiatrie* 73/1 (1954), 288–291, 290.

[13] Dies legt zumindest der in Kap. 3.1 zitierte Brief aus Münsterlingen an das Sanitätsdepartement nahe, in dem um eine Erhöhung des Apothekenbudgets um 12 000 Franken gebeten wurde, da die neuen Mittel (gemeint ist Chlorpromazin) so teuer seien. StATG 9'10, 9.5/0 Korrespondenz 1954–55, Brief vom 13.1.1954 an das Sanitätsdepartement Frauenfeld.

## 4.2 ›Geigy rot‹: Eine Entdeckungsgeschichte

Entdeckungsgeschichten sind schwierig zu schreiben. Oft setzt sich ein Narrativ, eine verkürzte Version von verästelten, sich überlagernden und teils gescheiterten Entwicklungen durch, welches zu einer Erfolgsgeschichte verdichtet wird.[14] Im Folgenden wird zuerst die Entdeckung von Imipramin in Münsterlingen und Basel durch Roland Kuhn und die Firma Geigy skizziert, um sie in einem weiteren Schritt von verschiedenen Seiten her zu problematisieren. Es geht hier nicht nur darum zu erzählen, wie ein neuer Stoff entwickelt wurde und schliesslich auf den Markt kam, sondern auch darum, die Anfänge eines ›depressiven Selbst‹ und eines neuen stofflichen Zugriffs auf das Gemüt zu fassen.

Oktober 1955, Münsterlingen, Kanton Thurgau: Roland Kuhn, Oberarzt der psychiatrischen Klinik im ländlichen Münsterlingen am Bodensee, gab Anweisungen an die Ärzte und an das Pflegepersonal, wie mit dem neuen Stoff ›Geigy rot‹ umzugehen sei, der an rund 300 Patientinnen und Patienten getestet werden sollte. Neben ›Geigy rot‹ kamen zu dieser Zeit auch ›Geigy blau‹, ›Geigy weiss‹, ›braun‹, ›orange‹, ›gelb‹, ›grün‹ und ›schwarz‹ zu Prüfzwecken in die Klinik. Sie wurden in zwei verschiedenen Formen verabreicht: als Tabletten und als Ampullen, das heisst in höheren flüssigen Dosen. Die Farben schienen für diejenigen, die hauptsächlich mit diesen Stoffen zu tun hatten, die Ärztinnen und Ärzte, das Pflegepersonal und die Patientinnen und Patienten, zentral, haben doch Prüfsubstanzen normalerweise bloss numerische Bezeichnungen. Auch ›Geigy rot‹ hiess offiziell noch ›G 22355‹. Die Farbe als Unterscheidungsmerkmal setzte sich jedoch bald durch, zumindest bei Geigy. Einige Jahre später schrieb Kuhn in einem Brief an Ciba, ob man nicht, wie Geigy, ebenfalls mit Farben arbeiten könne, anstatt eine so abstrakte Substanz wie ›Ciba 34799‹ zur Prüfung zu schicken.[15] Die Farbcodierung diente ebenso zur einfacheren Kommunikation wie als haptisch-visuelles Unterscheidungsmerkmal: Dem Aussehen und der Verabreichungsform, der materiellen Dimension, kam in der Praxis eine grosse Wichtigkeit zu.[16] Erst rund zwei Jahre zuvor, 1953, war das erste sogenannte ›moderne‹ Psychopharmakon in der Psychiatrie angelangt: das von der französischen Pharmafirma Rhône-Poulenc entwickelte Chlorpromazin, dessen Wirksamkeit bei Psychosen einigermassen zufällig, als Nebenwirkung in der Anästhesie, entdeckt wurde. Auch Münsterlingen probierte den neuen Stoff Chlorpromazin aus. Dieser war zwar wirksam, wurde aber schnell zu teuer für die kleine Klinik. Deshalb wurden nun die Tests mit den von Geigy gratis zu Prüfzwecken abgegebenen, farbigen Substanzen durchgeführt, und sie verliefen zu-

[14] Vgl. dazu Ansätze aus der Wissenschaftsgeschichte, z.B. Rheinberger, Experimentalsysteme.

[15] StATG 9'10, 9.5/2, Bericht über Prüfung von Ciba 34799, R. Kuhn an die Ciba, 13.11.1964, 22 f.

[16] Vgl. dazu Kap. 4.6.

nächst enttäuschend. ›Geigy weiss‹ versagte bei sämtlichen Diagnosen gänzlich, und ›Geigy rot‹ schien die vornehmlich mit Psychosen oder Schizophrenie diagnostizierten Testpatienten nicht zu beruhigen, sondern im Gegenteil zu erregen und zum Teil gar in helle Aufruhr zu versetzen. Ein an den Versuchen beteiligter britischer Geigy-Mitarbeiter erinnert sich an einen folgenschweren Zwischenfall:

> Several previously quiet patients began to deteriorate with increasing agitation. Some developed hypomanic behaviour. One gentleman, in such a state, managed to get hold of a bicycle and rode, in his nightshirt, to a nearby village, singing lustily, much to the alarm of the local inhabitants. This was not really a very good PR exercise for the hospital, and I can't say it endeared the hospital to Geigy either.[17]

Nach diesem Fahrrad-Zwischenfall im ruhigen Münsterlingen wurden die Versuche sofort abgebrochen. Dass die Patienten mit ›Geigy rot‹ lauter wurden (oder gar laut singend durchs Dorf fahren), schien gänzlich den Erwartungen aller Beteiligten zu widersprechen, wurde doch auch aus anderen Kliniken, die mit Chlorpromazin arbeiteten, berichtet, dass in ganzen Abteilungen, die als ›unruhig‹ klassifiziert wurden, ziemlich plötzlich Ruhe einkehrte. Den Lärmpegel in der Klinik zu senken, war eine ganz konkrete und zentrale Hoffnung, die von den Kliniken in die neuen psychoaktiven Stoffe gesetzt wurde, und es war zugleich auch die auffälligste Veränderung, die Chlorpromazin mit sich brachte. Roland Kuhn beurteilte diese Veränderung in den Kliniken einige Jahre später, 1959, allerdings schon etwas heterogener:

> Manches, worüber wir daheim beim Lesen den Kopf schütteln, wird uns klarer, wenn wir auf Reisen gehen und an Ort und Stelle Umschau halten, wie da behandelt und geurteilt wird. Da kann man etwa eine unruhige Frauenabteilung sehen, wo die Kranken zwar am Tisch sitzen, aber dösen oder schlafen, vielleicht auch geifern und vom Besuch überhaupt keine Notiz nehmen, während andernorts unter der Therapie fleissig gearbeitet und gesungen wird. Der eine Kollege kann sich kaum genugtun mit Schilderungen der Verwandlung, die seine Anstalt infolge der neuen Behandlungsmethoden gemacht hat, während der andere mehr Gewicht darauf legt, zu betonen, wie wenig, äusserlich gesehen, das Gesicht seiner Anstalt heute anders sei als früher.[18]

In den folgenden Jahren spielte der ›Lärm‹ der Patienten im weitesten Sinn eine zentrale Rolle in den Diskussionen darüber, was die neuen psychoaktiven Stoffe mit den Patienten machten – ob diese sie beruhigten oder zu sehr dämpften.[19] Nebst der einkehrenden Ruhe, die manche beschrieben, wiesen andere darauf hin, dass sie Patienten zum Sprechen bringen, also zugänglich für andere The-

---

[17] Alan Broadhurst, »Gesprächsprotokoll«, in: Elizabeth Tansey/Daphne Christie (Hgg.), *Wellcome Witnesses to Twentieth Century Medicine. Drugs in Psychiatric Practice*, Vol. 2, London 1998, 141.

[18] Roland Kuhn, »Probleme der klinischen und poliklinischen Anwendung psychopharmakologisch wirksamer Substanzen«, in: *Schweizer Archiv für Neurologie und Psychiatrie* 84/1 (1959), 319–329, 320.

[19] Vgl. dazu Braunschweig, Wundermittel Largactil.

rapien machen. Auch für die Versuche mit der roten Substanz war das Sprechen wichtig, denn durch reine Verhaltensbeobachtungen konnten auch diese psychoaktiven Wirkungsweisen nicht genügend gut evaluiert werden: Es brauchte hier ebenfalls die Stimme der Patientin, die ›Erste-Person-Perspektive‹, weil Verhaltensbeobachtungen nicht ausreichten. Nach dem Rückzug der Versuchsreihe mit ›Geigy rot‹ wurde in der Klinik und in der Forschungsabteilung von Geigy spekuliert und diskutiert. Dass der Stoff bei manchen Patienten eine bemerkenswerte Veränderung einleitete – zwar nicht die gewünschte, aber dennoch eine starke – war zum Teil schon wenige Tage nach Einnahmebeginn ersichtlich. In der Folge wurde eine weitere Versuchsreihe aufgesetzt, diesmal mit depressiven Patientinnen und Patienten. Während sich psychotische Patienten teilweise manisch oder überbordend verhalten hatten, wurde diese neue Gruppe (darunter auch Patienten mit gemischten Diagnosen) auf eine neue Weise ruhig: Mit ›Geigy rot‹ verschwinde, so Kuhn, das »Jammern und Weinen« der depressiven Patienten, das vorher zum Alltag gehört habe.[20]

Zusammen mit der neuen Indikation erhielt ›Geigy rot‹ auch zwei neue Namen: ›Imipramin‹, sein sogenannter Freiname oder generischer Name war die fortan gültige, weltweite Stoffbezeichnung, die keinem Urheberrecht unterliegt und die sich von seiner chemischen Stoffgruppenzugehörigkeit zu den Iminodibenzyl-Derivaten herleitet. ›Tofranil‹ ist der von Geigy gesetzte Markenname, unter dem das Medikament 1958 eingeführt und vermarktet wurde.[21] Mit dem Markennamen ›Tofranil‹ wurde ›Geigy rot‹ zum industriell hergestellten Produkt, über dessen Verpackung und Verabreichungsform nachgedacht wurde. Geigy war zunächst eher zögerlich im Marketing und bei der Markteinführung von Tofranil, wenn man den enormen Konkurrenzdruck bedenkt, der seit der Erfolgsgeschichte von Chlorpromazin zwischen den Pharmaunternehmen herrschte. Man zweifelte jedoch Mitte der 1950er Jahre bei Geigy noch daran, ob der Markt für Antidepressiva auch genügend gross und lukrativ sei. Erst als andere Firmen eine ähnliche Richtung einschlugen, beeilte sich Geigy und brachte Tofranil auf den Markt. In der Folge wurde der Stoff mit den Motiven beworben, die sich von bisherigen Behandlungen der Depression wie dem Elektroschock abgrenzten und mit verkürztem Klinikaufenthalt warben (vgl. Abb. 12 und 13).

In den ersten Jahren wurden psychoaktive Stoffe sowohl in Münsterlingen als auch anderswo noch nach dem (alten) Modell der ›grossen Kuren‹ verabreicht, das von einschneidenden, zeitlich limitierten Eingriffen wie Elektroschock oder Insulinschockkuren geprägt war: Zunächst waren sehr hohe Dosen üblich, unter denen die Patienten vor allem lagen und schliefen (»[sie sollen] wenn möglich im

[20] Roland Kuhn zit. in Hans Halter, »Medikamente, Ende des Jammers«, *Der Spiegel* 49 (1.12.1997), 234.

[21] Novartis-Firmenarchiv, Bestand Geigy, PH 7.04 Division Pharma, Zirkulationsdossier zum Freigabeantrag vom 27.9.1957.

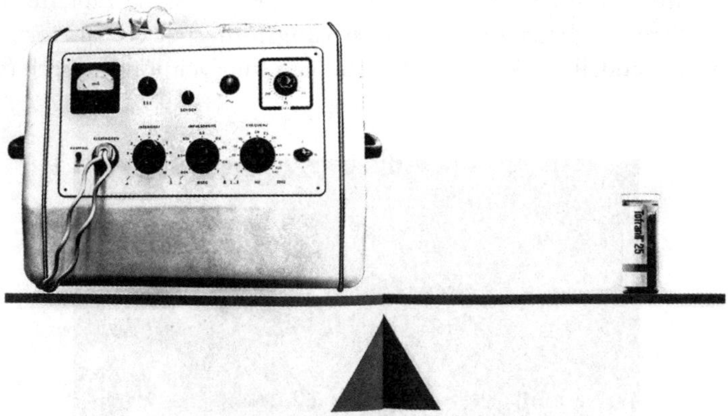

*Abb. 12:* Tofranil vs. Elektroschock-Gerät.
Werbebroschüre J.R. Geigy, 5. März 1969 (Firmenarchiv Novartis AG).

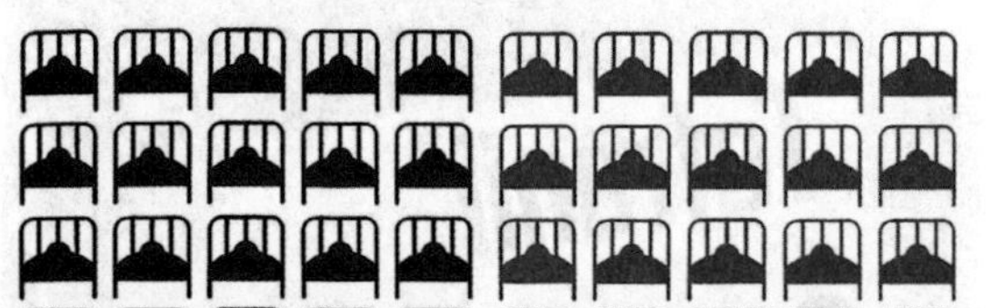
Tofranil
49 Patienten
36,85 Tage
Elektroschock
49 Patienten
60,15Tage

*Abb. 13:* Durchschnittliche Aufenthaltsdauer in der Klinik,
Tofranil vs. Elektroschock. Werbebroschüre J.R. Geigy, 5. März 1969
(Firmenarchiv Novartis AG).

Laufe des Morgens und des Nachmittages je etwa 1 Stunde ausserhalb des Bettes in einem Lehnstuhl sitzen«[22]). Erst allmählich setzte sich die Tablette, die kleine Dosis, als alltagstaugliche und resozialisierungsfördernde Abgabeform und damit ein neues Modell der kleinen, aber stetigen Interventionen durch (vgl. dazu Abb. 14).

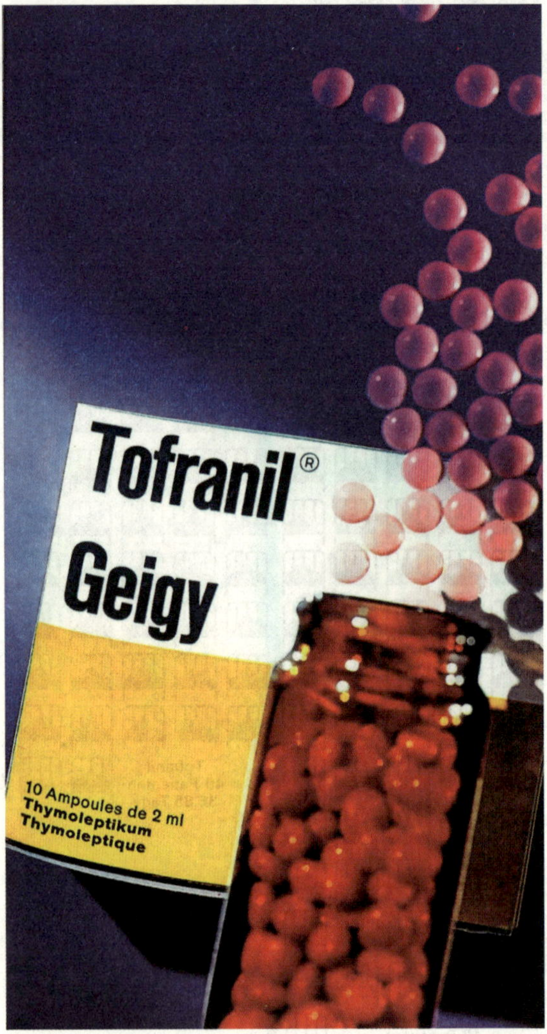


*Abb. 14:* Tofranil-Werbung, *Documenta Geigy*, 1968.

[22] StATG 9'10, 9.6.1/19 Weisungen an das Pflegepersonal betreffend Kuren, undatiert (ca. 1955).

## 4.3 Vernetzte Akteure (Problematisierung I)

Die Entdeckungsgeschichte von Imipramin ist umstritten. Ein grosser Teil der Geschichtsschreibung zur Psychopharmakologie basiert auf biographischen Erinnerungen von Beteiligten, insbesondere auf Interviews oder autobiographischen Rückblicken – so zum Beispiel die drei Interviewbände des Pharmahistorikers und -kritikers David Healy unter dem Titel *The Psychopharmacologists I–III*[23] oder vier von Thomas Ban et al. herausgegebene Bände zur Geschichte des Collegium Internationale Neuropsychopharmacologicum (CINP), *The History of Psychopharmacology and the CINP as Told in Autobiography*[24]. Die rückblickende Geschichtsschreibung von Protagonisten begann bereits wenige Jahre nach der psychopharmakologischen Wende.[25] Aus dieser Geschichtsschreibung, in der hauptsächlich die Beteiligten selbst zu Wort kommen, sich erinnern und zum Teil widersprechen, sind einige wirkungsvolle Narrative, aber auch Kontroversen der Geschichte der Psychopharmakologie hervorgegangen. Eine dieser Kontroversen betrifft Roland Kuhn und die Entdeckung des Imipramins, speziell die Frage, ob Kuhn oder Mitarbeiter der Firma Geigy zuerst auf die Idee kamen, den Stoff an depressiven statt an schizophrenen Patienten zu untersuchen. Auslöser für die Auseinandersetzung waren Healys Interviewbände *The Psychopharmacologists* sowie seine Publikation *The Antidepressant Era*, die laut Kuhn die Entstehungsgeschichte von Imipramin verfälschten. Der Briefwechsel zwischen Kuhn, der 2005 starb, und Healy sowie anderen Beteiligten fand wiederum selbst Eingang in die von Ban, Healy und Shorter herausgegebenen Bände über die Geschichte des CINPs.[26] Der Erzählung Alan Broadhursts, eines Mitarbeiters der Firma Geigy, zufolge war die Idee »einfach entstanden«.[27] Roland Kuhn widersprach dieser Version vehement und hielt in einem Brief fest, dass es seine eigene Idee gewesen und er weder von Broadhurst noch von Paul Schmidlin, einem Geigy-Chemiker, darauf gebracht worden sei.[28] In einer weiteren Ver-

---

[23] David Healy, *The Psychopharmacologists.* Interviews by David Healy, London 1996–2000 (3 Bde.).

[24] Thomas Ban/David Healy/Edward Shorter (Hgg.), *The Triumph of Psychopharmacology. The Story of CINP*, Budapest 1998–2004 (Vol. I-IV). Zudem gibt es eine publizierte Gesprächsreihe des Wellcome Trusts mit Protagonisten der psychopharmakologischen Forschung. Elizabeth Tansey/Daphne Christie (Hgg.), *Wellcome Witnesses to Twentieth Century Medicine. Drugs in Psychiatric Practice*, Vol. 2, London 1998.

[25] So z.B. Jean Thuillier, *Les dix ans qui ont changé la folie, la dépression et l'angoisse*, Paris 1980 oder spezifisch zu Imipramin Roland Kuhn, »The Imipramine Story«, in: Frank Ayd/Barry Blackwell (Hgg.), *Discoveries in Biological Psychiatry*, Philadelphia 1970, 205–217.

[26] Darin wurden auch einige Originalberichte auf Englisch übersetzt und reproduziert. »The Imipramine Dossier«, in: Thomas Ban et al. (Hgg.), *From Psychopharmacology to Neuropsychopharmacology in the 1980s*, Budapest 2002, 282–352.

[27] »I have no idea whose idea it was. Indeed, I think it was not any one person's idea. It simply emerged.« Ban, The Rise of Psychopharmacology, 73 f.

[28] »The assertion that Dr. Schmidlin advised me to give G 22355 to depressed patients

sion war es nämlich Paul Schmidlin, der als Erster eine stimmungsaufhellende Wirkung in Kuhns ersten Berichten über die Versuche mit ›Geigy rot‹ erkannte. Schmidlins Analyse, so die Erzählung, basierte hauptsächlich auf Beobachtungen des Pflegepersonals, die im Report von Kuhn zuhanden Geigys enthalten waren. In der Folge habe er dem »zögernden« Kuhn vorgeschlagen, ›Geigy rot‹ doch an depressiven Patienten zu testen.[29] Die ›wahre‹ Geschichte ist aus den heute zugänglichen Quellen nicht zu eruieren, und die Kontroverse bezieht sich auch auf die Entstehung einer Idee, die möglicherweise gar nicht schriftlich verzeichnet ist. Healys Interviews mit den Beteiligten legen nahe, dass eine mögliche Indikationsänderung hin zur Depression vor allem bei persönlichen Treffen und in Gesprächen diskutiert und nicht in Briefen und Berichten verschriftlicht wurde.

Der Kern der Auseinandersetzung ist aus historischer Perspektive jedoch nicht, wer nun als ›Vater‹ des Imipramins bezeichnet werden kann, sondern die immer wieder problematische Beziehung zwischen klinischen Forschern und der pharmazeutischen Industrie. Konkret geht es um die Rollenverteilung und um die Frage, ob eine solche ›Entdeckung‹ überhaupt einer Einzelperson zugeschrieben werden kann, wenn es sich um solch enge Verflechtungen handelt wie im Fall Münsterlingen/Geigy. Nicolas Rasmussen hat bezüglich der Kollaboration von Ärzten mit Pharmafirmen drei Typen von Forschern beschrieben: den »Free-Lancer«, den »Efficient« und den »Friendly Expert«.[30] Der »Free-Lancer« initiiert, designt und publiziert die Versuchsreihe selbst, das Pharmaunternehmen liefert bloss den Stoff. Das Gegenstück dazu ist der »Efficient« als Ausführender eines vom Unternehmen initiierten und gestalteten Experiments. Der »Friendly Expert« hat im Vergleich dazu eine tiefere Verbindung zur Firma, und die Kontrolle über Versuche, Design und Publikationen liegt in einer gegenseitigen Austauschbeziehung zwischen Firma und Forscher.[31] Kuhn scheint in dieser Typologie irgendwo zwischen »Free-Lancer« und »Friendly Expert« zu verorten zu sein, war Geigy doch mehr als reiner Stoff-Bereitsteller und dennoch weniger involviert in die Publikationen und in die Gestaltung der Versuchsreihen, als dies beim »Friendly Expert« der Fall gewesen wäre. Auch wenn Rasmussens drei Typen hier nicht genau passen, schärfen sie doch den Blick für die Eigen-

is just not true. I had the idea before commencing my research with G 22355 because I had done similar work with the foregoing substance G 22150. I believed that a clinical examination of a new drug is incomplete unless the effect on depressive states is also explored.« Brief von Roland Kuhn an David Healy vom 20.8.2001, in: Ban, From Psychopharmacology, 288 (The Imipramine Dossier).

[29] Raymond Battegay, »Forty-four years of psychiatry and psychopharmacology«, in: David Healy (Hg.), *The Psychopharmacologists*, Vol. 3, London 2000, 371–394.

[30] Seine Typologie entwickelte Rasmussen in Bezug auf Amerika in der Zwischenkriegszeit. Rasmussen, Three Types of Physician Collaborator.

[31] Ebd., 61–76.

interessen der beiden Seiten sowie für den Ort, wo Wissen über neue Stoffe entstand: zwischen Pharmafirma und Klinik, in einem Netzwerk von Pharmakologen, Chemikern und Psychiatern, die sich wiederum mit Kollegen aus anderen Kliniken austauschten.

## 4.4 Stoffverflechtungen (Problematisierung II)

Wenn die Analyse sich nun auf die Stoffe richtet, so wird klar, dass hier eine ähnliche Vernetztheit bestand, von der aus die Entdeckungsgeschichte von ›Geigy rot‹ zum fertigen Produkt Tofranil problematisiert werden kann. Imipramin war einer unter einer ganzen Reihe von Geigy-Prüfstoffen – eine Farbe im Spektrum –, deren Entwicklung im Zusammenhang mit Chlorpromazin verstanden werden muss. Im Folgenden wende ich mich zunächst diesen Stoffgeschichten zu, um aufzuzeigen, wie nahe sich Chlorpromazin und Imipramin in ihrer chemischen Herkunft sind und weshalb sie zunächst in derselben klinischen Logik interpretiert wurden.

Wie bei Chlorpromazin war auch der Ausgangsstoff für Imipramin bereits seit Ende des 19. Jahrhunderts bekannt. Beide sind aus der chemischen Farbstoffindustrie hervorgegangen – Chlorpromazin geht auf Methylen-Blau und Imipramin auf Sommerblau zurück. Derivate von Methylen-Blau (die sogenannten Phenothiazine) wurden ursprünglich von der Firma Rhône-Poulenc auf der Suche nach einem Mittel gegen Malaria entwickelt. Bei einem dieser Derivate (Chlorpromazin, 1950) entdeckte man einen beruhigenden Effekt, aufgrund dessen der Stoff zunächst in der Chirurgie, speziell in der Herzchirurgie[32] eingesetzt wurde, um die Patienten in einen »künstlichen Winterschlaf« zu versetzen.[33] Geigy entwickelte seinerseits ausgehend von seinem Farbstoffbestand Sommerblau eine strukturell dem Chlorpromazin ähnliche Stoffgruppe. Geigy-Chemiker entwickelten 42 sogenannte Iminodibenzyl-Derivate aus dem synthetisierten Ausgangsstoff Sommerblau.[34] Geigy begann sie ab 1950 zunächst in Tierversuchen und dann in Selbstversuchen der Pharmakologen auf ihre Toxizität und erste mögliche Indikationen zu testen.[35] 1952 publizierten Deniker und Delay ihre Entdeckung der neuroleptischen Wirkung von Chlorpromazin im Sainte-Anne-Spital in Paris, wo sie bei 38 psychotischen Patienten spektakuläre Besserungen

---

[32] Henri Laborit et al., »Un nouveau stabilisateur végétatif (le 4560 RP)«, in: *Presse Médicale* 60 (1952), 206–208.

[33] Bovet, Biographie du diencéphale.

[34] Walter Schindler/Franz Häfliger, »Über Derivate des Iminodibenzyls«, in: *Helvetica Chimica Acta* 37/2 (1954), 473–483.

[35] Francisco Lopez-Muñoz/Cecilio Alamo, »Monoaminergic Neurotransmission. The History of the Discovery of Antidepressants from 1950s Until Today«, in: *Current Pharmaceutical Drugs* 15 (2009), 1563–1586.

erzielt hatten.[36] Die Stoffgeschichte von Chlorpromazin hatte sich innerhalb weniger Jahre von der Suche nach einem Mittel gegen Malaria über den Einsatz in der Anästhesie[37] hin zum ersten Neuroleptikum und somit einer Anwendung in der Psychiatrie gewandelt. Dies gab der Suche nach einer psychiatrischen Anwendung auch der Geigy-Stoffgruppe neue Schubkraft. Zuvor war unklar gewesen, ob manche dieser Iminodibenzyl-Derivate eher in der Medizin (Chirurgie) oder in der Psychiatrie zur Anwendung kommen würden. Geigy beeilte sich, seine eigene Forschung voranzutreiben, um ebenfalls einen derartigen Stoff zur Marktreife zu bringen,[38] und griff auf seine 42 Iminodibenzyl-Derivate zurück. Das Wettrennen um neue Stoffe mit neuroleptischer Wirkung hatte begonnen, die Suche nach einer psychiatrischen Indikation intensivierte sich.

Zunächst wurde ein in der pharmakologischen Prüfung besonders vielsprechender Stoff, das Iminodibenzyl-Derivat G 22150, an verschiedene Kliniken geschickt. Am 15. März 1955 meldete Roland Kuhn Geigy in einem Brief, dass G 22150 (›Geigy weiss‹) wenig Wirkung bei seinen Patienten zeige. Der Stoff sei nicht einmal als Beruhigungsmittel geeignet. Zudem sei es in drei Fällen zu schweren Nebenwirkungen gekommen, die ein Absetzen des Stoffes erzwungen hätten.[39] Rückblickend berichtete Kuhn in einer französischen Publikation gar, dass sich zwei Patientinnen beim klinikinternen Maskenball als »la gentille dame Largactil« und »la méchante dame Geigy« verkleidet hätten, aufgrund der unangenehmen Nebeneffekte des Stoffes auf schizophrene Patienten.[40] Geigy hielt trotz dieser negativen Ergebnisse intern fest, dass die Prüfung der neuen Stoffe beschleunigt werden solle: »Die weitere Prüfung soll [...] intensiviert werden. Wir sind dazu gezwungen, da auf dem Gebiete der Mental Diseases sehr stark gearbeitet wird und immer neue Präparate auf dem Markt erscheinen.«[41] Ein wei-

---

[36] Jean Delay/Pierre Deniker/Jean-Marie Harl, »Utilisation en thérapeutique psychiatrique d'une phénothiazine d'action centrale élective (4560 RP)«, in: *Annales médico-psychologiques* 110/2 (1952), 112–131.

[37] Hier wurde der Stoff als sogenannter »lytischer Cocktail« angewandt, in Kombination mit Anästhetika, deren Wirkung Chlorpromazin potenzierte. Vgl. dazu Laborit, Un nouveau stabilisateur végétatif.

[38] Lopez-Muñoz, Monoaminergic Neurotransmission, 1569.

[39] Roland Kuhn, Brief an Geigy, wiedergegeben in einem Brief an David Healy, in: Ban et al. (Hgg.), From Psychopharmacology to Neuropsychopharmacology in the 1980s, Budapest 2002, 288 (The Imipramine Dossier).

[40] Roland Kuhn, »Clinique et expérimentation en psychopharmacologie«, in: Ders., *Ecrits sur l'analyse existentielle*, (hg. von Jean-Claude Marceau), Paris 2007, 149–165, 154 [zuerst erschienen in: *Psychanalyse à l'Université* 11/41 (1986), 105–116]. Vgl. dazu auch Magaly Tornay, »La gentille dame Largactil, la méchante dame Geigy. La clinique psychiatrique de Münsterlingen vers 1954«, in: Jean-François Bert/Elisabetta Basso (Hgg.), *Michel Foucault à Münsterlingen. A l'origine de l'Histoire de la folie. Avec des photographies de Jacqueline Verdeaux*, Paris 2015, 57–68.

[41] Novartis-Firmenarchiv, Bestand Geigy, PH 7.04 Division Pharma, Zirkulationsdossier zum Freigabeantrag vom 27.9.1957, darin: Kopie eines Memos vom 7.8.1956, »Neue Pharmaprodukte«.

teres Derivat, G 22355 (›Geigy rot‹), war dem Chlorpromazin strukturell noch näher: Statt einer Sulfur- hatte es eine Ethylenbrücke. Diese Testsubstanz stand also sowohl von der chemischen Struktur als auch vom Ziel der Entwicklung her in der Logik des Chlorpromazins. Sie wurde deshalb in verschiedenen Schweizer Kliniken an schizophrenen Patienten auf eine neuroleptische Wirkung hin getestet.[42] Weder in Münsterlingen noch anderswo zeigte ›Geigy rot‹ aber die gewünschten Erfolge. Ganz im Gegenteil, die Patienten wurden zum Teil noch desorientierter. Einige waren vom neuen Stoff jedoch euphorisiert, was auch der oben erwähnte Fahrrad-Zwischenfall des Münsterlinger Patienten, der im Nachthemd singend durch das Dort radelte, nahelegte.[43] Wer auch immer nun die Idee hatte – 1955 wurde in Münsterlingen eine weitere Testreihe aufgesetzt mit 40 Patienten und Patientinnen mit der Diagnose ›vitale Depression‹. Paula I. war die erste Patientin, bei der ›Geigy rot‹ wirkte: Nach sechs Tagen ›Geigy rot‹ wachte sie am 18. Januar 1956 auf und bemerkte, dass es ihr nun besser gehe, wie Anna Keller, die Abteilungspflegerin, notierte. Sie schien wie »umgewandelt«, ihre »Getriebenheit und Unruhe« sei verflogen.[44] Die Patientin erkannte den Wandel selbst und verstand nicht, weshalb sie sich zuvor so »dumm« verhalten habe. Sie sei nun »heiter und freundlich« und mochte lesen und arbeiten.[45] Die rote Substanz hatte ihren ›Patient Zero‹ gefunden; weitere folgten. Eine Analyse der weiteren Krankengeschichte macht jedoch deutlich, dass die Patientin erst 1969 aus der Klinik entlassen wurde und sechs Jahre später wieder eintrat. Nach dem Absetzen des Mittels kam es immer wieder zu Rückfällen, worauf man ihr wiederum Imipramin injizierte.[46] Auch wenn dieser Fall als erste Imipramin-›Heilung‹ in die Literatur eingegangen ist und von Roland Kuhn als Beleg für die Wirksamkeit herangezogen wurde, ist er in historischer Sicht keineswegs als Erfolgsgeschichte zu werten.

Das Chlorpromazin-Modell hatte den Blick jedoch auf ein neues Konzept verstellt: dass nicht nur Psychosen, sondern auch »vitale Depressionen« chemisch beeinflussbar sind. Zwar war der Elektroschock, die bisher hauptsächlich ange-

---

[42] In die Prüfung von Imipramin waren bis 1958 folgende Ärzte involviert: Dr. Brunold (Königsfelden), Dr. Gobbi (Mendrisio), Prof. Grünthal (Waldau, Bern), Dr. Harder (Rheinau), Dr. Hermann (Littenheid), Dr. Kuhn (Münsterlingen), Dr. Ludwig (Masans), Dr. Tschudin (Liestal), Dr. Wehrle (Pirminsberg), Prof. Faust (Freiburg im Breisgau) und Dr. Voelkel (Berlin). Nach Februar 1957 kamen Dr. Baer (Zürich), Dr. Binswanger (Kreuzlingen), Dr. Münch (Winterthur), Dr. Plattner (Münchenbuchsee), Dr. Strub (Kirchberg), Dr. Tenger (Bern), Dr. Wanner (Breitenau), Prof. J. Staehelin (Basel), Prof. von Bayer (Heidelberg), Prof. Kolle (München), Prof. Selbach (Berlin) und Prof. Störring (Kiel) hinzu. Liste in: Ban, From Psychopharmacology, 320 f. (The Imipramine Dossier).

[43] Vgl. dazu 4.2 sowie Ban, From Psychopharmacology, 284.

[44] Krankenakte #21502, Verlaufsblätter, Eintrag vom 21. Januar 1956, Psychiatrische Klinik Münsterlingen.

[45] Ebd.

[46] Ebd.

wandte Therapie bei depressiven Patienten, eine körperliche Behandlung.[47] Sie griff jedoch, so dachte man, nicht grundsätzlich in neurochemische Prozesse ein. Die Idee, Gemütskrankheiten chemisch zu beeinflussen, lag zu dieser Zeit noch fern. Das Pharmakon hatte somit seine Krankheit gefunden, nicht umgekehrt: Erst mit dem ›pharmakologischen Skalpell‹ erschien die Krankheit auf einmal schärfer abgrenzbar, besser erfassbar und medikamentös behandelbar. Anhand des Stoffes und seiner Wirksamkeit konnte man klarere Grenzen zu anderen Krankheiten wie der Schizophrenie ziehen. Die Wirksamkeit stabilisierte auch die Diagnose und bestätigte die Klassifikationen, die vorgenommen wurden. Was also mit dem Imipramin später einen Namen bekam, war nebst dem Stoff selbst auch eine klarer umrissene Krankheitskategorie. Die beschriebenen Verknüpfungen mit der Stoffgeschichte des Chlorpromazins, die Ähnlichkeit ihrer chemischen Struktur und nicht zuletzt auch das Interesse von Geigy, ein Neuroleptikum zu entwickeln, waren somit zugleich treibende und den Blick trübende Kräfte.

Wie die Aktenbestände der Psychiatrischen Klinik Münsterlingen zeigen, gibt es noch eine weitere Dimension dieser Stoffgeschichten. Kuhn testete keineswegs nur ›Geigy rot‹ und ›Geigy weiss‹, sondern eine ganze Reihe dieser Iminodibenzyl-Derivate, die keinen Eingang in die Publikationen fanden. In der später als linear und zielgerichtet erinnerten Erfolgsgeschichte gab es mehrere im Rückblick vernachlässigte Schwesterstoffe, die zwar getestet, aber wieder verworfen wurden. Auf Listen sind allein zehn Geigy-Prüfsubstanzen mit verschiedenen Farbbeschichtungen verzeichnet[48], zudem eine Reihe von Stoffen anderer Pharmaunternehmen, u.a. Reserpin (Ciba), Chlorpromazin (Ciba, per Lizenz)[49]. Obschon verschiedene psychiatrische Kliniken zu dieser Zeit in die Prüfung von Substanzen involviert waren, liegt die Vermutung nahe, dass es noch eine ganze Reihe weiterer Substanzentests in Münsterlingen gab.[50] Die klinische Prüfung von neuen Stoffen war zu dieser Zeit praktisch unreglementiert und unterlag keiner Meldepflicht. Sie wurde zwischen den Pharmaunternehmen und den Kli-

---

[47] Auch Amphetamine wurden in der Therapie von Depressionen eingesetzt (seit 1954 u.a. Methylphenidat (Ritalin), ein Amphetamin-Derivat, das als Stimmungsaufheller vermarktet wurde). Sie schienen jedoch die Stimmung nur temporär zu heben. Ernst Grünthal nannte sie »Sorgenbrecher«, die eine bestehende Depression übertönen können. Ernst Grünthal, »Untersuchungen über die besondere psychologische Wirkung des Thymolepticums Tofranil«, in: *Psychiatria et Neurologia* 136 (1958), 402–408, 403.

[48] StATG 9'10 9.5/1, bis 1958.

[49] StATG 9'10, 9.5/2 Forschung, Therapie: Klinische Forschung, Prüfung chemischer Substanzen. Ciba 34799; Ciba 32143; Prüfsubstanz 27937. Bericht an Ciba vom 13.11.1964, Nr. 8596, »An die Herren Dr. med. Gross, Dr. med. Kaufmann, Dr. med. Foglar«, Ciba A.G. Basel. 1957 sagte Kuhn jedoch eine Testreihe für den Stoff »Phasein« für die Firma C. F. Boehringer ab. StATG 9'10, 9.5/2 Forschung, Therapie: Klinische Forschung, Prüfung chemischer Substanzen, Brief vom 5.8.1957.

[50] Akten dazu werden im Nachlass Kuhn vermutet.

niken ausgehandelt. Bei den Versuchen mit LSD am Burghölzli wurde in Publikationen verschiedentlich darauf hingewiesen, dass das Einverständnis der Patientinnen sowie der Angehörigen eingeholt und der Stoff zudem erst nach eingängiger Prüfung an gesunden Versuchspersonen an Patienten abgegeben worden sei.[51] Dies war bei den Münsterlinger Geigy-Prüfungen etwas anders. Es lassen sich keine Hinweise auf Einwilligungen der Patienten in den Quellen finden.[52] Zudem äusserte sich Kuhn in den 1980er Jahren negativ über die neue Anforderung, Patienteneinwilligungen einzuholen:

> Die Tatsache, dass wir heute die ausdrückliche Zustimmung des Patienten brauchen, bevor wir ihm ein neues Testmedikament geben können, hat grossen Einfluss auf die Auswahl der Probanden. Auch kann ein Forscher mehr oder weniger gut darin sein, die Kranken zu einem Einverständnis zu bewegen. Das Einverständnis hängt jedoch immer von der Persönlichkeitsstruktur des Kranken ab und hat einen Einfluss auf das Ergebnis.[53]

Zu bedenken ist, dass die Einwilligung manchmal über die Angehörigen erfolgen musste, da zwangseingewiesene Patienten ihre Mündigkeit verloren. Auch dazu gibt es jedoch keine Quellen. Die konsultierten Krankenakten aus der Psychiatrischen Klinik Münsterlingen legen hingegen in vielen Fällen nahe, dass Angehörige häufig in den therapeutischen Prozess involviert waren und dass sie als verlässliche Zeugen für die Veränderung der Patienten (und die Stoffwirkung) galten.[54] In jüngster Zeit ist Kuhn vor allem wegen Medikamentenversuchen mit Minderjährigen in Kritik geraten; häufig handelte es sich um Patienten ohne Angehörige aus dem Kinderheim St. Iddazell.[55]

Zwischen Therapie und Experiment wurde in Münsterlingen, wie an anderen Orten auch, nicht eindeutig unterschieden. Klinik-intern sprach man von einer ›Kur‹, die Stoffe hiessen ›Präparate‹. Für Geigy schrieb Kuhn zwar Berichte und rapportierte Fallgeschichten, es schien jedoch in der Praxis keinen grundsätz-

---

[51] Vgl. z.B. Condrau, Klinische Erfahrungen, 12; Stoll, Phantastikum, 483.

[52] In einer Publikation aus der Psychiatrischen Poliklinik Lausanne findet sich ein Hinweis darauf, dass die Behandlung in der Klinik, »ohne dass der Patient diese akzeptiert«, einfacher sei als in der Privat- oder ambulanten Klinik, weil die stationären Patienten häufig ihre Situation nicht richtig beurteilen könnten oder sich gar aller Therapie verweigerten. Pierre-Bernard Schneider, »Remarques concernant le traitement médicamenteux ambulatoire des troubles psychiques«, in: *Bulletin der Schweizerischen Akademie der Medizinischen Wissenschaften* 15 (1959), 296–307, 296.

[53] Kuhn, Clinique et expérimentation, 160 [Übers. M.T.].

[54] Der Begriff des ›verlässlichen Zeugen‹ stammt von Philippe Pignarre, Psychotrope Kräfte. Vgl. zum Argument von Patienten als zuverlässige Zeugen im Medikamentenversuch, deren Aussagen jedoch im Filterungsprozess verschwinden und in den Publikationen nicht erwähnt werden, auch: Balz, Zwischen Wirkung und Erfahrung, 123–308.

[55] Siehe dazu Meier, St. Iddazell, 114–119. Vgl. zur aktuellen Debatte in der Presse: »Über 1600 Menschenversuche in Münsterlingen«, in: *Tages-Anzeiger*, 8.2.2014, sowie Otto Hostettler, »Die Menschenversuche von Münsterlingen«, in: *Der Beobachter* 3, 7.2.2014.

lichen Unterschied zwischen Prüfsubstanzen und bereits zugelassenen Psychopharmaka zu geben. Als wichtigstes Unterscheidungsmerkmal galt offenbar eher, ob ein Stoff bereits verkauft wurde (und somit schnell zu teuer wurde für die Klinik) oder ob er gratis – zur Prüfung – abgegeben wurde. Ein halbes Jahr nach der ersten Anwendung von Chlorpromazin in Münsterlingen war die kostenlose Phase bereits vorbei; nachdem Kuhn beim Kantonsrat versucht hatte, das Apothekenbudget zu erhöhen, schien die Prüfung von Substanzen für die kleine Klinik einen Ausweg zu bieten. So antwortete Kuhn 1961 auf eine Anfrage aus der Klinik Rheinau, wie hoch die Ausgaben für Medikamente in den letzten Jahren gewesen seien, folgendermassen:

> Streng vertraulich können wir Ihnen aber ergänzend mitteilen, dass unsere Apothekerausgaben ganz wesentlich höher wären, wenn wir nicht dauernd für die chemische Industrie klinische Prüfungen von neuen Medikamenten durchführten. Wir beziehen seit Jahren für die Durchführung von vergleichenden Untersuchungen von der Firma Geigy u.a. monatlich 10 000 Dragées Tofranil und 300 Ampullen desselben Medikamentes gratis, was natürlich damit zusammenhängt, dass die antidepressive Wirkung dieses Stoffes in unserer Anstalt entdeckt worden ist und wir dauernd mit der Weiterentwicklung ähnlicher Substanzen in Anspruch genommen sind. Man wird schon sagen müssen, dass wir durch solche Versuchspräparate im Jahr ca. 20 000 Fr. einsparen. Um diese würde sich unser Apothekerbudget erhöhen, wenn wir diese Medikamente nicht mehr zur Verfügung hätten.[56]

In Bestand der Psychiatrischen Klinik Münsterlingen findet sich in einem Brief von 1968 ein direkter Hinweis, dass die Pharmafirma, in diesem Fall Ciba, Geld überwiesen hatte aus »Dankbarkeit darüber, dass Kuhn mehrere Präparate klinisch untersucht hat und dies auch weiterhin tun wird«.[57]

Die Entdeckungsgeschichte von Imipramin ist mehrfach mit anderen Stoffen verflochten: zum einen mit Chlorpromazin, das zugleich die Entwicklung und Prüfung von Imipramin antrieb und dessen antidepressives Wirkprofil zunächst verdeckte, zum anderen mit einer Reihe von gescheiterten psychoaktiven Prüfsubstanzen, die in der Klinik eine zentrale und aus heutiger Sicht problematische Rolle spielten und wichtiger Bestandteil einer noch zu schreibenden Geschichte der Münsterlinger Versuche sind.

---

[56] StATG 9'10 1.2.9/3, Brief von Roland Kuhn an Prof. Dr. H. Binder, Heilanstalt Rheinau, vom 16.6.1961.

[57] StATG 9'10 9.5/2 Brief von Dr. Zolliker an Dr. Bein, Ciba, 4.1.1968.

## 4.5 Der geübte Blick des Psychiaters (Problematisierung III)

Der Kern der Erzählung über die Entdeckung des Imipramins besteht aus dem Duo Stoff und Arzt. Die Patienten werden hier zu einer Art Medium des Stoffes, über welches die gesuchte Wirkung manifest wird. Das Entscheidende ist hier nicht so sehr eine klare Versuchsanordnung, sondern vielmehr der Blick des Psychiaters. Bereits in den 1960er Jahren sollten sich Standards für klinische Tests durchsetzen, welche mit Verfahren wie dem Placebo, Bewertungsskalen und doppelblinden oder randomisiert kontrollierten Versuchsdesigns arbeiteten.[58] Damit wurde der Blick des Psychiaters als potenziell befangen angesehen und ausgeschlossen, ebenso wie die Patienten als Individuen. Insbesondere in den USA wurde dieses Versuchsdesign mancherorts bereits in den 1950er Jahren angewendet, es setzte sich jedoch erst später als Standard durch.[59] Kuhn stellt dazu einen Gegenpol dar. Die gesuchte Wirkung zeigte sich erst seinem Psychiaterblick, der von seiner präzisen Kenntnis der einzelnen Patientinnen und ihrer Krankengeschichte, seiner klinischen Erfahrung sowie seiner Ausbildung und seinem theoretischen Wissen über Psychopathologie geschärft worden war. Das Imipramin entstand als Medikament, so könnte man mit Ehrenberg formulieren, nur dank eines ›guten klinischen Blicks‹: Kuhn musste »ein besonderes Krankheitsbild erkennen, bei dem die Substanz wirkt [...], ein Krankheitsbild, [das] nur teilweise mit der herkömmlichen klinischen Vorstellung von depressiven Zuständen übereinstimmt«.[60] Dies war vermutlich mit ein Grund für eine handschriftliche Notiz, die ein Geigy-Mitarbeiter auf einem Prüfbericht anbrachte: Roland Kuhn sei »eben doch ein Künstler«.[61]

Lorraine Daston und Peter Galison haben bezüglich verschiedener Ausprägungen von Objektivität ein Expertentum des »trained eye«[62] beschrieben – dieses basiert auf Erfahrung und Vertrautheit bei der Interpretation von Daten und Beobachtungen und steht im Gegensatz zur älteren Objektivität des allwissenden Genies und auch zur gänzlich mechanischen Objektivität, in welcher der Experte hinter Automation und Selbstverleugnung verschwindet. Bei den Münsterlinger Imipramin-Testreihen kam dieser geübte Blick[63] zum Einsatz, denn die anti-

---

[58] Dies wurde bereits seit Mitte der 1950er Jahre diskutiert, setzte sich in der Schweiz aber vergleichsweise spät durch. Vgl. dazu ausführlich Kap. 5; siehe auch Kline, Psychopharmacology Frontiers, 452–458.

[59] Marks, The Progress of Experiment.

[60] Ehrenberg, Das erschöpfte Selbst, 111.

[61] Novartis-Firmenarchiv, Bestand Geigy, PH 7.04 Division Pharma, Zirkulationsdossier zum Freigabeantrag vom 27.9.1957, Kopie eines Briefes von R. Kuhn an Prof. Dr. med. Grüter, Ciba Geigy, vom 25.10.1971, handschriftliche Notiz auf der Kopie.

[62] »›Trained‹ or ›seeing‹ eye« im Original. Daston/Galison, Objectivity, 322.

[63] Ich übersetze ›trained eye‹ hier frei nicht als ›geschultes Auge‹, sondern als ›geübter

depressive Wirkung wurde nicht mittels statistischer Auswertung festgemacht, sondern war an den Beobachter Kuhn und dessen psychiatrisch geschulten Blick geknüpft. Nur dieser war in der Lage, aus den vielschichtigen Veränderungen seiner Patienten die Stoffwirkung herauszulesen und zu interpretieren. Kuhn meinte, dass ein solcher »phänomenologischer Blick«, der sich nicht nur auf das Verhalten, sondern auch auf das innere Erleben der Patienten richte, »schwierig ist und mühsam während Jahren gelernt werden muss«.[64] 1986 schrieb Kuhn denn auch in einer französischen Publikation, dass es nicht bloss um die Entdeckung der Wirkung eines Moleküls gehe, sondern vor allem darum, »das Krankheitsbild zu erfinden, für das eine Substanz ein spezifisches Medikament sein kann«.[65] In dieser Praxis der Erfindung, mehr denn der Entdeckung, wird der psychoaktive Stoff zum Instrument, um psychische Prozesse zu definieren. Die Stoffwirkung und die Symptome sind in diesem Verständnis gleichermassen Zeichen der Krankheit. Das Krankheitsbild, auf das Kuhn sich konzentrierte, war eng gefasst und von der Psychopathologie her gedacht. Imipramin wirke vor allem bei der vitalen Depression. Diese ist gemäss Kuhn von Erschöpfung, Lethargie, Abkapselung, Bedrückung und Gehemmtheit bestimmt, begleitet von einer Verlangsamung des Denkens, Handelns und Entscheidens.[66] Kuhn versteht sie als biologisch begründet, mit äusseren oder inneren Auslösern (endogen oder reaktiv). Sie war schwierig zu diagnostizieren, da sie nicht immer am Verhalten sichtbar wurde, sondern vor allem am Fühlen und Erleben der Patienten selbst. Zudem bestand die Gefahr, dass sie von offensichtlicheren Problemen wie z.B. Schlaflosigkeit oder Phobien überdeckt wurde. Davon grenzte Kuhn die neurotische Depression ab, auf welche Imipramin nur eine indirekte Wirkung habe.[67] Mittels einer genauen Diagnostik sollten deshalb diejenigen Patientinnen und Patienten ausgewählt werden, deren Störung möglicherweise durch andere

Blick‹, da in unserem Kontext eher die praktische Erfahrung als die Ausbildung im Vordergrund steht.

[64] Roland Kuhn, »Veränderungen der Symptomatik und des Verlaufs der Psychosen durch Medikamente«, in: *Proceedings of the Third World Congress of Psychopharmacology held in Montreal, Canada, June 4–6, 1961*, Montreal 1961, 448–453, 449.

[65] »[...] inventer l'entité morbide pour laquelle une substance peut être un médicament spécifique.« Kuhn, Clinique et expérimentation, 164 [Übers. M.T.].

[66] Typisch sei ausserdem eine Neigung zum phasischen Verlauf mit Tagesschwankungen. Für die Kranken selbst seien andere Begleitsymptome dominant, so dass sie die Krankheit häufig gar nicht oder nur teilweise schilderten. Vgl. dazu Roland Kuhn, »Stilfragen wissenschaftlicher Forschung und praktischer Behandlung in Psychiatrie und allgemeiner Medizin – dargestellt am Beispiel der Antidepressiva«, in: Ders. (Hg.), *Psychiatrie mit Zukunft. Beiträge zu Geschichte, Gegenwart, Zukunft der wissenschaftlichen und praktischen Seelenheilkunde*, Basel 2004, 115–133, 120 f.; Kuhn, Veränderungen der Symptomatik, 449; Roland Kuhn, »The Imipramine Story«, in: Frank Ayd/Barry Blackwell (Hgg.), *Discoveries in Biological Psychiatry*, Philadelphia 1970, 205–217, 206.

[67] Auch »depressive Neurose«. Bei ihr standen körperliche Mechanismen im Gegensatz zur vitalen Depression im Hintergrund. Man fasste darunter eher Verstimmungen aufgrund innerer Konflikte (heute Dysthymie). Kuhn, Veränderungen der Symptomatik, 452.

Leiden verdeckt wurde. Kuhn glaubte aus diesem Grund auch, eine »spezifische Behandlung« für genau bestimmbare depressive Zustände gefunden zu haben.[68]

Wenn man den geübten Blick von Kuhn weiter analysiert, so muss diesem zumindest noch ein ›Ohr‹ hinzugefügt werden. Es fällt auf, dass seine klinische Praxis zu weiten Teilen im Zuhören bestand und somit eher auf das Ohr denn auf das Auge rekurrierte. Mehr als die Patienten selbst wurden ihre Angehörigen und das Pflegepersonal gehört, wie die Krankenakten nahelegen.[69] Kuhns Zugang stand in der sprachbasierten Tradition der Psychiatrie.[70] Das heisst, Symptome und Wirkungen wurden nicht wie später vor allem in Zahlen oder Messungen manifest und konnten auch nicht am Gesunden »und erst recht nicht am Tier« beobachtet werden, sondern man war auf die Stimme der Patientinnen angewiesen. Über »abnormes Erleben«, so Kuhn, könne man nur »mittels der Sprache vom Kranken selbst Auskunft erhalten«.[71] Klinische Techniken bestehen aus spezifischen Arten zu schauen und zu hören, deren Einübung und Wiederholung bestimmte Formen des Wissens fördern: Dabei ist wichtig, ob eher das Auge oder das Ohr im Zentrum der Psychiatrie steht, also eher ein sprachbasiertes oder ein auf Beobachtung bauendes Wissen entsteht. Andrew Fearnley hat argumentiert, dass sich in der amerikanischen Psychiatrie das Gewicht in der zweiten Hälfte des 20. Jahrhunderts vom Ohr aufs Auge verschoben hat. Mit dem Aufkommen von regelbasierten Verfahren begannen Kliniker weniger zuzuhören und mehr zu sehen.[72] Bei Experimenten mit psychoaktiven Stoffen ist in den 1960er Jahren eine ähnliche Entwicklung festzustellen: weg von den Patienten und ihren Aussagen als verlässliche Zeugen für die Stoffwirkungen hin zu einer statistischen Auswertung. Die vorangehenden Kapitel haben gezeigt, dass die Zeugenschaft etwas anders funktionierte, wenn es um die Selbstversuche der Psychiater und Pharmakologinnen ging und wenn gesunde Versuchspersonen ihre Erfahrungen protokollierten. Kuhn ist in dieser Entwicklung vom Ohr hin zum Auge noch vor der statistischen Wende anzusiedeln. Er war gegen standardisierte Testverfahren und Bewertungsskalen.[73] Er hörte noch zu – sein geübter Blick war jedoch der einzige, welcher die Aussagen der Patienten interpretieren und in ihnen die Stoffwirkungen erkennen konnte.

---

68 Kuhn, Clinique et expérimentation, 164.

69 Zumindest in diese Verschriftlichung der Krankenakten fanden die Aussagen der Patientinnen nur beschränkt Eingang.

70 Kuhn stand in grosser Nähe zu Ludwig Binswangers Daseinsanalyse. Vgl. dazu Roland Kuhn, »Daseinsanalyse und Psychiatrie«, in: Gustav Bally et al. (Hgg.), *Grundlagen und Methoden der klinischen Psychiatrie* 2, Berlin 1963, 853–902 sowie Jean-Claude Marceau, »Penser les troubles de l'existence avec Roland Kuhn«, in: *L'Information Psychiatrique* 5/84 (2008), 427–433.

71 Kuhn, Veränderungen der Symptomatik, 448.

72 Andrew M. Fearnley, *Diagnosing Disorder. Perceiving Race and Performing Difference, 1950–1980*, unpubliziertes MPIWG-Diskussionspaper, 3.

73 Kuhn, Veränderungen der Symptomatik, 448–453.

## 4.6 Die Zeugenschaft der Patienten und des Pflegepersonals (Problematisierung IV)

Im Folgenden geht es um die Frage, wessen Äusserungen in den Münsterlinger Versuchsreihen überhaupt registriert wurden und Eingang in die Auswertungen fanden. Wenden wir uns also anderen Akteuren zu, um die Erzählung um das Duo Arzt und Stoff weiter zu problematisieren. Allgemein bestand laut Kuhn die Schwierigkeit darin, dass sich »solche Krankheiten« wie die endogenen oder vitalen Depressionen nicht experimentell hervorrufen liessen – im Gegensatz zu den Modellpsychosen. Alle Prüfungen müssten deshalb »am kranken Menschen selbst vorgenommen werden, auf dessen Angaben dann die Beurteilung einer Wirkung weitgehend angewiesen ist«.[74] Die Durchsicht der Krankenakten[75] und anderer relevanter Dokumente bezüglich klinischer Prüfung von Substanzen (z.B. Briefe, Berichte, Rapporte) zeigt jedoch, dass sich die Angaben der »kranken Menschen« nur sehr beschränkt in den Quellen niederschlugen. Wie Meier et al. in Bezug auf das Burghölzli festhalten, wurden mit dem Aufkommen der Psychopharmaka auch die Krankengeschichten formalisierter und knapper. Die Gründe für die Verabreichung eines Stoffes wurden kaum mehr vermerkt, oft wurde gar nur noch die Dosierung, der konkrete Stoff oder ein Absetzen oder Umstellen auf andere Mittel verzeichnet.[76] Wohl war Kuhn der Überzeugung, dass es entscheidend war, wie sich die Patientinnen fühlten, auch wenn sie äusserlich gebessert erschienen. Wenn man in den Kranken nur einen sich verhaltenden Organismus sehe, dann könne man natürlich leicht beobachten, wie sie je nach Stoff lebhafter oder ruhiger würden. Dennoch könne es sein, dass die Kranken selbst keine Besserung ihres Zustandes erlebten. Sie berichten, so Kuhn, etwa: »Vorher war ich bloss depressiv, jetzt bin ich genau so [sic] depressiv wie

[74] Roland Kuhn, »Über die Behandlung depressiver Zustände mit einem Iminodibenzylderivat«, in: *Schweizerische Medizinische Wochenschrift* 35/36 (1957), 1135–1140, 1135.

[75] Einige der möglicherweise relevanten Krankengeschichten fehlen im Bestand der Psychiatrischen Klinik Münsterlingen im StATG. Vermutlich befindet sich ein Teil dieser fehlenden Krankenakten im Nachlass Kuhn. Für die Sichtung der Krankenakten wurden zwei Findmittel verwendet: eine Liste mit handschriftlich vermerkten Patientennamen und teilweise den entsprechenden KG-Nummern zu Geigy-Versuchspräparaten bis 1958 (unvollständig; StATG 9'10 9.5/1) sowie eine Liste mit Verwandten, die über längere Zeit ambulant mit Imipramin behandelt wurden, vom 18.10.1963 (»Familiäre Behandlung mit Tofranil etc.« StATG 9'10 9.6.1/21). Die zweite Liste steht im Zusammenhang mit einer Familienstudie von Jules Angst, Burghölzli, für die Münsterlingen Krankenakten zustellte. Vgl. dazu den Brief vom 18.10.1963 an Dr. Angst, Burghölzli, StATG 9'10 9.6.1/21 sowie Jules Angst, *Zur Ätiologie und Nosologie endogener depressiver Psychosen. Eine genetische, soziologische und klinische Studie*, Berlin 1966. Ausgewertet wurden hier nur Krankenakten, die Angaben über die Abgabe und Wirkung der Substanzen enthalten.

[76] Dies deute auf eine Selbstverständlichkeit der Psychopharmaka-Abgabe hin. Meier, Zwang zur Ordnung, 110.

vorher, dazu noch aufgeregt.« Oder: »Früher konnte ich wenigstens meine Wut und Erregung nach aussen entladen, [...] nun bin ich durch die Medikamente wie gelähmt, in mir drinnen aber kocht es wie zuvor und ich leide noch mehr.«[77] Solche – von Kuhn in dieser Publikation ohne nähere Angaben zitierten – Aussagen von Patienten kommen in den Krankengeschichten jedoch kaum vor. Meistens gingen die Patientenäusserungen über mehrere Stationen, bis sie zum Oberarzt gelangten: vom Patienten über die Pflegerinnen bzw. die Angehörigen zum Stationsarzt und schliesslich zum Oberarzt. Diese verschiedenen Übersetzungsstufen führten wahrscheinlich dazu, dass Aussagen mit den jeweiligen Beobachtungen vermischt wurden. Kuhns Beschreibung, wie er vom ersten Behandlungserfolg mit Imipramin erfuhr, legt dies zumindest nahe:

> On waking up on 18 January the depression of this patient was cured. She reported this to Anna Keller, the nurse on her unit, who recognized the complete remission of her depression from the patient's facial expression, her behavior and her total being. At the morning medical rounds Dr. Schilling, the unit physician, took note of the event, and gave a report at the daily meeting of the physicians under the direction of Dr. Adolf Zolliker. Here I found out about it.[78]

Ein zentrales Thema in den Krankenakten bezüglich psychoaktiver Stoffe ist die so genannte ›Compliance‹, also die Kooperation der Patientinnen und Patienten durch regelmässige Einnahme ihrer Medikamente. Ein Patient, der zunächst kurz mit Geigy 22150 behandelt wurde, dann aber aufgrund starken Schwindels auf Geigy 22350 (rot) umgestellt wurde, zeigte sich »sehr dankbar für die Hilfe«[79]. Die Krankenakte zeigt, dass die »Kur« mit ›Geigy rot‹ 1955 begann, zu einem unbekannten Zeitpunkt aufhörte und Mitte Januar 1956 wieder aufgenommen wurde, wonach es zu einer »wesentlichen Beruhigung gekommen« sei, die Halluzinationen hätten nachgelassen. Während 1956 im Laufe des Jahres die Dosis reduziert wurde, zunächst von Injektionen auf Tabletten und dann auf zwei Tabletten täglich, schien der Patient sich bereits im Juni wieder »schlechter, unzufriedener« zu fühlen. Die ursprüngliche Diagnose »chronische Schizophrenie« bzw. »Hebephrenie« wurde 1957 zu »leicht depressiv wirkende[n] Schwankungen« umgestellt, eventuell auch im Zusammenhang mit ›Geigy rot‹. Nach dem Tod des Patienten an einem Herzinfarkt schrieb Kuhn rückblickend an die Tochter des Patienten, dass der Patient eine depressive Verstimmung gezeigt habe.[80] Ein weiterer Patient mit der Diagnose Schizophrenie, Sexualneu-

---

[77] Kuhn, Veränderungen der Symptomatik, 449.

[78] Roland Kuhn, »Corrections of Statements in the Publication by David Healy on the History of the Discovery of Modern Antidepressants«, in: Ban, From Psychopharmacology, 301–308.

[79] StATG 9'10 5.4 KG #12687, handschriftliches Blatt über Geigy 22355, undatiert, Diagnose: Chronische Hebephrenie, Behandlungsgrund: »zunehmende sprachliche Erregung unter Einfluss lästiger Halluzinationen«.

[80] Ebd., 22.8.1955; 14.2.1956; 28.3.56; 11.6.1956.

rose und Alkoholhalluzination erhielt ab Mitte Juni 1955 Geigy 22150. Nach den Wirkungen befragt, meinte der Patient, »er merke nichts, als dass der Schlaf etwas besser sei«. Die Dosis wurde gesteigert, ab Ende 1955 wurde auf ›Geigy rot‹ umgestellt. Am 11.2.56 wurde vermerkt, der Patient wolle nicht wieder G 22355 nehmen. »Die Kur wird gestartet, gegen einigen Widerstand.« Mitte März 1956 wurde die »Geigy 22355–Kur« für erfolglos erklärt und eine Largactil-Kur wurde begonnen.[81] Der Pflegebericht ist hier bezüglich ›Compliance‹ aufschlussreicher:

> Patient schimpft inständig über die Behandlungen, die man an ihm macht. Patient glaubt immer wieder, dass die Gelbsucht und der Abszess in der Nase vom allzu vielen Pillenschlucken her komme, da jetzt der ganze Organismus vergiftet sei. [...] Patient glaubt, dass die Tabletten ihm schaden und Zuckungen verursachen. 21.1.1956: Patient verweigert sämtliche Medikation.[82]

In diesem Fall führte die Aussage des Patienten, der erste Stoff wirke nicht, dazu, dass zunächst die Dosis gesteigert wurde und man dann auf G 22355 umstellte. Die Vorstellungen über das »viele Pillenschlucken« und dessen Folgen wurden jedoch eher der psychischen Störung zugeschrieben als der Stoffwirkung, wie die Formulierungen im Pflegebericht »Patient glaubt« und »Patient schimpft« nahelegen. Sie hatten keine praktischen Konsequenzen wie eine Dosierungsänderung oder ein Absetzen der Medikamente, und die Zuckungen wurden nicht als mögliche Stoffnebenwirkungen registriert.

Hier kommt ein Aspekt ins Spiel, den man mit ›making sense of drugs‹ umschreiben kann. Die widersprüchliche Erfahrung einer Stoffinkorporation löst Ängste aus oder kann Anlass zur Hoffnung geben. Sie bedarf einer Deutung, nicht nur von Seite der beobachtenden Psychiater und Pflegerinnen, sondern auch von den Patienten selbst. Die körperlichen und psychischen Prozesse, die von einem Stoff beeinflusst werden, sind nie frei von Zuschreibungen und Deutungen, sondern finden in spezifischen Kontexten statt. Kuhns geübter Blick sah bei ›Geigy rot‹ eine nahezu spezifische Wirkung auf eine psychopathologisch scharf abgrenzbare Störung. Dazu musste er unterscheiden zwischen unterschiedlichen Effekten, die der individuellen Persönlichkeit des Patienten zugeschrieben werden, oder der Störung selbst, anderen Störungen (denn selten verkörpert ein Patient ein ›reines‹ klinisches Bild), der Versuchssituation, dem klinischen Setting und den Beobachtern. Für den Patienten hingegen waren es vor allem Behandlungen, »die man an ihm macht«[83], und Dinge, die mit ihm geschahen. Der Stoff wurde also in seiner Sicht zum verlängerten Arm der ärztlichen Autorität. Medikamente werden von Ärzten, dem Pflegepersonal und Patientinnen gleichermassen in Narrative eingebunden, die Wirkungen, Verlauf, Besse-

---

81 StATG 9'10, 5.4 KG #13905 (Einträge vom 5.8.1955 bis 17.3.1956).

82 Ebd.

83 Ebd.

rung oder Verschlechterung zu fassen versuchen.[84] Ein Brief an Ciba im Zusammenhang mit der Prüfung von Ritalin (Methylphenidat) und Serpasil (Reserpin) von 1964 verweist auf die zentrale Rolle der Einnahme bzw. des Widerstandes der Patienten. Kuhn schrieb: »Serpasil hat gegenüber Largactil den grossen Vorzug, dass es den Patienten verabreicht werden kann, ohne dass sie es merken, was bei den nicht seltenen psychiatrischen Fällen, die keine Medikamente nehmen wollen, äusserst wertvoll ist«.[85] In einer weiteren – und in dieser Hinsicht typischen – Krankenakte finden sich bloss im Pflegebericht stichwortartige Hinweise auf Stoffabgabe, Verweigerung und auf Anzeichen, die als mögliche Besserung interpretiert wurden:

16.1.56 Bei [Name] wurde heute Abend die Geigy-Kur angefangen, mit einer Tabl.
17.1.56 Pat. erhält ab heute 3x1 Tabl. Er arbeitete den ganzen Tag ruhig.
19.1.56 Pat. verweigerte heute die Tabl. zu nehmen.
20.1.56 Pat. erhält ab heute 3x2 Tabl. Geigy 22355
24.1.56 hört Stimmen
25.1.56 verweigert am Morgen und Mittag die Geigy-Tabl.[86]

Besserung wurde in Münsterlingen oft mit Zugänglichkeit für andere Therapien assoziiert, z.B. Arbeitstherapie, sowie mit Reintegration in den Klinikalltag, mit einer allgemeinen Beruhigung und mit der Fähigkeit, an Aktivitäten teilzunehmen. Im erwähnten Bericht an Ciba zu den Serpasil-Kuren wurden drei Fälle einer Besserung genannt. Die erste Patientin, die sonst ihre »Kleider zerriss« und »schrie und lärmte«, konnte an einer Schifffahrt auf dem Bodensee teilnehmen. Eine zweite Patientin »arbeitet[e] unter Serpasil seit Monaten regelmässig in einer Gruppe mit anderen Patienten« und eine dritte Patientin konnte wieder »gewöhnliche Kleider« tragen und »fast täglich eine Stunde oder auch länger unter anderen Patienten gehalten werden«.[87] Die Krankenakten legen nahe, dass man auch bei den Versuchen sehr um die Wahrung der klinischen Ordnung besorgt war. Eine therapeutische Logik der Beruhigung und Reintegration in den Klinikalltag schien wissenschaftliche Interessen zu überlagern. Die »Unruhe« eines dementen Patienten »kann ausserordentlich gut mit G 22355 beherrscht werden«; der Patient »erhält zwischenzeitlich kleine Dosen Medi, wenn unruhig, was ihn beruhigt«. In diesem Beispiel wurde das Mittel mässigend, zur momentanen Besserung der Unruhe eingesetzt, stets als Reaktion auf eine Verschlech-

---

84 Dass dies auch gezielt genutzt werden kann, zeigt Stefan Ecks am Beispiel des ›Mind Food‹. Ecks, Eating Drugs.

85 StATG 9'10 9.5/2, Bericht von R. Kuhn an Ciba, 13.11.1964, adressiert an die Herren Dr. med. Gross, Dr. med. Kaufmann, Dr. med. Foglar, Ciba AG Basel.

86 StATG 9'10, 5.2 KG #13976, Diagnose »wahrscheinlich schizophren, Halluzinationen [...]. Alkoholhalluzinose«.

87 StATG 9'10 9.5/2, Bericht an Ciba von R. Kuhn, 13.11.1964, adressiert an die Herren Dr. med. Gross, Dr. med. Kaufmann, Dr. med. Foglar, Ciba AG Basel.

terung des Zustandes des Patienten.[88] In einem anderen Fall wurde die Dosierung je nach Verfassung reduziert (wegen Schläfrigkeit) oder gesteigert (wegen Erregung).[89]

In den Krankenakten der ambulant behandelten Patienten wird vor allem deutlich, wie instabil die Diagnosen auch hier waren; gefestigt wurden sie erst, sobald eine Therapie wirklich griff und eine Besserung herbeiführte. Ansonsten wurden die Therapien auch gewechselt bzw. kombiniert. Ein Patient wurde ab 1948 über zwei Jahrzehnte hinweg ambulant behandelt und fällt somit in die Phase der Etablierung der neuen medikamentösen Behandlungen. Zunächst wurde bei ihm eine Neurose diagnostiziert, er wurde psychotherapeutisch und mit dem Schmerzmittel Saridon behandelt. Die Akte enthält auch Zeichnungen von Träumen. 1961 erfolgte dann die Diagnose Depression, die 1962 in ›chronische Depression‹ abgewandelt wurde. Der Patient erhielt neu die beiden Antidepressiva Insidon und Tofranil (je 100 mg täglich). In diesem Fall wurden viele EEGs vorgenommen, die sich innerhalb eines Jahres von »pathologisch [...] im Sinne einer leichten diffusen organischen Gehirnschädigung« zu »praktisch normale[m] EEG-Befund, deutlich besser als am 9.11.61, deutliche Aktivierung, wohl durch die Medikamente« veränderten.[90] Hier veränderte und stabilisierte die Wirkung der Antidepressiva die Diagnose. Allerdings handelte es sich laut Kuhn nicht um eine »endogene Depression« in Reinform, da diese teils erlebnisbedingt, teils konstitutionell verursacht und nur teilweise auf innere Gründe zurückzuführen sei.[91] Ein weiterer Fall eines Jungen mit der Anfangsdiagnose Neurose/Psychopathie zeigt Ähnliches. Anfänglich war »eine eindeutige Depression nicht zu fassen. [...] Wir geben dem Pat. Insidon und Tofranil.«[92] 1962 waren beide Stoffe bereits zugelassen, die Verabreichung fiel also nicht mehr in die Prüfphasen. Die Tabletten wirkten, so die indirekte Aussage eines Angehörigen, gut: »Laut Vater tun die Tabletten dem Sohn gut, der jetzt im Welschland ist«.[93] Der Sohn fiel jedoch durch eine Prüfung, erklärte, er sei Kommunist und einen Herrgott gebe es nicht. Des Weiteren, so die Krankengeschichte, besuchte er nun einen Kurs, um Privatdetektiv zu werden. All diese Dinge verdeckten, so die Notiz in der Krankenakte, den wahren Hintergrund für das ungewöhnliche Verhalten:

> Man sieht auch jetzt von einer Depression im engeren Sinn des Wortes gar nichts. Wenn man allerdings die vitale Verstimmung als Kriterium betrachtet, dann ist alles da, was man braucht, die morgendliche Verstimmung mit Müdigkeit, die Unfähigkeit sich zu freuen, die Schwere, die sich durch das Tofranil löst, und zum Gefühl des Freiseins führt,

---

[88] StATG 9'10 5.4 KG #14005 (19.12.1955–16.3.1956).
[89] StATG 9'10 5.4 KG #13999 (17.10.1955).
[90] StATG 9'10 6.2 KG #3826.
[91] Ebd., 31.1.1961.
[92] StATG 9'10, 6.2 KG #6838, 2.11.1962.
[93] Ebd.

und vor allem die Verlangsamung und Erschwerung des Denkens, die Entschlussunfähigkeit, die Trägheit, die Tendenz zur Unordnung, zur Unsauberkeit, die Kleider nicht zu wechseln, mit den Kleidern ins Bett zu gehen. Ich habe dem Pat. nun eingeschärft, dass er unbedingt die Tabl. nehmen müsse.[94]

Im Vergleich zu früheren Krankenakten zeigt sich hier deutlich, dass sich Diagnose und psychoaktiver Stoff zu diesem Zeitpunkt bereits gefestigt hatten. Der behandelnde Psychiater ›erkennt‹ hinter den verschiedenen Symptomen die versteckte »vitale Depression«, welche durch die Wirkung des Tofranils bestätigt wird: Das Tofranil löste die Schwere, führte zum Gefühl des Freiseins – kurz, der Stoff wirkte.

Das Pflegepersonal nimmt eine Mittlerposition zwischen Patienten und Ärzten ein. Nicht nur geben die Pflegeberichte häufig Auskunft über Veränderungen des Befindens der Patienten, man kann auch davon ausgehen, dass die Beobachtungen des Pflegepersonals bei Versuchsreihen elementar waren. Kuhn bestritt dies zwar in der Auseinandersetzung um die Imipramin-Entdeckung und betonte, die anderen Ärzte und das Personal hätten stets nur seine Anweisungen befolgt und keine aktive Rolle gespielt.[95] An anderer Stelle wies er jedoch wiederum auf die wichtige Rolle der Assistenzärzte und des Pflegepersonals hin.[96] Über die Pflegenden lassen sich die praktischen Umstände des Einzugs der psychoaktiven Stoffe in den Kliniken etwas besser fassen. Sie waren in den meisten Fällen mit dem Verabreichen der Tabletten betraut. Zudem legten sie Temperaturkurven an und massen den Puls (den Blutdruck mass in Münsterlingen jedoch ein Arzt).[97] Sie waren auch diejenigen, die sich um die ›Compliance‹ der Patienten zu kümmern hatten.[98] Praktische Aspekte von psychoaktiven Stoffen im Pflegealltag kommen in den Quellen am explizitesten dann zur Sprache, wenn es Probleme gab. Beim Largactil beispielsweise kam es beim Pflegepersonal zu Beginn häufig zu Hautproblemen, weshalb die Tabletten dann dragiert wurden. So auch in Münsterlingen: Kuhn sprach von »Überempfindlichkeitserscheinungen« und es wurden insofern Vorsichtsmassnahmen getroffen, als die Tabletten nicht mehr berührt, sondern mit Löffeln und Papierstreifen verabreicht wurden. Mussten Tabletten zerkleinert werden, so mussten die

---

94 Ebd.

95 »In all this, physicians and other staff of this institution did not participate. Insofar as they took part they only followed instructions which were valid throughout the institution or which I gave especially.« Kuhn, Corrections of Statements, 306.

96 »Many of the patients were also under the observation of my assistants and nursing staff and I always regarded their proposals and criticism seriously and their observations and considerations were also recorded.« »Kuhn's and Domenjoz' Accounts relevant to the Discovery of Imipramine«, in: Ban, From Psychopharmacology, 326.

97 StATG 9'10, 9.6.1/19 Weisungen an das Pflegepersonal betreffend Kuren, »Anweisung betreffend Kuren, G 22355, undatiert.

98 Vgl. für die Basler Klinik Friedmatt Braunschweig, Wundermittel Largactil.

Pflegerinnen darauf achten, keinen »Staub« einzuatmen.[99] Die materiellen Eigenschaften der Verabreichungsform rücken hier in den Vordergrund und verweisen auf gewandelte Routinen und Abläufe in der Pflege. Eine zentrale Rolle hatten die Pflegenden auch bei der Feinabstimmung der psychoaktiven Stoffe. Toine Pieters und Stephen Snelders haben in ihrer Studie zu Chlorpromazin in den Niederlanden gezeigt, dass das Pflegepersonal einer Klinik eine Umstellung von Tabletten auf beschichtete Pillen erwirkte, da der Geschmack der Tabletten für die Patientinnen unerträglich gewesen sei.[100]

Die Einführung der modernen Psychopharmaka in den Kliniken trug schliesslich zu einem Wandel des Berufsbildes der Psychiatriepflege bei, was unter anderem dazu führte, dass der Beruf als ›Frauenberuf‹ beworben wurde, da nun weniger körperliche Kraft nötig war.[101] 1958 wurde der Psychiatriepflegeberuf auf der SAFFA (Schweizerische Ausstellung für Frauenarbeit) mit dem Hinweis beworben, dass die Psychiatrieschwester »nicht nur mütterliche Betreuerin der Kranken« sei, »sondern auch Mitarbeiterin des Arztes«.[102] Der Beruf wurde damit enger ans medizinische Feld geknüpft, wie ein Artikel in der Zeitschrift des Schweizerischen Roten Kreuzes zeigt: Der Psychiatrieschwester »sind die Pharmaka anvertraut, die in wenigen Milligrammen Veränderungen im menschlichen Empfinden, Fühlen, Denken und Verhalten zu bewirken vermögen. Ununterbrochene Wachsamkeit und absolute Zuverlässigkeit sind dabei selbstverständlich«.[103] Mit dem Eintritt der psychoaktiven Stoffe veränderte sich also der klinische Alltag schrittweise, was unter anderem zu neuen Anforderungen an das Pflegepersonal führte.

## 4.7 Stoffwirkungen als situiertes Wissen

Die Stabilisierung der Imipraminwirkung war, so lässt sich zusammenfassend sagen, eine kollaborative Leistung. Sie kam nicht aus ohne die Stimme der Patienten, die diese ›spezifische‹ Wirkung bezeugten und gegenüber der Institution in ein Narrativ der Besserung einbanden. Sie war zudem auf das Pflegepersonal angewiesen – nicht nur für die praktische Durchführung der Testreihen, sondern auch bezüglich dessen Beobachtungen. Dies legt zumindest die Erfolgsge-

---

[99] StATG 9'10, 9.5/0, Brief von Roland Kuhn an die Direktion des Ospedale neuropsichiatrico cantonale Ticino, Mendrisio, 20.5.1955.

[100] Pieters/Snelders, Mental Ills and the ›Hidden History‹ of Drug Treatment Practices, 391.

[101] Vgl. dazu Magaly Tornay, »Pflegekrise Psychopharmaka. Neue Berufsbilder und der Status praktischen Wissens«, in: *Traverse – Zeitschrift für Geschichte* 2 (2012), 83–96.

[102] Schweizerisches Sozialarchiv (SSA), Ar 31.360.4, Bestand Schweizerische Zentralstelle für praktische Psychiatrie (SZP), SAFFA, 1958.

[103] *Schweizerisches Rotes Kreuz* 74/4 (1965), 19.

schichte von Imipramin bei der Patientin Paula I. nahe. Die Stationsschwester »erkannte die totale Remission« aus dem Gesichtsausdruck der Patientin, aus ihrem Verhalten und ihrem ganzen Sein.[104] Von der Patientin selbst wird, wie bereits erwähnt, in indirekter Rede berichtet, sie fühle sich »geheilt«. Diese doppelte Bezeugung – durch die Patientin und die Pflegerin – wurde dann vom Psychiater Kuhn in Wissen übersetzt, das er mittels Vorträgen und Publikationen in Zirkulation brachte. Als weitere Akteure sind die Firma Geigy und ihre Mitarbeiter zu nennen, welche je nach Version der Geschichte den Prozess anregten, förderten, aufgriffen oder hemmten, ganz klar aber G 22355 und seine Vorgänger und Nachfolgestoffe in die klinischen Testreihen einspiesen und 1958 schliesslich das Markenprodukt ›Tofranil‹ einführten.

Die Festlegung einer Wirkung ist in dieser Sichtweise ein interaktiver Prozess, in dem nicht nur der Stoff selbst eine Rolle spielt, sondern das gesamte Beziehungsnetzwerk von Patientinnen bis hin zum Pharmakonzern. Claude Lévi-Strauss hat die ›magische‹ Heilung als eine symbolisch aufgeladene, soziale Situation dargestellt: Sie funktioniert erstens durch den Glauben des Zauberers an seine eigenen Fähigkeiten, zweitens durch den Glauben des Patienten an die Heilkraft des Magiers und drittens dadurch, dass die soziale Gruppe diesen Glauben teilt.[105] In der Folge haben Anthropologen auch das moderne therapeutische Setting als soziale Situation beschrieben, die Bedeutung trägt – und zwar im Sinne einer performativen Aufladung, die für die Heilung konstitutiv ist.[106] Auch wenn man nicht so weit gehen und die Wirkung des Imipramins als gänzlich performativ sehen will, hilft Lévi-Strauss' Konzeption dennoch, stärker auf die beteiligten Akteure und die konkrete Situation, in der diese Wirkung stabilisiert wurde, zu achten. Wirkung ist in diesem Verständnis nicht universell und unabhängig vom Lokalen und von den Beteiligten. Im Gegensatz dazu waren spätere klinische Versuchsreihen nach der ›statistischen Wende‹ gerade darauf angelegt, diese Faktoren zu neutralisieren. Nicht nur versuchte man die ›Stimme‹ der Patienten durch objektivierte Beurteilungsskalen möglichst auszuschliessen, auch der ›Blick‹ des Psychiaters oder Versuchsleiters sollte ›blind‹ werden.[107] Die Imipramin-Wirkung ist hingegen gerade aus diesem lokalen Kontext zwischen Münsterlingen und Basel entstanden, als situiertes Wissen[108], das an eine Diagnose gekoppelt war, die in der späteren Zirkulation wiederum verändert werden sollte.

---

[104] Kuhn, Corrections of Statements, 302 f.

[105] Claude Lévi-Strauss, »The Sorcerer and His Magic«, in: Ders., *Structural Anthropology*, New York 1963, 167–185.

[106] Siehe z.B. Lakoff, The Right Patients, 57–73.

[107] Vgl. dazu Kap. 5.

[108] Hier greift somit ein Begriff des Lokalen, das mehr ist als ein Reservoir an Details übergeordneter Prozesse. Vgl. dazu Rabinows Begriff des ›practiced site‹: Paul Rabinow, *French DNA. Trouble in Purgatory*, Chicago 1999.

Kuhn wies später auf die Fragilität dieser Anordnung hin. Es sei bei allen Versuchsanordnungen durchaus möglich, dass die Kranken die Medikamente wieder ausspuckten oder im Klo oder gar in Blumenvasen verschwinden liessen. Zudem sei es einfach, Symptome vorzutäuschen oder zu verbergen, denn die Patienten tauschten sich untereinander aus und wüssten, wie der Stoff bei anderen ungefähr wirke. Was das Pflegepersonal betreffe, wisse er von einem Fall, bei dem die getestete Substanz derart unangenehme Nebenwirkungen hatte, dass die Patienten die Einnahme verweigerten. Dies habe den behandelnden Psychiater erzürnt, das Pflegepersonal jedoch dazu veranlasst, heimlich einen anderen Stoff abzugeben und die Prüfsubstanz verschwinden zu lassen.[109] All diese Faktoren liessen sich aber auch durch standardisierte, objektivierte Prüfverfahren nicht vermeiden, so Kuhn. Auch 1970, nachdem sich für klinische Versuche statistische Messverfahren durchgesetzt hatten, betonte er, dass Depressionen »Krankheiten des Menschen« seien, während der naturwissenschaftliche Forscher nur über »Zahlen, Tabellen, Kurven« spreche.[110] Stets drohten die entscheidenden Aspekte des Menschen – seine »subjektive[n] Erlebnisse«, »Seelisches und Geistiges« – ausser Acht zu geraten und der Kranke zum »Fall«, also einer blossen »Sache«, zu werden.[111] Kuhn insistierte also auf seinem klinischen Blick, lehnte einen statistischen Zugang ab und berief sich stattdessen auf Erfahrung und daseinsphilosophische Überlegungen. Die Diagnose »vitale Depression« begriff er als verkörpert, an individuelle Patienten geknüpft und nur über Sprache und genaue Beobachtung zugänglich.[112] Daraus formulierte Kuhn später eine grundsätzliche Kritik an der Entwicklung der Psychopharmakologie, welche den Kranken zum Verschwinden bringe: »Der Kranke, in Vergessenheit geraten, ist verschwunden.«[113] An seine Stelle sei ein Organismus getreten, den man als biologischen verstehe und deshalb mit naturwissenschaftlichen Methoden angehe. Die Psychopharmakologie entferne sich vom leidenden, kranken Individuum,

---

[109] Kuhn, Clinique et expérimentation, 162 f.

[110] Roland Kuhn, »Vorwort«, in: Jules Angst et al. (Hgg.), *Tofranil (Imipramin)*, Bern 1970, VI.

[111] Roland Kuhn, »Der Mensch in der Zwiesprache des Kranken mit seinem Arzt und das Problem der Übertragung«, in: *Monatsschrift für Psychiatrie und Neurologie* 129 (1955), 189–206, 191 f.

[112] Das Gegenbild dazu ist die biomedizinische Logik, welche Personen nach Krankheitseinheiten klassifiziert, von denen man annimmt, dass sie ausserhalb der individuellen Manifestation existieren. Vgl. dazu die Unterscheidung zwischen ›disease‹ und ›illness‹ im Englischen: ›illness‹ bezeichnet die verkörperte, erfahrene Krankheit des Individuums und ›disease‹ die Krankheit als pathologische Einheit. Vgl. dazu Lakoff, The Right Patients, 65 sowie Charles Rosenberg, *Explaining Epidemics and Other Studies in the History of Medicine*, Cambridge 1992 und Arthur Kleinman, *Rethinking Psychiatry. From Cultural Category to Personal Experience*, New York 1988.

[113] Roland Kuhn, »Psychopharmacologie et analyse existentielle«, in: Ders., *Ecrits sur l'analyse existentielle*, Paris 2007 [1990], 167–200, 168. [»Le malade, oublié, a disparu« Übers. M.T.].

was man auf den Kongressen und Symposien gut beobachten könne: Es würden nur noch Zahlen, Kurven und Wahrscheinlichkeiten gezeigt und »Fakten« diskutiert.[114]

Wie die Quellenanalyse gezeigt hat, verstand Kuhn ›den Kranken‹ im Versuch trotz diesen Aussagen vor allem als diagnostisches Problem: Wie kann man eine Krankheit erkennen, deren Symptome gerade im Rückzug, im Verstummen bestehen und die zudem oft von den verschiedenartigsten anderen Beschwerden verdeckt werden?[115] Erst der geübte, geduldig auf klinische Beobachtung abstellende Blick konnte in diesem Verständnis richtig diagnostizieren und in der Folge eine spezifische Wirkung ›sehen‹. In der Münsterlinger Versuchsanordnung war an dieses Verständnis jedenfalls kein Verfahren des Zum-Sprechen-Bringens gekoppelt, wie sie in den Versuchsreihen mit LSD bei gesunden Versuchspersonen mit Protokollen oder Erfahrungsberichten zum Zuge kamen. Das ›Erlebnis‹ der Patientinnen, die ›illness‹ – die erfahrene Krankheit und die Wirkung des Imipramins auf diese – blieben letztlich nicht fassbar. Vermutlichen fanden sie über die beschriebenen Übersetzungsleistungen vom Pflegepersonal und von den Angehörigen allenfalls indirekt Eingang in die Prüfungsberichte.

## 4.8 Popularisierung der Depression: Das depressive Selbst

Der Weg vom 1958 eingeführten Medikament Tofranil zur Rede vom depressiven Selbst und zum hohen Konsum von Antidepressiva einer breiten, nicht hospitalisierten Bevölkerungsschicht war weit. Die ersten Antidepressiva waren als Medikamente der Klinik auf hospitalisierte Patienten ausgerichtet. Kuhns »vitale Depression« zu diagnostizieren und zu behandeln, verlangte genaue Beobachtung über längere Zeit. Er selbst begann zwar bereits ab den späten 1950er Jahren auch ambulanten Patienten Imipramin zu verabreichen, jedoch war klar, dass die Imipraminwirkung höchstens aus der Erfahrung in der Klinik heraus in die ambulante Praxis übertragen werden konnte. Seine Patienten hatten eine sehr spezifische Form von Depression, in der sie psychotisch, unerreichbar und weit entfernt vom sozialen Funktionieren erschienen. Patientinnen mit leichteren Depressionen tauchten gar nicht in der Klinik auf oder sprachen, laut Kuhn, weniger gut auf den Stoff an und waren deshalb nicht die Zielgruppe. Dieser engen Indikation entsprechend war auch Geigy in den ausgehenden 1950er Jahren vor

114 Ebd.

115 Roland Kuhn, »Diskussionsbeitrag an der wissenschaftlichen Sitzung vom 21. Juni 1958 in Luzern«, in: *Bulletin der Schweizerischen Akademie der Medizinischen Wissenschaften* 15 (1959), 322–323.

allem darauf fokussiert, weitere Stoffe vom Typ Chlorpromazin zu entwickeln, und schätzte den Markt für Antidepressiva als klein ein. Zu dieser Zeit nahm man an, dass Gemütskrankheiten allgemein relativ seltene Störungen seien: Gemäss Healy ging man von 50–100 Menschen mit depressiver Erkrankung pro Million aus – in den 1990er Jahren waren es bereits 10 000 auf eine Million.[116] Das amerikanische Pharmaunternehmen Eli Lilly prognostizierte für sein neu entwickeltes Antidepressivum Prozac[117] Verkaufszahlen von ungefähr 70 Mio. Dollar pro Jahr – ein Nischenmarkt.[118] Prozac wurde nach seiner Lancierung 1988 ein ›Blockbuster‹; 2001 hatten die Antidepressiva-Verkäufe in den USA 13 Milliarden Dollar erreicht. Antidepressiva waren nach den Herzmedikamenten die am zweithäufigsten konsumierte Medikamentengruppe.[119] In Europa waren sie 2001 nach den Tranquilizern die am zweithäufigsten verschriebenen Psychopharmaka, in den USA übertrafen sie die Tranquilizer gar.[120] In der Schweiz machen die Antidepressiva gegenwärtig den grössten Anteil an verschriebenen Psychopharmaka aus – 49 % der Psychopharmaka-Verschreibungen der Psychiaterinnen und 42 % der Allgemeinärzte.[121] Daten für die historische Entwicklung der Diagnosen, für Verschreibungen oder für die genaue Marktentwicklung liegen keine vor. Dies liegt zum einen an der Schwierigkeit der Vergleichbarkeit der unterschiedlichen Abgabeformen und Kombinationspräparate, zum anderen sind diese Daten ein wichtiges Marketinginstrument und relevant für die Bewertung der Pharmaunternehmen, weshalb es spezialisierte Marktforschungsinstitute gibt, die derartige Daten verkaufen.[122]

---

[116] Healy, The Creation of Psychopharmacology, 69.

[117] Fluoxetin (Prozac) markiert eine neue Generation von Antidepressiva, die SSRI (Selective Serotonin Reuptake Inhibitors), welche die anderen antidepressiven Stoffklassen (Trizyklika, zu denen Imipramin aufgrund seiner chemischen Drei-Ring-Struktur gehört) und MAOI (Monoaminooxidase-Hemmer) auf dem Markt rasch überholte. Es wurde allerdings erst 1988 in den US-Markt und zwei Jahre später in Europa eingeführt. Es gehört zu den meistbesprochenen Psychopharmaka, da es besonders die amerikanische Gesellschaft der 1990er Jahre mitprägte und entsprechend kritisiert wurde. Vgl. für sozial-, medizin- und kulturhistorische Analysen: Peter Kramer, *Listening to Prozac*, London 1994; Jonathan Metzl, *Prozac on the Couch. Prescribing Gender in the Era of Wonder Drugs*, Durham 2003; David Healy, *Let Them Eat Prozac. The Unhealthy Relationship between the Pharmaceutical Industry and Depression*, New York 2004; Herzberg, Happy Pills.

[118] Lakoff, The Right Patients, 58.

[119] Ebd.

[120] 19 010 Standarddosierungen pro 1000 Menschen für Europa; 33 768 Standarddosierungen für die USA im Jahr 2001 (eine Standarddosierung besteht aus der Anzahl verkaufte Einheiten geteilt durch die kleinste bekannte Dosis eines Produkts). Zahlen aus Nikolas Rose, »Psychopharmaceuticals in Europe«, in: Martin Knapp et al. (Hgg.), *Mental Health Policy and Practice across Europe*, Milton Keynes 2007, 146–187.

[121] Gefolgt von Tranquilizern in der Allgemeinpraxis (20 %) und Antipsychotika in der Psychiatrie (19 %). Die Zahlen stammen aus dem Jahr 2008, absolute Zahlen dazu sind nicht erhältlich. »Psychiatrische Diagnosen und Psychopharmaka in Arztpraxen der Schweiz«, in: *Obsan Bulletin* 1 (2010), 2.

[122] Die WHO hat eine standardisierte Messeinheit eingeführt (Defined Daily Dose,

Wie lässt sich diese explosionsartige Entwicklung erklären, die manche Autoren dazu verleitete, von einer ›Epidemie‹ der Depression zu sprechen, obschon es sich ja nicht um eine ansteckende Krankheit handelt?[123] Die Zunahme der Diagnose Depression und die Zunahme der Antidepressiva-Verschreibungen scheinen miteinander verbunden zu sein. In der Interpretation dieses Zusammenhangs haben sich zwei entgegengesetzte Positionen entwickelt: Die eine, pharmakritische Position argumentiert, dass neue Medikamente auch zu einer Proliferation der entsprechenden Diagnosen führen, weil die Werbeanstrengungen der Pharmaindustrie die Entstehung neuer Krankheitsbilder förderten,[124] während die andere von der These ausgeht, dass neue therapeutische Mittel den Blick für bisher zu wenig erkannte Krankheiten schärfen.[125] Die Depression wurde also entweder erkannt oder erfunden – je nach Sichtweise. Eine dritte Position interpretiert die Depression als Kehrseite einer Gesellschaft, die Leistung und individuelle Initiative fördert – Ehrenbergs ›erschöpftes Selbst‹. Hier wird die Depression nicht direkt auf den Stress des modernen Lebens zurückgeführt, sondern ist das negative Gegenstück zur Subjektivität der zweiten Hälfte des 20. Jahrhunderts, die auf der Idee beruht, dass die Menschen die »Autoren ihres eigenen Lebens sind«.[126] Die wachsende Zahl der Depressiven erscheint in dieser Interpretation jedoch als reine Reflexion gesellschaftlichen Wandels und lässt die Marketingbemühungen der Pharmaunternehmen ausser Acht; die Entwicklung der Antidepressiva wird als gut ›getimte‹ Reaktion auf Veränderungen verstanden, die auch ohne sie stattgefunden hätten.[127]

Philippe Pignarre reduziert die Epidemie nicht auf eine reine Illusion, sondern betont, dass auch die Patienten in dieser Konstellation mitwirken, Antidepressiva einnehmen wollen und sich selbst als depressiv begreifen. In dieser Argumentation ›wirken‹ die Antidepressiva insofern, als sie weder rein auf Marketing basieren noch eine spezifische Wirkung auf einen biologischen Marker haben, sondern indem sie in allen Stadien der Entwicklung und auf dem Markt ihre Patientinnen ›rekrutieren‹. Durch einen neuen Stoff werden neue Patientengruppen kreiert, und dieser Prozess beginnt bereits beim klinischen Versuch. Die neuen

DDD), die sich jedoch erst in jüngster Zeit durchgesetzt hat. Weitere Zahlen werden von kommerziellen Firmen aufbereitet, die den Pharmamarkt überwachen. Deren bekannteste ist IMS Health, welche die Dosierungen in Standard Dosage Units (SUs) misst. Die oben zitierten Zahlen für Europa und die USA wurden von Nikolas Rose bei IMS Health in Auftrag gegeben.

123 Z.B. Philippe Pignarre, *Comment la dépression est devenue une épidémie*, Paris 2001.

124 Z.B. Healy, Antidepressant Era.

125 Dem kann man entgegensetzen, dass in diesem Fall die Depressionen mit der Zeit abnehmen müssten, dank der neuen therapeutischen Möglichkeiten. Z.B. Shorter, Geschichte der Psychiatrie.

126 Ehrenberg, Das erschöpfte Selbst.

127 Vgl. zur Kritik an Ehrenbergs Argumentation auch Mikkel Borch-Jacobsen, »Psychotropicana«, in: *London Review of Books* 24/13 (2002), 17–18.

pathologischen Einheiten werden dann popularisiert und wandern in die breitere Gesellschaft, wenn die neue Substanz auf den Markt gelangt. Die Stoffwirkung ist somit nicht ein biologischer Kausalschluss, sondern ein Effekt, der im klinischen Versuch entsteht, ohne dass die Ursachen bekannt wären. Am Ende zählen die beobachteten Veränderungen bei den Patienten. Anstatt den depressiven Patientinnen ihre Symptome abzusprechen, geht es laut Pignarre vielmehr darum, dass eine neue Einheit entsteht: die Depression – eine klinische Einheit, die von den Antidepressiva als eine Art Klammer zusammengehalten wird.[128] Man kann daher die Entwicklung der Depression zu einer der meistdiagnostizierten Krankheiten überhaupt nicht ohne die Antidepressiva verstehen. Gerade bei den klinischen Versuchen wird sichtbar, dass der Prozess nicht einem Schlüssel-und-Schloss-Modell folgte. Das hätte bedeutet, für eine klar messbare, eindeutig definierte Krankheit (Schloss) den genau passenden Schlüssel (Stoff) zu finden. Stattdessen ist eher von einer wechselseitigen Stabilisierung auszugehen: Sowohl Schlüssel als auch Schloss wurden verändert, damit sie aufeinander zu passen kamen. Die Anpassung geschah sowohl auf der diagnostischen wie auf der stofflichen Ebene, wie gerade die frühen Versuche mit ›Geigy rot‹ zeigen.[129]

Im Falle von ›Geigy rot‹ bestätigten zunächst weitere Schweizer Psychiater Kuhns Befunde.[130] Erst eine Ausweitung der Indikation – Kuhns schwierig zu verstehende Diagnose »vitale Depression« in Richtung depressive Verstimmung und ›larvierte Depression‹ – bot einen entscheidenden Schritt zur oben beschriebenen Entwicklung. Von zentraler Bedeutung war, dass fast zeitgleich mit der Entdeckung der antidepressiven Wirkung des Imipramins andernorts etwas Ähnliches beobachtet wurde: Eine Substanz, die eigentlich bei Tuberkulose-Patienten eingesetzt wurde und von Hoffmann-La Roche auf der Basis von eingelagertem V2-Raketenöl aus dem Zweiten Weltkrieg entwickelt wurde, bewirkte Euphorie.[131] Die TB-Patienten tanzten in den Korridoren. In der Folge wurde der

[128] Vgl. zu diesem Abschnitt Borch-Jacobsen, Psychotropicana sowie Pignarre, La dépression.

[129] Vgl. dazu Philippe Pignarre, »Mainspring of Psychiatric Revolution. Review of Andrew Lakoff, Pharmaceutical Reason«, in: *BioSocieties* 3/3 (2008), 346–348; Lakoff, Pharmaceutical Reason; Lakoff, The Right Patients.

[130] Grünthal, Untersuchungen über die besondere psychologische Wirkung; Paul Kielholz, »Medikamentöse Therapie der depressiven Zustandsbilder«, in: *Bulletin der Schweizerischen Akademie der Medizinischen Wissenschaften* 15 (1959), 286–295.

[131] Der Ausgangsstoff war Hydrazin, das die Deutschen u.a. als Teil des Treibstoffgemischs ihrer V2-Raketen gegen Kriegsende benutzte. Nach dem Krieg kauften verschiedene Pharmaunternehmen grosse Mengen an Hydrazin billig auf, als Ausgangsstoff für Derivate. Vgl. Merton Sandler, »Monamine Oxidase Inhibitors in Depression. History and Mythology«, in: *Journal of Psychopharmacology* 4/3 (1990), 136–139, 136. Ähnlich wie bei Imipramin hatte auch Iproniazid einen Vorgängerstoff (Isoniazid), die beide sowohl als Tu-

Stoff auf eine mögliche psychiatrische Anwendung untersucht, unter anderem vom Psychiater Nathan Kline, woraus dann Iproniazid (Marsilid) entstand. Dieser Stoff wurde zunächst zwar als »psychic energizer«[132] bezeichnet, war jedoch in seiner Wirkung dem Imipramin sehr nahe.[133] Die beiden Stoffe gingen eine wirkungsvolle Allianz ein und bildeten eine neue Stoffgruppe: die Antidepressiva oder Thymoleptika. Obschon das Pharma-Gremium von Geigy für den Freigabeantrag die Bezeichnung ›Anti-Depressivum‹ formell zusammen mit einem Vorschlag für die Verpackung guthiess,[134] überwog im deutschen Sprachraum zunächst die Bezeichnung ›Thymoleptikum‹ (Gemütsaufheller), in Anlehnung an den Begriff Neuroleptikum. Damit wurde nicht nur eine neue Stoffgruppe gefestigt, auch Kuhns klare Unterscheidung in »vitale Depressionen« und »depressive Neurosen« wurde zunehmend in Frage gestellt. Wenn es auch andere Substanzen gab, die auf Formen der Depression wirkten, unterstützte dies die Sichtweise, dass diese Störungen eine gemeinsame Grundlage hatten. So gerieten auch ›leichtere‹ Formen der Depression in die Reichweite der psychoaktiven Stoffe und die Antidepressiva überschritten die Klinikmauern in Richtung Patientinnen und Patienten, die gar nicht erst in der Klinik erschienen. Anfang der 1960er Jahre kaufte die amerikanische Firma Merck 50 000 Exemplare des Buches *Recognizing the Depressed Patient* des Psychiater Frank Ayd, um sie an Ärzte und Psychiater zu verteilen und so auch bei Allgemeinärzten und in der ambulanten Praxis einen geübten Blick auf die Depression auszubilden.[135] Ayd stellte in seiner Studie die These auf, dass Depressionen bei weitem nicht nur in den Kliniken zu finden seien, sondern ebenso oft in der Allgemeinmedizin diagnostiziert werden können.[136] Es ging also darum, die ›richtigen‹ Patienten für die neuen Stoffe zu finden, zu erkennen und zu behandeln – und damit den Markt zu erweitern (vgl. dazu Abb. 15, Seite 162).

Die Antidepressiva waren die erste Behandlung der Depressionen, die auch ambulant durchgeführt werden konnte[137] – im Gegensatz zu den bisher bekannten Elektroschocktherapien beispielsweise, welche entsprechende Appara-

---

berkulose-Mittel als auch in der Psychiatrie getestet wurden. Die beiden Stoffe wurden 1951 in den Laboratorien von Hoffmann-La Roche in Nutley, New Jersey, synthetisiert.

132 Kline, Psychopharmacology Frontiers, 433 (Diskussion Dr. Kline).

133 Iproniazid gehört zu einer anderen Untergruppe innerhalb der Antidepressiva, den MAOIs (Monoaminooxidase-Hemmer), dem ersten Stoff, dessen Wirkungsweise auf einer neurochemischen Hypothese beruhte: dass der Stoff die Funktion eines Enzyms im Gehirn hemme und dadurch den Abbau desselben verlangsamt werde. Vgl. dazu Rose, Psychopharmaceuticals in Europe, 148.

134 Novartis-Firmenarchiv Bestand Geigy, PP 12/1, Protokoll der 154. Sitzung des Pharma-Gremiums, 26.11.1957.

135 Healy, Antidepressant Era, 76.

136 Frank Ayd, *Recognizing the Depressed Patient*, New York 1961.

137 Reserpin (Serpasil) der Firma Ciba wurde bereits früh ambulant abgegeben, allerdings mit einer anderen Indikation: als blutdrucksenkendes Mittel. Diese Indikation wurde in den 1950er Jahren von Ciba auch hauptsächlich beworben. Vgl. »Die medizinische Aus-

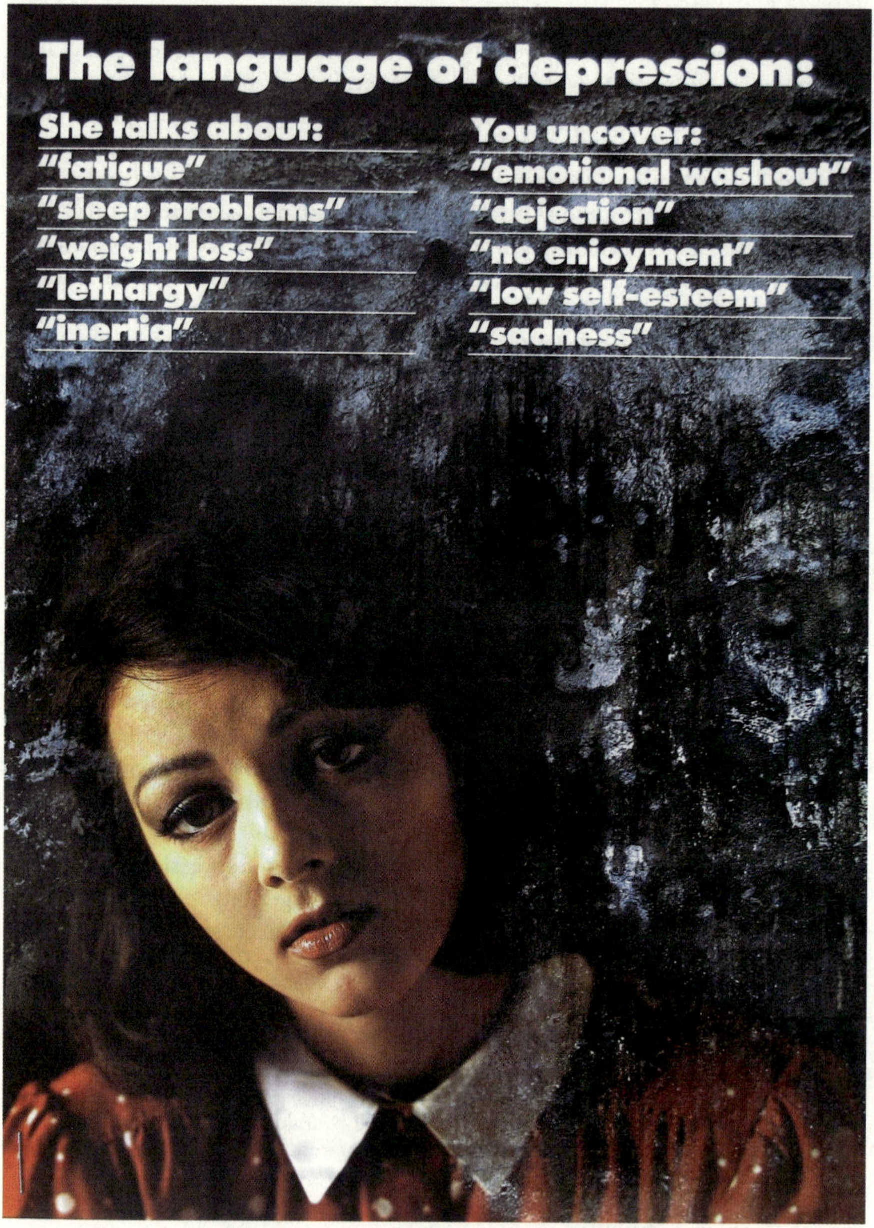
The language of depression:
She talks about:
"fatigue"
"sleep problems"
"weight loss"
"lethargy"
"inertia"
You uncover:
"emotional washout"
"dejection"
"no enjoyment"
"low self-esteem"
"sadness"

*Abb. 15:* Tofranil-Werbung Ciba-Geigy AG, Dez. 1979 (Firmenarchiv Novartis AG).

turen, Räume und Überwachung benötigten. Die Antidepressiva wurden in einem neuen Sinne zum »Konzentrat« der psychiatrischen Klinik[138], indem sie auf kleinstem Raum klinisch-therapeutische Techniken vereinten und ausserhalb der Klinik in Zirkulation gebracht werden konnten. Diese Zirkulation schloss vor allem auch die Allgemeinärzte ein: »Die antidepressiven Präparate und die Tranquilizer haben es allen Ärzten – nicht nur den Psychiatern – ermöglicht, Gemütskranke zu behandeln, ein Fortschritt von grösster Tragweite«, schrieb Ayd in einem Beitrag in der Ciba-Zeitschrift *Symposium* im Jahr 1964.[139] Geigy veröffentlichte zudem in seiner Reihe *Documenta Geigy* 1959 eine Schrift des Basler Psychiatrieprofessors und Direktors der Psychiatrischen Universitätsklinik Basel Paul Kielholz über die »depressiven Zustandsbilder«.[140] Derartige Schriftreihen waren Teil der Marketingstrategien der Pharmaunternehmen, die zu dieser Zeit vor allem auf Information und wissenschaftliche Dokumentation ausgerichtet waren und den Anspruch hatten, Ärzte und Psychiater zu schulen.[141] Kielholz berichtete in dieser Schrift, dass an der Psychiatrischen Universitätsklinik Basel (Friedmatt) seit Herbst 1957 gute Ergebnisse mit Tofranil auch bei reaktiven Depressionen erzielt worden seien und richtete sich so gegen eine eng eingeschränkte Indikation des Imipramins.[142] Im Laufe der 1960er Jahre und 1970er Jahre war die Therapie der Depression in der ambulanten Praxis und beim Allgemeinarzt dominantes Thema in Publikationen.[143] Kielholz trug dazu bei, die Vorstellung einer epidemischen Zunahme der Depressionen zu verbreiten, obschon er, wie sein Kollege Raymond Battegay im Interview mit Healy erzählte, an die genetische Vererbbarkeit und demzufolge an eine stabile Prävalenz der Depression glaubte.[144] Er machte für die Zunahme der Depressiven die »Überalterung«, die »zunehmende Industrialisierung, Verstädterung, Vermassung und de[n] Materialismus sowie die Rastlosigkeit und Unsicherheit unserer Zeit« ver-

---

kunft, Symposium über Serpasil in der ambulanten Praxis«, in: *CIBA-Symposium* 2/5 (1954), 157–168.

138 Pignarre, Psychotrope Kräfte, 74.

139 Die Ciba-Zeitschriften waren Teil des Marketingkonzepts der Firma, die über ›objektive‹ und wissenschaftliche Kommunikation und Information die Beziehung mit Ärzten zu festigen versuchte. Der Beitrag von Ayd ist somit zugleich eine Beschreibung wie auch eine Beförderung dieser Entwicklung, indem Ärzte über die neuen Medikamente und die Entwicklungen in der Psychiatrie informiert werden. Frank Ayd, »Der praktische Arzt und die Psychiatrie«, in: *CIBA-Symposium* 12/1 (1964), 204–207, 204.

140 Paul Kielholz, »Klinik, Differentialdiagnostik und Therapie der depressiven Zustandsbilder«, in: *Documenta Geigy, Acta Psychosomatica* 2 (1959), 34–36.

141 Belegt ist dies für Ciba. Bei der Firma Geigy kann jedoch diesbezüglich von einer ähnlichen Strategie ausgegangen werden. Novartis-Firmenarchiv, Bestand Ciba, Vf 12.01.3, Verkauf, Historisches über Pharmazeutika, Bericht zur Pharma-Konferenz 1957, 23.

142 Kielholz, Differentialdiagnostik, 47.

143 Z.B. Paul Kielholz, *Diagnose und Therapie der Depression für den Praktiker*, München 1965; Jules Angst, *Tofranil® (Imipramin)*, CIBA-GEIGY, Bern, 1970.

144 Interview mit Battegay, Forty-Four Years of Psychiatry, 383.

antwortlich.[145] In einem Artikel von 1959 stellte er eine starke Zunahme aller Formen der Depression in der Psychiatrischen Universitätsklinik Basel von 1946 bis 1957 fest, insbesondere bei Patientinnen. In der darin enthaltenen Grafik steigen besonders die Kurven für »Melancholien« und »Involutionsdepression« ab 1952 stark an. Bei Patientinnen war die Zunahme am ausgeprägtesten, was mit einer besonderen Belastung der Frauen durch die modernen Lebensumstände erklärt wurde (vgl. Abb. 16).[146]

Fraglich ist, ob tatsächlich mehr Depressionen auftraten oder ob sie vor allem häufiger diagnostiziert wurden. Die von Kielholz als Belege hinzugezogenen Zahlen basierten auf der klinischen Diagnose, von der aus man nicht direkt auf die Prävalenz in der Gesamtbevölkerung schliessen kann. Dem Statistischen Jahrbuch der Schweiz von 1964 zufolge nahmen die Ersteintritte wegen manisch-depressiver Krankheit[147] in den Jahren von 1950–1961 von 352 auf 651 Patienten, das heisst um 85 %, zu. Im gleichen Zeitraum sanken die Aufnahmen mit der Diagnose Schizophrenie von 1511 auf 1337 (–11 %).[148] Es ist bezeichnend, dass die meisten Befunde über die epidemische Zunahme der Depressionen erst gegen Ende der 1950er Jahre veröffentlicht wurden. Denkbar ist auch, dass in der Psychiatrischen Universitätsklinik Basel, die bereits 1953 als erste Schweizer Klinik Chlorpromazin testete, die ›Depressiven‹ schärfer abgegrenzt wurden von Patienten, bei denen die Chlorpromazin-Therapie wirksam war. Ehrenberg sieht genau in der diagnostischen Unsicherheit der Depression, die eine immer grössere Bandbreite an Symptomen einschloss, einen Grund für deren Erfolg: »Die Unmöglichkeit, sie zu definieren, führte dazu, dass depressive Symptome auf depressive Symptome getürmt, alte zerlegt und neue hinzugefügt wurden.« Somit seien immer mehr »Wechselfälle des modernen Lebens« in die psychiatrische und vor allem medikamentöse Behandlung mit einbezogen worden und die Medizin sei mit ihnen »vertraut« gemacht worden.[149] Diese Tendenz wurde sowohl in den Medien als auch von der Fachpresse kritisiert; Stimmen häuften sich, dass die Depression ein ›Modephänomen‹, ein ›Trend‹ geworden sei.[150]

In den 1970er Jahren wurden in St. Moritz mehrere internationale Symposien zur Depressionsbehandlung durchgeführt, bei denen zum einen die epidemische Zunahme diskutiert wurde und zum anderen Möglichkeiten gesucht wurden, die Allgemeinärzte besser in der Erkennung und Behandlung depressiver Störungen auszubilden.[151] Im Vorfeld des Symposiums von 1974 wurde eine inter-

[145] Kielholz, Medikamentöse Therapie, 286.

[146] Die Involutionsdepression wird heute als Altersdepression bezeichnet.

[147] Dies würde heute als bipolare Störung bezeichnet werden.

[148] Statistisches Jahrbuch der Schweiz, 1964, zit. in: Angst, Zur Ätiologie und Nosologie endogener depressiver Psychosen, 1.

[149] Ehrenberg, Das erschöpfte Selbst, 133 f.

[150] Ebd., 142.

[151] Paul Kielholz (Hg.), *Die Depression in der täglichen Praxis. Internationales Symposium St. Moritz*, Bern 1974; Paul Kielholz (Hg.), *Die larvierte Depression. International Sym-*

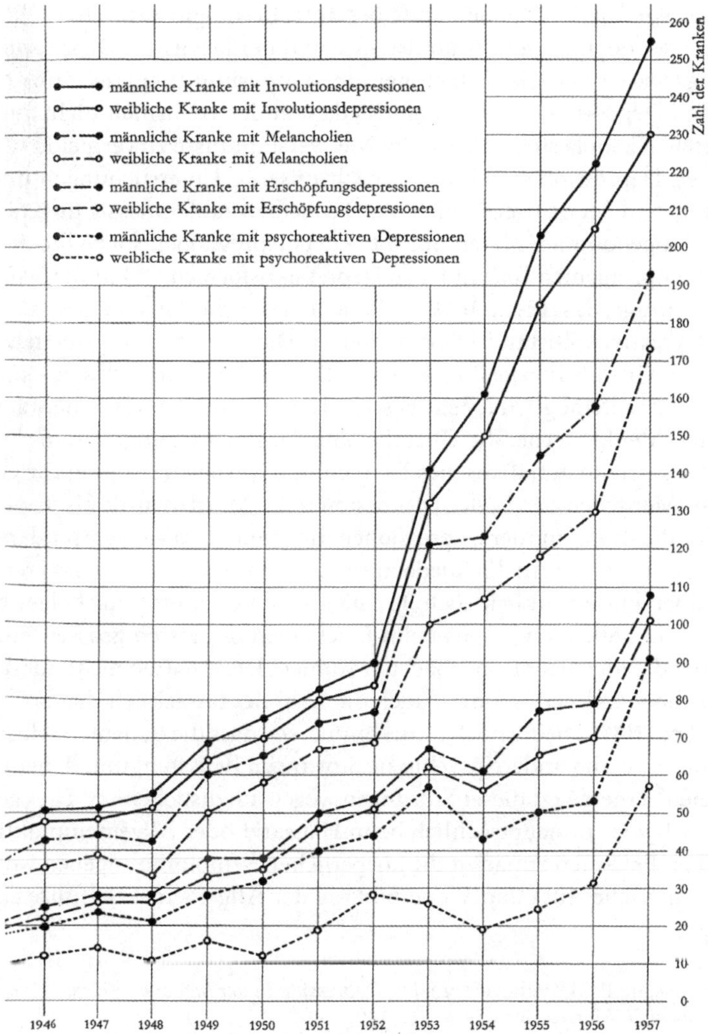


*Abb. 16:* Entwicklung der depressiven Diagnosen in der Psychiatrischen Universitätsklinik Basel, Kielholz, Medikamentöse Therapie, 287.

nationale Umfrage zur »Behandlung der Depression in der täglichen Praxis« in der Schweiz, in Österreich, Italien, Frankreich, Spanien und der Bundesrepublik Deutschland durchgeführt.[152] Diese internationale Fragebogenaktion, die ausser

*posium St. Moritz*, Bern 1973; Paul Kielholz (Hg.), *Depressive Zustände. Erkennung, Bewertung, Behandlung. Internationales Symposium St. Moritz*, Bern 1972.

[152] Internationale Umfragen zum Thema »Die Behandlung der Depression in der täg-

Psychiater vor allem Allgemeinärzte befragte, bestätigte zwar eine »eindeutige Zunahme der depressiven Zustandsbilder und der larvierten Depressionen«.[153] Allerdings waren sich die Teilnehmer am Symposium ebenfalls einig, dass die endogenen Depressionen im Unterschied zu anderen Formen nicht zugenommen hätten. Kielholz stellte klar: »Um Missverständnisse zu vermeiden [...]: Die endogenen Depressionen nehmen – nach unseren Untersuchungen und allen Erfahrungen in der Schweiz – nicht zu. Sie bleiben zahlenmässig ungefähr konstant.«[154] Zugenommen hätten nur die Altersdepressionen sowie die mit Stress und Umweltproblemen verbundenen Depressionsformen.[155] Für die Schweiz ergab die Umfrage, dass bis zu 10 % der Patienten, welche Allgemeinärzte aufsuchten, an depressiven Zustandsbildern litten.[156] Die befragten Allgemeinärzte hatten mehrere Gründe für die Zunahme der Depression in der Schweiz angegeben: »bessere Therapiemöglichkeiten, bessere Diagnostik, die Tatsache, ›dass man mehr daran denkt‹, ferner die Überalterung der Bevölkerung, Vereinsamung in der Masse sowie materialistisches Denken und Vernachlässigung für Gemütskräfte des Menschen«.[157] In der Diskussion in St. Moritz wurde als ursächlicher Faktor für die Zunahme der Depressionen unter anderem »unsere moderne Zivilisation« genannt.[158] Man dürfe jedoch auch nicht vergessen, dass das »vermehrte Wissen über eine Krankheit auch ihre häufigere Erkennung zur Folge« habe.[159] Diesen Effekt habe man bereits beim Erscheinen der ersten grossen Monographien über die Melancholie beobachten können: Diese hätten nicht nur das Wissen über die Krankheit, sondern auch die Zahl der tatsächlich diagnostizierten Fälle erhöht.[160] Was heute noch dazukomme, sei, dass die Patienten selbst »mehr über depressive und andere psychische Störungen [wüssten] und daher eher geneigt [seien], einen Arzt dieser Störungen wegen aufzusuchen«.[161] Dies geschehe jedoch nach wie vor hauptsächlich beim Hausarzt oder Allgemeinpraktiker, da die meisten Patienten zunächst die körperlichen Symptome angehen wollten.[162] Die systematische Aus- und Weiterbildung der Allgemeinärzte führe ebenfalls

---

lichen Praxis«, in: Paul Kielholz (Hg.), *Die Depression in der täglichen Praxis. Internationales Symposium St. Moritz*, Bern 1974, 121–190.

[153] Paul Kielholz, »Ergebnisse der Umfrage in der Schweiz«, in: Ders. (Hg.), *Die Depression in der täglichen Praxis. Internationales Symposium St. Moritz*, Bern 1974, 150–151, 150.

[154] Internationale Umfragen zum Thema »Die Behandlung der Depression in der täglichen Praxis«, 154 (Diskussion P. Kielholz).

[155] Ebd. (Diskussion W. Linford Rees; P. Kielholz).

[156] Kielholz, Ergebnisse der Umfrage in der Schweiz, 150.

[157] Ebd.

[158] Ebd., 153 (Diskussion J. Lopez-Ibor).

[159] Ebd.

[160] Ebd., 154 (Diskussion J. Lopez-Ibor).

[161] Ebd.

[162] Ebd.

zu einer verbesserten Diagnostik und in der Folge auch zu mehr ›Depressiven‹.[163] Die verbesserte Diagnostik würde wiederum, so ein Teilnehmer, »wahrscheinlich durch die Verfügbarkeit wirksamerer Behandlungsmethoden stimuliert«.[164]

Zur besseren Ausbildung und psychiatrischen Weiterbildung von Allgemeinärzten rief Paul Kielholz 1975 das *Internationale Komitee zur Prävention und Behandlung der Depression* ins Leben. Absicht des Komitees war, Informationen für den Allgemeinarzt bereitzustellen und seine Kollaboration mit den Psychiatern zu fördern. Bis 1986 war ein ganzer Massnahmenkatalog umgesetzt worden: Weiterbildungskurse, Seminare, Diafilme und Kurzfilme für den Unterricht, internationale Symposien und Publikationen, welche sich speziell an Allgemeinärzte sowie an Fachärzte für innere Medizin richteten, nationale Mitteilungen mit »kurzen, aktuellen Beiträgen zu aktuellen Problemen der Diagnose und der Behandlung der Depression«, eine internationale Zeitschrift, Artikel in der Fach- und Laienpresse sowie ein klinischer Notfall-Telefondienst für Ärzte.[165] Eine Evaluation des schwedischen Unterkomitees zeigte, dass während der Laufzeit dieses Programms die stationäre Behandlung für depressive Störungen um 30 % sank und die Verschreibung von Antidepressiva stieg, während andere Stoffe weniger oft verschrieben wurden.[166]

›Geigy rot‹ wurde also Teil einer neuen Gruppe von Stoffen, die gerade nicht an die Klinik geknüpft blieben. Es wurde damit noch stärker als Chlorpromazin zum Zeichen einer Entwicklung über die Klinikmauern hinaus. Kuhn betrachtete Tofranil als präzises Instrument, welches die genaue Beschaffenheit der Störung ans Licht brachte, aber seine schwierig zu erkennende Unterscheidung zwischen »vitaler Depression« und »depressiver Neurose« setzte sich nicht durch. Die Antidepressiva gelangten in die Allgemeinpraxis und ambulante Psychiatrie. Dieser Schritt von stationärer hin zu ambulanter Behandlung wurde von zwei Entwicklungen begünstigt: Erstens wurde die Indikation im Laufe der Zeit auch auf leichtere depressive Störungen ausgeweitet. Zweitens trugen Stoffe von der Gruppe des Imipramins selbst dazu bei, dass viele depressive Patientinnen gar nicht mehr in die Kliniken eingewiesen wurden und vermehrt ambulant behandelt werden konnten. 1964 schrieb Kuhn in einem Bericht über eine Stoffprüfung an die Ciba, es sei schwierig geworden, Prüfungen für Antidepressiva durchzuführen, da sich der »Kreis von Versuchspersonen sehr stark« verkleinert

---

163 Ebd. (Diskussion W. Linford Rees).

164 Ebd.

165 Carlo Adams, »Review of the 12 Years' Activity of the International Committee for Prevention and Treatment of Depression«, in: *Psychopathology* 19/2 (1986), 62–65.

166 Wolfgang Rutz/Lars von Knorring/Jan Walinder, »Long-term Effects of an Educational Program for General Practictioners given by the Swedish Committee for the Prevention and Treatment of Depression«, in: *Acta Psychiatrica Scandinavia* 85/1 (1992), 83–88.

habe, »dies vor allem auch da einfache endogene Depressionen, die auf die üblichen Antidepressiva gut ansprechen, heutzutage kaum mehr hospitalisiert werden«.[167] Die Prüfungen würden immer schwieriger, da die geeigneten Fälle fehlten. Die Depression wurde somit schrittweise zu einer im Alltag auftretenden und auch im Alltag behandelbaren Störung und nahm ihren Weg in die breitere Gesellschaft.

[167] StATG 9'10 9.5/2 Korrespondenz mit Ciba, Bericht vom 31.11.1964 von Roland Kuhn an die Herren Dr. med. Gross, Dr. med. Kaufmann, Dr. med. Foglar, Ciba A.G. Basel, 2.

Dritter Teil

# Ausweitung der therapeutischen Sphäre

Kapitel 5

# Die statistische Wende

In dem 1973 erschienenen Lexikon der gebräuchlichsten Begriffe der Psychiatrie klafft eine grosse Lücke: Die Grundbegriffe ›Seele‹ und ›Psyche‹ sind abwesend, ja selbst einen Eintrag zu ›Psychiatrie‹ sucht man vergebens. Wie der Herausgeber im Vorwort ausführt, geschah dies mit Absicht. Christian Müller, damals Direktor der Psychiatrischen Universitätsklinik Lausanne, wollte mit diesem Handbuch dem Stand der Forschung Rechnung tragen und war der Meinung, dass man immer weniger legitimiert sei, Erklärungsversuche bezüglich der Psyche zu wagen. In fast stillschweigendem Konsens sei nämlich »die ganze Frage des Seelenbegriffs« aus der modernen Psychiatrie verschwunden.[1] Das Fehlen der ›Psychiatrie‹ hingegen begründet er mit den Selbstzweifeln seines Faches, das zu diesem Zeitpunkt der Kritik von verschiedenen Seiten ausgesetzt war.[2] Ausser dieser grossen Lücke fallen eine Reihe von neuen Begriffen auf, denen in diesem Versuch, ein zeitgenössisches Gesamtbild der Psychiatrie zu geben, viel Platz eingeräumt wird: ›Datenverarbeitung‹, ›Experiment‹, ›Programmieren‹, ›Kybernetik‹, ›Statistik‹, ›Rating Scale‹ sowie zwei längere Beiträge unter dem Titel ›Tests‹.[3] Das Vokabular der deutschsprachigen Psychiatrie war erweitert worden. Neue Begriffe aus der Psychologie, der Statistik, der Informationstheorie und der Mathematik hatten Einzug gehalten, während zugleich einige der bisherigen Grundfragen – u.a. das »alte philosophische Problem«[4] der Psyche – in den Hintergrund gerückt waren.

Was war in der Zeit von ›Geigy rot‹ bis zur Publikation dieses Lexikons der Psychiatrie geschehen, das auch Roland Kuhn zu monieren veranlasste, auf Kongressen werde mittlerweile nur noch über »Zahlen, Tabellen, Kurven«[5] gesprochen, während »der Kranke« vergessen und verloren gegangen sei?[6] In den 1960er Jahren kam es in der Psychopharmakologie und Psychiatrie zu einer statistischen Wende. Neue Verfahren wurden eingeführt oder setzten sich durch, um auswertbare Daten über Diagnosen, Patientengruppen und Stoffwirkungen zu erhalten.

[1] Christian Müller (Hg.), *Lexikon der Psychiatrie. Gesammelte Abhandlungen der gebräuchlichsten psychopathologischen Begriffe*, Berlin/Heidelberg/New York 1973, V.

[2] Hier ist u.a. die Antipsychiatrie zu nennen, ebd., VI.

[3] Ebd., 91 f.; 203 f.; 392; 318 ff.; 485 f.; 425; 514–523.

[4] Ebd., VI.

[5] Kuhn, »Vorwort«, in: Angst, Tofranil (Imipramin), VI.

[6] Kuhn, Psychopharmacologie et analyse existentielle, 168.

Damit verbunden gab es verschiedene Bestrebungen, die Klassifikationen, Dosierungen und Wirkungen zu standardisieren. Zumindest in der Schweiz hatte diese statistische Wende mit neuen Stoffgruppen, insbesondere den Antidepressiva, zu tun. Weil sich die Produktpalette ständig erweiterte und es immer mehr kleine Unterschiede zwischen einzelnen Antidepressiva gab, die sehr viel breiter in der Allgemein- und ambulanten psychiatrischen Praxis verschrieben wurden, nahm sowohl die Zirkulation dieser Medikamente in verschiedenen medizinischen Einrichtungen als auch die Heterogenität von Diagnosen, therapeutischen Praktiken und Wirkungsberichten zu. Die Antidepressiva und die neuen Tranquilizer wie Librium und Valium brachten zudem Fragen der Lebensführung, des Arbeits- und Familienalltags, von Stress, Belastung und Leistungsfähigkeit ins Spiel. Somit wurde die Bandbreite an Faktoren, die für eine Stoffwirkung relevant sein könnten, um soziale und persönliche Faktoren erweitert.[7] Die statistische Wende war zum einen bedingt durch die Ausweitung der therapeutischen Sphäre, beförderte diese jedoch zum anderen weiter, indem sie Standards und universell gültige Fakten produzierte, welche die weitere Zirkulation von Stoffen und die damit verbundenen Konzepte stützten.

In der Schweiz wurde die statistische Wende durch einen Zusammenschluss der fünf psychiatrischen Universitätskliniken Basel, Bern, Zürich, Lausanne und Genf angestossen. Weil das Tempo und die Zahl neu entwickelter Stoffe zur klinischen Prüfung derart gestiegen waren, begannen die fünf Kliniken im Verbund zu forschen. Dazu einigten sie sich auf einen standardisierten Diagnosekatalog, führten quantifizierbare Protokolle ein und entwickelten schliesslich zusammen mit deutschen und österreichischen Psychiatern ein neues Auswertungssystem: das AMP-System der *Arbeitsgemeinschaft für Methodik und Dokumentation in der Psychiatrie*. Was ursprünglich vor allem als beschleunigtes Verfahren zur klinischen Prüfung psychoaktiver Stoffe gedacht war, wurde rasch auch in der alltäglichen Praxis als Dokumentations- und Auswertungsinstrument verwendet. So lief in den 1960er Jahren in der Schweiz ein Standardisierungsprogramm an, das nicht nur Effekte auf die Gestaltung der klinischen Prüfungen hatte, sondern den Blick auf die Patientinnen veränderte: vom klinischen Blick auf einzelne ›Fälle‹, auf den sich unter anderem Roland Kuhn in seinen Testreihen stützte, hin zu einem statistischen Blick auf Populationen. Damit verknüpft war die Einführung von Quantifizierungsverfahren wie Bewertungsskalen und Fragebogen, die letztlich einer Objektivität »ohne Worte« zur Durchsetzung verhalfen.[8] Ein ähnliches Argument findet sich auch bei Viola Balz für den deutschen Kontext, die sich auf Lorraine Daston bezieht: Die Worte der Exploration, so Balz, würden im Zuge dieser Entwicklung in

[7] Kielholz, Medikamentöse Therapie, 286.

[8] Daston, Scientific Objectivity, 259.

Kreuze in einer Symptomtabelle verwandelt[9], womit das narrative Element verschwindet. Wie Daston betont, ersetzen neue Objektivierungsverfahren jeweils die alten nicht vollständig, aber sie machen diese anrüchig.[10]

Auswertungen fanden immer mehr auf der Basis von Zahlen statt und nicht mehr anhand von Fallgeschichten. Dadurch wurde der ›Patient‹ im Laufe der 1960er Jahre zur operationalisierbaren Kategorie, die mit den neuen Verfahren in Zahlen übersetzt und mit der Einführung des Computers in der Psychiatrie schliesslich maschinenlesbar wurde. Dies beförderte auch ein Verständnis von psychischen Störungen, das vor allem auf Symptomen und Symptomkonstellationen (Syndromen) beruhte. Nicht mehr die individuelle Verkörperung oder Ausprägung im konkreten Patienten war zentral, die Diagnosen schienen vielmehr ausserhalb ihrer Manifestation in Individuen zu existieren.[11] Mit der statistischen Wende wurde in der Schweiz, so mein Argument, eine neue Möglichkeit für epidemiologische Auswertungen geschaffen, was die Abwendung vom Einzelfall und die Hinwendung zu Populationen verstärkte.

Die Durchsetzung der modernen Psychopharmaka ging mit neuen »Klassifikationsmethoden, Sortierungsverfahren und Diagnoseinstrumenten« für psychische Störungen einher.[12] Die statistische Wende war in der Schweiz jedoch nicht nur ein Nachvollzug von Veränderungen, die in Amerika bereits ab Ende der 1950er Jahre stattfanden, sondern wies, teils auch in Abgrenzung zu amerikanischen Tendenzen, eher Parallelen mit Deutschland und Frankreich auf.[13] Statistische Verfahren setzten sich hier erst im Laufe der 1960er Jahre breitflächig durch, während man sich vorher vor allem auf Beobachtung und den geübten Blick des Klinikers verliess und die ersten Blindversuche und ›Rating Scales‹, die amerikanische Forscher in die Diskussion einbrachten, kritisch sah. Chlorpromazin erschien – zumindest in der Schweiz – nicht, wie es Healy beschreibt, bereits von Beginn an »complete with a set of evaluative methods such as the randomized controlled trial, which it shared with the rest of the medicine, and a set of associated technologies such as rating scales and operational criteria that were distinctive to psychiatry«.[14] Vielmehr wurde eine lokale Antwort auf eine Reihe von Problemen entwickelt, welche erst gegen Ende der 1960er Jahre mit internationalen Entwicklungen zusammenging, wie bei-

[9] Balz, Zwischen Wirkung und Erfahrung, 390.

[10] Lorraine Daston, *Wordless Objectivity*, (Max-Planck-Institut für Wissenschaftsgeschichte, Preprint 1), Berlin 1994.

[11] Vgl. dazu auch Lakoff, The Right Patients, 65.

[12] Jakob Tanner, »Ordnungsstörungen. Konjunkturen und Zäsuren in der Geschichte der Psychiatrie«, Schlusswort, in: Meier et al, *Zwang zur Ordnung*, 271–306, 286.

[13] Für die Entwicklung in Deutschland siehe ausführlich Balz, Zwischen Wirkung und Erfahrung, 367–409.

[14] Healy, The Creation of Psychopharmacology, 349 f.

spielsweise der Durchsetzung des WHO-Klassifikationssystems ICD in der Praxis.[15]

Grundthese dieses Kapitels ist, dass die neuen Verfahren das Subjekt als quantifizierbare und damit als operationalisierbare Grösse konstruierten, dazu jedoch Ein- und Ausschlussoperationen vornehmen mussten. Ähnlich wie erst Intelligenztests intelligente Subjekte hervorbringen, schaffen auch die Bewertungsskalen der Psychiatrie neue Kategorien für Patienten und letztlich auch für Personen generell, die über Rückwirkungsschleifen wiederum an diese gekoppelt sind.[16] Wie man gruppiert wird und aufgrund welcher Faktoren, nach welchen Klassifikationskriterien, ist relevant für die Frage nach der Konzipierung von Personen. Neue Skalierungen werden sichtbar: vom Einzelnen zu Gruppen, von der individuellen Krankengeschichte zur epidemiologischen Häufigkeit von Symptomen. Hier ist Robert Castels Zuspitzung hilfreich, der eine Verschiebung von der »Klinik des Subjekts« hin zu einer »epidemiologischen Klinik« beschreibt. Die epidemologische Klinik ist dadurch charakterisiert, dass sie das Subjekt in einzelne Faktoren zerlegt und den Blick nicht auf das Individuelle, sondern auf Populationen richtet, also zugleich kleinere als auch grössere Skalierungen vornimmt.[17] Deshalb sei mit dem Aufkommen der epidemiologischen Klinik auch nicht mehr die konkrete Arzt-Patienten-Beziehung zentraler Ort der Diagnose, sondern die Einschätzungen verschiedener Experten, die das Patientendossier bestimmten – eine Verschiebung von der »Präsenz« hin zur »Datenspeicherung«, vom »Blick« zur »objektiven Faktenakkumulation«.[18]

In den folgenden Unterkapiteln geht es zunächst um neue Problematisierungen von Konzepten der Heilung und der Subjektivität von Patienten und Psychiatern in den 1960er Jahren. Zweitens geht es um ein Basler Treffen zu Depressionsfragen, bei dem ein gemeinsames Vorgehen der Schweizer Universitätskliniken beschlossen und ein einheitlicher Diagnosekatalog erstellt wurde. Im dritten Abschnitt geht es um neue Verfahren und die Funktionsweise des AMP-Systems in der Schweiz, während im vierten Unterkapitel die Aspekte der Dokumentation und Speicherung von Wissen untersucht werden. Danach wird der Blick auf die Auffächerung von Einflussfaktoren gerichtet: Hier tauchten die Kategorien ›Persönlichkeit‹ sowie das soziale Umfeld als ›Umwelt‹ neu als Faktoren auf, welche miterfasst oder bewusst ausgeschlossen wurden, wenn es um Stoffwirkungen ging. Das sechste Unterkapitel behandelt die Anschlussfähigkeit der Schweizer Entwicklungen an den epidemiologischen Diskurs und diskutiert den Zusam-

[15] Die achte Ausgabe der International Classification of Diseases wurde 1965 veröffentlicht. Dazu detaillierter Kap. 5.6.

[16] Hacking, The Looping Effects of Human Kinds.

[17] Robert Castel, »Von der Gefährlichkeit zum Risiko«, in: Manfred Wambach (Hg.), *Der Mensch als Risiko*, Frankfurt am Main 1983, 51–74.

[18] Castel, From Dangerousness to Risk, 282.

menhang mit Regulationen. Das siebte Unterkapitel fasst die Entwicklungen der 1960er und frühen 1970er Jahre zusammen.

## 5.1 Verblindung des psychiatrischen Blicks

Die Frage, wie die neuen psychoaktiven Stoffe zu evaluieren sind und ob sie zu einer wirklichen Heilung führten oder bloss Symptome linderten, eröffnete ein grosses Problemfeld. Bereits auf dem Zürcher Kongress von 1957 waren sich die Anwesenden uneinig, ob man den Begriff ›Heilung‹ überhaupt verwenden oder ob man sich lieber auf ›Besserungen‹ beschränken solle, zumal unklar war, wie diese überhaupt verlässlich zu erfassen wäre.[19] In den Versuchsreihen mit neuen Substanzen wie auch bei der Bewertung von bereits etablierten Medikamenten traten grosse Unterschiede von Patient zu Patientin, aber auch von Klinik zu Klinik auf. Verschiedene Studien waren ausserdem zu unterschiedlichen Resultaten mit den ersten Antidepressiva gelangt; einige Forscher folgerten gar, Imipramin sei nicht signifikant wirksamer als ein Placebo.[20] Der Basler Psychiater Paul Kielholz stellte 1966 fest, dass bezüglich psychoaktiver Stoffe »fast chaotische Verhältnisse« herrschten. Nicht einmal die Literatur könne mehr Orientierung bieten, sie sei »unüberblickbar« geworden und allzu häufig stünden sich »überoptimistische Urteile« und eine »unsachliche Ablehnung« der Stoffe gegenüber.[21] Es wurde zunehmend unklar, ob ein Medikament überhaupt die Ursache für eine Besserung war, wie Kielholz bemerkte: »Eine Depression, die weder durch Elektroschock noch durch das Medikament X geheilt werden konnte, ist schliesslich durch das Medikament Y verschwunden, woraus man fälschlicherweise ableitet, dass das letztere Medikament das wirksamere ist«.[22]

Auch Ehrenberg konstatiert, dass Chaos geherrscht habe. Zum einen habe die Depression seit Beginn der 1960er Jahre »eine ganze Reihe von ›kleinen‹ Geisteskrankheiten neu [...] definier[t]«, Störungen, die häufig ausserhalb der psychiatrischen Klinik behandelt wurden.[23] Zum anderen war die Zahl der verfügbaren psychoaktiven Stoffe stark gestiegen; alleine im Bereich Antidepressiva waren bis Mitte der 1960er Jahre ein Dutzend neuer Substanzen auf den Markt ge-

[19] »Cure« bzw. »remission« versus »improvement«. Vgl. Kline, Psychopharmacology Frontiers, 17, 105, 124, 275, 423, 452–458.

[20] Bezüglich der Wirksamkeit des Imipramins tauchten in der Literatur Schwankungen zwischen 25 % und 80 % auf, bei den MAO-Hemmern lag die Besserungsquote gar zwischen 0 % und 65 %. Paul Kielholz, »Etat actuel du traitement pharmacologique des dépressions«, in: *L'Encéphale* 5 (1962), 398, zit. in Ehrenberg, Das erschöpfte Selbst, 123.

[21] Paul Kielholz, »Einführung«, in: Juan J. Lopez Ibor (Hg.), *Proceedings of the Fourth World Congress of Psychiatry, Madrid 5–11 Sept. 1966*, Amsterdam/New York 1968, 817.

[22] Kielholz, Etat actuel du traitement, 398–399.

[23] Ehrenberg bezieht sich hier auf die Allgemeinärzte. Z.B. Angstschübe, hysterische Krise, Wahnepisoden, Erschöpfung. Ehrenberg, Das erschöpfte Selbst, 127.

kommen.[24] Neben den Nachfolgeprodukten der ersten Neuroleptika sowie von Imipramin und Iproniazid kamen in den 1960er Jahren auch die sogenannten Benzodiazepine auf den Markt, angstlösende Mittel, die ebenfalls zu einem grossen Teil für den ambulanten Einsatz vorgesehen waren.[25]

Die Frage der Beurteilung dieser Stoffe verschärfte sich, als Stoffgruppen wichtiger wurden, die für eine grössere Zirkulation auch ausserhalb der Klinik bestimmt waren. Dies zum einen, weil es nun mehr ähnliche Stoffe mit kleinen Unterschieden gab, zum anderen, weil sie nun in sehr unterschiedlichen sozialen und therapeutischen Settings zirkulierten. Diese verschiedenen Orte (Klinik, ambulante Behandlung, Allgemeinpraxis) und die damit verbundene Verbreiterung des Patientenpools destabilisierte, so meine These, die bisherige klinische Logik, welche sich in der Folge neu ausrichtete.[26]

Als industrielle Konsumgüter gehorchten Psychopharmaka Standards. Es gab zwar nationale Unterschiede bezüglich Handelsnamen, Verpackung, Dosierung und Darreichungsform, zugleich hatten sie aber auch eine internationale Markenidentität, die möglichst stabil bleiben musste.[27] Diese Standardisierungsbewegung kam nun in dieser Phase aus der Industrie vermehrt in die Klinik und brachte neue Verfahren mit sich, wie beispielsweise Checklisten, Bewertungsskalen und statistische Auswertungen.[28] Wie die *Arbeitsgemeinschaft für Dokumentation und Methodik in der Psychiatrie* in einem Rückblick auf ihre Geschichte schreibt, trugen Pharmaunternehmen massgeblich zur Entwicklung des standardisierten Systems bei. Diese hätten die Entwicklung des AMP-Systems und alle damit verbundenen Forschungen stets unterstützt, unter anderem mit »statistical analyses, meetings, video settings, printing of manuals, secreta-

---

[24] Ebd.

[25] Der erste Stoff dieser Gruppe war Chlordiazepoxid von Hoffmann-La Roche, das 1960 unter dem Markennamen Librium auf den Markt kam. 1963 wurde Diazepam entwickelt, das unter dem Namen Valium berühmt wurde. Laut Ehrenberg haben diese Substanzen durch ihre unterschiedliche Wirkung die Aufmerksamkeit auf den Unterschied zwischen Angst und Depression gelenkt. Ehrenberg, Das erschöpfte Selbst, 129.

[26] Vgl. zur Stabilisierung von Fakten, die in unterschiedlichen, sich überlagernden sozialen Welten zirkulieren, Stefan Timmermans/Marc Berg, »Standardization in Action. Achieving Local Universality through Medical Protocols«, in: *Social Studies of Science* 27 (1997), 273–305; Joan Fujimura, »Crafting Science. Standardized Packages, Boundary Objects, and ›Translation‹«, in: Andrew Pickering (Hg.), *Science as Practice and Culture*, Chicago 1992, 168–211, 168 f.

[27] Vgl. zur Herausforderung der stabilen Markenidentität durch Generika: Greene, Generic.

[28] Healy beschreibt, wie sich industrielle Standards und statistische Messmethoden gegenseitig stützten – was letztlich, wie ich in diesem Kapitel argumentiere, nicht nur zu stabileren Stoffen und Stoffwirkungen, sondern auch zu einer epistemischen Verschiebung führte: »Science is about measurement technologies. Industry is about standards. The dominance of simple checklists […] within such a complex area as the psychopharmaco-therapeutic arena suggest [sic] that these have functioned more as standards than as measurement technologies.« Healy, The Creation of Psychopharmacology, 381.

riats, etc.«.[29] Der wichtigste Beitrag der Pharmaindustrie sei jedoch die Etablierung eines internationalen Netzwerkes von »skilled pharmacologists, trained in the same conceptual frame« gewesen.[30]

Bei der Bewertung von psychoaktiven Stoffen im Experiment und im therapeutischen Gebrauch wurden zwei Aspekte in den 1960er Jahren vermehrt problematisiert: zum einen die Subjektivität der Patienten, zum anderen neu auch die Subjektivität der Psychiater. Die verschiedenen Stufen des psychopharmakologischen Wissens waren bis jetzt auf die Innenperspektive angewiesen geblieben. Bei LSD war dies am offenkundigsten, bestand doch seine Wirkung gerade in der bildgewaltigen Veränderung dieser Innenwelt, während die am Körper oder Verhalten ablesbaren Effekte sekundär waren. Bei der Stoffklasse der Neuroleptika war die Wirkung zumindest teilweise am Verhalten ersichtlich (Leiser- und Ruhigerwerden), aber mit dem Aufkommen der Antidepressiva stellte sich das Problem wieder vermehrt, da Kategorien wie das ›Empfinden‹ und die ›innere Befindlichkeit‹ eine Rolle spielten.

Zwar wurden, wie in Kapitel 1 und 4 ausgeführt wurde, bei den Experimenten mit neuen Stoffen bereits verschiedene Objektivierungsverfahren angewandt: Methoden aus der experimentellen Psychologie, Protokolle und Erfahrungsberichte sowie klinische Fallgeschichten. Die subjektiven Äusserungen hatten dabei stets eine Doppelstellung. Einerseits waren sie im experimentellen Design Störgrössen, andererseits waren sie häufig auch die einzig wirklichen Quellen, um eine Stoffwirkung zu bezeugen, die gerade in einer Veränderung dieses schwierig zu fassenden inneren Bereichs bestand. Wie Henning Schmidgen in Bezug auf psychologische Experimente aufgezeigt hat, bewegten sich die Forscherinnen bei der Erfassung des Subjektiven stets zwischen zwei Polen: »Gespräche ohne Instrumente« oder »Experimente ohne Personen«.[31] Dieses Problemfeld ist zwar am ehesten fassbar in den Versuchsreihen mit psychoaktiven Stoffen, war jedoch keineswegs nur auf experimentelle Anordnungen beschränkt: Auch im klinischen Alltag mit bereits im Markt eingeführten Psychopharmaka wurden der Zustand der Patientinnen und die Wirksamkeit der verabreichten Medikamente kontinuierlich evaluiert, um die Dosierung anzupassen, Stoffkombinationen zu verändern oder gänzlich auf andere Psychopharmaka umzustellen bzw. sie abzusetzen. Diese Feinmodulierung der Stoffabgabe im therapeutischen Kontext bewegte sich im gleichen Spannungsfeld zwischen Beobachtung von ablesbaren Zeichen und sprachbasierter Innensicht wie die Testreihen.

---

[29] Daniel Bobon, »Foreign Adaptations of the AMDP-System«, in: *Modern Problems of Pharmacopsychiatry* 20 (1983), 19–34, 32.

[30] Ebd.

[31] Henning Schmidgen, »Das Experimentelle und das Pathologische«, in: Cornelius Borck/Volker Hess/Henning Schmidgen (Hgg.), *Maß und Eigensinn. Studien im Anschluss an Georges Canguilhem*, Paderborn 2005, 197–219, 219, zit. in Balz, Zwischen Wirkung und Erfahrung, 381.

Eine ähnliche Entwicklung, die Versuchsleiter und Psychiaterinnen betreffend, setzte in den 1960er Jahre ein: Ihr geübter Blick wurde zunehmend problematisiert und ebenfalls als Störgrösse konzipiert, vor allem weil von Ort zu Ort, von Klinik zu Klinik, mit denselben Stoffen sehr unterschiedliche Ergebnisse erzielt wurden. Sie wurden im therapeutischen Alltag sehr verschieden eingesetzt und bewertet.[32] Therapeutische Erfahrungen und Prüfungsergebnisse waren nur schwer von einem klinischen Kontext in den nächsten übersetzbar, schwierig zu reproduzieren und blieben deshalb instabil. Standardisierte Bewertungsskalen (›Rating Scales‹) waren Strategien, um die Frage der Wirksamkeit und Anwendung vom geübten Blick des Psychiaters zu befreien und die heterogene Einschätzung psychoaktiver Stoffe durch universelle Fakten zu ersetzen. Dadurch wurde der Beobachter austauschbar, wie der Entwickler einer Bewertungsskala für Depressionen, Max Hamilton, feststellte: »The use of rating scales and schedules will ensure that the description of the patient's behavior can easily be categorized by any observer.«[33] Die Ergebnisse sollten damit vom Einzelnen losgelöst werden und in unterschiedlichen Kontexten reproduziert werden können.

## 5.2 Klassifizieren und diagnostizieren: Ein Basler Treffen zu »Depressionsfragen«

1962 kamen auf Einladung von Paul Kielholz Vertreter der meisten psychiatrischen Kliniken der Schweiz in Basel zusammen, um »Depressionsfragen« zu diskutieren.[34] Die drängendste dieser Fragen war, wie man eine einheitliche Methode zur Erfassung der Depression erarbeiten konnte. Dies erschien nötig, weil die »Erfolgsstatistiken« der verschiedenen psychoaktiven Stoffe grosse Abweichungen aufwiesen.[35] Im Bereich der Antidepressiva war dies besonders akut, da neue Stoffe hinzukamen und sich die Frage stellte, was eigentlich ausschlaggebend dafür war, »ob ein neues Pharmakon als ›Antidepressivum‹ anzusprechen ist oder nicht«.[36] Da einige Formen der Depression nicht nur gut auf Antidepres-

---

[32] Die Dosierungen für Chlorpromazin beispielsweise schwankten zwischen 100 und 2000 mg, je nach Klinik, Arzt und Patient. Balz, Zwischen Wirkung und Erfahrung, 326, FN 29.

[33] Hamilton 1972, 100, zit. in Lakoff, The Right Patients, 61.

[34] Jules Angst/Raymond Battegay/Walter Pöldinger, »Zur Methodik der statistischen Bearbeitung des Therapieverlaufs depressiver Krankheitsbilder«, in: *Methodik der Information in der Medizin* 3 (1964), 54–56, 54.

[35] Walter Pöldinger/Jules Angst/Raymond Battegay et al, »Methodik und Ergebnisse einer Zusammenarbeit zwischen fünf Schweizer Kliniken«, in: Henry Brill (Hg.), *Neuro-Psycho-Pharmacology. Proceedings of the Fifth International Congress of the Collegium Internationale Neuro-Psycho-Pharmacologicum, Washington D.C., 28.–31. März 1966*, Amsterdam/New York 1967, 34–37, 34.

[36] Ebd.

siva ansprachen, sondern auch auf allgemein beruhigende oder gar neuroleptische Medikamente[37], drohten die Kategorien verwässert zu werden. Innerhalb der Stoffgruppe der Antidepressiva unterschieden sich die Stoffe zudem nicht nur in der Intensität ihrer Wirkung, sondern auch darin, dass einige stärker »angst- und agitationsdämpfend« und andere eher »hemmungslösend-antriebssteigernd« wirkten[38] – also an den beiden entgegengesetzten Polen von ›depressants‹ und ›stimulants‹ lagen.

Wie konnten nun so unterschiedlich wirkende Stoffe als einer Krankheitskategorie zugehörig untersucht werden? Musste man die Stoffgruppen feiner differenzieren, oder eher die Krankheitsentität ›Depression‹ genauer fassen oder unter Umständen gar in viel kleinere Einheiten aufteilen? Der Zusammenhang zwischen Stoffwirkung und Krankheitsbild drohte verloren zu gehen, und die Gleichung, dass die Depression dasjenige war, worauf ein Antidepressivum wirkte und umgekehrt, schien nicht mehr aufzugehen. Aus diesem Grund wurde eine feinere Abstufung zwischen unterschiedlichen Stoffwirkungen der Antidepressiva vorgeschlagen. Dieses Wirkspektrum lag zwischen den Polen ›anregend‹, ›stimmungsaufhellend‹ und ›angstlösend‹ (vgl. Abb. 17, Seite 180).

Statt die gesamte psychiatrische Krankheitslehre in Zweifel zu ziehen, lokalisierten die Teilnehmer beim Basler Treffen 1962 die Störanfälligkeit im Akt der Diagnose, der zu heterogen schien. Die Psychiater mussten sich, zumindest in der Schweiz und für die Depression, auf eine gemeinsame Sprache einigen. Dazu wurde nun ein bemerkenswerter Schritt unternommen: Man entwickelte eine doppelte Buchführung. Neben der nosologischen Diagnose sollten neu auch Symptome und Syndrome, sprich Symptomgruppierungen, erfasst werden. Während nosologische Diagnosen auf den psychiatrischen Krankheitslehren beruhten und mit Klassifikationen wie der ›reaktiven Depression‹ oder der ›phasisch schizophren-depressiven Mischpsychose‹ operierten, baute die Ebene der Syndrome auf kleinere Symptom-Einheiten auf, die besser erfassbar waren. Dazu zählte ein »gehemmt, apathisch-depressives Syndrom« oder ein »agitiert, ängstlich, aggressiv-depressives Syndrom«.[39] Die Syndrome waren viel weniger umstritten, da sie keine Hypothesen über Ursachen enthielten und auch weniger stark an Fragen des genauen Krankheitsverlaufs geknüpft waren. Die schwierig zu klärende Frage, ob eine Depression eher von aussen ausgelöst wurde, wie z.B. durch Entwurzelung, Erschöpfung oder einen Verlust, oder ob ihre Ursachen gänzlich im Innern lagen, wurde damit entschärft. Symptome konnten einfacher diagnostiziert werden, da sie deskriptiv waren: War ein Patient eher gehemmt oder agitiert? War eine Patientin vergesslich oder paranoid? War sie hypochondrisch? Diese Zustände und ihre Veränderung erforderten je nachdem

---

[37] Ebd.
[38] Ebd.
[39] Pöldinger et al., Zusammenarbeit zwischen fünf Schweizer Kliniken, 35.

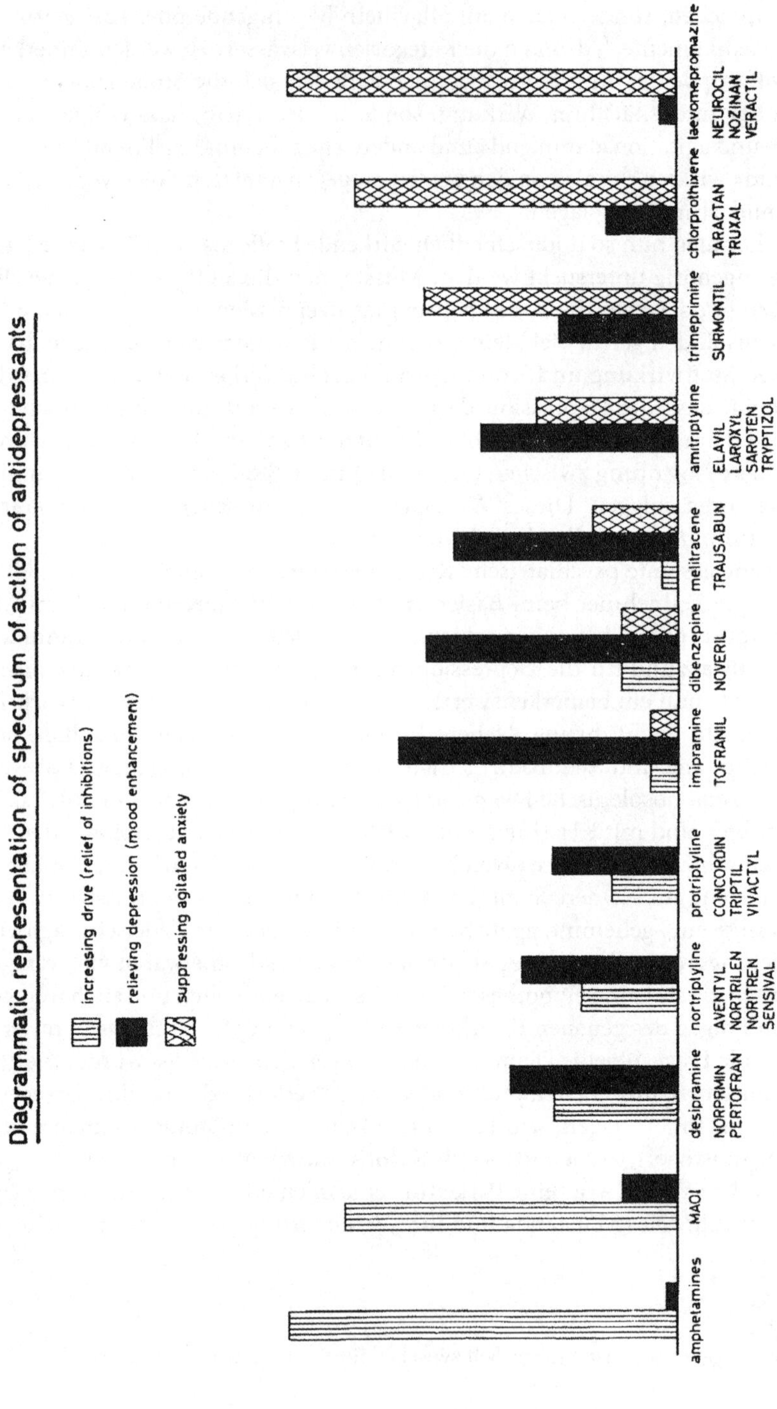


*Abb. 17:* Das Spektrum der antidepressiven Wirkungen. Cornu, Prüfungsergebnisse mit Antidepressiva, 820.

eher ein beruhigendes, ein angstlösendes oder ein anregendes Antidepressivum und sie konnten mit einem Fragebogen erfasst werden, der mit »vorhanden/nicht vorhanden« operierte oder mit einer Skala von »keine« über »leicht«, »mittel ausgeprägt« bis »schwer«.[40]

Beim Basler Treffen wurde zwar zunächst noch versucht, sich auf ein rein nosologisches Diagnoseschema zu einigen, das alle schweizerischen Psychiater homogen anwenden sollten. Schon bald ergab sich aus der Diskussion jedoch die Notwendigkeit, wie Jules Angst berichtete, depressive Zustände »mehrfach« diagnostisch zuzuordnen.[41] Dies wurde auch aufgrund der Erfahrungen mit Antidepressiva notwendig, wie Angst festhielt: »Dieses Vorgehen entspricht auch der Erkenntnis, dass die Antidepressiva unterschiedliche Zielsymptome der depressiven Zustände beeinflussen.«[42] Es wurden also zwei sich überlagernde Klassifizierungsregister eingeführt, wobei das zweite (auf Symptomebene) ein Korrektiv zum ersten (Krankheitsbilder) bildete. Wie Kielholz beschrieb, erlaubte diese »Doppelregistrierung« auch eine umgekehrte Auswertung, als Rückkoppelungsschleife auf die Diagnosekategorien: Somit könne auch die »Verschiedenheit der nosologischen und terminologischen Auffassungen« registriert, überprüft und korrigiert werden.[43] Walter Pöldinger, ein weiterer Teilnehmer, meinte dazu, dass diese zweite Ebene der Syndrome auch dazu diene, »hypothetische Erwägungen über die Aetiologie und Pathogenese [...] auszuschliessen« und zu Begriffen zu kommen, die »für eine Grosszahl von Schulen als verbindlich gelten konnten«.[44] Hier wird im Ansatz eine Verschiebung fassbar, die Ehrenberg als Befreiung der Zeichen von der Frage nach den Ursachen beschrieben hat:

> Da sich die Psychiater nicht über die Ursachen und daher auch nicht über die den Syndromen zugrunde liegenden Krankheiten einige können, muss man die Semiologie vom ätiologischen Problem befreien, also von der Frage, auf welche tieferliegende Krankheit eine Reihe von Symptomen hinweist. Das technische Mittel dazu besteht darin, standardisierte Diagnosekriterien zu entwickeln, die die Syndrome eindeutig beschreiben.[45]

Auf dem vierten Weltkongress für Psychiatrie, der 1966 in Madrid stattfand, äusserte sich Jean Delay ähnlich: »Die Erfahrung hat gezeigt, dass die Ärzte am ehesten eine Einigung auf der Ebene der Symptome erreichen, vorausgesetzt, dass man sich auf die einfache Feststellung beschränkt, dass sie vorhanden oder

---

[40] Walter Pöldinger, »Über Notwendigkeit und Möglichkeiten standardisierter Befunderhebungen in der Psychiatrie. Arbeitsgemeinschaft für Methodik und Dokumentation in der Psychiatrie (AMP)«, in: Heinrich Kranz/Kurt Heinrich (Hgg.), *Psychiatrie im Übergang. 4. Bad Kreuznacher Symposium am 5. und 6. April 1968*, Stuttgart 1969, 120–132, 124.

[41] Angst et al., Zur Methodik der statistischen Bearbeitung, 54.

[42] Ebd., 54f.

[43] Kielholz, »Einführung«, in: Juan J. Lopez Ibor (Hg.), *Proceedings of the Fourth World Congress of Psychiatry, Madrid 5–11 Sept. 1966*, Amsterdam/New York 1968, 817.

[44] Pöldinger, Über Notwendigkeit und Möglichkeiten, 121.

[45] Ehrenberg, Das erschöpfte Selbst, 139.

abwesend sind und pathogene Interpretationen weglässt.«[46] In einem Feld, das Mühe hatte, sich auf eine gemeinsame diagnostische Sprache zu einigen, waren die Symptome und Syndrome der kleinste gemeinsame Nenner.

Die Schweizer Psychiater, die 1962 in Basel zusammenkamen, gingen nicht so weit, die Nosologie gänzlich durch ein syndromales System zu ersetzen, sondern entschieden sich für eine doppelte Registrierung. Sie wählten den Weg der Kombination mit dem Ziel, die feinen Unterschiede zwischen den Stoffwirkungen ebenso zu fassen wie diejenigen zwischen den verschiedenen Ausprägungen psychischer Störungen und den dazugehörigen Diagnosen. Somit könnten Krankheitsentitäten am Ende mittels ihrer syndromalen Ausprägungen und der Stoffwirkungen präzisiert und korrigiert werden. Gegen Ende der 1960er Jahre, als das neue System ausgearbeitet und eingeführt war, waren die ursprünglichen Entwürfe[47] nochmals stärker in Richtung Einzelsymptome verändert worden,[48] da auf dieser wiederum kleineren Ebene die Veränderungen im Laufe der Zeit und unter dem Einfluss psychoaktiver Stoffe noch feinmaschiger gemessen werden konnten. So äusserte sich Paul Schmidlin von der Firma Geigy auf dem vierten Weltkongress für Psychiatrie in Madrid 1966 erfreut über diese Entwicklung: Symptome und Syndrome seien viel besser geeignet, Wissen und Nichtwissen zu beschreiben als die herkömmliche Nosologie und es sei deshalb begrüssenswert, dass sich nun »symptom-complexes« gegenüber nosologischen Unterscheidungen durchsetzten.[49] Den Auslöser für das Zusammenbrechen der grossen Krankheitskategorien sah er in den psychoaktiven Stoffen: »The introduction of modern drugs has provided an extremely great amount of help in breaking down the old-fashioned stereotyped and standstill way of thinking in psychiatry«.[50] Fragen der Ätiologie (Krankheitsursachen) seien nunmehr blosse Hindernisse in der kontinuierlichen Anpassung an den Stand des Wissens, da man nun die Wirkungen eines Stoffes auf psychopathologische Erscheinungsformen und auf allgemeine psychische Zustände messen könne und die Frage nach den Ursachen somit irrelevant werde.[51]

---

[46] Jean Delay, »Introduction«, in: Juan J. Lopez Ibor (Hg.), *Proceedings of the Fourth World Congress of Psychiatry, Madrid 5–11 Sept. 1966*, Amsterdam/New York 1968, 283–287, 284 f. [»L'expérience a montré que le plan sur lequel l'accord des cliniciens est le plus facile à réaliser est celui des symptômes élémentaires, à condition de se limiter à la simple constatation de leur présence ou de leur absence sans interprétation pathogénique.« Übers. M.T.].

[47] Der erste Entwurf wurde 1964 von Jules Angst, Raymond Battegay und Walter Pöldinger veröffentlicht: Angst et al., Zur Methodik der statistischen Bearbeitung.

[48] Pöldinger, Über Notwendigkeit und Möglichkeit, 125.

[49] Paul Schmidlin, »Discussion«, in: Juan J. Lopez Ibor (Hg.), *Proceedings of the Fourth World Congress of Psychiatry, Madrid 5–11 Sept. 1966*, Amsterdam/New York 1968, 850.

[50] Ebd.

[51] Ebd.

## 5.3 Protokollierte Verläufe: Das AMP-System

Auf dem Basler Treffen zu »Depressionsfragen« schlossen sich die fünf schweizerischen Universitätskliniken Basel, Zürich, Bern, Genf und Lausanne zu einem Verbund zusammen. Dieser Zusammenschluss entwickelte, wie oben ausgeführt, einen Diagnosekatalog für die Depression, der fortan vielerorts als Standard bei klinischen Prüfungen gelten sollte. Ein weiteres Anliegen war, neue psychoaktive Stoffe im Verbund zu testen – zeitgleich an mehreren Kliniken, unter möglichst gleichen Bedingungen und mit denselben Methoden. Als Gründe für diesen neuen Ansatz der Verbundforschung wurden vor allem Nebenwirkungen, grössere Patientenzahlen und schnellere Prüfungen genannt. Beschleunigte Prüfverfahren waren ein grosses Desiderat der 1960er Jahre: »Die Zahl neuer Psychopharmaka ist so gross«, meinte Kielholz, »dass es dem einzelnen Psychiater, ja selbst einer spezialisierten Klinik nicht mehr möglich ist, deren Wirksamkeit vergleichend zu prüfen und deren Indikationsbereich aufgrund eigener Erfahrungen abzugrenzen«.[52] Mit Verbundforschung konnte man hingegen innerhalb kurzer Zeit »zu einer genügend hohen Zahl an behandelten Patienten kommen«.[53] Nebenwirkungen konnten rascher aufgedeckt werden, da »jeder einzelne Beobachter seine besondere Aufmerksamkeit wieder anderen Funktionen zuwenden wird«.[54]

Den Kliniken gingen, auch aufgrund der Vielzahl neuer Testsubstanzen im Bereich Antidepressiva und Tranquilizer, tatsächlich die Patienten für die klinischen Tests aus, wie in Kapitel 4 beschrieben wurde. Manche Psychiater hatten auch den Eindruck, dass diejenigen depressiven Patienten, die nach der Einführung der Antidepressiva überhaupt noch in die Kliniken eintraten, nicht mit denjenigen vergleichbar seien, die früher behandelt wurden: Nur noch die ›schweren‹ Fälle wurden hospitalisiert, während leichtere Fälle ambulant behandelt wurden. Dies bedeutete, dass es für manche Stoffprüfungen gar nicht mehr genügend geeignete Patientinnen in den Kliniken gab.[55] Zudem wurden schädliche Nebenwirkungen vermehrt als Problem erkannt, zumal in den 1950er Jahren die Sandoz-Testsubstanz NP 207 an diversen Schweizer Kliniken geprüft worden

---

52 Paul Kielholz, »Einführung«, in: Juan J. Lopez Ibor (Hg.), *Proceedings of the Fourth World Congress of Psychiatry, Madrid 5–11 Sept. 1966*, Amsterdam/New York 1968, 817.

53 Frederic Cornu/Jules Angst et al., »Prüfungsergebnisse mit Antidepressiva an den Psychiatrischen Universitätskliniken der Schweiz«, in: Juan J. Lopez Ibor (Hg.), *Proceedings of the Fourth World Congress of Psychiatry, Madrid 5–11 Sept. 1966*, Amsterdam/New York 1968, 818–822, 821.

54 Ebd. sowie Angst et al., Zur Methodik der statistischen Bearbeitung, 54.

55 Dieser Eindruck wurde in einem Bericht der Forschungsabteilung des Burghölzlis formuliert, jedoch ohne statistische Belege. Psychiatrische Universitätsklinik Zürich, *Zwanzig Jahre Forschungsabteilung. 1969–1989*, Zürich 1989, 72.

war, die zu Pigmentstörungen und in den schlimmsten Fällen zu vorübergehender Erblindung führte.[56]

Allerdings können diese Zusammenschlüsse zwischen Kliniken, die ungefähr gleichzeitig auch in Frankreich und Deutschland versucht wurden[57], nicht nur als Zeichen für die zunehmenden Schwierigkeiten der Kliniken, überhaupt noch genügend eigene Erfahrungswerte mit Stoffen zu erarbeiten, gedeutet werden. Hier wird auch eine breitere Standardisierungsbewegung fassbar: Man wollte homogene Diagnosen, standardisierte Verfahren und schliesslich auch Daten, die vergleichbar waren und statistisch ausgewertet werden konnten.

Um für diese Verbundforschung über den Diagnosekatalog hinaus auch ein gemeinsames Vorgehen zu entwickeln, schlossen sich Jules Angst (Zürich), Raymond Battegay und Walter Pöldinger (beide Basel) mit Peter Weis und Paul Schmidlin von der Firma Geigy zu einer Arbeitsgruppe zusammen, um ein Verlaufsprotokoll zu erarbeiten (vgl. Abb. 18).[58] Im Zentrum dieses Verfahrens stand die Frage des Verlaufs, der methodisch gleichförmig erfasst werden sollte. Unter ›Verlauf‹ fiel zum einen der Krankheitsverlauf mittels Symptomerfassung, zum anderen aber auch der Therapieverlauf, das heisst, die Veränderungen unter dem Einfluss eines psychoaktiven Stoffes. Es wurde ein erster Erfassungsbogen entworfen für den Verlauf, aufgeteilt nach Merkmalen, worunter die Autoren eine grosse Bandbreite an Symptomen und anderen Beobachtungen fassten, wie z.B. Appetit (somatischer Befundbogen), Stimmung, Psychomotorik oder Denkablauf. Je nach Art des Symptoms gab es Ja/Nein-Antworten oder Skalierungen mit drei Stärkestufen. Basierend auf diesem ersten Verlaufsprotokoll wurde später das AMP-System[59] entwickelt, das auf demselben Prinzip des Verlaufs beruhte. Speziell daran ist der Versuch, alle Veränderungen und Zustände möglichst gesamthaft zu erfassen. Zunächst wurden die Daten zugleich »subjektiv« als auch »objektiv« erhoben, wie es die Beteiligten nannten. »Objektiv« bedeutete

---

[56] Der Stoff wurde als Neuroleptikum geprüft. Maurice Remy, »New Phenothiazine Derivatives«, in: Nathan Kline (Hg.), *Psychopharmacology Frontiers. International Congress of Psychiatry Zurich 1957*, Boston 1959, 85–94; Novartis Archiv, Bestand Sandoz, H 121.000 Protokolle des pharmazeutischen Komitees, 55/Nr. 7–19, vom 23.2.1955 bis 22.6.1955 sowie Protokoll der Geschäftsführungssitzung vom 28.11.1956 bezüglich einer Extraleistung an einen Burghölzli-Patienten, der durch das Versuchspräparat NP 207 »gewisse Schädigungen seines Sehvermögens« erlitten hat.

[57] Pierre Pichot, »Un essai de coopération européenne pour la comparaison de l'activité de trois anti-dépresseurs. Méthodologie. Exposé et critique«, in: Henry Brill (Hg.), *Neuro-Psycho-Pharmacology. Proceedings of the Fifth International Congress of the Collegium Internationale Neuro-Psycho-Pharmacologicum, Washington D.C., 28.–31. März, 1966*, Amsterdam/New York 1967, 5–10.

[58] Angst et al., Zur Methodik der statistischen Bearbeitung, 54 ff.; Peter Weis/Paul Schmidlin, »Elektronisches Analyse-System zur Testung, Erfassung und Selektion von Therapeutika«, in: *Methodik der Information in der Medizin* 3 (1964), 50–53.

[59] 1978/79 wurde es in AMDP-System umbenannt. Beide Akronyme stehen für *Arbeitsgemeinschaft für Methodik und Dokumentation in der Psychiatrie.*

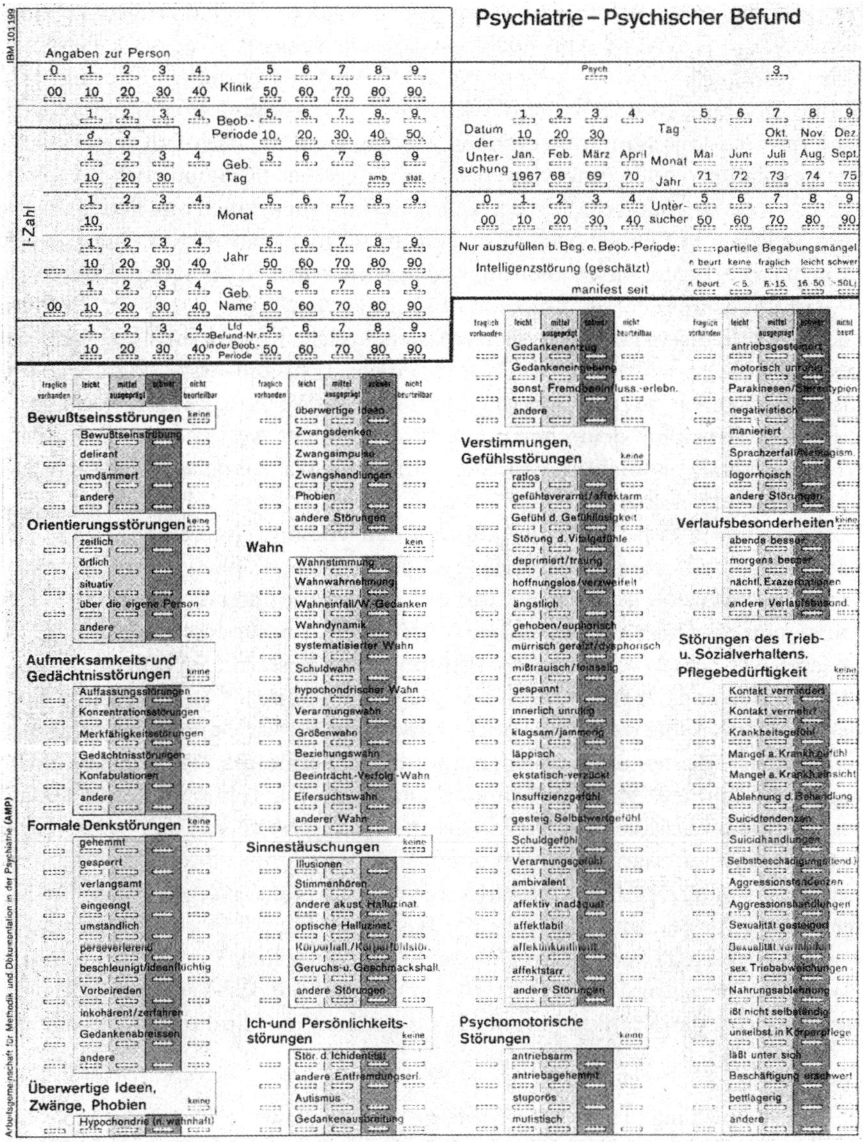


*Abb. 18:* AMP-Erfassungsbogen.
Angst et al, Das Dokumentations-System, 403.

hier »bei der Untersuchung, im Gespräch und aus der Verhaltensbeobachtung durch Arzt, Pfleger und Angehörige«, während »subjektiv« für »vom Patienten selbst erfragte [...] Informationen« stand.[60] Angaben bezüglich Stimmungen, Sinnestäuschungen oder zwanghaftem Verhalten konnten nur durch eklektische Informationssammlung erhoben werden, »making use of all the available sources of information (interview, personally observed behaviour, behaviour observed by nursing staff, etc.)«.[61] Befragungen von Patientinnen und Patienten, die zum Teil auch mit Fragebogen durchgeführt wurden, gaben zwar eine grössere Informationsdichte, waren allerdings auch schwieriger zu operationalisieren, da sie »an important degree of subjectivity« einführten.[62] Der Fokus auf Einflussfaktoren half, dieses Problem zu entschärfen. Welche Kategorien als relevant angesehen wurden, wurde über die Jahre in einem ›Trial-and-Error‹-Verfahren immer wieder angepasst, bis schliesslich 1971 die erste Version des AMP-Systems in Zusammenarbeit mit deutschen und österreichischen Psychiatern veröffentlicht wurde. Sie war neu nicht nur für die Antidepressiva, sondern für alle Psychopharmaka verwendbar.

Worum ging es bei diesem Fokus auf den Verlauf? Zum einen ging es zunächst darum, die Auf-und-ab-Bewegungen der Depressionen genauer zu erfassen. Wie die Autoren schrieben, waren Längsschnittuntersuchungen bei »Depressionen mit ihren oft phasischen Verläufen [...] besonders wichtig«.[63] Zum anderen wollte man genauer zwischen spontanen Besserungen und therapiebedingten Zustandsveränderungen unterscheiden können.[64] In der Menge, über den Vergleich, sollte man schliesslich individuelle Entwicklungen von typischen Krankheitsverläufen unterscheiden und den Therapieverlauf wiederum davon abgrenzen können. Mit dem neu erarbeiteten Protokoll konnte dieser Verlauf pro Merkmal über eine längere Zeitspanne hinweg genauer erfasst werden. Das Erfassungssystem war nicht mehr auf ›Heilung‹ im Sinne einer Entlassung ausgerichtet, sondern griff feinmaschiger: Symptomveränderungen wurden in Intervallen gemessen und die Frage der Besserung konnte in einem Kurvendiagramm dargestellt werden. Im Unterschied zu ähnlichen Bestrebungen in den Nachbarländern war dieser Fokus auf den Verlauf – auf das »Verständnis und die Beschreibung des Krankheitsverlaufs, besonders unter Einfluss von psychoak-

[60] Eine Anleitung für die Datenerhebung ist in der ersten publizierten Version des AMP-Systems zu finden; in den Vorarbeiten wurde dies nicht thematisiert. Christian Scharfetter (Hg.), *Das AMP-System. Manual zur Dokumentation psychiatrischer Befunde*, Berlin/Heidelberg, 1971, 22.

[61] Herman van Praag, »Cooperation Between Psychiatrists and Psychologists in Biological Psychiatric Experiments«, in: Juan J. Lopez Ibor (Hg.), *Proceedings of the Fourth World Congress of Psychiatry, Madrid 5–11 Sept. 1966*, Amsterdam/New York 1968, 838–840, 839.

[62] Ebd.

[63] Angst et al., Zur Methodik der statistischen Bearbeitung, 56.

[64] Ebd.

tiven Stoffen«[65] – zunächst ein Spezifikum der schweizerischen Gruppe. Allerdings lag darin zugleich ein Problem. Es gab den Krankheitsverlauf nicht mehr in Reinform. Wer die Faktoren untersuchen wollte, welche den Krankheitsverlauf beeinflussten, stiess auf eine methodische Schwierigkeit: Die Entwicklung einer Krankheit war medikamentös beeinflussbar und war bei den meisten Patienten schon therapeutisch verändert worden: »Nowadays the development of an illness has been rendered controllable by therapy, so that a study of such a development can no longer be considered as representative«, brachte Jules Angst dieses Problem auf den Punkt.[66] Dennoch bestand die Hoffnung, mit der Zeit und im Vergleich unterschiedlicher Stoffe Wirkungen und Verläufe voneinander abgrenzen zu können. Erstmals getestet wurde dieses neue Vorgehen in einer breitangelegten Testreihe mit verschiedenen Antidepressiva in den fünf Universitätskliniken der Schweiz. Publiziert wurde nur ein Bruchteil davon, wie die Beteiligten schrieben:

> Nach den erwähnten Richtlinien wurden verschiedene Antidepressiva bei 1796 Patienten der fünf psychiatrischen Universitätskliniken der Schweiz geprüft. Präziser gesagt, handelt es sich [...] um die publizierten Resultate, denn geprüft wurden weit mehr Substanzen an einer viel grösseren Zahl von Patienten.[67]

Systematisch wurde jedoch nur eine Testsubstanz – das Dibenzoxepin-Derivat Doxepin – gleichzeitig an allen beteiligten Kliniken geprüft, mit einem Behandlungserfolg von 28 % bei insgesamt 130 Patienten.[68] Für diese erste, tentative Anwendung musste das von Angst, Pöldinger und Battegay erarbeitete Protokoll allerdings vereinfacht werden, da es auf Deutsch und Französisch funktionieren musste. Für die Schweiz bedeute die Übersetzung eine zusätzliche Schwierigkeit, die einem übereinstimmenden Protokoll im Wege stand.[69] Bei psychopathologischen Fragen seien Übersetzungen besonders schwierig, weil hier die Unterschiede zwischen den Sprachräumen nicht nur auf dem Vokabular oder auf unterschiedlichen Sichtweisen und Schulen beruhten, sondern wahrscheinlich fundamentaler seien. Der Begriff ›Antrieb‹ beispielsweise habe keine französische Übersetzung, ja selbst das dahinterstehende Konzept sei der französisch-

---

[65] Erdmann Fähndrich/Hanfried Helmchen/Hanns Hippius, »The History of the AMDP-System«, in: *Modern Problems of Pharmacopsychiatry* 20 (1983), 1–9, 3.

[66] Jules Angst/Peter Weis, »Periodicity of Depressive Psychoses«, in: Henry Brill (Hg.), *Neuro-Psycho-Pharmacology. Proceedings of the Fifth International Congress of the Collegium Internationale Neuro-Psycho-Pharmacologicum, Washington D.C., 28.–31. März, 1966*, Amsterdam/New York 1967, 703–710, 704.

[67] Cornu et al., Prüfungsergebnisse mit Antidepressiva, 819.

[68] Ebd., 820 f.

[69] Pierre Dick/Jules Angst/Raymond Battegay et al., »Problèmes des essais thérapeutiques pluricentriques (à propos d'une tentative de collaboration des 5 cliniques psychiatriques universitaires suisses)«, in: Juan J. Lopez Ibor (Hg.), *Proceedings of the Fourth World Congress of Psychiatry, Madrid 5–11 Sept. 1966*, Amsterdam/New York 1968, 823–825, 825.

sprachigen Psychiatrie fremd.[70] Auch Hans Heimann, der mittlerweile von Bern an die psychiatrische Universitätsklinik Lausanne gewechselt war, sprach nicht nur von zwei Sprachen, sondern von unterschiedlichen Denkarten, die sich in den Begriffen manifestierten, besonders bei Begriffen, die pathologische Stimmungen und Affekte charakterisierten. Wenn »Antriebshemmung« als »inhibition psychomotrice« übersetzt würde, sei dies eine blosse phänomenologische Beschreibung ohne den theoretischen Hintergrund, den ›Antrieb‹ im Deutschen habe.[71] Die angestrebte Homogenität dieser Zusammenarbeit drohte durch Übersetzungsprobleme schon von vornherein nicht erreicht werden zu können, da man so nicht mehr sicher sein konnte, ob eine kohärente Patientengruppe ausgewählt wurde. Deshalb wurde eine weitere Anpassung angenommen: Man erfasste alle eintretenden Patienten und Patientinnen an jeder Klinik »unausgelesen«[72] nach demselben Merkmalskatalog über eine gewisse Zeit, damit niemand ausgeschlossen wurde. Zudem konnte man in einer Kolonne den »Grad der subjektiven Gewissheit« angeben, ob und in welcher Ausprägung ein Symptom vorhanden sei.[73] Durch dieses mehrstufige Vorgehen entstand auch eine Abstufung der Beurteiler, die sicherer oder weniger sicher waren, und man konnte über Stichproben testen, wie hoch der Grad der Übereinstimmung bezüglich dieser kritischen Begriffe war.[74]

Was hier entstand, war eine »systematisierte Krankengeschichte«, wie es im ersten Entwurf bezeichnet wurde. Wichtig war, dass sie eine spätere »Datenverarbeitung, auch auf elektronischem Weg«, ermöglichte.[75] Dies implizierte jedoch eine Rekonfigurierung des Blickes auf die einzelnen Patienten: Die angestrebte Vergleichbarkeit könne wohl nur über eine Standardisierung »unter einer gewissen Zurücksetzung individueller Gesichtspunkte erreicht werden«.[76] Dabei

---

70 Ebd.

71 Hans Heimann, »Diskussion. Bemerkung zum Problem der Übersetzung einer psychopathologischen Merkmalsliste«, in: Juan J. Lopez Ibor (Hg.), *Proceedings of the Fourth World Congress of Psychiatry, Madrid 5–11 Sept. 1966*, Amsterdam/New York 1968, 847–848, 847.

72 Ebd.

73 Ebd.

74 Ebd. In der veröffentlichten Version des AMP-Systems blieb dies grundsätzlich erhalten, allerdings wurde nur noch zwischen beurteilbar/nicht beurteilbar sowie sicher/fraglich vorhanden unterschieden. Scharfetter, Das AMP-System, 23. Diese Abstufungen bildeten ein Problem für die Auswertung, wo Zahlenwerte pro Skalierung vergeben wurden (z.B. nicht vorhanden=0; leicht=1; mittel=2; schwer=3). »Nicht beurteilbar« sowie »fraglich vorhanden« seien in einer Stichprobe nur in 6% der Fälle vorgekommen, was mit mangelnder diagnostischer Sicherheit aufgrund von Unerfahrenheit oder mit einem Bedürfnis nach einer Zwischenkategorie zwischen »nicht vorhanden« und »leicht« erklärt wurde. Diese Angaben wurden im System zu »missing data«. Arbeitsgemeinschaft für Methodik und Dokumentation in der Psychiatrie AMDP (Hg.), *Testmanual zum AMDP-System. Empirische Studien zur Psychopathologie*, Berlin/Heidelberg 1983, 14f.

75 Angst et al., Zur Methodik der statistischen Bearbeitung, 56.

76 Ebd.

schwankte man, je nachdem, welche Symptome man ein- oder ausschloss, zwischen einer übermässigen Reduktion, welche das klinisch-individuelle Bild und seine Veränderungen nicht mehr wiederzugeben vermochte, und einer zu grossen Komplexität, die nicht mehr handhabbar war.[77]

Es gab also bei diesem Schritt hin zu einer statistischen Logik, bei diesem Ringen um Vergleichbarkeit, immer noch das Problem der Objektivierbarkeit des Subjektiven, der Quantifizierbarkeit des Individuellen und der Inklusion bzw. Exklusion von Faktoren. Über die Frage der individuellen Reaktionen auf Stoffe kam die Variabilität des Individuums in den Blick, nicht nur im Kontext der Medikamente und nicht nur als spezifische Verkörperung eines Krankheitsbildes oder einer Kombination von Symptomen, sondern als eine fast unüberschaubare Vielzahl an Faktoren. Diese wurden zunehmend als individuell, aber auch situativ, sozial und familiär wahrgenommen und zu erfassen versucht. Damit brach die Zeit der multifaktoriellen Grosserfassungsbestrebungen an. Es gab auch kritische Stimmen gegenüber diesem holistischen Erfassungs- und Evaluierungsansatz. Auf dem vierten Weltkongress für Psychiatrie in Madrid von 1966 äusserte sich Fritz Freyhan skeptisch:

> The multitude of elements and variables which contribute to clinically observable drug effects are extremely complex. [...] one cannot really think of any simple equation which could represent the inter-relationship of the multitude of relevant factors. [...] Until such data become available it may perhaps be futile to feed multitude of data on social status, income, educational backgrounds, etc. into computers in the hope of obtaining information for predicting and understanding drug responses.[78]

Abgesehen von der Kritik, dass man Computer einfach mit Daten füttere, ohne die Zusammenhänge zu kennen, monierten andere auch den Verlust des »Menschlichen« bei solchen quantifizierenden Verfahren. Es sei schwierig, relative Dinge mit Zahlen und Ziffern zu bewerten, die einen absoluten Wert hätten, denn im »menschlichen Faktor« liege immer etwas Unerfassbares, meinte Bernard Pommé an Französisch-deutschen Gesprächen.[79] Max-Paul Engelmeier, ein deutscher Psychiater, der an der Entwicklung des deutschen Pendants zum Schweizer System beteiligt war, meinte in ebendiesen Gesprächen, es gebe stets Dinge in der therapeutischen Begegnung, die unausgesprochen blieben und nicht »rubrizierbar« seien. Diese unerfassbaren, unübersetzbaren Dinge würde

[77] Dick et al., Problèmes des essais thérapeutiques pluricentriques, 824.

[78] Fritz Freyhan, »Discussion. Methodology of Psychiatric Investigation with Special Reference to Collective Investigation«, in: Juan J. Lopez Ibor (Hg.), *Proceedings of the Fourth World Congress of Psychiatry, Madrid 5–11 Sept. 1966*, Amsterdam/New York 1968, 845–846, 846.

[79] Französisch-deutsche Gespräche über die psychiatrische Therapie, Symposium unter der Schirmherrschaft der Deutschen Arbeitsgemeinschaft für Neuro-Psycho-Pharmakologie und der Psychiatrischen und Neurologischen Klinik der Freien Universität Berlin, Berlin (West), 8.–9. Oktober 1960, hg. von Fritz Flügel/Bernard Pommé/Helmut Selbach, *Medicina Experimentalis* 7 (1962), 61 f. (Diskussionsbeitrag B. Pommé).

man mit Begriffen wie »Erleben« und »Begegnung« zu fassen versuchen, und sie seien letztlich kommunikative Vorgänge zwischen Arzt und Patienten.[80] Für die Arzt-Patienten-Beziehung bedeutete das System eine Veränderung, da man ›schematisiert‹ fragte – Angst, Battegay und Pöldinger sprachen diesbezüglich von einer »Entpersönlichung«.[81] Engelmeier strich dabei die Gefahr heraus, dass der Untersucher »mathematisiert« werde, was vor allem das »mitmenschliche Verhältnis zwischen Arzt und Kranken« bedrohe. Um dies zu umgehen, müsse man »doppelt intensiv« auf die Patienten und ihre Symptome eingehen[82] – also mittels Kommunikation der Mathematisierung entgegenwirken. Die Versuche von deutschen Psychiatern, im Verbund zu forschen und sich auf eine Symptomskala zu einigen, unterschieden sich von den schweizerischen bis zum Zusammenschluss vor allem darin, dass es keine Skalierung gab und dass sie sich nicht auf die Antidepressiva beschränkten, sondern alle psychoaktiven Stoffe einschlossen.[83] Die Bedenken bezüglich einer »Mathematisierung« des Arztes oder Beobachters lassen sich aber durchaus mit der von Angst und Kollegen vorgebrachten »Entpersönlichung« in Verbindung bringen, eine Angst letztlich, dass die sogenannten ›menschlichen‹ Seiten von Psychiatern und ihren Patienten ausser Blick geraten.

## 5.4 Wissen sammeln über das Innere

Das AMP-System wurde ursprünglich als Verfahren für klinische Tests entwickelt. Sobald die Forscher jedoch damit zu arbeiten begannen, wurde klar, dass sie es nicht so sehr mit einer festgelegten Testprozedur zu tun hatten als vielmehr mit einer Dokumentationsmethode. Die Daten aufzuzeichnen, zu protokollieren und zu sammeln erwies sich mit der Zeit als wichtigerer Aspekt des neuen Systems. Um diesen Dokumentationscharakter hervorzuheben, benannte sich die Arbeitsgemeinschaft mit der Revision von 1978/79 in AMDP um, mit ›D‹ für ›Dokumentation‹. Dementsprechend wandelte sich auch die Anwendung des Systems: Während man es zunächst vor allem für die Wirkungsprüfung von psychoaktiven Stoffen brauchte, wandte man es mit der Zeit für alle möglichen Dokumentationsformen innerhalb der Klinik an, auch für die normale Befunderhebung. Wichtig erscheint hier der Wille des Verbundes, »to identify

---

80 Ebd., 52 f. (Diskussionsbeitrag M. Engelmeier).

81 Angst et al., Zur Methodik der statistischen Bearbeitung, 56.

82 Französisch-deutsche Gespräche über die psychiatrische Therapie, 44 (Diskussionsbeitrag M. Engelmeier).

83 Jules Angst/Raymond Battegay/Dieter Bente et al., »Über das gemeinsame Vorgehen einer deutschen und schweizerischen Arbeitsgruppe auf dem Gebiet der Psychiatrischen Dokumentation«, in: *Schweizer Archiv für Neurologie, Neurochirurgie und Psychiatrie* 100 (1967), 207–211, 207.

psychiatrically relevant data, to record them and thus to make them available for statistical processing«.[84] Die Daten, die gesammelt wurden, mussten organisiert, systematisiert, gespeichert werden. Diese konnten dann auch für andere Forschungsfragen genutzt werden, z.B. für epidemiologische Studien: »The work with the AMP-System soon meant that this comprehensive documentation system was not only used to test the efficacy of drugs, but also in the clinical-psychiatric research.«[85]

Sobald man eine Datenbank hatte, wurden auch epidemiologische Forschungen möglich, z.B. zum Einfluss biographischer Faktoren auf den Krankheitsverlauf. Ausserdem konnte das Dokumentationssystem als Test für die Homogenität der Sprachen der unterschiedlichen Psychiater benutzt werden. Es handelte sich also, wie die Gruppe mit der Zeit realisierte, nicht um einen Test, den man richtig oder falsch anwenden konnte, sondern um ein Dokumentationssystem, dessen Objektivität darauf basierte, dass alle beteiligten Forscher die Kategorien gleich anwendeten. Dies konnte man nur mit systematischem Training erreichen:

> Not until we started elaborating logically and with regard to the contents of the achieved results did we realize that we were not dealing with a test procedure with a given reliability, but with a clinical documentation procedure, whose objectivity can be arbitrarily perfected by a systematical and controlled training.[86]

Dieses Dokumentationssystem wurde dann auch zu einem wichtigen Instrument in der Ausbildung. Obschon sich die Beteiligten zunächst von den vor allem in den USA verbreiteten ›Rating Scales‹ distanzierten, war vor allem die Befunderhebung mit ihren katalogisierten Symptomen de facto ebenfalls eine Art Bewertungsskala.[87] Da das AMP-System jedoch kontinuierlich an Stichtagen erhoben wurde, war es auch eine Verlaufsdokumentation. Kernstück für diese Verschiebung des AMP-Systems von der ursprünglich intendierten Formalisierung der klinischen Tests zu einem umfassenden, multifaktoriellen und verschieden auswertbaren Dokumentationssystem für Stoff, Diagnose und Personen war die Datenbank.[88] Dies war der Ort, wo das Erfassen und Dokumentieren mit dem

---

[84] Fähndrich, The History of the AMDP-System, 3.

[85] Ebd., 6.

[86] Hans Heimann/Jules Angst/Dieter Bente et al., »Erfahrungen der Arbeitsgemeinschaft für Methodik und Dokumentation in der Psychiatrie (AMP)«, in: Hans Joachim Bochnik/Wolfgang Pittrich (Hgg.), *Multifaktorielle Probleme in der Medizin*, Wiesbaden 1976, zit. in Fähndrich et al., The History of the AMDP-System, 4 f.

[87] Dies belegen Studien, welche das AMP-System mit anderen ›Rating Scales‹ vergleichen, z.B. Uwe Hentschel/Werner Schubö/Detlev v. Zerssen, »Diagnostische Klassifikationsversuche mit zwei standardisierten Schätzskalen«, in: *Archiv für Psychiatrie und Nervenkrankheiten* 221/4 (1976), 283–301; Werner Mombour, »Syndrome bei psychiatrischen Erkrankungen. Eine vergleichende Untersuchung mit Hilfe von zwei Schätzskalen für den psychopathologischen Befund (IMPS und AMP-Skala)«, in: *Archiv für Psychiatrie und Nervenkrankheiten* 219/4, 331–350.

[88] Vgl. dazu David Gugerli, *Suchmaschinen. Die Welt als Datenbank*, Frankfurt am Main

Speichern und Auswerten verschränkt wurden. Die Dokumentation war breit angelegt, um unerwartet wichtige Aspekte nicht von vornherein auszuschliessen – im Rückgriff auf Emil Kraepelin, der 1919 eine systematische Dokumentation psychiatrischer Befunde forderte, um »den gesamten klinischen Beobachtungsstoff in verwertbarer Form aufzuspeichern«.[89] Das Gerät zur Speicherung stand schliesslich in Zürich; das System war eingegliedert in den zentralen Computer der Universität (IBM 3033/MVS). 1983 bestand die Datenbank aus ungefähr 20 000 AMDP-Formularen mit zusätzlichen Informationen, auswertbar nach »psychopharmakologischen Fragestellungen, dem Krankheitsverlauf, Klassifizierungsproblemen, der computer-gestützten Auswahl von diagnostischen Parametern, etc.«.[90]

Bereits zuvor waren erste Ansätze in Richtung statistischer Auswertung unternommen worden, initiiert von Geigy: Jules Angst trat 1959 eine vom Pharmaunternehmen finanzierte Forschungsstelle am Burghölzli an, wo er Imipramin über anderthalb Jahre klinisch untersuchte. »For more than 18 months I did nothing but treat depressive patients, which is quite an experience. I nearly became depressed myself«, erzählte er Healy im Interview.[91] Angsts Versuchsreihe mit 150 stationären und 50 ambulanten Patienten und Patientinnen unter Imipraminbehandlung war bereits auf eine statistische Auswertung ausgerichtet und wendete eine Reihe von Quantifizierungsverfahren und psychometrische Tests an.[92] Allerdings geschah dies, wie es scheint, eher unsystematisch, im Sinne einer möglichst grossen Datensammlung: Angst verwendete u.a. Rorschachtests, den Hamburg-Wechsler-Intelligenz-Test, Verhaltensbeobachtungen in den Abteilungen und in der Arbeitstherapie, Befragungen zur Biographie sowie zur prämorbiden Persönlichkeit, nicht näher spezifizierte Dokumente, die Krankengeschichten der Patienten und ihrer Familien (da er an der Frage einer genetischen Veranlagung interessiert war), Befragungen der Verwandten

2009; ders., »The World as Database. On the Relation of Software Development, Query Methods, and Interpretative Independence«, in: *Information & Culture. A Journal of History* 47/3 (2012), 288–311.

[89] Kraepelin, zit. in Jules Angst/Raymond Battegay/Dieter Bente et al., »Das Dokumentations-System der Arbeitsgemeinschaft für Methodik und Dokumentation in der Psychiatrie (AMP)«, in: *Arzneimittel-Forschung* 19/3 (April 1969), 399–405, 399.

[90] Dies gilt für die Schweizer Kliniken. Berlin und München hatten eigene Datenbanken, die unabhängig voneinander entwickelt wurden und sich deshalb in verschiedenen Punkten (u.a. Programmsprache, Serviceleistungen) unterschieden. Hans Stassen/Dieter Bente et al., »AMDP Information-Processing Systems«, in: *Modern Problems of Pharmacopsychiatry* 20 (1983), 55–67, 59; AMDP, Testmanual zum AMDP-System, 16.

[91] Jules Angst, »The Myths of Psychopharmacology, Interview«, in: David Healy, *The Psychopharmacologists*, Bd. I, London 1996, 287–307, 294.

[92] An der Psychiatrischen Universitätsklinik Zürich wurde zehn Jahre später eine eigene Forschungsabteilung für die Psychopharmaka-Prüfungen eingerichtet, für die das AMP-System zentral war. Vgl. dazu ausführlich Brandenberger, Psychiatrie und Psychopharmaka, 106–174.

via Telefon, Briefverkehr oder persönlich.[93] Die Resultate dieser Erhebungen wurden auf Lochkarten übertragen und von Peter Weis, einem Geigy-Chemiker, der auch für Dokumentation und Statistik zuständig war, in einen Computer eingegeben.[94] Die Studie war darauf ausgerichtet, Einflussfaktoren auf die Imipramin-Wirkung zu identifizieren, wie z.B. familiäre Vorgeschichte bzw. Veranlagung, Geschlecht, Alter, prämorbide Persönlichkeit, Krankheitsdauer und Phasenverläufe der Depression.[95] Speziell an Angsts Vorgehen war die Ausweitung des Blickes auf eine Vielzahl von Faktoren ausserhalb des eng gefassten klinisch-pathologischen Krankheitsbildes (vgl. dazu ausführlicher 5.5). Zudem wurde bereits hier darauf geachtet, dass verschiedene Ärzte behandelten, »so as not to place patients treated with Tofranil in a special position within the routine of the hospital«.[96] Dadurch konnten zudem verschiedene Beobachter die Wirkungen beurteilen – ein gänzlich anderes Vorgehen als bei den Münsterlinger Imipramin-Testreihen.

Die von Angst und Weis entwickelte Arbeitsweise – insbesondere die drei Elemente Computer, statistische Erfassung sowie Vervielfachung des Ärzteblicks – bildete die Basis für das neue Verlaufsprotokoll des Verbundes der Schweizer Universitätskliniken und schliesslich auch für das AMP-System.[97] Auch das neue Verlaufsprotokoll des Verbundes der fünf Kliniken sollte elektronisch auswertbar sein, was schliesslich über einen Markierungsleser (Computer) gelöst wurde (vgl. Abb. 19, Seite 194).

Der Erfassungsbogen bot bereits von Beginn an die Möglichkeit, den Blick auch umzukehren und nicht nach Stoffwirkungen, sondern nach Diagnosen auszuwerten. Wie die Autoren auf dem vierten Weltkongress für Psychiatrie in Madrid berichteten, wurde es damit möglich, die depressiven Zustandsbilder »in ihrer Häufigkeit und in ihrem Verlauf statistisch auszuwerten«.[98] Man konnte das System also nicht nur nach Stoffwirkungen befragen, sondern auch nach Häufigkeiten der Diagnosen suchen oder die Homogenität der Diagnosestellung von Beobachter zu Beobachter kontrollieren. Dies hatte den Vorteil, »eine grössere Patientenzahl nach einheitlichen Gesichtspunkten zur Erfolgsbeurteilung

---

[93] Jules Angst, »A Clinical Analysis on the Effects of Tofranil in Depression. Longitudinal and Follow-up Studies. Treatment of Blood-Relations«, in: *Psychopharmacologia* 2/6 (1961), 381–407, 382.

[94] Angst, The Myths of Psychopharmacology, 294. Wie Angst im Interview mit Healy erzählte, besassen zu dieser Zeit vor allem Grossbanken und Pharmaunternehmen Computer.

[95] Angst, A Clinical Analysis on the Effects of Tofranil, 381–407.

[96] Ebd.

[97] Jules Angst, »Fifty Years in Psychiatry. From Psychotherapy to Pharmacotherapy and Long-Term Follow-Up Studies«, in: Thomas Ban et al. (Hgg.), *The History of Psychopharmacology and the CINP As Told in Autobiography. Reflections on Twentieth-Century Psychopharmacology*, Bd. IV, Budapest 2004, 195–201, 196.

[98] Cornu et al., Prüfungsergebnisse mit Antidepressiva, 818.

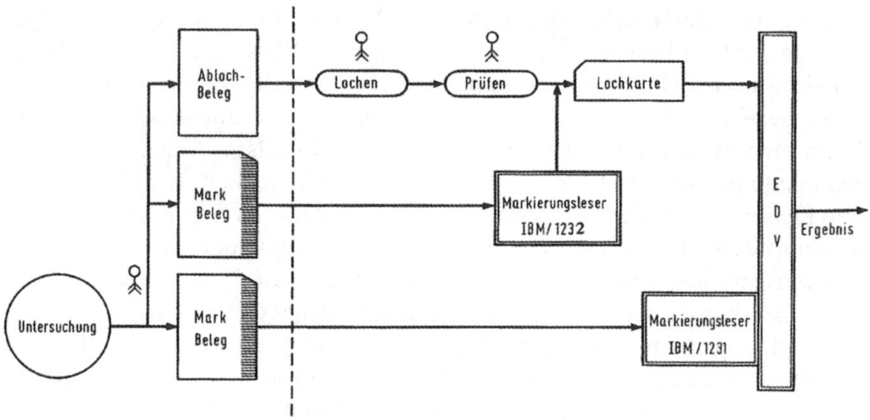


*Abb. 19:* Wege der Dokumentation und Datenverarbeitung.
Pöldinger, Standardisierte Befunderhebungen, 122.

von Antidepressiva erfassen zu können«[99] – ein neues System, das durch die standardisierte Erfassung von Diagnose (nosologisch und syndromal), Verlauf und Faktoren wie Herkunft, Alter, Beruf, Familienstand die vorherigen Fallgeschichten auf eine statistische Grundlage stellte. Statt aus Krankenakten und Prüfungsprotokollen bestand der Output dieses neuen Systems in Zahlen und Daten, die letztlich in eine andere Richtung zielten: Nicht mehr der einzelne Patient stand im Fokus, sondern Gruppen und Populationen. Durch die Erfassung einer Bandbreite von Faktoren konnte man so potenziell die Patienten pro Faktor neu gruppieren. Der deskriptiven Ebene wurde eine mathematisch-operationale hinzugefügt. Brigitte Woggon, ebenfalls Psychiaterin am Burghölzli, und Jules Angst äusserten diesbezüglich »ein selten eingestandenes Unbehagen darüber, dass der Patient in einer Prüfung nicht mehr nur als Individuum gesondert betrachtet wird, sondern auch anonymes Glied einer Gruppe ist«.[100]

Die Suche nach einem einheitlichen Vorgehen veränderte somit eine Reihe von anderen Elementen: die Diagnosestellung, den Blick auf die individuellen Patienten, die Dosierungen, die Sprache. Während bis zum Ende der 1950er Jahre in den psychiatrischen Publikationen zu Stoffen noch häufig mit Fallbeispielen gearbeitet wurde, dominierten gegen Ende der 1960er Jahre die statistischen Auswertungen. Durch das Eintreten der mathematisch-statistischen Da-

[99] Ebd.

[100] Brigitte Woggon/Jules Angst, »Grundlagen und Richtlinien für erste klinische Psychopharmaka-Prüfungen (Phase I, II) aus der Sicht des klinischen Prüfers«, in: *Arzneimittel-Forschung* 28/8 (1978), 1257–1259, 1257. Diese Aussage erfolgte im Kontext einer Neuregulierung der klinischen Versuche.

tenverarbeitung und der Testpsychologie in die Psychiatrie mitsamt ihren Quantifizierungsmethoden fand eine schrittweise, tiefgreifende Verschiebung statt. Gaetano Benedetti, der zunächst am Burghölzli Psychotherapien mit Schizophrenen durchführte und später an der Basler Poliklinik tätig war, beschrieb die Veränderung wie folgt:

> Dies alles machte es möglich, von den Einzelfällen mehr und mehr abzusehen, Untersuchungen am breiten Material vorzunehmen und so allmählich aus den Syndromen auf die vermuteten Funktionen zu schliessen, also zusehends neuropsychologisch und nicht nur neuropsychiatrisch zu denken. [...] Das Schwergewicht der gesamten Neuropsychologie liegt nun in der Entwicklung des Lokalisationsgedankens.[101]

Diese Verschiebung des Blicks vom »Einzelfall« auf das »breite Material« schien, so legt es zumindest Benedettis Aussage nahe, eine Verschiebung des Blicks von den Störungen (hier »neuropsychiatrisch«) auf normale Funktionen zu befördern (hier »neuropsychologisch«). Grundlegend dafür war ein Denken in neuen Begriffen – ›Information‹, ›Dynamik‹, ›Funktion‹, ›Struktur‹[102] –, das nicht mehr das Individuum, den ›Fall‹, als Untersuchungseinheit annahm, sondern Gruppen.

Was bedeutete dies für die psychoaktiven Stoffe und Personenskonzepte? Wenn man mit Informationsbegriffen arbeitete, wird das Pharmakon, wie sich ein von Viola Balz zitierter deutscher Psychiater ausdrückte, zum »Sender von psychischem Modifikationspotenzial«, dem im pharmakopsychologischen Experiment die Person als Empfänger gegenüberstehe.[103] Im Vergleich zur Rolle der Patientin als Zeugin, wie im Kapitel 4 ausgeführt wurde, wechselt das Subjekt mit der statistischen Wende die Systemstelle: Auf seine Zeugenschaft[104] will man möglichst wenig angewiesen sein. Vielmehr ist das Subjektive vermehrt Hindernis auf dem Weg zur Stabilisierung von Fakten. Es wird zur Schaltstelle von Informationen, seine Individualität hingegen sollte nun möglichst wenig ins Gewicht fallen.

---

[101] Die Neuropsychologie definiert Benedetti als Erforschung der Verbindungen zwischen Verhalten und Nervensystem. Gaetano Benedetti, »Einführung in die Neuropsychologie«, in: Felix Labhardt (Hg.), *Neuropsychologie. Fortbildungskurse der Schweizerischen Gesellschaft für Psychiatrie*, Basel/München 1971, 1–11, 1.

[102] Ebd.

[103] W. Broeren/W. Schmitt, »Misserfolge und Nebenwirkungen als Problem der experimentellen Pharmako-Psychologie«, in: Heinrich Kranz/Kurt Heinrich (Hgg.), *Begleitwirkungen und Misserfolge der psychiatrischen Pharmakotherapie, Bad Kreuznacher Symposium, 3.–4. April 1964*, Stuttgart 1964, 196–200, zit. in Balz, Zwischen Wirkung und Erfahrung, 407.

[104] Vgl. zum Begriff der Zeugenschaft Sigrid Weigel, »Zeugnis und Zeugenschaft, Klage und Anklage. Zur Differenz verschiedener Gedächnisorte und -diskurse«, in: Jakob Tanner/Sigrid Weigel (Hgg.), *Gedächtnis, Geld und Gesetz. Vom Umgang mit der Vergangenheit des Zweiten Weltkrieges*, Zürich 2002, 39–62.

Hinsichtlich des Individuellen erfolgten in diesem Kontext zwei Veränderungen der Grössenordnung, die spezifisch für den statistischen Blick sind: zum einen eine mikroskopische Fokussierung auf kleinere Einheiten als singuläre Patienten, nämlich Freyhans »multitude of elements and variables«[105], die verschiedenen Einflussfaktoren, zum anderen eine Makro-Perspektive, die vom Individuum absieht und auf Gruppierungen und Populationen schaut. Sowohl die Fokussierung auf kleine Bausteine als auch auf grosse lässt den Einzelnen in der Menge verschwinden. Dieser wird gewissermassen zum Detail in einer neuen Epistemologie, die zwischen Nebensächlichem und Bedeutendem mithilfe von Verfahren der Standardisierung und Statistik zu unterscheiden versucht und im Individuum die Regelhaftigkeit und im Besonderen das Allgemeine sucht.[106] Neben der Veränderung des klinischen Blicks, die damit verbunden war, bedeutete die statistische Wende auch ein Vermessen und ›Kartographieren‹ von Individuen und Populationen.[107] Ursprünglich für klinische Tests entwickelte Verfahren wie die ›Rating Scales‹ wurden immer häufiger in der alltäglichen Praxis angewendet – z.B. die *Hamilton Rating Scale for Depression*, welche seit den 1980er Jahren vermehrt als Instrument auch in den Arztpraxen zur Erkennung von Depressionen eingesetzt wurde. Somit wurden die Verfahren selbst zu Evidenz, zu Belegen für das Vorhandensein einer Krankheit und gleichzeitig für die Wirksamkeit eines Stoffes – nicht nur im Versuch, sondern auch im therapeutischen Alltag. Sie wurden zu Vertrauenstechnologien, »technologies of trust«, Verfahren also, die Aussagen Objektivität verleihen und dann zum Einsatz kommen, wenn Experten keinen Konsens erreichen.[108] Diese Technologien setzen an der Schnittstelle zwischen den Welten des Quantitativen und des Qualitativen an und organisieren diese neu. Während man, wie einige Psychiater artikulierten, die Innenwelt und die Psychiatrie als dafür zuständige Disziplin lange als eindeutig qualitative Domänen betrachtet hatte, wurden die Zuständigkeitsbereiche mit der statistischen Wende neu bestimmt.

Die Verfahren, die damit in die Psychiatrie gelangten, waren Übersetzungswerkzeuge, die schliesslich einer internationalen Sprache der Diagnosen zum Durchbruch verhalfen und auf diesem Weg auch ihre Untersuchungsobjekte standardisierten: Schliesslich ging es nicht nur um standardisierte Stoffe und Stoffwirkungen, sondern auch um standardisierte Kategorien von Patientinnen. Der deutsche Psychiater Hans-Joachim Bochnik formulierte dies 1968 wie folgt:

---

[105] Freyhan, Discussion. Methodology of Psychiatric Investigation, 846.

[106] Vgl. dazu auch Wolfgang Schäffner/Sigrid Weigel/Thomas Macho, »Das Detail, das Teil, das Kleine. Zur Geschichte und Theorie eines kleinen Wissens«, in: Dies. (Hgg.), *Der liebe Gott steckt im Detail. Mikrostrukturen des Wissens*, München 2003, 7–17, 10.

[107] Healy verwendet hierfür den Begriff des »Mapping«. Healy, The Creation of Psychopharmacology, 349 f.

[108] Theodore M. Porter, *Trust in Numbers. The Pursuit of Objectivity in Science and Public Life*, Princeton 1995, 4, 15, 225.

Ein Vortrag über elektronische Datenverarbeitung in der Psychiatrie wäre vor wenigen Jahren noch sehr bemerkenswert gewesen. Heute ist er [...] schon fast überflüssig. Daß die Zukunft bereits begonnen hat, wurde mit während des Berliner Depressions-Symposions 1968 klar, als ein Vertreter der geisteswissenschaftlich orientierten Psychiatrie, [sic] Häufigkeitstabellen mit Chi-Quadraten interpretierte.[109]

Die Dokumentation, Statistik und elektronische Datenverarbeitung hätten bloss einen einzigen Gegenstand, nämlich das »Regelhafte«, das »überindividuell Typische«. Ärzte hingegen stünden stets vor einem »einmaligen, unverwechselbaren Menschen, der in seiner Einmaligkeit weder vollständig noch eindeutig zu erfassen ist«.[110] Trotz dieser Singularität wird der Mensch Bochnik zufolge berechenbar, und zwar durch Ähnlichkeiten, die ihn statistisch in »Tier- und Menschgruppen« einordnen. So werde er zu einem Fallbeispiel für Regeln, Typen oder Gruppen.[111] Deshalb könne der Mensch auch »Fall« sein, nämlich der »Fall einer allgemeinen Regel«, da er zugleich auch Träger überindividueller Eigenschaften sei. Eine dieser Eigenschaften ist für Bochnik auch die Krankheit, für welche der Mensch zum »Schauplatz und Objekt« werde.[112]

## 5.5 Die Kategorie der Persönlichkeit

Nachdem das Individuum aus den Stoffwirkungskonstellationen herausgeschrieben worden war, kam die ›Persönlichkeit‹ als analytische und auswertbare Kategorie umso stärker ins Spiel. Hier ging es weniger um konkrete individuelle Reaktionen als darum, wie ›Persönlichkeit‹ ebenfalls operationalisiert und als Einflussfaktor miterfasst werden konnte. Auch Ehrenberg argumentiert, die Feststellung, dass eine Substanz bei einem Patienten wirke und beim nächsten wiederum nicht, habe die Kliniker zur Frage nach der Persönlichkeit gebracht: Sie begannen sich »für eine ›Struktur‹« zu interessieren, »die den Zufälligkeiten der Pharmakologie Rechnung trägt«.[113]

Vor der statistischen Wende waren zwei Interpretationen psychischer Störungen, insbesondere bei den Gemütskrankheiten, dominierend: Die erste, psychoanalytisch orientierte Deutung interpretierte psychische und speziell depressive Störungen als Ausdruck von Persönlichkeitskonflikten. Die zweite Interpretation verzichtete auf den Begriff der Persönlichkeit und betonte die

[109] Hans-Joachim Bochnik, »Über die Erweiterung empirischer Analysemöglichkeiten durch elektronische Datenverarbeitung«, in: Heinrich Kranz/Kurt Heinrich (Hgg.), *Psychiatrie im Übergang. 4. Bad Kreuznacher Symposium am 5. und 6. April 1968*, Stuttgart 1969, 110–119, 110.

[110] Ebd.

[111] Ebd., 111.

[112] Ebd.

[113] Ehrenberg, Das erschöpfte Selbst, 119.

Eigengesetzlichkeit der Störung oder Krankheit.[114] Ehrenberg spricht in Bezug auf die Depression vom ›Konflikt-‹ und vom ›Defizit-Modell‹. Im Defizit-Modell ist der »Mensch vor allem Objekt seiner Krankheit«.[115] In dieser Sichtweise muss er sich seinen Konflikten nicht stellen, »denn er *hat* eine Krankheit, von der man ihn befreien kann«.[116] Im anderen Bild ist die einzig wahre therapeutische Arbeit diejenige an inneren Konflikten, welche durch psychoaktive Stoffe zugänglich gemacht werden können. Damit verbunden sind Fragen zum Verhältnis einer Person und ihrer Krankheit: Ist der Mensch, sobald er psychisch krank wird, nicht mehr ›er selbst‹, wird die Persönlichkeit also von der Krankheit überschrieben? Oder ist er vielmehr auch während des Krankheitsverlaufs noch ›er selbst‹, da die Störung tief mit seiner Persönlichkeit verbunden ist?[117] Marietta Meier schreibt mit Blick auf Manfred Bleuler, dass sich in den 1950er Jahren ein neuer Denkstil in der Psychiatrie durchgesetzt habe, der von einer gesunden Persönlichkeit im Kranken ausging. Bleuler habe 1952 das »alte biologische Denken« der Psychiatrie kritisiert und stattdessen für eine Interdependenz von Anlage- und Umwelteinflüssen bei der Ätiologie psychischer Krankheiten argumentiert.[118]

Nach der statistischen Wende wurden diese Fragen nochmals anders gestellt: Die Suche nach den ursächlichen Zusammenhängen rückte in den Hintergrund. Hingegen wurden multifaktorielle Vorstellungen wichtig, in denen die ›Persönlichkeit‹ zu einem Einflussfaktor in einer Stoff-Krankheits-Konstellation wurde und deshalb eine zu untersuchende Grösse war. Auf dem vierten Weltkongress für Psychiatrie in Madrid 1966 veranschaulichte Fritz Freyhan dies mit dem Bild einer Zelle. Der Zellkern stellt in diesem Bild die Krankheit dar. Ausserhalb der Zellmembran liegt die Umwelt, die nach Freyhan sozialer und physischer Natur ist. Zentral sei nun das, was den Zellkern innerhalb des Membrans umgebe (das »Protoplasma«), also das, was zwischen Krankheit und Umwelt liegt: Hier seien die individuellen Unterschiede, die genetischen Faktoren, die allergischen Veranlagungen und immunologischen Faktoren zu verorten, ausserdem die »psychologischen Kräfte der Persönlichkeitsmerkmale«, Anpassungsmechanis-

---

114 Bernhard Pauleikhoff, »Persönlichkeit und Psychose«, in: *Schweizer Archiv für Neurologie und Psychiatrie* 84 (1959), 162–171, 162.

115 Ehrenberg, Das erschöpfte Selbst, 139.

116 Ebd.

117 Dazu gehören auch Vorstellungen, wonach psychoaktive Stoffe das Subjekt wiederherstellen, das durch die Krankheit verloren ging. Zum Beispiel bei Karl Jaspers, der von einer Überschreibung der Persönlichkeit im »echten Wahn« ausging, hingegen bei »Wahnideen« keine Umwandlung der Persönlichkeit sah, sondern einen vorübergehenden Gemütszustand: »Der echte Wahn ist unkorrigierbar infolge einer Veränderung der Persönlichkeit, deren Wesen wir bisher durchaus nicht beschreiben, geschweige denn begrifflich formulieren können, die wir aber voraussetzen müssen.« Jaspers, Allgemeine Psychopathologie, 88, zit. in Pauleikhoff, Persönlichkeit und Psychose, 165.

118 Meier, Hirneingriffe historisieren, 80.

men und erlernte Reaktionen.[119] Die Krankheit ist also Kern einer ›Zelle‹, umgeben von individuellen biologisch-psychologischen Faktoren, und diese Zelle ist wiederum eingebettet in eine physische, soziale und lebensweltliche Umwelt.[120] In Freyhans Bild erscheint das Medikament nun als grosser Pfeil, der auf den Kern der Zelle gerichtet ist:

> The drug may be visualized as a big arrow which points towards the cell's nucleus. In as far as the clinician is concerned, the drug is aimed at the illness. But, in line with this conceptual model, the drug cannot reach its destiny without exposure to and interaction with the organismic media. Moreover, the ›cell contents‹ are not an independent unit but are under the constant influence of the ›extra-cellular‹ environmental factors. Thus the actual drug effect is the end product of the interdependent activities of internal and external factors.[121]

Der Stoff zielt auf die Krankheit, wird auf dem Weg dorthin jedoch allen anderen Faktoren ausgesetzt und interagiert mit ihnen. Die Zelle selbst ist in ständiger Interaktion mit ihrer Umwelt und verändert sich kontinuierlich. Die tatsächliche Wirkung ist das Endprodukt all dieser interdependenten internen und externen Faktoren. Die Elemente und Variablen, die zur Stoffwirkung beitragen, wie auch das Wesen von psychischen Krankheiten wurden in den 1960er Jahren vermehrt in ihrer Komplexität zur Sprache gebracht.[122] Abgesehen von dieser Komplexität fällt auf, dass Aussen und Innen als interdependent beschrieben werden und dass es gar nicht mehr so direkt um den Kern, d.h. das genaue Wesen der Krankheit, geht. Vielmehr wird dieser zu einer Art ›Black Box‹ – zumindest in Freyhans Zell-Metapher –, um die herum mehrstufige Prozesse geschehen. Der Pfeil, der Stoff, wäre im Grunde in seiner ursprünglichen Flugbahn zwar direkt, sprich, spezifisch auf die Krankheit gerichtet, allerdings kann er dies aufgrund all der Faktoren, die ihn von seiner Bahn ablenken, gar nie wirklich sein.

Zum Umgang mit dieser Komplexität wurden vielschichtige Erfassungssysteme vorgeschlagen, zu denen auch das AMP gehört. Im Gegensatz zu anderen Systemen sammelte das AMP nicht nur psychopathologische Symptome, sondern auch umfassende biographische und persönliche Daten. Auf dem ersten Bogen (vgl. Abb. 20, Seite 200) wurden Details der Familie der Patienten erfasst (Anzahl Geschwister, Position in der Geschwisterfolge, eigene Kinder etc.), die Konfession, die »religiös-weltanschauliche Bindung«, ob man auf dem Land, in einer Klein- oder Grossstadt oder in wechselnder Umgebung aufgewachsen war, die Schulbildung, die berufliche Stellung sowie die Einstellung gegenüber der momentanen beruflichen Situation und eine Bewertung der sprachlichen Aus-

---

119 Freyhan, Methodology of Psychiatric Investigation, 845.

120 Ebd.

121 Ebd.

122 In Freyhans Worten war die Vielzahl der Elemente, die zu Stoffwirkungen beitrugen, »extremely complex«. Ebd.

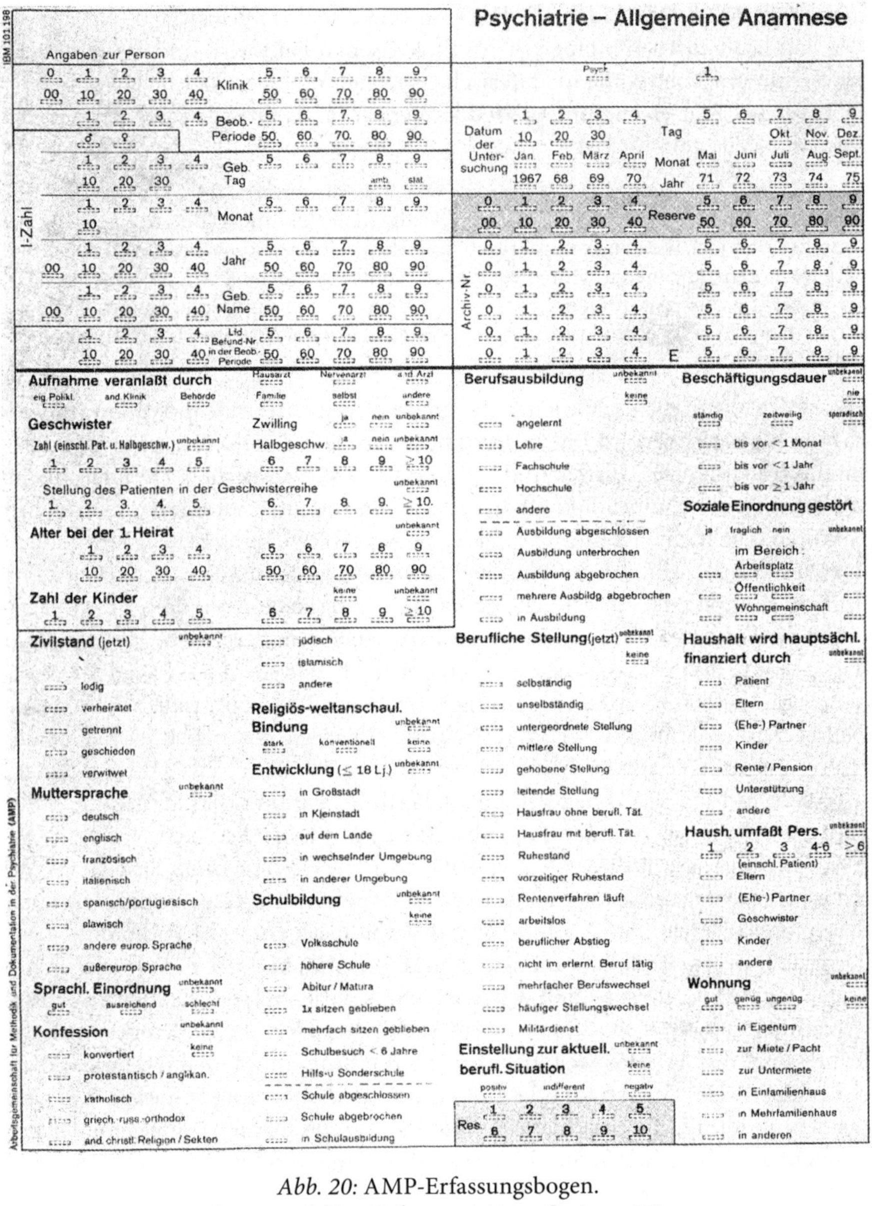

Psychiatrie – Allgemeine Anamnese

Angaben zur Person

I-Zahl: Klinik; Beob.-Periode; ♂ ♀; Geb. Tag; Monat; Jahr; Geb. Name; Lfd. Befund-Nr in der Beob.-Periode

Datum der Untersuchung: Tag; Monat (Jan. Feb. März April Mai Juni Juli Aug. Sept. Okt. Nov. Dez.); Jahr (1967 68 69 70 71 72 73 74 75)

Reserve

Archiv-Nr.

Aufnahme veranlaßt durch: Hausarzt, Nervenarzt, and. Arzt, eig. Polikl., and. Klinik, Behörde, Familie, selbst, andere

Geschwister: Zahl (einschl. Pat. u. Halbgeschw.) unbekannt; 1 2 3 4 5 6 7 8 9 ≥10

Zwilling: ja, nein, unbekannt

Halbgeschw.: ja, nein, unbekannt

Stellung des Patienten in der Geschwisterreihe: unbekannt; 1 2 3 4 5 6 7 8 9 ≥10

Alter bei der 1. Heirat: unbekannt

Zahl der Kinder: keine, unbekannt; 1 2 3 4 5 6 7 8 9 ≥10

Zivilstand (jetzt): unbekannt; ledig, verheiratet, getrennt, geschieden, verwitwet

Muttersprache: unbekannt; deutsch, englisch, französisch, italienisch, spanisch/portugiesisch, slawisch, andere europ. Sprache, außereurop. Sprache

Sprachl. Einordnung: unbekannt; gut, ausreichend, schlecht

Konfession: unbekannt, keine; konvertiert, protestantisch / anglikan., katholisch, griech.-russ.-orthodox, and. christl. Religion / Sekten, jüdisch, islamisch, andere

Religiös-weltanschaul. Bindung: unbekannt; stark, konventionell, keine

Entwicklung (≤ 18 Lj.): unbekannt; in Großstadt, in Kleinstadt, auf dem Lande, in wechselnder Umgebung, in anderer Umgebung

Schulbildung: unbekannt, keine; Volksschule, höhere Schule, Abitur / Matura, 1x sitzen geblieben, mehrfach sitzen geblieben, Schulbesuch < 6 Jahre, Hilfs-u. Sonderschule; Schule abgeschlossen, Schule abgebrochen, in Schulausbildung

Berufsausbildung: unbekannt, keine; angelernt, Lehre, Fachschule, Hochschule, andere; Ausbildung abgeschlossen, Ausbildung unterbrochen, Ausbildung abgebrochen, mehrere Ausbildg. abgebrochen, in Ausbildung

Berufliche Stellung (jetzt): unbekannt, keine; selbständig, unselbständig, untergeordnete Stellung, mittlere Stellung, gehobene Stellung, leitende Stellung, Hausfrau ohne berufl. Tät., Hausfrau mit berufl. Tät., Ruhestand, vorzeitiger Ruhestand, Rentenverfahren läuft, arbeitslos, beruflicher Abstieg, nicht im erlernt. Beruf tätig, mehrfacher Berufswechsel, häufiger Stellungswechsel, Militärdienst

Einstellung zur aktuell. berufl. Situation: unbekannt, keine; positiv, indifferent, negativ

Res. 1 2 3 4 5 6 7 8 9 10

Beschäftigungsdauer: unbekannt, nie; ständig, zeitweilig, sporadisch; bis vor < 1 Monat, bis vor < 1 Jahr, bis vor ≥ 1 Jahr

Soziale Einordnung gestört: ja, fraglich, nein, unbekannt; im Bereich: Arbeitsplatz, Öffentlichkeit, Wohngemeinschaft

Haushalt wird hauptsächl. finanziert durch: unbekannt; Patient, Eltern, (Ehe-) Partner, Kinder, Rente / Pension, Unterstützung, andere

Hausch. umfaßt Pers.: unbekannt; 1 2 3 4-6 >6 (einschl. Patient); Eltern, (Ehe-) Partner, Geschwister, Kinder, andere

Wohnung: unbekannt; gut, genüg., ungenüg., keine; in Eigentum, zur Miete / Pacht, zur Untermiete, in Einfamilienhaus, in Mehrfamilienhaus, in anderen

*Abb. 20:* AMP-Erfassungsbogen.
Angst et al, Das Dokumentations-System, 401.

drucksfähigkeit (gut, ausreichend, schlecht). Diese umfassende Anamnese beinhaltete vor allem soziale Aspekte (u.a. finanzielle, berufliche, familiäre). Die Daten zum Ort, an dem jemand aufgewachsen ist, sowie zur Zufriedenheit mit der beruflichen Stellung sind vor dem Hintergrund der depressiven Störungen zu interpretieren, da man besonders bei diesen Störungen annahm, dass sie mit Umweltfaktoren zusammenhängen könnten, u.a. mit einem Wechsel des Wohnorts in eine Grossstadt oder mit Überforderung am Arbeitsplatz. Die familiären Muster waren ebenfalls ein Forschungsinteresse der Zeit, man denke an Jules Angsts Studien zur Frage der familiären ›Vorbelastung‹.

Mit dem AMP erfolgte eine Verschiebung in dem, was als Einflussfaktor galt und deshalb miterfasst werden musste. Der Blick ging nun über die rein psychopathologischen Fragen hinaus auf ein breiteres Feld: soziale Faktoren, die finanzielle Situation, Wohnen, das geographische Umfeld und die berufliche Zufriedenheit lieferten nun wichtige Informationen, die erfasst werden sollten. Es ging hier nicht mehr nur um die Krankheit und deren Verlauf, um endogene oder exogene Auslöser, sondern um einen ganzen Komplex interagierender Einflüsse, hinter denen Thesen über die Ätiologie speziell der Gemütskrankheiten stehen. Stress, die Belastung des modernen Grossstadtlebens oder finanzielle Verhältnisse deuten in diese Richtung. Auch Ehrenberg hat die zeitgenössischen Thesen in der Psychiatrie hervorgehoben, die besagten, dass die Depression aus den Zwängen der Industrialisierung oder aus der wachsenden Instabilität des Lebens resultiere (Auflösung der Familie, Scheidung, Wechsel der Arbeitsstelle usw.). Es kamen also vermehrt Stressfaktoren, materielle Faktoren und die Frage der Leistungsfähigkeit ins Spiel.[123]

Wie Viola Balz festhält, waren für viele Psychiater »der Patient, das Medikament, das Setting der Verabreichung, das medizinische Personal, das es verabreichte, und die BeobachterIn nicht von den psychotropen Effekten zu trennen«.[124] Die dem Stoff »eigene« Wirkung wurde zunehmend problematisiert, je stärker andere Einflussfaktoren in den Blick gerieten.[125] Je nach Gebrauch konnten, so ein französischer Arzt, psychoaktive Stoffe »zum Guten oder zum Bösen auswachsen«, da ihre Wirkung von der genauen Anwendung abhängig war.[126] Wie Freyhan hervorhob, trafen die Stoffwirkungen auf unterschiedliche »Persönlichkeitsdispositionen«.[127] In Bezug auf die Persönlichkeit als Einflussfak-

---

[123] Ehrenberg, Das erschöpfte Selbst, 151 f.

[124] Balz, Zwischen Wirkung und Erfahrung, 325.

[125] Der französische Arzt Henri Vermorel unterschied zum Beispiel zwischen der »eigenen Wirkung« eines Stoffes, der »strukturelle[n] und sozial-psychologische[n] Situation des Patienten selbst« sowie dem Einfluss des »Experimentator[s]«. Französisch-deutsche Gespräche über die psychiatrische Therapie, 48 f. (Diskussionsbeitrag H. Vermorel).

[126] Ebd.

[127] Fritz Freyhan, »Neuroleptic Effects. Facts and Fiction«, in: Gerald Sarwer-Foner (Hg.), *The Dynamics of Psychiatric Drug Therapy*, Springfield 1960, 98–115, 150, zit. in Balz, Zwischen Wirkung und Erfahrung, 325.

tor können zwei Strategien unterschieden werden: Die eine basiert auf Typenbildung, während die andere sich auf Ratingskalen stützt. Bei der Typenbildung wurde zum Beispiel festgestellt, dass »schizophrene Intellektuelle« ein bestimmtes Neuroleptikum viel besser vertrugen als andere Stoffe[128] oder dass Neuroleptika bei Persönlichkeiten, die »durch starke Unsicherheit ihres Weltbezugs gekennzeichnet sind«, oft zu »Entfremdungsgefühlen und unter Umständen zu einer eigentlichen Existenzkrise führen«.[129]

In diesem Kontext ist auch die Persönlichkeitstheorie von Hans Eysenck zu nennen. Der deutsche Psychologe, der 1934 Nazi-Deutschland über Paris nach London verliess, wo er später Direktor des Maudsley-Spitals wurde, tat sich zunächst als heftiger Kritiker der Psychoanalyse[130] und Promotor behavioristischer Ansätze hervor. Spätestens mit seinem Buch *The Inequality of Man* und mit seinen Intelligenzmessungen geriet er in Kritik und in gefährliche Nähe zu eugenischen Denkweisen.[131] Seine Persönlichkeitstheorie gewann jedoch in den 1960er Jahren im Zusammenhang mit psychoaktiven Stoffwirkungen viel Beachtung. Hier war besonders sein Buch *Experiments with Drugs* einflussreich, das den Einfluss individueller Unterschiede auf Stoffwirkungen thematisierte.[132] Eysenck geht nicht von ›Typen‹ aus, sondern von »Persönlichkeitsdimensionen«. Diese liegen zwischen den Polen Introversion und Extraversion, welche bei Eysenck die zentrale Achse der Persönlichkeit bilden. Analog dazu liegen die Stoffwirkungen auf einer Skala zwischen »Excitation« und »Inhibition« und die Stoffe selbst zwischen »Stimulant« und »Depressant«. Bei Krankheiten reicht die entsprechende Bandbreite von »Dysthymia« zu »Hysteria« (vgl. Abb. 21).[133]

---

[128] Diskussion zur Sitzung »Internationale Umfragen zum Thema ›Die Behandlung der Depression in der täglichen Praxis‹«, in: Paul Kielholz (Hg.), *Die Depression in der täglichen Praxis*, Bern 1974 (Internationales Symposium St. Moritz, 7.–8. Januar 1974) 155 f. (Prof. Giovanni Cassano).

[129] Dieter Bente, »Psychodynamische Aspekte der neuroleptischen Behandlungsverfahren«, in: *Zeitschrift für Psychotherapie und medizinische Psychologie* 8 (1958), 127, zit. in Frederic Cornu, »Physiopathologische und psychodynamische Aspekte in der Psychopharmakologie«, in: Juan J. Lopez Ibor (Hg.), *Proceedings of the 4th World Congress of Psychiatry*, Amsterdam/New York 1968, 333.

[130] Hans J. Eysenck, »The Effect of Psychotherapy. An Evaluation«, in: *Journal of Consulting Psychology* 16 (1957), 319–324; Hans J. Eysenck, *Decline and Fall of the Freudian Empire*, Harmondsworth 1985.

[131] Damit wandte er sich auch vom Behaviorismus ab. Hinsichtlich der Intelligenz ging er davon aus, dass sie zu 70–80 % vererbt war. Besonders problematisch waren seine Aussagen zu ethnischen Unterschieden bei der Intelligenz. Er meinte beispielsweise, dass das Milieu nicht genüge, um zu erklären, dass weisse Kinder in Intelligenztests besser abschnitten als schwarze. Hans J. Eysenck, *Die Ungleichheit der Menschen*, München 1975, 12.

[132] Hans J. Eysenck (Hg.), *Experiments with Drugs. Studies in the Relation between Personality, Learning Theory and Drug Action*, Oxford/London 1963.

[133] Hans J. Eysenck, »Drugs and Personality. I. Theory and Methodology«, in: *British Journal of Psychiatry* 103 (1957), 119–131, 124 ff.

| | |
|---|---|
| **Causal level:** | **Excitation—Inhibition.** |
| **Clinical-behavioural level:** | **Dysthymia—Hysteria.** |
| **Test level:** | **Introversion—Extraversion.** |
| | **Stimulant—Depressant.** |

**FIG. 1.—Drug effects and three levels of investigation proposed in the text.**

*Abb. 21:* Levels der Persönlichkeitsanalyse.
Eysenck, Drugs and Personality, 124.

Diese Theorie macht das Versuchsdesign und die Voraussage von Stoffwirkungen enorm flexibel und synchronisiert zugleich die Analyseebenen: Eine Person kann zum Beispiel zu ihrer eigenen Kontrollperson werden, wenn ihr ein Placebo, ein Stimulans und ein Depressivum gegeben wird und sie dadurch auf der Skala zwischen introvertiert und extrovertiert verortet werden kann. Man kann über Stoffe Typologien erstellen, oder aber Typologien verwenden, um Stoffe auf der Skala zu verorten. Zudem kann ein »Standard-Subjekt« ermittelt werden, der sogenannte »homme moyen«[134], zu welchem der Introvertierte oder Extrovertierte in Relation als (starke oder schwache) Abweichung erscheinen.[135] Vor allem aber sollten damit genaue Prognosen erstellt werden, und die Frage der Dosierung – »the eternal problem of dosage«[136] –, die bis dahin mittels Toxizität, Alter und Körpergewicht bestimmt wurde, konnte möglicherweise auf eine, wie Eysenck es nannte, »rationale« Grundlage gestellt werden.[137] Im Eysenck'schen Modell kann die spezifische »excitation-inhibition ratio« pro Person stofflich ermittelt werden, wonach ein Individuum auf der Introvertiert/Extrovertiert-Achse verortet werden kann und zukünftige Stoffwirkungen klar berechnet werden können. Eysenck tendierte dazu, introvertierte Persönlichkeiten mit Neurotikern zu assoziieren. Introversion charakterisierte er als »passive, quiet, unsociable, reserved, pessimistic, sober, rigid, anxious, moody«.[138] Die extrovertierte Persönlichkeit war bei Eysenck hingegen sozial positiv konnotiert. Er verstand darunter Eigenschaften wie »sociable, outgoing, talkative, responsive, easygoing, lively, carefree, active, optimistic, changeable«.[139]

---

[134] Eysenck im Rückgriff auf Adolphe Quetelet, *Experiments with Drugs*, 10.

[135] Hans J. Eysenck, »Personality and Drug Effects«, in: Ders. (Hg.), *Experiments with Drugs. Studies in the Relation between Personality, Learning Theory and Drug Action*, Oxford/London 1963, 1–24, 10.

[136] Eysenck, Experiments with Drugs, 119.

[137] Ebd., 130.

[138] Vgl. dazu Andreas Reckwitz, *Das hybride Subjekt. Eine Theorie der Subjektkulturen von der bürgerlichen Moderne zur Postmoderne*, Weilerswist 2006, 424; Hans J. Eysenck, »Principles and Methods of Personality Description, Classification and Diagnosis«, in: *British Journal of Psychology* 55/3 (1964), 284–294, 285.

[139] Ebd.

Für unseren Kontext sind mehrere Dinge an diesem Ansatz, der von Eysenck in späteren Publikationen auf die Ebene von psychometrischen Tests heruntergebrochen wurde, wichtig: Es entsteht eine neue Trias der Stoffwirkung, Krankheitskategorie und Persönlichkeit. In diesem Dreieck scheint der Stoff die flexibelste Grösse, während die Persönlichkeit sowie die Krankheitskategorie verhältnismässig stabiler sind. In Eysencks Schriften spielt denn auch die ›Veranlagung‹ im genetischen Sinne eine zentrale Rolle. ›Persönlichkeit‹ liegt zwar bei ihm von der Zuordnung her auf einem Kontinuum zwischen Intro- und Extraversion und ist nicht »kategorisch«, der Einzelne kann jedoch darin verortet werden.[140] In der Bandbreite der Persönlichkeitstheorien zwischen ›States‹ und ›Traits‹ ist Eysenck letzterer zuzuordnen. Persönlichkeit ist bei ihm letztlich biologisch, genetisch und neurochemisch determiniert. Er veranschlagte den Einfluss des ›Milieus‹ gegenüber den Genen auf höchstens 30 %.[141]

Eysencks These, Intro- und Extraversion seien für die verschiedenen Reaktionen auf psychoaktive Stoffe verantwortlich und unterschiedliche Stoffe brächten diese umgekehrt auch stärker ans Licht, war attraktiv und hätte für die Psychopharmakologie ein Grundproblem gelöst. Allerdings war sie auch kontraintuitiv, da sie den Alltagsbeobachtungen der Psychiaterinnen und Psychiater widersprach, wie der deutsche Psychiater Wilhelm Janke feststellte: »Es scheint unwahrscheinlich, dass sedierende Substanzen grundsätzlich extravertierend wirken. Die nach Einnahme vieler Schlafmittel und Neuroleptica beobachtete Abkapselung ist geradezu ein Symptom introvertierten Verhaltens und Erlebens.«[142] Eine Zurückführung des komplexen Zusammenspiels von Stoff und Person auf einen derart »einfachen« physiologischen Vorgang erscheine viel zu einseitig, so Janke. Vielmehr könne man beobachten, dass dasselbe Pharmakon beim Individuum je nach »Stimmungslage« verschieden wirksam sei, weshalb er den »flüchtigen, dispositionellen Aspekt der Persönlichkeit« für viel zentraler halte.[143]

Für die Schweiz griff vor allem Hans Heimann, der mittlerweile von Bern an die Psychiatrische Universitätsklinik Lausanne gewechselt hatte, die Frage nach der Persönlichkeit als Faktor auf. Ihm zufolge tat sich bei der Frage, ob das »seelische Leben des Menschen« messbar sei, eine Kluft auf.[144] Er sah dabei vor allem

---

[140] Hans J. Eysenck/Sybil Eysenck, *Personality Structure and Measurement*, London 1969, 17.

[141] Hinzuzufügen ist, dass Eysenck in seiner Persönlichkeitstheorie Veränderungen vor allem unter dem behavioristischen Ansatz, im Rückgriff u.a. auf Pavlov, im Sinne von Lerneffekten berücksichtigt.

[142] Wilhelm Janke, *Experimentelle Untersuchungen zur Abhängigkeit der Wirkung psychotroper Substanzen von Persönlichkeitsmerkmalen*, Frankfurt am Main 1964, 16.

[143] Ebd., 17.

[144] Hans Heimann, »Psychopharmakologie und Verhalten«, in: Felix Labhardt (Hg.), *Neuropsychologie. Fortbildungskurse der Schweizerischen Gesellschaft für Psychiatrie*, Basel 1971, 101–112, 102.

ein methodisches Problem. Die Frage war nicht, ob man messen soll, sondern wie man messen kann, besonders aufgrund der ungewohnt hohen Komplexität:

> Den höchsten Grad von Eindeutigkeit besitzt die chemische Formel eines Wirkstoffs. [...] Persönlichkeitsfaktoren, situative und zwischenmenschliche Faktoren, die für die psychotrope Wirkung einer Substanz am Menschen von Bedeutung sind, *lassen sich nur auf der Verhaltensebene untersuchen* [...]. Auf dieser Ebene können wir wiederum zwei verschiedene Grade der Eindeutigkeit des Erfassungsmodus unterscheiden, nämlich die *messbaren Verhaltensvariablen* und die *Verhaltensbeschreibung*. Letztere schliesst die Urteilsbildung des Betrachters ein, der menschliches Verhalten sprachlich kennzeichnet.[145]

Diese Beschreibung des Verhaltens identifizierte Heimann nun als Problem: Zwar seien die Psychiater geübt darin, aber der Verhaltenswissenschaftler entdecke hinter jeder »harmlosen Beschreibung [...] ein höchst vertracktes sprachlogisches Problem«.[146] Die klinische Sprache sei heterogen und enthalte Begriffe aus der Umgangssprache (wie ›benommen‹, ›ruhig‹, ›jammerig‹, ›erregt‹) sowie andere Alltagsbegriffe, die von der Psychiatrie enger definiert wurden (wie ›Ideenflucht‹ oder ›Zwang‹), und schliesslich umgekehrt psychiatrische Begriffe, die in den Alltagsgebrauch eingedrungen seien (wie ›depressiv‹, ›ambivalent‹).[147] Heimann schlug zwei Wege zur Lösung dieses Begriffsproblems vor: zum einen die Erfassung des »Ausdrucks« der Probanden mittels Beobachtung der Mimik und mit Film- und Tonbandaufnahmen der Sprechstimme, was er als »objektiven« Zugriff auf die Persönlichkeit betrachtete. Für die »subjektiven« Verhaltensänderungen schlug Heimann zum anderen einen Fragebogen mit 21 Fragen, eine Polaritätenliste sowie eine Eigenschaftswörterliste vor. Ergänzend zog er eine Reihe von Reaktionstests hinzu. Damit konnte er schliesslich Ergebnisse berechnen, die in Kategorien wie Selbstwerteinschätzung, Vertrautheit, Kontaktbereitschaft, Erregung-Spannung sowie Aktionsbereitschaft eingeteilt wurden und es ermöglichten, »subjektive Wirkungsprofil[e]« pro Medikament zu erstellen.[148]

## 5.6 Von Fällen und Zahlen: Epidemiologische und regulatorische Aspekte

Die Bestrebungen in der Schweiz, Deutschland und Österreich, Versuche und Therapien mit psychoaktiven Stoffen einheitlich, vergleich- und auswertbar zu gestalten, sind in einem internationalen Kontext neuer epidemiologischer Sichtweisen zu sehen. Die Umstellung der klinischen Versuche und die Einführung

[145] Ebd., 103 (Hervorhebungen i.O.).
[146] Ebd., 104.
[147] Ebd., 106–111.
[148] Ebd.

von statistischen Methoden waren auch an einen epidemiologischen Blick gekoppelt. Dem AMP-System war die Möglichkeit eingeschrieben, die gesammelten Daten nicht bloss hinsichtlich der Stoffwirkungen auszuwerten, sondern auch zu erfragen, wie häufig eine bestimmte Krankheitsentität, ein einzelnes Symptom oder ein Syndrom vorkommen – inklusive der Korrelation mit anderen Faktoren wie Alter, Geschlecht oder Krankheitsverlauf. Die Betonung des Dokumentationscharakters und der Aufbau einer Datenbank weisen in diese Richtung: Man wollte eine breite Basis auswertbarer Daten haben, um mehr zu erfahren über Stoffwirkungen, aber auch über die Häufigkeit und die genaue Definition von Krankheiten. So wurden der AMP-Bogen »Psychischer Befund« sowie die Angaben zur Anamnese und familiären Krankengeschichte an der Psychiatrischen Universitätspoliklinik Basel ab 1972 als standardisierte Krankengeschichte benutzt.[149] Sie diente nicht nur der klinischen Dokumentation, sondern wurde auch zur Grundlage von epidemiologischen Studien.[150] Die AMP selbst hob hervor, dass man die »Informationen«, die mit dem System erhoben und gespeichert wurden, auch für die Entdeckung von »stabilen Krankheitseinheiten« nutzen könne, die auf natürlichen Ähnlichkeiten von Faktoren innerhalb von Populationen beruhten.[151]

Auch die WHO begann sich in den 1960er Jahren vermehrt für die Epidemiologie psychischer Krankheiten zu interessieren.[152] Für unseren Kontext ist die Epidemiologie insofern wichtig, als sie für die Psychiatrie eine Verschiebung des Interesses vom Einzelnen auf Populationen bedeutet. Im Grunde waren epidemiologische Untersuchungen vor allem an ansteckenden Krankheiten interessiert, um das Risiko für die Gesamtbevölkerung oder bestimmte Gruppen einzuschätzen und präventive Massnahmen zu ergreifen. Seit Ende der 1950er Jahre wurde der epidemiologische Zugang auch auf die Psychiatrie ausgeweitet, obschon man hier nicht von ansteckenden Krankheiten sprechen kann. Die Psychiatrie war aus Sicht der WHO eigentlich »predominantly concerned with the care of the individual patient«, wie es in einem Bericht steht, und arbeitete bisher gerade nicht mit Gruppen oder Populationen.[153] In den 1960er Jahren wurde die Verbreitung psychischer Krankheiten jedoch auch zu einem gesundheitspo-

---

149 Raymond Battegay/Udo Rauchfleisch/Richard Blättler, »Sozialpsychiatrische Datenerhebung am Beispiel einer Untersuchung mittels eines standardisierten sozialpsychiatrischen Erhebungsbogens«, in: Raymond Battegay et al. (Hgg.), *Aspekte der Sozialpsychiatrie und Psychohygiene*, Bern/Stuttgart/Wien, 1975, 64–83.

150 Raymond Battegay/Udo Rauchfleisch, »Sozioökonomische Daten zur frühen Kindheit und aktuellen Lebenssituation von psychiatrischen Poliklinikpatienten«, in: *Schweizer Archiv für Neurologie, Neurochirurgie und Psychiatrie* 118 (1976) 57–72.

151 AMDP, Testmanual zum AMDP-System, 61 f.

152 Vgl. z.B WHO (Hg.), *Epidemiology of Mental Disorders. Eighth Report of the Expert Committee on Mental Health*, Technical Report Series 185, Geneva 1960.

153 Ebd., 4.

litischen Thema. Damit verbunden war die Suche nach Einflussfaktoren wie der Umwelt oder den Problemen des modernen Lebens, und epidemiologische Methoden hielten Einzug in das Feld der psychischen Störungen.[154] Mit dem epidemiologischen Blick war ein präventiver Gedanke verbunden: »measures for [...] control and prevention« seien Langzeit-Ziele dieser Unternehmungen.[155] Die epidemiologischen Aktivitäten der WHO waren stets an ein gesundheitspolitisches Interesse geknüpft. Man wollte die Gesetzmässigkeiten psychischer Krankheiten, ihre geographische Ausbreitung und ihre Verbindung mit Umweltbedingungen erforschen – zum Beispiel den Zusammenhang mit »housing or occupational conditions«.[156]

Ein erster Schritt waren Versuche, Diagnosen und Klassifikationen auf internationalem Niveau zu vereinheitlichen. Auf Einladung der WHO kam 1965 eine Gruppe von Psychiaterinnen und Psychiatern in London zu einer diagnostischen Übung zusammen, wo sie schriftliche Fallbeschreibungen sowie Videoaufnahmen von Patienten-Interviews sichteten, um ihre diagnostische Übereinstimmung zu überprüfen. Das Experiment ergab – »not surprisingly«, wie ein Anwesender meinte[157] – eine grosse Variation in der Diagnosestellung. Aus dieser Übung, welche die Homogenität unter den Psychiatern verschiedener Länder nicht nur prüfen und diskutieren, sondern zugleich auch einüben sollte, ging ein Langzeit-Programm der WHO zur psychiatrischen Epidemiologie hervor, das jährlichen Treffen dieser Art vorsah.[158] Laut Norman Sartorius, dem späteren Leiter der WHO-Abteilung für psychische Gesundheit, wollte man Vertreter möglichst vieler ›Schulen‹ einbeziehen und auch »Experts in Public Health« sowie Biostatistiker einladen.[159] Das wichtigste Ergebnis dieser »common language

[154] Ebd.

[155] Ebd., 6.

[156] Ebd., 13.

[157] Seminar on Psychiatric Diagnosis, Classification and Statistics. Vgl. dazu Michael Shepherd, »Discussion«, in: Juan J. Lopez Ibor (Hg.), *Proceedings of the Fourth World Congress of Psychiatry, Madrid 5–11 Sept. 1966*, Amsterdam/New York 1968, 851.

[158] Norman Sartorius, »WHO's work on the epidemiology of mental disorders«, in: *Social Psychiatry and Psychiatric Epidemiology* 28 (1993), 147–155, 147. Dies war Programm A von insgesamt vier Programmen: Programm A sollte ein international akzeptiertes und anwendbares Diagnose- und Klassifikationssystem sowie ein statistisches Reporting erstellen. Programm B förderte vergleichende Studien zu psychisch Kranken in verschiedenen Ländern. Programm C sollte Informationen über Vorkommen und Häufigkeit psychiatrischer Krankheiten produzieren, brachte jedoch vor allem ein Forschungsmodell zur epidemiologischen Untersuchung von eingegrenzten Populationen hervor. Programm D zielte auf die Ausbildung von Psychiatrie-Personal, besonders in epidemiologischen und sozialen Aspekten. John E. Cooper, »Towards a Common Language for Mental Health Workers«, in: Giovanni De Girolamo/Leon Eisenberg/John E. Cooper (Hgg.), *Promoting Mental Health Internationally*, London 1999, 14–46, 16.

[159] Sartorius, WHO's work on the epidemiology of mental disorders, 147.

programmes«[160] der WHO war die Revision des Klassifikationssystem ICD.[161] Diesem wurde 1974 schliesslich ein Glossar beigefügt, das erstmals ausführlichere Beschreibungen und Definitionen für psychische Störungen und Symptome enthielt, nachdem frühere Versionen bloss aus Listen mit Namen und Codes bestanden, die deshalb in der Psychiatrie praktisch nicht benutzt worden waren.

Die Überschneidungen zwischen der WHO und der *Arbeitsgemeinschaft für Methodik und Dokumentation in der Psychiatrie* (AMP) in epidemiologischer Hinsicht schlugen sich auch im persönlichen Austausch nieder: Norman Sartorius war bei einigen AMP-Treffen anwesend und schrieb Gastbeiträge in Publikationen der Arbeitsgemeinschaft. Er lobte das AMP-System als hervorragendes Modell »for its contribution to a common language«, dem Hauptziel der WHO-Abteilung für psychische Gesundheit dieser Zeit.[162] Eine gemeinsame Sprache zu finden, eine »internationale Kommunikation« über psychiatrische Probleme zu ermöglichen[163] sowie, damit verbunden, auswertbare epidemiologische Daten zu erheben waren sowohl Ziel des Standardisierungsprojektes AMP als auch des WHO-Programms.

Mit der Bewegung der Gemütskrankheiten und ihrer stofflichen Behandlung aus der stationären Klinik heraus in die Allgemeinpraxis – mit Ehrenberg gesprochen ab dem Augenblick, »in dem sich die Depression in die Allgemeinmedizin und die Sitten verflüchtigte«[164] – wurde es als notwendig betrachtet, klarere Definitionen von Diagnosen zu haben und andererseits auch einen Überblick über deren Häufigkeit und Vorkommen zu gewinnen. Psychiatrische Lehrbücher versuchten klare Anleitungen zur Diagnosestellung, zur genauen Dosierung von Psychopharmaka sowie zur Erkennung von teils versteckten Symptomen für Allgemeinpraktiker zu formulieren.[165] Krankheitseinheiten und Stoffwirkungen mussten, je breiter sie zirkulierten, an universell gültiges Wissen und an eine international vereinheitlichte Sprache geknüpft werden. Unsicherheit entstand nicht nur aus den sehr unterschiedlichen Wirkungen pro Person und Tagesform, sondern auch durch ein wachsendes Bewusstsein für die problematische Seite psychoaktiver Stoffe: Schädliche Nebenwirkungen und Abhängigkeiten traten in den 1960er Jahren immer stärker in den Blick.[166] Der Optimismus der 1950er Jahre wich einem zunehmend kritischen oder zumindest differenzierten Blick,

---

160 Cooper, Towards a Common Language for Mental Health Workers, 16.

161 »Internationale statistische Klassifikation der Krankheiten und verwandter Gesundheitsprobleme«, wovon sich eine Sektion den psychischen Krankheiten widmet. Sartorius, WHO's work on the epidemiology of mental disorders, 147.

162 Norman Sartorius, »Foreword«, in: William Guy/Thomas Band (Hgg.), *The AMDP System*, Berlin 1982, V.

163 AMDP (Hg.), Testmanual zum AMDP-System, 10.

164 Ehrenberg, Das erschöpfte Selbst, 144.

165 Z.B. Felix Labhardt (Hg.), *Depressionen und ihre Behandlung*, Berlin 1968; Kielholz, Diagnose und Therapie der Depression für den Praktiker.

166 Vgl. z.B. Paul Kielholz, »Aktuelle Suchtprobleme in der Schweiz (Phenazetinhaltige

unter anderem auch weil die ›Tablette‹ die klassische Arzt-Patienten-Beziehung veränderte und der geübte Blick der Psychiater problematisiert und durch neue Verfahren zu sehr objektiviert wurde.

Manfred Bleuler kritisierte 1964 die »mühelose Verordnung solcher Mittel, die in Sekunden erledigt ist«, welche »kausalere und mühseligere Behandlungen« in den Hintergrund dränge: »Wäre man leichtgläubig, würde man meinen, der Menschheit Glück könne man heute in Tablettenform kaufen, sauber auf das Milligramm abgemessen«.[167] Auch Christian Scharfetter schrieb kurz vor seinem Wechsel als Assistenzarzt ans Burghölzli, dass sich mit dem zunehmenden Konsum von Antidepressiva gegen alle möglichen »Schwermutszustände« eine Haltung durchsetze, die bloss eine »bequeme Korrektur, möglichst ohne eigene Leistung« suche.[168] Dahinter sah Scharfetter ein grundsätzlich passives und technisches Bild: Die Erwartung, dass die Einnahme von Tabletten alle möglichen Zustände von »Glücklosigkeit« beseitige, gehe zurück auf ein »grundsätzlich technische[s] Verhältnis des Menschen zu Welt«.[169] Diese Denk- und Konsumweise spiegle das Verlangen wieder, dass »alle Schwierigkeiten durch technisches Machen auf Grund von Wissenschaft behoben werden sollen«.[170] Psychopharmaka müssten deshalb ›richtig‹, das heisst in Kombination mit einer aktiven Patientenrolle, konsumiert werden. Scharfetter befürchtete, dass ein technizistisches Menschenbild die Verbreitung dieser Mittel nochmals stärker fördern würde und umgekehrt. In seiner Sicht führte eine grössere Verbreitung der Antidepressiva zu einer Zunahme der Zahl der ambulant behandelten depressiven Kranken, was wiederum die Selbstmordgefahr erhöhe. Dies war eines der Hauptbedenken gegenüber den Antidepressiva, da bekannt war, dass manche Stoffe das Suizid-Risiko steigerten, speziell bei nicht überwachten, ambulanten Patienten.[171]

Im Gegensatz zur Entwicklung in den englischsprachigen Ländern stand die statistische Wende in der Schweiz nicht im direkten Zusammenhang mit einer Verschärfung der Medikamentenzulassung und neuen Anforderungen an klinische Studien, wie sie in den USA 1962 mit dem Kefauver-Harris-Amendment in Kraft traten. Diese Verschärfung der Zulassung war auch eine politische Reaktion auf den Thalidomid-Skandal. Die deutsche Pharmafirma Grünenthal

---

Kombinationspräparate)«, in: Juan J. Lopez Ibor (Hg.), *Proceedings of the Fourth World Congress of Psychiatry, Madrid 5–11 Sept. 1966*, Amsterdam/New York 1968, 881 ff.

167 Manfred Bleuler, »Neue Therapiemöglichkeiten im Vergleich zu den alten in der Psychiatrie«, in: *Deutsche Medizinische Wochenschrift* 89/11 (13. März 1964), 501–505, 503.

168 Christian Scharfetter, »Vergiftung mit einem Antidepressivum. Status epilepticus bei suicidaler Amitriptylinintoxikation. Bemerkungen zur Neurologie schwerer Vergiftungen«, in: *Archiv für Psychiatrie und Zeitschrift für die gesamte Neurologie* 207 (1965), 79–98, 79.

169 Ebd.

170 Scharfetter, im Rückgriff auf Karl Jaspers, ebd.

171 Eine der Hauptaufgaben der ambulanten Praxis war daher, dieses Risiko einzuschätzen und bei Gefahr die Patienten in Kliniken zu überweisen. Ebd., 80.

hatte Thalidomid unter dem Markennamen Contergan 1957 auf den deutschen Markt gebracht. Als rezeptfreies Beruhigungsmittel erhältlich, sollte es auch gegen Schwangerschaftsübelkeit helfen. Das Mittel wurde auch in Amerika angewendet, allerdings dort noch mit dem Zusatz »investigational«, da die Unterlagen für die Marktzulassung den amerikanischen Richtlinien nicht genügten.[172] Was dies genau bedeutete, war allerdings unklar; Ärzte konnten diese Mittel an Patientinnen abgeben, ohne sie über den experimentellen Status des Stoffes zu informieren oder die Abgabe irgendwo zu registrieren. Thalidomid führte jedoch zu schweren embryonalen Fehlbildungen und auch zu Fehlgeburten. 1961 wurde der Stoff aufgrund dieses Skandals vom Markt genommen. Für die BRD ging man von über 5000 contergangeschädigten Kindern aus.[173] Die Zulassung neuer Medikamente in den USA wurde in der Folge von der FDA (*Food and Drug Administration*) mit höheren Auflagen versehen, u.a. der Forderung nach einem Sicherheits- und Wirksamkeitsnachweis. Senator Kefauver hatte bereits begonnen, die pharmazeutische Industrie unter die Lupe zu nehmen, als die deutsche Thalidomid-Tragödie bekannt wurde. Der Fokus des FDA-Amendments verschob sich in der Folge von Medikamentenpreisen in Richtung Sicherheit.[174] Dabei mussten chemische Interventionen messbar werden, und zwar bei vergleichbaren Patientengruppen. Harry M. Marks weist allerdings bezüglich den ›Randomized Clinical Trials‹ (RCTs) darauf hin, dass sie trotz der neuen FDA-Regulationen lange die Ausnahme blieben und erst gegen Ende der Dekade zum ›Goldstandard‹ wurden.[175]

Die Neuregelung in den USA hatte in der Schweiz vor allem für die Pharmaunternehmen praktische Konsequenzen, beförderte jedoch die Diskussion über Methodik und Evaluation der psychoaktiven Stoffe in der gesamten Psychopharmakologie.[176] Die Mehrheit der Schweizer Psychiater war bis zu Beginn

---

172 Vgl. dazu Langlitz, Neuropsychedelia, 29.

173 Vgl. dazu im Detail: Arthur Daemmrich, »A Tale of Two Experts. Thalidomide and Political Engagement in the United States and West Germany«, in: *Social History of Medicine* 15/1 (2002), 137–158.

174 Dominique A. Tobbell, »›Who's Winnig the Human Race?‹ Cold War as Pharmaceutical Political Strategy«, in: *Journal of the History of Medicine and Allied Sciences* 64/4 (2009), 429–473, 430.

175 Harry M. Marks, »What Does Evidence Do? Histories of Therapeutic Research«, in: Christian Bonah/Christophe Masutti/Anne Rasmussen/Jonathan Simon (Hgg.), *Harmonizing Drugs. Standards in Twentieth-Century Pharmaceutical History*, Paris 2009, 81–100, 89.

176 Vgl. dazu Healy, The Creation of Psychopharmacology, 366–369. Viola Balz stellt die deutsche Entwicklung in den Kontext der Entwicklung eines neuen Arzneimittelgesetzes von 1976. Vgl. Balz, Zwischen Wirkung und Erfahrung, 426. Im Gesetz wurden für die Bundesrepublik Deutschland erstmals Belege über Unbedenklichkeit und Wirksamkeit eines neuen Medikaments für die Zulassung vorgeschrieben. Zudem wurde eine laufende Überwachung im Sinne einer Nachmarktkontrolle eingesetzt. Ralf H. Hägele, *Arzneimittelprüfung am Menschen. Ein strafrechtlicher Vergleich aus deutscher, österreichischer, schweizerischer und internationaler Sicht*, Baden-Baden 2004, 78–83.

der 1970er Jahre Placebos und teilweise auch Doppelblind-Versuchen gegenüber eher kritisch eingestellt. Bei Placebos gab es ethische Bedenken, dass man den Patienten dadurch wichtige Therapeutika verweigere; bei den Doppelblindstudien – das heisst Anordnungen, in denen weder die Probanden noch die Versuchsleiter wissen, wer welchen Stoff erhält – wurde die Ansicht geäussert, dass viele unerwartete Wirkungen eben gerade nicht mit solchen Verfahren entdeckt worden seien.[177]

Mit der Deklaration von Helsinki des Weltärztebundes von 1964 wurde eine erste forschungsethische Richtlinie für klinische Prüfungen erstellt.[178] Darin wurde erstmals eine Unterscheidung zwischen therapeutischer Forschung (Versuche in Verbindung mit ärztlicher Versorgung) und wissenschaftlichen Versuchen (nicht-therapeutische Versuche, die für die Patienten keinen unmittelbaren Mehrwert haben) gemacht, sowie der Begriff des »informed consent« eingeführt.[179] Die Deklaration von Helsinki war zwar rechtlich nicht bindend, stellt jedoch einen wichtigen Schritt hin zu einer einheitlicheren und ethischeren Gestaltung der klinischen Versuche dar. In der Schweiz legen die Quellen erst ab Beginn der 1970er Jahre eine verstärkte Debatte über ethische Richtlinien und über die Gestaltung der klinischen Versuche nahe. Ausschlaggebend hierfür waren die 1970 veröffentlichten Richtlinien der Schweizerischen Akademie der Medizinischen Wissenschaften (SAMW) für »Forschungsuntersuchungen am Menschen«, welche die Deklaration von Helsinki an die schweizerischen Verhältnisse anpassten. Sie schrieben unter anderem eine Abwägung von Nutzen und Risiko fest. Ausserdem sollten sich klinische Versuche mit Menschen auf Labor- und Tierversuche stützen. Im Falle von Schädigungen mussten Patientinnen zudem angemessen entschädigt werden. Auch die freiwillige Zustimmung der Versuchspersonen nach Aufklärung wurde hier explizit festgeschrieben, zudem die Protokollpflicht unabhängig von der Krankengeschichte.[180]

Die Medikamentenzulassung wurde in der Schweiz erst mit dem Heilmittelgesetz im Jahr 2002 auf eidgenössischer Ebene geregelt. Bis dahin waren die Kantone für die Zulassungen zuständig (mit Ausnahme von Impfstoffen und Immunbiologischen Medikamenten), konkret die jeweiligen kantonalen Sanitätsdepartemente. Die Zulassung von neuen Arzneimitteln glich lange Zeit eher einer blossen Registrierung. Die Kantone waren seit Beginn des 20. Jahrhunderts in der Interkantonalen Vereinigung für die Kontrolle von Heilmitteln zusammengeschlos-

---

177 Vgl. dazu Jules Angst, »Leerpräparate in Therapie und Forschung«, in: *Praktische Psychiatrie* 47/1 (1969), 2–12; Jules Angst, »Doppelblindversuch«, in: Christian Müller (Hg.), *Lexikon der Psychiatrie*, Berlin/Heidelberg/New York 1973, 140.

178 World Medical Organization: Declaration of Helsinki 1964, in: *British Medical Journal* 313 (1996), 1448 f.

179 Ebd.

180 Schweizerische Akademie der Medizinischen Wissenschaften, *Richtlinien für Forschungsuntersuchungen am Menschen*, Basel 1970.

sen, welcher die Begutachtung und Registrierung von Medikamenten oblag.[181] Daraus ging das Heilmittelkonkordat vom 3. Juni 1971 hervor, dem alle Kantone beitraten.[182] Damit wurde die Begutachtung und Registrierung der Heilmittel gesamtschweizerisch vereinheitlicht, im Sinne einer interkantonalen Körperschaft mit Sitz in Bern, wobei die Interkantonale Kontrollstelle für Heilmittel ausführende Instanz war.[183] Das Konkordat war ursprünglich auf die Bekämpfung von sogenannten Geheimmitteln ausgerichtet, Mittel mit unbekannter Zusammensetzung, wurde als Reaktion auf die Thalidomid-Katastrophe jedoch ausgebaut zu einer »umfassenden Sicherheits- und Wirksamkeitskontrolle«.[184] Daneben gab es aber verschiedene Vorschriften auf Bundesebene, die meist isoliert als Reaktion auf bestimmte Risiken entstanden. Bestimmungen finden sich u.a. im Epidemiengesetz, im Betäubungsmittelgesetz und im Pharmakopöegesetz. Bezüglich der Regelung der klinischen Versuche waren die jeweiligen Kantone rechtlich zuständig; 1993 erliess die Interkantonale Vereinigung für die Kontrolle von Heilmitteln ein Reglement über die Heilmittel im klinischen Versuch. Dieses trat 1995 in Kraft und hatte zum Zweck, den Schutz der Versuchspersonen und die Qualität der Ergebnisse zu gewährleisten. Hier wurde erstmals die Überwachung der klinischen Versuche durch unabhängige Ethikkommissionen beschlossen.[185] Die Verordnung wurde in veränderter Form auch ins Heilmittelgesetz aufgenommen, das 2002 in Kraft trat. Die Forschung am Menschen muss nach den »Leitlinien der Guten Klinischen Praxis« der Internationalen Harmonisierungskonferenz (ICH) durchgeführt werden; klinische Versuche müssen u.a. von einer kantonalen Ethikkommission (der man u.a. Prüfplan, Einwilligungserklärung und Informationen für Probanden vorlegen muss) bewilligt werden, die Einwilligung der Versuchsperson und die Deckung von etwaigen Schäden werden vorgeschrieben sowie eine Meldepflicht eingeführt.[186]

---

181 Hägele, Arzneimittelprüfung am Menschen, 228 f.

182 1974 schloss sich auch das Fürstentum Liechtenstein an. Ebd., 227.

183 Vgl. zum ganzen Abschnitt auch Christina Ratmoko, *Damit die Chemie stimmt. Die Anfänge der industriellen Herstellung von weiblichen und männlichen Sexualhormonen 1914–1938*, Zürich 2010, 105–108.

184 Nils Undritz (Hg.), *Rechtshandbuch für das Gesundheitswesen. Mit besonderer Berücksichtigung des Krankenhauswesens*, Aarau 1992, 32.

185 Dieses unterschied jedoch nicht zwischen gesunden und kranken Personen, Hägele, Arzneimittelprüfung am Menschen, 247.

186 Verordnung vom 17. Oktober 2001 über klinische Versuche mit Heilmitteln (Vklin), i.d.F. vom 17. Oktober 2001, SR 812.214.2, https://www.admin.ch/opc/de/classified-compilation/20011140/index.html [Stand: 17.2.2016].

## 5.7 Quantitative und qualitative Sprachen

Während Pharmakologen, Neurologen und andere Vertreter der ›Basic Sciences‹ 1957 in Zürich noch die Durchsetzung einer naturwissenschaftlichen Objektivität forderten und die Psychiater im Gegensatz dazu auf psychopathologischen Krankheitsklassifikationen beharrten, ging man das Problem in den 1960er Jahren anders an: Eine Standardisierung setzte sich durch, die weder auf in Tiermodellen gewonnenen ›hard facts‹ aufbaute noch auf die ›soft facts‹ abstellte, die der geübte Blick des Klinikers mit Fallgeschichten schuf. Es waren vielmehr die Zahlen, Kurven und Tabellen der Statistik, die fortan die psychopharmakologische Logik regieren sollten und die Grundlage schufen für eine spätere Durchsetzung der biomedizinischen Rhetorik.

Es ist lohnend, an dieser Stelle nochmals die verschiedenen Verfahren zur Stabilisierung von Wissen in den Blick zu nehmen, die alle durch die modernen psychoaktiven Stoffe auf unterschiedliche Weise herausgefordert wurden. Die Labor-Objektivität berief sich auf biologische In-vivo- und In-vitro-Tests, zu denen Tiermodelle für bestimmte Symptome oder Störungen gehörten. Die klinische Objektivität stützte sich bis zur statistischen Wende vor allem auf die Psychopathologie, welche sich im Medikamentenversuch auf den beobachtenden, geübten Blick des Arztes verliess, während die psychodynamisch ausgerichteten Psychiater vor allem auf die Sprache der Patienten und ihre Beziehung zum Therapeuten setzten. Die Neurologen untersuchten mit biochemischen Nachweismethoden Neurotransmitter und ihre Verbindung mit psychischen Prozessen und formulierten neue Hypothesen über psychische Krankheiten und die Wirkmechanismen psychoaktiver Stoffe, die jedoch zunächst ohne Nachweis blieben. Psychoaktive Stoffe durchliefen die meisten dieser verschiedenen Objektivitäten: vom pharmakologischen Labor über die klinische Prüfung bis hin zur Anwendung auf dem Markt.

Die modernen psychoaktiven Stoffe stellten Grundannahmen der Psychiatrie wie z.B. die Krankheitseinheiten in Frage und destabilisierten eine Reihe von Beteiligten: die Psychiater, das klinische Setting und die Patienten, welche neu in eine Vielzahl von sich gegenseitig beeinflussenden Faktoren zerlegt wurden, wobei unklar war, welche relevant für die Stoffwirkung waren. Kategorien wie die Umwelt, die Persönlichkeit, Erwartungshaltungen, das klinische Einnahme-Setting kamen in den Fokus und wurden als Einflussfaktoren auf die Stoffwirkung rekonfiguriert. Im Zuge dieser Veränderungen etablierte sich nicht nur ein anderer Zugriff auf die Test- und Therapie-Subjekte. Auch die Beobachterposition erfuhr eine Veränderung. Der Psychiater als Experte, dessen geübter Blick die Wirkung bisher entlang verschiedener Stationen zu stabilisieren versuchte, wich einer Prozesslogik, in der Experten nur noch zu Beginn und am Ende eines Datenerhebungsprozesses eine Rolle spielten. In der Abbildung 19 (Kap. 5.4) wird dies verbildlicht mit einem System, in das Daten eingespeist wurden und das ein

Ergebnis produzierte. Dazwischen stehen nicht mehr Bedeutungsgebungs- und Interpretationsleistungen, sondern Faktorenanalysen und Korrelationsberechnungen. Die Ergebnisaussage ist zunehmend nicht mehr eine Aussage bezüglich der Patienten, die ›geheilt‹ worden sind, sondern eine Aussage über die Wirkung eines Stoffes auf konkrete Symptome oder Cluster. Wie Viola Balz es formuliert, wurde in dieser Entwicklung Wirksamkeit in »ein Set von experimentellen ›Variablen‹ übersetzt«.[187] Zu diesem Prozess gehörte, so Balz weiter, »die Umgestaltung der klinischen Praxis und ihre Annäherung an die Bedingungen des Labors, die eine kontrollierte Beobachtung ermöglichen sollten, aber auch die Anpassung von als psychische Abweichung gefassten Phänomenen an messbare Einheiten«.[188] Allerdings war diese Messbarkeit eine beschränkte: Zwar gab es nun ermittelbare Daten, Zahlen oder Informationen, diese besassen jedoch keinen absoluten Wert. Wie Hans Heimann es formulierte, gestatten Beurteilungsskalen »zwar eine bessere quantitative Abstufung« von Verhalten und Erleben, aber sie blieben stets auf »komplexe Grössen« bezogen und deshalb mehrdeutig.[189] Beurteilungsskalen und Erfassungssysteme wie das AMP sind deshalb laut Heimann keine »echten Messinstrumente« wie ein Thermometer, das die Körpertemperatur als eindeutige Grösse wiedergeben kann,[190] sondern geben nur wieder, dass die Werte vor und nach der Messung unterschiedlich sind. Deshalb bleiben sie interpretationsbedürftig, relativ und sind bloss in ihrem Verlauf und Vergleich aussagekräftig. Person, Stoffwirkung und Krankheit bleiben somit auch nach der statistischen Wende und der Durchsetzung von Standards und Regulationen bewegliche Grössen – »moving targets«[191] –, die nun gegenüber den deskriptiven Zugriffen auf einer anderen Abstraktionsebene angesiedelt waren.[192] Die Hauptübersetzungsleistung geschah während der Erfassung, die immer noch auf Sprache angewiesen blieb, allerdings zu einer Mischung aus ›subjektiven‹ und ›objektiven‹ Informationen wurde, das heisst aus Selbstaussagen, vielfältigen Beobachtungen sowie mit psychometrischen Tests und Fragebogen erhobenen Resultaten bestand. Aus diesem Informationspool, der zwischen deskriptiv und statistisch oszillierte, wurde der Schritt auf eine mathematisch auswertbare Ebene gemacht.

---

187 Balz, Zwischen Wirkung und Erfahrung, 335. Balz bezieht sich hier auf die statistische Wende in den USA.

188 Ebd.

189 Hans Heimann, »Grundbedingungen der therapeutischen Psychopharmakawirkung«, in: Gerhard Langer/Hans Heimann (Hgg.), *Psychopharmaka. Grundlagen und Therapie*, Wien/New York 1983, 39–54, 41.

190 Sie sind Heimann zufolge in statistischer Sprache bloss auf dem »Ordinalskalen-Niveau«, sprich auf einer relativen Skala verortbar, ebd.

191 Hacking, Making Up People.

192 Heimann betont, dass bereits die Beschreibung eines Symptoms oder Syndroms eine Abstraktion vom einzelnen Patienten ist, die nur »relativ willkürlich und künstlich von der Person des Kranken« isoliert werden könne. Heimann, Grundbedingungen, 42.

In diesem Wandlungsprozess mussten die Psychiater einen Teil ihres Expertenstatus aufgeben, um Anschluss an die allgemeine Medizin und die wortlose Objektivität zu finden. Michael Shepherd, britischer Psychiater, zitierte auf dem vierten Weltkongress für Psychiatrie in Madrid ein Bild des Soziologen Robert Merton, um die statistische Wende zu beschreiben: Die Medizin sei im Herzen polygam. Sie sei mit jeweils so vielen Wissenschaften verheiratet, wie gerade nötig sei. Wie so häufig bei Polygamie, freuten sich die ersten Ehefrauen – die Biologie und Chemie – nicht besonders über die neu Angetrauten. Mit der statistischen Wende habe die Polygamie auch in der Psychiatrie Einzug gehalten. Die Ära sei nun vorbei, in der sich Psychiater und Patienten treue Partner waren: »Gone forever is the era of monogamy when, with patients as their only partners, they could rely on careful clinical observation to advance their subject«. Die Psychiatrie habe sich neu auch noch die Pharmakologie, die Psychologie und die Statistik hinzugenommen, mit denen man sich nun arrangieren müsse.[193]

---

[193] Michael Shepherd, »Discussion«, in: Juan J. Lopez Ibor (Hg.), *Proceedings of the Fourth World Congress of Psychiatry, Madrid 5–11 Sept. 1966*, Amsterdam/New York 1968, 851.

Kapitel 6

# Krise der Norm: Psychoaktive Grenzüberschreitungen

> You are a longitude and a latitude, a set of speeds and slownesses between unformed particles, a set of nonsubjectified affects. You have the individuality of a day, a season, a year, *a life* (regardless of its duration) – a climate, a wind, a fog, a swarm, a pack (regardless of its regularity).[1]

Mit den kulturellen, sozialen und politischen Umbrüchen um 1968 ging auch ein Wandel von Personenkonzepten und Subjekt-Begriffen einher. Dieser Wandel ist mit dem Stichwort ›Individualisierung‹ zu fassen versucht worden, andere haben von einem ›Verschwinden‹ oder einer ›Auflösung‹ des Subjekts geschrieben, da der soziale Rahmen und die damit verbundenen Werte, die als Stabilisierungsinstanzen für das Subjekt wirkten, umstritten waren und instabil wurden.[2] Wenn man davon ausgeht, dass nicht nur Diskurse, sondern auch Praktiken und Artefakte – wie das Psychopharmakon – bestimmte Subjektformen befördern und wirkungsmächtige Allianzen eingehen mit bestimmten Personenkonzepten, so kommen für das Ende der 1960er und für die 1970er Jahre vielschichtige und teils widersprüchliche Bedeutungsaufladungen der psychoaktiven Stoffe in den Blick. Psychoaktive Stoffe treten im Kontext von Steuerungsutopien, der Suchtproblematik, der Antipsychiatrie, aber auch als Teil der Selbstermächtigungsstrategien der ›Counter Culture‹ auf.

Dies bedeutet zugleich auch eine gewisse Kontamination der Theorie durch die Quellen[3] und umgekehrt: Zu dieser Zeit wurde der Subjektbegriff in der Theorie grundsätzlich hinterfragt und neu formuliert; Historikerinnen, Soziologen und Anthropologinnen forderten eine konsequente Historisierung des Sub-

---

[1] Gilles Deleuze/Félix Guattari, *A Thousand Plateaus*, New York 2004 [1988], 289 (Hervorhebung i.O.).

[2] Michel Foucault, *Die Ordnung der Dinge. Eine Archäologie der Humanwissenschaften*, Frankfurt am Main 1996 [1974], 462; Louis Althusser, »Idéologie et appareils idéologiques d'Etat. Notes pour une recherche«, in: *La Pensée* 151 (Juni 1970), 3–38.

[3] Vgl. dazu Philipp Felsch, *Der lange Sommer der Theorie. Geschichte einer Revolte, 1960–1990*, München 2015, der die Theorie für diese Zeitspanne historisiert.

jektbegriffs. Auch in der Psychiatriegeschichte kam es zu wirkmächtigen Begriffsverschiebungen, die bis heute für die kritische Geschichtsschreibung relevant sind. Die Vermischung der Ebenen geschah jedoch auch anderswo: Michel Foucault probiert in der kalifornischen Wüste LSD aus;[4] bei Jacques Derrida wird das Pharmakon zu einem weitreichenden Symbol[5] und Gilles Deleuze und Félix Guattari denken das Unbewusste als »Wunschmaschine«[6]. Die Unterscheidung zwischen Quellen und Literatur bzw. theoretischen Grundlagen fällt zunehmend schwer. Begriffe wie ›Selbsttechnologien‹, die ›Arbeit am Selbst‹ und der veränderte Begriff des Subjekts scheinen in dieser Perspektive selbst möglicherweise (am Rande) mit symbolischen Dimensionen des Psychopharmakons und den damit assoziierten gesellschaftlichen Wandlungsprozessen in Verbindung zu stehen. Das Psychopharmakon wird an der Schwelle zu den 1970er Jahren zu einer Kippfigur. Seine beiden etymologischen Bedeutungen – ›Gift‹ und ›Heilmittel‹ – werden kulturell wirkmächtig und der utopische und dystopische Überschuss der psychoaktiven Stoffe wird zum Gegenstand gesellschaftspolitischer Auseinandersetzungen. Man denke dabei an Aldous Huxleys zwei Drogenfiguren, eine utopisch, die andere dystopisch gewendet: In *The Brave New World* ist Soma ein chemisches Mittel zur Regierung der Menschen, um sie ruhig und angepasst zu machen. Im Roman *Island* ist die Droge Moksha hingegen Mittel zur Selbsterkenntnis und Wegbereiterin der Bewusstseinserweiterung.[7]

Psychopharmaka wurden von der antipsychiatrischen Bewegung als ›chemische Knebel‹ in einer klinischen Ordnung interpretiert, die Andersartige wegschliesst; halluzinogene Stoffe wie LSD oder Psilocybin hingegen wurden zu Insignien der Bewusstseinserweiterung der Gegenkultur. Sowohl der gesellschaftliche Ausschluss des Andersartigen als auch die Selbstermächtigung der gegen das Establishment gerichteten Gruppen trugen nun eine latent chemische Note, die Substanzen konnten also zum Guten oder zum Schlechten gewendet werden. Zugleich schritt die Expandierung der Pharmaindustrie voran mit neuen Medikamenten, welche die soziale Reintegration befördern sollten und Konsumentengruppen wie die überforderte Hausfrau und Mutter, den gestressten Manager oder die depressiven Alten mit neuer Verve in den Blick nahmen.

Bisher etwas weniger beachtet, jedoch damit verbunden, war auch der aufkommende Diskurs über Sucht und Abhängigkeit von psychoaktiven Stoffen in der Psychiatrie und Psychopharmakologie. David Herzberg argumentiert in seinem Buch *Happy Pills in America*, dass die Geschichte der Drogen für diesen

---

[4] James Miller, *The Passion of Michel Foucault*, Harvard 1993, 245–255.

[5] Derrida, Plato's Pharmacy.

[6] Gilles Deleuze/Félix Guattari, *Anti-Ödipus. Kapitalismus und Schizophrenie I*, Frankfurt am Main 1974.

[7] Moksha hilft den Menschen dabei aufzuhören »[…] to be what you ignorantly think you are and becoming what you are in fact.« Vgl. Aldous Huxley, *Island*, New York 1962, 173 sowie Huxley, Brave New World.

Zeitraum mit derjenigen der Tranquilizer und Antidepressiva verflochten war: Während die Medikamente zu Ikonen des Innenlebens der weissen amerikanischen Mittelschicht geworden seien, hätten die illegalen Drogen die Kehrseite dazu gebildet und seien mit nicht-weissen Unterschichten assoziiert worden.[8] Laut Herzberg kommen aus der »Pillenflasche« nicht nur das Versprechen von Wohlbefinden sowie neurologische Erklärungen für psychische Prozesse. Die »Pillenflasche« erzähle auch von

> the commercialization of medicine and science, the embrace of psychology and self-fulfillment as a political language, intensified campaigns to police social groups through drug regulation, and social movements organized in part around new concepts of identity.[9]

In Kapitel 5 ging es um Mess- und Klassifikationsverfahren, die Individuen neu gruppierten. Aus diesem gegenseitigen Anpassungsprozess von Krankheitskategorien und pharmakologischen Interventionen entstand eine neue psychopharmakologische Grammatik, die sowohl die Stoffe als auch Personen aus dem eng gefassten, konkreten klinischen Kontext herauslöste. Diese Transformation fand im Kontext eines Wandels gesellschaftlicher Normen statt. Die Standardisierung der Psychopharmakologie ging einher mit Kritik und Verunsicherungen, die in einer breiteren gesellschaftlichen Arena zur Sprache kamen und weit über die Grenzen des innerpsychiatrischen Diskurses hinausreichten. Psychoaktive Stoffe wurden im Laufe der 1960er und 1970er Jahre auf unterschiedliche Weise sozial und politisch relevant. Die Stoffe tauchten nicht nur in der Klinik oder ambulanten Praxis auf, sondern wurden auch auf eine neue Art breitenwirksam: Über die Medialisierung, neue Konsumformen und die Werbestrategien der Pharmafirmen fanden sie Eingang in die Populärkultur. Sie hatten die rein medizinische und pharmakologische Welt verlassen.

Für die 1970er Jahre wurden »Psychoboom« sowie die Therapeutisierung und Beratung der Gesellschaft kennzeichnend.[10] Ehrenberg beschreibt dies als Aufkommen einer gesellschaftlichen »Sprache des Psychischen« und als »Psychologisierung der Gesellschaft«, deren Ursprünge er darin sieht, dass man die Wechselfälle des modernen Lebens in die Medizin einführte.[11] Wenn man dies auf die psychoaktiven Stoffe bezieht, bedeutete dies, dass sie zwar für neue Bereiche zuständig wurden, gleichzeitig jedoch neue Debatten über die damit verbundenen Werte und Normen entstanden. Vor dem Hintergrund des gesellschaftlichen Wandels war der Status der psychoaktiven Stoffe als Medikamente umstritten.

---

[8] Herzberg, Happy Pills, 5.

[9] Ebd.

[10] Maik Tändler, »›Psychoboom‹. Therapeutisierungsprozesse in Westdeutschland in den späten 1960er und 1970er Jahren«, in: Sabine Maasen/Jens Elberfeld/Pascal Eitler/Maik Tändler (Hgg.), *Das beratene Selbst. Zur Genealogie der Therapeutisierung in den ›langen‹ Siebzigern*, Bielefeld 2011, 59–94.

[11] Ehrenberg, Das erschöpfte Selbst, 133 f.

Damit wurde zugleich auch das »objet du soin«[12] – der Status der Patienten – instabil. Viele Stoffe standen immer stärker in einer Logik des Konsums, wodurch die Kategorie des ›Patienten‹ porös wurde. Zugleich begann die Verabreichung von Psychopharmaka als »expert intervention«[13] von konkurrierenden Deutungen und Praktiken der Selbstmedikation[14] unterlaufen zu werden: LSD und die gesamte Gruppe der Halluzinogene wurden zu Ingredienzien neuer Lebensmodelle und Selbstentwürfe der ›Counter Culture‹; in der Folge rückten Abhängigkeit und Sucht vermehrt als soziales Problem in den Blick. Die Tatsache, dass die Psychiatrie nun über Mittel verfügte, um das Verhalten und Empfinden zu behandeln – und damit, je nach Sichtweise, zu kontrollieren, zu verbessern, zu modulieren – setzte neue Diskurse und Formen des Umgangs mit diesen Objekten frei, wodurch sich auch die Patienten, die Konsumentinnen veränderten. Die Sprache des psychopharmakologischen Feldes nahm sich selbst vermehrt der Frage nach ›Normalität‹ an und begann die Grenzziehungen des Pathologischen zu hinterfragen. Von Seiten der kritischen Psychiatrie und der Antipsychiatrie[15] wurde z.B. die enge Anbindung von Diagnosen an medikamentöse Interventionen kritisiert; man diagnostiziere mittlerweile fast nur noch, um diejenigen zu selektionieren, die »in need of treatment« seien.[16] Diagnosen dienten der sozialen Kontrolle, indem sie unpassende Verhaltensweisen zu medizinischen Problemen umformulierten, war ein weiterer Kritikpunkt. Klassifikationen erschienen in dieser Sichtweise in erster Linie als ein ›Labeling‹ von Menschen, das auf Ausschlussmechanismen gründete.[17] Die von Wolfgang Hildesheimer skizzierte Ambivalenz (vgl. Epigraph), ob man mit Psychopharmaka mehr man selbst sei oder vielmehr sich selbst verliere, bildete dabei heimliches Zentrum der Auseinandersetzungen. Psychoaktive Stoffe wurden als Instrumente der Selbstbefreiung, des Ausbruchs, der Authentizität, oder aber der Abhängigkeit, der Unterwerfung und Ruhigstellung gedeutet.

In diesem Kapitel geht es um sich wandelnde Bedeutungen und neue Bilder, mit denen psychoaktive Stoffe in den 1960er und 1970er Jahren verknüpft wur-

---

[12] Alain Ehrenberg, »Drogues. Qu'interdit-on? Que soigne-t-on? Que punit-on?«, in: *Le Monde*, 30. September 1997.

[13] Todd Meyers, »Pharmacy and its Discontents, Bookforum«, in: *BioSocieties* 8 (2013), 508–511, 509.

[14] Sylvie Fainzang, *L'automédication ou les mirages de l'autonomie*, Paris 2012.

[15] Auf die Antipsychiatrie wird hier nicht im Detail eingegangen. Vgl. zur Antipsychiatrie z.B. Cooper, Psychiatrie und Anti-Psychiatrie; Majerus, Mapping Antipsychiatry; Cornelia Brink, *Grenzen der Anstalt. Psychiatrie und Gesellschaft in Deutschland 1860–1980*, Göttingen 2010.

[16] Joseph DeVeaugh-Geiss, »Deception and Diagnosis«, in: Joseph Agassi (Hg.), *Psychiatric Diagnosis. Proceedings of an International Interdisciplinary Interschool Symposium, Bielefeld University, 1978*, Philadelphia 1981, 53–56, 56.

[17] Hellmut Planitz, »Remarks on Diagnosis as an Aid to Prognosis«, in: Joseph Agassi (Hg.), *Psychiatric Diagnosis. Proceedings of an International Interdisciplinary Interschool Symposium, Bielefeld University, 1978*, Philadelphia 1981, 149–151, 149.

den. Bezüglich der therapeutischen Sphäre spielen hier Stoff- und Konsumbilder eine Rolle, welche diese Grenzen ausweiteten oder überschritten. Mit der ›Krise der Norm‹ wurde auch die Frage der Normalität neu verhandelt, wobei neue Konsumformen und Umklassifizierungen von psychoaktiven Stoffen als Drogen wichtig wurden. Ich greife drei Aspekte heraus. Im ersten Unterkapitel geht es um die Frage der Normalität, die in der Psychopharmakologie und Psychiatrie neu problematisiert und mit gesellschaftlichen Fragen verbunden wurde. Der nächste Teil widmet sich Visionen der Steuerbarkeit und Veränderbarkeit von Mensch und Gesellschaft mittels psychopharmakologischer Intervention. Teil drei und vier erzählen die Geschichte des Verbotes der LSD-Forschung, die mit neuen sozialen Gebrauchsweisen und der öffentlichen Wahrnehmung des Stoffes zusammenhing. Im letzten Unterkapitel geht es um die Problematisierung von Abhängigkeit und Sucht im psychiatrischen Diskurs der Schweiz, in dem psychedelische Konsumbilder negativ gewendet wieder auftauchten.

## 6.1 Normalität in »troubled times«[18]

Die psychiatrische Klinik ist ein »Knotenpunkt gesellschaftlicher Kraftlinien«[19] und steht als solche nicht ausserhalb der Gesellschaft. Vielmehr kommen hier gesellschaftliche, aber auch medizinisch-psychiatrische Auseinandersetzungen in spezifischer Weise zum Tragen.[20] Kliniken sind, wie Jakob Tanner festhält, seit der Einführung der Psychopharmaka noch verstärkt Teil eines Netzwerkes von marktförmigen Austauschbeziehungen geworden, in dem die Pharmaunternehmen wichtige Akteure sind.[21] Mit der Einführung der modernen psychoaktiven Stoffe veränderte sich auch das Innere der Klinik, wie in Kapitel 4 und 5 gezeigt wurde: Andere Patientinnen und Patienten kamen in die Klinik, die Rolle der Psychiaterinnen und Psychiater veränderte sich und ihre Beziehung zueinander wurde durch die neuen chemischen Mittel tiefgreifend verändert. Der Begriff der ›Heilung‹ wich schrittweise Bildern vom Managen, Handhaben und Modulieren von Zuständen. Nachdem das frühere Paradigma des ›Helfens‹ (fürsorgerischer Zugang) in dasjenige des ›Heilens‹ (medizinisch-therapeutischer Zugang) übergegangen war, standen nun eher Begriffe wie ›Behandeln‹ und ›Therapieren‹ im Vordergrund. Diese vermittelten, dass es nun eher darum ging, Symptome zu lindern, Störungen unter Kontrolle zu halten und Patienten sozial zu reintegrieren. Diese schrittweise Veränderung wird unter anderem darin sichtbar, dass die Entlassung aus der Klinik aufgrund der vielen Wiedereintritte nicht mehr als

[18] Nathan Kline/Jules Angst, *Psychiatric Syndromes and Drug Treatment*, New York/London, 1979, 8.
[19] Tanner, Zwang zur Ordnung, 301.
[20] Ebd.
[21] Ebd.

Kriterium für eine Heilung galt und die Medikation meist nach der Entlassung mit ›Erhaltungsdosen‹ weitergeführt wurde. Man diskutierte nun vermehrt die konkrete Gestaltung der medikamentösen Therapien: die Kombinationen (z.B. Medikamentencocktails, Psychopharmaka und Psychotherapie), wann psychoaktive Stoffe angebracht seien und wann nicht, wie man die Angehörigen mit einbeziehen konnte und wann und wie man die Medikamente absetzen sollte.[22] Psychopharmaka waren in der Praxis des Behandelns angekommen, und die Hoffnungen der 1950er Jahre auf spektakuläre Heilungen wichen einem differenzierten, alltagsorientierten Zugang.

Während Lucien Israel, ein französischer Psychiatrieprofessor und Psychoanalytiker, 1960 bei den deutsch-französischen Gesprächen über Prüfungsmethoden noch hervorhob, dass der Arzt selbst im Medikament verkörpert sei – »wir verschreiben uns selbst mit dem Medikament«[23] – verschwand der Arzt im Laufe der 1960er und 70er Jahre immer mehr aus dem Zentrum. Im Kern ging es nun um die Achse Patientin-Medikament, während die neue ärztliche Rolle als Verschreiber von psychoaktiven Stoffen und als Beurteiler von Wirkung und Symptombesserungen an Bedeutung gewann.

Das Verhältnis von gesellschaftlichen Normen und psychischen Störungen wurde an der Schwelle zu den 1970er Jahren komplexer. Wie Jules Angst und Nathan Kline in ihrem Band *Psychiatric Syndromes and Drug Treatment* befanden, war es die sich in der Krise befindende Gesellschaft selbst, die medikamentöse Behandlung brauchte: »The worldwide disruption in value systems has resulted in the need for some emotional analgesia«.[24] Ein symbolisches, schmerzlinderndes Mittel für aus der Bahn geratene Emotionen war nun also erforderlich. Sobald man dem narrativen Faden der Existenz – »the narrative thread of existence« – wieder folgen könne und Stabilität in die Gesellschaft zurückkehre, werde auch die Nachfrage nach Stoffen der Verzerrung und der Flucht zurückgehen.[25] Unter der Überschrift »the role of drugs in troubled times« vertreten die Autoren die These, dass sich der Status der psychoaktiven Stoffe ändere, wenn die gesellschaftliche Orientierung verloren gehe. Kriege und Depressionen mochten, so die beiden, zwar schmerzhaft, aber normalerweise handhabbar sein, solange es einen »sense of meaning, an orientation in time« gebe.[26] Gerade diese beiden Elemente, Orientierung und Sinn, fehlten jedoch nun. Dies habe zu einem Anstieg der Nachfrage nach denjenigen psychoaktiven Stoffen geführt, die zur Flucht aus der »unsatisfactory actuality« dienten und einem halfen, sich auf

---

22 Vgl. z.B. Kline/Angst, Psychiatric Syndromes and Drug Treatment.

23 Die Wendung des Arztes als Medikament geht auf Michael Balint zurück, auf den sich Israel hier bezieht. Französisch-deutsche Gespräche über die psychiatrische Therapie, 51 (Diskussionsbeitrag Lucien Israel).

24 Kline/Angst, Psychiatric Syndromes and Drug Treatment, 8.

25 Ebd.

26 Ebd.

seine »inner reality« zu konzentrieren.[27] Wichtig ist hier, dass die Autoren von verschiedenartigen Stoffen zu sprechen scheinen: zum einen von ›Fluchtstoffen‹ in innere Welten, zum anderen von beruhigenden Substanzen für die emotionale Wertekrise der Gesellschaft. Die gesteigerte Nachfrage wird zwar problematisiert, zugleich aber auch als verständliche und eventuell wirksame Reaktion auf soziale Verunsicherung dargestellt. Das heisst, ›drugs‹ werden bei Kline und Angst nicht als Mitverursacher für die »troubled times«[28] gesehen, sondern bleiben in einer zwar ausgeweiteten, jedoch immer noch therapeutischen Logik. Die Verschränkung von gesellschaftlicher Malaise und pharmakologischer Behandlung wurde enger und vielschichtiger, nicht zuletzt, weil sich die medikamentöse Behandlung von verschiedenen Störungen durchgesetzt hatte, die man zuvor als Charakterschwäche, als sozial bedingt oder durch die moderne Lebenswelt verursacht betrachtete. Damit erschienen diese zugleich als diagnostizierbar und als behandel- und veränderbar. Sie wurden so dem pharmakologischen Management zugänglich, wobei es Kline und Angst zufolge immer schwieriger geworden sei, den genauen Ort zu bestimmen, wo das ›Normale‹ ins Pathologische übergehe.[29] Wenn sich die westlichen Gesellschaften selbst in einem Ausnahmezustand befanden, der am besten mit emotionaler Schmerzlinderung angegangen würde – was war dann mit den individuellen Ausnahmezuständen?

Für die 1970er Jahre wird in der Forschung eine Flexibilisierung der Personenkonzepte ausgemacht.[30] Im Zuge des neoliberalen Zugriffs auf die Individuen entstand laut Ulrich Bröckling ein »unternehmerisches Selbst«, das sich selbst managen und an seinem Selbst arbeiten sollte.[31] In ähnlicher Richtung argumentiert Axel Honneth, der eine Steigerung der inneren Eigenleistung der Subjekte ausmacht, die mit der Zunahme äusserer Eigenschaften und Anforderungen einherging.[32] Damit verbunden wurde auch ein »Gebot des Selbstseins«[33] festgestellt, und, als Unvermögen zum inneren Nachvollzug dieses Gebots, eine »Fatigue d'être soi«[34]. Die soziologischen Thesen der Flexibilisierung und Individualisierung lassen sich nicht direkt mit den von mir untersuchten Quellen belegen. Im Zusammenhang mit psychoaktiven Stoffen, die zugleich als Mittel zur Arbeit am Selbst wie auch zur Arbeit an der Gesellschaft gefasst werden können, lassen sich jedoch zwei Verbindungen ausmachen: erstens eine Veränderung dessen, was als behandelbar erschien. Wie oben ausgeführt, waren nun auch leichtere Störungen in den Fokus der Therapien mit psychoaktiven Stoffen gerückt, was zu einer Aus-

[27] Ebd., 8 f.
[28] Ebd., 3.
[29] Ebd.
[30] Z.B. Rose, Inventing Our Selves.
[31] Bröckling, Das unternehmerische Selbst.
[32] Axel Honneth (Hg.), *Befreiung aus der Mündigkeit. Paradoxien des gegenwärtigen Kapitalismus*, Frankfurt am Main/New York 2002.
[33] Greco, Homo Vacuus; Greco, Psychosomatic Subjects.
[34] Ehrenberg, Das erschöpfte Selbst.

weitung der therapeutischen Sphäre führte und eine Reihe von Gefühlsschwankungen, Gemütsstörungen und Angst- und Erregungszuständen medikalisierbar machte. Zweitens wurden die Werte hinter den medikamentösen Interventionen und den Krankheitsklassifikationen thematisiert: Man konnte einen Stoff je nach Verwendung »zum Guten oder zum Bösen« verwenden[35] und psychoaktive Stoffe korrektiv, symptomlindernd, heilend oder kontrollierend einsetzen.[36] Zudem war die Grenze zwischen dem, was als ›krank‹ und behandlungsbedürftig erschien, und ›normaler‹ Variabilität in Bewegung geraten. Tatsächlich konnte eine Krankheit, sobald sie eine kritische Menge an Betroffenen überschritt, nicht mehr als ›anormal‹ gelten: Wenn ein wachsender Anteil der Bevölkerung in irgendeiner Form depressiv war, konnte man entweder die Gesellschaft als krank bezeichnen oder die depressiven Störungen zu einer Spielart des Normalen erklären. Zu dieser Sichtweise trug bei, dass Patientinnen und Patienten nicht mehr ein Leben lang in der Klinik blieben und ambulante psychiatrische Angebote entstanden waren, die Patienten möglichst sozial zu reintegrieren versuchten. Diese Entwicklungen trugen dazu bei, dass der ›Wahnsinn‹ nicht mehr als Kehrseite des Normalen gelten konnte und sich die Psychiatrie, wie Ehrenberg es formuliert, »vom Krankheitsproblem befreite«.[37]

In psychoaktiven Stoffen waren Wissen und Intervention eng miteinander verschränkt. Subjekte waren in der Psychopharmakologie deshalb zugleich Objekte der Wissensgewinnung und der Normalisierung und Verbesserung durch neurochemische Interventionen.[38] Da Menschen in neuer Weise medikamentös behandelbar und chemisch veränderbar erschienen, entstand ein diskursiver Überschuss, der von der menschlichen Steuerbarkeit erzählte und die Vision der Verbesserung und Risiko-Minimierung in sich trug. Die grossen Ausnahmezustände der klassischen Psychiatrie wichen kleinen Ausnahmezuständen, die vermehrt als Anpassungsprobleme Einzelner oder als Wertekrise der Gesellschaft interpretiert wurden. Auch innerhalb der Psychopharmakologie und der Psychiatrie wurde die Frage der Normalität thematisiert. Zum einen gab es die kritische These, dass die Psychopathologie schrittweise die ›Normalität‹ übernehme. Immer mehr Situationen und Verhaltensweisen, welche früher als ›normal‹ betrachtet wurden – und deshalb ausserhalb der medizinischen Interpre-

---

[35] Französisch-deutsche Gespräche über die psychiatrische Therapie, 48 (Diskussionsbeitrag H. Vermorel).

[36] Lehmann, Concepts, Rationale, and Research, 22 f.; Kline, Psychopharmacology Frontiers, 428.

[37] Ehrenberg im Rückgriff auf Robert Castel. Er widerspricht hier jedoch Castel, welcher von einer neuen psychologischen Kultur ausging, die jenseits der Trennung von Normalem und Pathologischem angesiedelt sei. Ehrenberg geht eher von einer Neuordnung der beiden Begriffe aus, da auch die neue Anforderung an das Subjekt, seine Möglichkeiten auszuschöpfen und zu vervielfachen, normativ sei. Ehrenberg, Das erschöpfte Selbst, 161.

[38] Nicolas Langlitz, *Neuropsychedelia. The Revival of the Hallucinogen Research since the Decade of the Brain*, Dissertation, Berkeley 2007, 391.

tation und Intervention lagen – würden nun »invaded by the psychiatric approach«.[39] In dieser psychiatriekritischen Sichtweise erscheint die Psychiatrie als Eroberungsmacht von immer grösseren Territorien, ausgerüstet mit den Waffen Diagnose und psychoaktive Stoffe. Die Frage, was eigentlich ›normal‹ bedeute, wurde auch bei einem Symposium zur *Psychopharmacology of the Normal Human*[40] verhandelt. Hier ging es zunächst nicht um Werte, sondern um die Frage, was man genau meine, wenn man Kontrollversuche mit ›Normalen‹ mache bei der Erprobung von psychoaktiven Stoffen. Die Gleichsetzung von ›normal‹ mit ›durchschnittlich‹ ergebe eigentlich keinen Sinn, meinte Nathan Kline, der auch bei diesem Treffen als Organisator und Wortführer fungierte.[41] ›Normal‹ würde häufig auch mit ›gesund‹ gleichgesetzt, speziell in der Psychiatrie. ›Normal‹ im Sinne von durchschnittlich sei jedoch, gerade wenn man den Blutzuckerspiegel von Amerikanern anschaue, nicht zwingend gesund; ein vollständig ›gesundes‹ und ›normales‹ Individuum wäre in diesem Sinne wieder abnormal und ein Ideal.[42] Normalität wird in der Folge als Effekt gefasst, der nur als temporärer Zustand und nur im Verhältnis zu einem Bezugssystem beschrieben werden könne. Deshalb könne man auch den ›normalen Schizophrenen‹ beschreiben, im Sinne von typisch für die Typologie der Schizophrenie.[43] Die Wertigkeit der Kategorie der Normalität illustrierte Kline am Beispiel von Frauenfiguren, deren genderstereotype Aspekte jedoch undiskutiert blieben (vgl. Abb. 22).

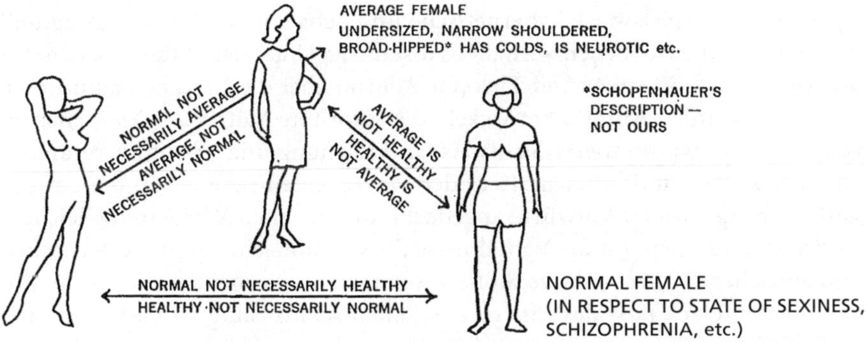


*Abb. 22:* Darstellung zum Unterschied zwischen Gesundheit, Normalität und Durchschnitt. Kline, The Nature of Normality, 34.

[39] Mirko Grmek, »Historical Reflections on Psychiatric Clinical Entities«, in: Joseph Agassi (Hg.), *Psychiatric Diagnosis. Proceedings of an International Interdisciplinary Interschool Symposium, Bielefeld University, 1978*, Philadelphia 1981, 89–92, 92.

[40] Wayne Evans/Nathan Kline (Hgg.), *The Psychopharmacology of the Normal Human*, Springfield 1969.

[41] Nathan Kline, »The Nature of Normality«, in: Wayne Evans/Nathan Kline (Hgg.), *The Psychopharmacology of the Normal Human*, Springfield 1969, 3–37.

[42] Ebd., 5.

[43] Ebd., 10.

Zum einen kann Normalität einen Idealzustand bedeuten, den man nicht erreichen kann, wenn er als Summe aller Attribute, die als normal definiert wurden, begriffen wird. Zum anderen kann ›normal‹ aber auch einen durchschnittlichen Wert bedeuten, den das Individuum jedoch ebenfalls nie genau trifft. In diesem Sinne bedeutet ›gesund‹ sein (im Sinne eines »completely healthy individual«) nicht ›normal‹ im Sinne von Durchschnitt, sondern ist ein Idealzustand, genauso wie auch die Marilyn-Monroe-Figur in der Darstellung nicht ›normal‹ im Sinne von durchschnittlich ist, sondern ›normal‹ im Sinne einer Norm für maximale »sexyness«.[44]

## 6.2 Inner Spaces, Outer Spaces: Visionen der Steuerbarkeit

Von Beginn an standen die mit der psychopharmakologischen Wende verbundenen Stoffe nicht ausschliesslich im therapeutischen Kontext, sondern schienen breitere Möglichkeiten zu eröffnen. In der Nachkriegszeit dachte man, auch vor dem Hintergrund der Schrecken des Zweiten Weltkrieges, über Möglichkeiten für eine grundlegende innere Verbesserung des Menschen nach. Psychoaktive Stoffe schienen gut in diese Steuerungsutopien zu passen, setzten sie doch beim Kern des Problems, beim Innersten des Menschen, an. Auf den Macy-Konferenzen wurden beispielsweise kybernetische und behavioristische Steuerung und Prognose des menschlichen Verhaltens diskutiert. Unter dem Eindruck der Studie von Max Horkheimer und Theodor Adorno über die Ursachen autoritären Verhaltens wurden Ansätze entwickelt, die autoritäre Matrix des Menschen zu verändern. Sie war in dieser Sichtweise in Erziehung und Tradition verankert und deshalb tief in das Bewusstsein der Menschen eingebettet. In diesem Zusammenhang wurden Entwürfe angedacht, um die alten Werte und Gleichgewichte zu zerstören, um die Verhältnisse flüssig zu machen und die Menschen umzuerziehen.[45] Psychoaktive Stoffe – verstanden als chemische Informationen für die ›Black Box‹ des Innern – waren anschlussfähig an diese kybernetisch geprägten Visionen von steuerbaren Menschen und lenkbaren Gesellschaften.[46] Die modernen synthetischen und halbsynthetischen Stoffe schienen gerade auch bei Gesunden neue Interventionsmöglichkeiten zu bieten. Es schien nur ein kleiner Schritt von der Behandlung pathologischer Phänomene zur Be-

---

[44] Ebd., 33.

[45] Vgl. dazu Lutz Dammbeck, *Das Netz. Die Konstruktion des Unabombers*, Hamburg 2005, 36 f.; Moser, Psychotropen, 238.

[46] Jackie Orr, »Biopsychiatry and the Informatics of Diagnosis. Governing Mentalities«, in: Adele E. Clarke et al. (Hgg.), *Biomedicalization. Technoscience, Health, and Illness in the U.S.*, Durham 2010, 353–379; Michael Hagner/Erich Hörl (Hgg.), *Die Transformation des Humanen. Beiträge zur Kulturgeschichte der Kybernetik*, Frankfurt am Main 2008.

einflussung ›normaler‹ Mechanismen zu sein. Wenn mittels stofflich ausgelöster Modellpsychosen das Rätsel der psychischen Krankheiten gelöst werden konnte, wenn man nun verschiedenste Störungen – nicht nur die ›grossen‹ psychischen Krankheiten, sondern auch das Empfinden, Fühlen, die Stimmungsschwankungen und Angststörungen – psychopharmakologisch verändern oder eher: verbessern konnte, so hatte dies auch Auswirkungen auf Vorstellungen von ›normalem‹ Verhalten. Sobald psychische Störungen nicht mehr als Wahnsinn, als etwas dem Normalen Wesensfremdes, verstanden wurden, trat zwingend auch die Veränderbarkeit aller Menschen in den Blick.

Bereits auf dem Zürcher Kongress von 1957 kritisierte Nathan Kline, dass man stets nur von ›Kranken‹ spreche. Wenn man von unterschiedlichen Krankheitstypen ausgehe, müsse man doch auch annehmen, dass sich jedes ›normale‹ Individuum in seiner biochemischen Struktur von allen anderen ›Normalen‹ unterscheide. Kline argumentierte für eine biochemische Varietät, welche die Unterscheidung zwischen gesund und krank auflöste zugunsten von individuellen Konfigurationen im Sinne einer biochemischen Typologie: »Strong presumptive evidence indicates that there probably exist as many varieties of ›normal‹ individuals as of diseased ones. There certainly must be ›types‹ of normality as well as ›types‹ of pathology.«[47] Kline schlug vor, das »biologische Verhalten« ›kranker‹ wie ›normaler‹ Menschen systematisch mithilfe von mathematischen und statistischen Methoden zu untersuchen und die Ergebnisse in Datenbanken zu speichern. Er wollte umfassende Kontrollbüros einrichten, die sich um die Erfassung der Population kümmern und das ›Normale‹ studieren sollten – unter anderem auch, um einen Pool von Kontrollsubjekten zu schaffen, damit statistisch determiniert werden könnte, was überhaupt ›abnormales‹ oder ›krankes‹ Verhalten sei.[48] Ziel von Klines Vorschlag war, das biochemische Verhalten auch der ›normalen‹ Bevölkerung zu erfassen und mithilfe von »pharmaceutic agents« gezielt die »capacities and potentialites of the healthy human« besser auszuschöpfen, statt die Stoffe nur zur »rectification« von Krankheiten zu benutzen.[49] Psychoaktive Stoffe sollten in dieser Vision als Beschleuniger des Fortschritts und der Weiterentwicklung der Menschheit dienen. Sie sind in dieser Sichtweise zentrale technische Instrumente für eine Selbstverbesserung der Gesellschaft ›von oben‹. Dieses ›Enhancement‹ ist bei Kline in evolutionstheoretische Überlegungen eingebettet: Der Mensch sollte seine biologischen Grenzen mithilfe von Technik überschreiten lernen, anpassungsfähiger an verschiedene Umweltbedingungen und somit leistungsfähiger werden und seine evolutionären Schritte beschleunigen.

---

47 Kline, Nonchemical Factors and Chemical Theories of Mental Disease, 405.
48 Ebd., 408.
49 Siehe dazu auch Kap. 3.8; Kline, Major Controversies and Needs, 20.

Dazu passt, dass Nathan Kline in die Entwicklung dessen involviert war, was heute gemeinhin als erster ›Cyborg‹ gilt: eine weisse Laborratte am Rockland State Hospital, der Anfang der 1950er Jahre eine kleine osmotische Pumpe implantiert wurde, die chemische Substanzen in den Blutkreislauf beförderte.[50] Die Geschichte der ›Rockland Rat‹ wurde von Clynes und Kline im Aufsatz »Cyborgs and Space« von 1960 weitergesponnen und später popularisiert.[51] Die Autoren benutzten die Ratte als Beispiel für ihre Vision eines gesteigerten Menschen, eines »augmented human« in der Raumfahrt, der seine irdischen Begrenzungen mit technischen Hilfsmitteln überwinden könnte und für die Bedingungen des Alls besser ausgerüstet wäre: ein Astronaut, der anstelle einer Lunge nuklear betriebene Brennstoffzellen hätte und dessen Herz durch Amphetamin- und Reserpin-Injektionen kontrolliert würde. Mit Medikation, insbesondere mit den »psychic energizers«, könnten die Astronauten zudem auf den mehrere Wochen dauernden Flügen wach gehalten werden und ihr Schlafbedarf auf wenige Stunden pro Tag gesenkt werden.[52] Psychoaktive Stoffe als Steuerungsinstrumente, um den Menschen anpassungsfähiger und frei von den Begrenzungen seines Körpers zu machen? Der Mensch als »self-regulating man-machine system«[53]? Für diese Verbesserungsphantasien war die pharmakologische Veränderbarkeit jedenfalls eine Schlüsseltechnologie, um den Menschen neue Umwelten zugänglich zu machen.

Auch beim Ciba-Symposium *Man and his future*, das 1962 in London stattfand und wegen der dort diskutierten eugenisch anmutenden Vorschläge zur Kontrolle des Bevölkerungswachstums eher berüchtigt als berühmt ist, wurden psychoaktive Stoffe und andere medizinische Fortschritte als Steuerungstechnologien oder auch als Schlüssel zum Glück diskutiert.[54] 27 renommierte Forscher, darunter fünf Nobelpreisträger, diskutierten Zukunftsvisionen für die Menschheit, darunter die Möglichkeit, Geburtenkontrollen über Medikamente im Trinkwasser zu regeln oder Verhalten und Befinden der Menschen chemisch, biologisch oder psychologisch zu regeln.[55] Psychoaktiven Stoffen schien in den

---

[50] Clynes und Kline schreiben dazu: »For the exogenously extended organizational complex functioning as an integrated homeostatic system unconsciously, we propose the term ›Cyborg‹. Manfred E. Clynes/Nathan Kline, »Cyborgs and Space«, in: *Astronautics* (1960), 26 f.; 74 ff.

[51] Vgl. dazu auch: Hari Kunzru, »You Are Cyborg«, in: *Wired Magazine* 5/2 (Februar 1997), 1–7.

[52] Clynes/Kline, Cyborgs and Space, 74.

[53] Ebd.

[54] Das Symposium wurde von der Ciba finanziert und bereits in den 1960er Jahren kritisch rezipiert, da die Kontroll-Visionen speziell bezüglich Fortpflanzung sehr weit gingen (der Nobelpreisträger Francis Crick sah beispielsweise nicht ein, wieso Menschen das Recht auf Fortpflanzung haben sollten, andere sprachen von ›überflüssigen‹ Menschen). Vgl. von Thomas Randow, »Gespenstische Visionen. Wissenschaftler diskutieren über die Zukunft des Menschen«, in: *Die Zeit* (27. September 1963), 39.

[55] Vgl. zum Ciba-Symposium Regula Argast, »Population under Control. Das Ciba-

Augen mancher Teilnehmer ein grosses Steuerungspotenzial innezuwohnen. Allerdings war umstritten, ob diese Stoffe direkt zur gezielten Persönlichkeitsgestaltung verwendet werden können oder ob dies eher indirekt geschehen sollte, über die stoffliche Manipulation und Verbesserung von Lernprozessen bei Schülern und Studenten.[56] Der Biologe Julian Huxley sah jedenfalls »aufregende Möglichkeiten« durch Stoffe wie Meskalin, LSD, Psilocybin und Neuroleptika eröffnet. In seinen Augen versprachen sie, »new capacities of the human psyche« zu erschliessen.[57] Die halluzinogenen Stoffe erlösten einen gar von dem Zwang, so Huxley, die Innenwelt in Einklang mit der Aussenwelt zu bringen, was der Menschheit zu grösserem Glück verhelfen würde. Wenn die halluzinogene Erfahrung in Gruppen gemacht werde, biete dies laut Huxley auch die Möglichkeit, einen neuen sozialen Kitt zu finden, wie dies auch bei »tribal cultures« der Fall sei. Deshalb müsse man nun herausfinden, »how it could be utilized in our more elaborate civilized communities«.[58] Psychoaktive Stoffe als neuer sozialer Kitt, indem sie auf die Kategorien der Erfahrung und des Erlebens einwirkten und Gruppenerfahrungen ermöglichten? Tatsächlich schienen hier Steuerungs- und Kontrollvisionen in fast ebenso grosser Nähe zur erhofften Bewusstseinserweiterung und dem befreienden Selbsterleben unter dem Einfluss halluzinogener Substanzen zu stehen wie in den Schriften von Julian Huxleys Bruder Aldous.

Auf zwei Ebenen war es hier zu Verschiebungen gekommen: Zum einen wurden durch die Erforschung des Selbst und die Thematisierung seiner Veränderbarkeit mittels psychoaktiver Stoffe Befreiungsversprechen laut. Zum anderen erhöhte sich dadurch zugleich auch der Anpassungsdruck für die Individuen. Visionen der Steuerung von Menschen erhielten Auftrieb. Dieses Spannungsverhältnis, das auf derselben chemischen Basis gründete, prägte die psychiatrisch-psychopharmakologischen Diskurse der 1960er und 1970er Jahre. Die Geschichte der psychoaktiven Stoffe als in Praxis umgesetzte Steuerungs- und Kontrollinstrumente ist vor allem eine amerikanische. Während auf den oben genannten Konferenzen und in den Publikationen auch die antidepressiven und neuroleptischen Stoffgruppen auf ihr Steuerungspotenzial geprüft wurden und man von der »rectification« Kranker wie auch von der Lenkung Gesunder sprach, wurden konkrete Experimente dazu vor allem mit halluzinogenen Sub-

---

Symposium ›The Future of Man‹ von 1962 im Spannungsfeld von Reformeugenik, Molekulargenetik und Reproduktionstechnologie«, in: Petra Overath (Hg.), *Die vergangene Zukunft Europas. Bevölkerungsforschung und -prognosen im 20. und 21. Jahrhundert*, Köln 2011, 85–116.

56 Hudson Hoagland, »Potentialities in the Control of Behaviour«, in: Gordon Wolstenholme (Hg.), *Man and His Future. A Ciba Foundation Volume*, Boston 1963, 299–314.

57 Julian Huxley, »The Future of Man – Evolutionary Aspects«, in: Gordon Wolstenholme (Hg.), *Man and His Future. A Ciba Foundation Volume*, Boston 1963, 1–22, 12.

58 Ebd., 13.

stanzen wie LSD und Psilocybin unternommen.[59] Hier sind insbesondere die Verstrickungen von amerikanischen Forschern mit der CIA und militärischen Forschungsprogrammen zu nennen. Die geheimen Forschungsprogramme zu ›Mind Control‹ oder zur Verwendung von LSD und anderen Halluzinogenen als Wahrheitsserum leisteten Verschwörungstheorien Vorschub und mündeten Mitte der 1970er Jahre in zwei parlamentarischen Kommissionen sowie verschiedenen Hearings.[60]

Die amerikanischen Pharma-Phantasien und Steuerungsprogramme können auch als Manifestationen des Kalten Krieges gesehen werden.[61] Der Gedanke, dass die eigene Bevölkerung pharmakologisch veränderbar sein und in eine bestimmte Richtung manipuliert werden könnte, setzte militärische Möglichkeiten frei und verschränkte sich zugleich mit Bedrohungsszenarien. Psychoaktive Stoffe wurden mehrmals in einem Atemzug mit der Atomtechnik genannt, wenn es um den potenziellen Nutzen und Schaden einer neuartigen Technologie für die Bevölkerung ging. Der Kalte Krieg zwang auch die Schweiz, die offiziell der Neutralität verpflichtet blieb, dazu, sich zwischen Ost und West zu positionieren. Aus den Sandoz-Akten wird deutlich, dass sich die Firma bis Mitte der 1960er Jahre um eine enge Zusammenarbeit mit der amerikanischen Regierung in Sachen LSD bemühte und sich von Ländern ›hinter dem eisernen Vorhang‹ distanzierte. Für 1958 findet sich dort folgender Hinweis bezüglich Psilocybin: »Auf eine Abgabe dieses Präparates an Interessenten hinter dem eisernen Vorhang soll verzichtet werden mit der Begründung, dass wir nicht genügend Material zur Verfügung haben.«[62] Die Quellen legen nahe, dass die Begründung für den ablehnenden Bescheid bezüglich der Abgabe von Psilocybin vorgeschoben war. Die schweizerischen Pharmaunternehmen besassen zudem amerikanische Tochter-

---

[59] Zum Beispiel im Good-Friday-Experiment von 1962 von Walter Pahnke, der für seine Disseration bei Timothy Leary zwanzig Theologie-Studenten während einer Karfreitagsmesse Psilocybin oder Placebo verabreichte, um das religiöse Erleben zu untersuchen. Vgl. dazu Walter Pahnke/William Richards, »Implications of LSD and Experimental Mysticism«, in: *Journal of Religion and Health* 5 (1966), 175–208; Nicolas Langlitz, »Better Living Through Chemistry. Entstehung, Scheitern und Renaissance einer psychedelischen Alternative zur kosmetischen Psychopharmakologie«, in: Christopher Coenen et al. (Hgg.), *Die Debatte über ›Human Enhancement‹. Historische, philosophische und ethische Aspekte der technologischen Verbesserung des Menschen*, Bielefeld 2010, 263–286.

[60] Vgl. dazu insbesondere den Church-Report von 1976, US Congress, *Final Report of the Select Committee to Study Governmental Operations with Respect to Intelligence Activities, United States Senate (Church Committee Report)*, Washington 1976, https://archive.org/details/finalreportofsel06unit [Stand: 7.5.2014]. Zit. in Tanner, ›Doors of Perception‹ versus ›Mind Control‹, 358. Vgl. für das MK-ULTRA-Programm und andere Forschungsprogramme Lee/Shlain, Acid Dreams sowie Günter Amendt, *Die Legende vom LSD*, Frankfurt am Main 2008, 120.

[61] Vgl. dazu Tobbell, Who's Winnig the Human Race? sowie Tanner, ›Doors of Perception‹ versus ›Mind Control‹.

[62] Novartis-Archiv, Bestand Sandoz, H 121.000, Protokoll der Geschäftsführungssitzung vom 18.6.1958. Nr. 25.

firmen, mit denen sie in engem Austausch standen; der amerikanische Markt war einer der wichtigsten überhaupt für neue Psychopharmaka.[63]

Allerdings gab es trotz der Wichtigkeit des US-amerikanischen Marktes gerade auf wissenschaftlicher Ebene auch einen Austausch über den eisernen Vorhang hinweg. 1967 fand zum Beispiel das Zentraleuropäische Symposium für Neuropsychopharmakologie und Pharmakopsychiatrie in Karlsbad (Tschechoslowakei) statt, zu dem die Pharmaunternehmen Geigy, Wander sowie Sandoz (Deutschland) Geldbeiträge leisteten und bei dem eine Delegation der Arbeitsgruppe für Methodik und Dokumentation (AMP) ihr System vorstellte.[64] Auf verschiedenen Kongressen gab es zudem einen Austausch von Schweizer Psychiatern und Pharmakologen insbesondere mit ungarischen und tschechoslowakischen Forschern.[65]

Auch in der Schweiz dachte man über die Verwendung von psychoaktiven Stoffen als chemische Kampfmittel im Kalten Krieg nach. In den Sandoz-Akten findet sich ein Briefwechsel zwischen Albert Hofmann und einem Obersten des schweizerischen Militärs, der sich 1962 über Möglichkeiten für eine psychopharmakologische Kriegsführung erkundigte: Da es sich langsam abzeichne, dass die Atombombe wahrscheinlich nicht verwendet werden würde, solle man, so der Oberst, auf »die chemische Waffe zurückgreifen«.[66] Seine Anfrage richtete sich zunächst vor allem auf die Klassifikation von Stoffen, unter anderem darauf, ob eine Einteilung in »psychomimetische und psychotrope Kampfstoffe [...] logisch und für militärische Zwecke« sinnvoll sei. Des Weiteren ging es dann darum, ob man diese neuen Stoffe in »flüchtig« und »sesshaft« aufteilen könne – dies mit dem Ziel zu eruieren, welche Stoffe sich in der Luft versprühen liessen:

> Ich stelle mir das Verfahren etwa so vor, dass der Kampfstoff, in einem geeigneten Lösungsmittel gelöst, vermittels eines Druckgases durch Düsen ausgepresst und in Sprühnebelform zum Einsatz gelangt. Haben Sie als Fachmann etwas dagegen?[67]

---

[63] Bei der Markteinführung des Mellerils (das Neuroleptikum Thioridazin) wurde für die USA 1958 eine »schlagkräftige Einführungspropaganda auf breiter Basis« beschlossen, deren Kosten auf eine halbe bis zu einer Million Dollar veranschlagt wurden. Dies führte zu Diskussionen in der Geschäftsführung, ob ein derart »ausserordentlicher Propagandaeinsatz« gerechtfertigt sei. Man beschloss schliesslich, den amerikanischen Neuroleptika-Markt mit der geplanten Einführungskampagne inklusive Belieferung und Gratismuster an Apotheken im ganzen Land zu erschliessen, unter anderem auch, um den Sandoz-Standort USA (Hanover) zu stärken. Novartis-Archiv, Bestand Sandoz, H. 121.000, Protokolle der Geschäftsführungssitzung vom 12.11.1958 und vom 3.12.1958.

[64] Zentraleuropäisches Symposion für Neuropsychopharmakologie und Pharmakopsychiatrie in Karlovy Vary – Karlsbad, vom 2.–5. Oktober 1967, in: *Arzneimittel-Forschung* 19/3 (April 1969), 393–542.

[65] Z.B. auf dem vierten Weltkongress für Psychiatrie in Madrid. Juan J. Lopez Ibor (Hg.), *Proceedings of the Fourth World Congress of Psychiatry, Madrid 5–11 Sept. 1966*, Amsterdam/New York 1968.

[66] Novartis-Archiv, Bestand Sandoz, H. 124.006, Brief an A. Hofmann, 15.3.1962.

[67] Ebd.

Albert Hofmann antwortete darauf, dass LSD auch in den USA für militärische Zwecke untersucht werde und gab pharmakologische und chemische Fachauskunft, ohne sich jedoch auf die Details einer möglichen militärischen Verwendung konret einzulassen.[68] Wie der Historiker Peter Hug 1997 publik machte, wurde in den 1960er Jahren über Schutzmassnahmen hinaus auch ein »aktiver Einsatz« von C-Waffen in der Schweiz als Szenario diskutiert.[69] Eine 80-seitige geheime Studie der Landesverteidigungskommission von 1964 über biologische und chemische Waffen machte klar, dass als Kampfstoff ausser biologischen und Nervengiften auch LSD in Frage käme.[70] Eine wichtige Voraussetzung für den aktiven Einsatz chemischer Kampfstoffe seien Schutzmassnahmen für die eigenen Truppen und die Zivilbevölkerung, die vor den Wirkungen der Waffen geschützt werden müssten. Die Industrie sei, so die Studie, ohne weiteres in der Lage, chemische Kampfstoffe herzustellen. Es sei jedoch »möglicherweise damit zu rechnen, dass die Industrie die Herstellung aus moralischen Gründen ablehnt«.[71]

## 6.3 Stoff in Bewegung: Der Ausschluss des LSD aus der therapeutischen Sphäre

Seit der statistischen Wende und der Durchsetzung von Standards für psychoaktive Stoffe schien Ordnung in das bestehende Stoff- und Diagnose-›Chaos‹ zu kommen. Auf dem vierten Weltkongress für Psychiatrie schilderte Jean Delay, französischer Psychiater und Mitentdecker des Chlorpromazins, die veränderte Lage: Die Einführung der psychometrischen Methoden habe zu einer »homogeneren und objektiveren« Wertschätzung von psychoaktiven Stoffen geführt.[72] Die Bewertungsskalen, Fragebogen und Auswertungsschemata und die Einführung der Computer hätten die Bedingungen für psychiatrische Expertise bei diesen Medikamenten entscheidend verbessert.[73] Das Verhalten und Fühlen der Patientinnen sei auswertbar geworden und die Psychiater könnten sich nun, durch eine auf Symptome reduzierte Sprache, endlich einig werden.[74]

---

[68] Novartis-Archiv, Bestand Sandoz, H. 124.006, Brief Albert Hofmann vom 3.4.1962.

[69] Peter Hug, »Biologische und chemische Waffen in der Schweiz zwischen Aussen-, Wissenschafts- und Militärpolitik«, in: *Studien und Quellen. Zeitschrift des Schweizerischen Bundesarchivs* 23 (1997), 15–120, 98 ff.

[70] Studie über die chemische Waffe. Geheim, 3.4.1964, Beilage zur LVK-Sitzung vom 24725.6.1964, BAR, E 9500.52, Bd. 39, zit. in Hug, Biologische und chemische Waffen, 99.

[71] Hug, Biologische und chemische Waffen, 100.

[72] Delay, Introduction, Fourth World Congress of Psychiatry, 284 [»appréciation [...] plus homogène et plus objective.« Übers. M.T.].

[73] Ebd., 285.

[74] Ebd., 284 f.

Diese Stabilisierung hatte auch Auswirkungen auf den Status mancher psychoaktiver Stoffe: »Die therapeutische Wirksamkeit der Neuroleptika und Antidepressiva kann nicht bestritten werden. Es sind wirklich *psychiatrische Medikamente*«, stellte Delay fest.[75] Während der Status der Antidepressiva und der Neuroleptika als der psychiatrischen Domäne zugehörig nicht mehr umstritten schien, galt für eine andere Stoffgruppe das Gegenteil. Für die Halluzinogene, insbesondere Meskalin und LSD 25, lasse sich dies nur mit grossem Vorbehalt sagen, meinte Delay. Sie verzerrten die Realitätswahrnehmung und führten zu einem Zustand von andauernder Tagträumerei; skandalöse Missbräuche der Stoffe und kollektive Drogen-Sessionen zu nicht-medizinischen Zwecken hätten diese Stoffe für die Suche nach den »paradis artificiels« attraktiv gemacht.[76] Delay machte diese Aussage zu einem Zeitpunkt, als der Zugang zu Psilocybin und LSD in Frankreich unter dem ›Tableau B‹ für berauschende Stoffe gerade beschränkt worden war.[77] Allerdings sah Delay in den Halluzinogenen im Grunde immer noch grosses wissenschaftliches und auch therapeutisches Potenzial;[78] problematisch wurde ihr Status erst durch ihre Verbindung mit ›künstlichen Paradiesen‹ und ihre Verwendung zu nicht-medizinischen Zwecken.

Was hatte es mit diesen ›künstlichen Paradiesen‹ auf sich, welche die Standardisierungsbewegung gefährdeten? Im Folgenden greife ich LSD als einen Stoff auf, der in besonderer Weise in unterschiedliche Bedeutungszusammenhänge eingebettet war und der schliesslich die therapeutische und experimentelle Sphäre verliess und zur ›Droge‹ wurde. Hier wird deutlich, dass es nicht nur um mit psychoaktiven Stoffen assoziierte Ängste und Hoffnungen ging. Vor allem der Gebrauch im aussermedizinischen Setting, ausserhalb von psychiatrischen Kliniken, Arztpraxen, pharmakologischen Labors und wissenschaftlichen Abteilungen der Universitäten, in gegenkulturellen, politisch umstrittenen Arenen führte zur Destabilisierung des Status der Halluzinogene und besonders des LSD.[79] Für die Herstellerfirma Sandoz stand die Forschung mit LSD lange Zeit in einem medizinisch-psychiatrischen Kontext. Man zielte auf therapeutische Anwendungen in der Psychiatrie, in der experimentellen Grundlagenforschung und in der Psychotherapie. Im psychopharmakologischen Bereich waren LSD und das ebenfalls von Sandoz synthetisierte Psilocybin während der 1950er Jahre die

[75] Ebd., 285. [»L'efficacité thérapeutique des neuroleptiques et des antidépresseurs ne saurait être contestée: ce sont bien des *médicaments psychiatriques*.« Übers. M.T.].

[76] Ebd., 285.

[77] Vgl. ebd., ›Tableau B‹ bedeutet für Frankreich verschärft verschreibungspflichtig, Abgabe nur durch authorisierte Ärzte.

[78] Ebd., 285 ff.

[79] Vgl. zum Argument, dass nicht nur die entstehenden Kontroversen um den rekreativen Gebrauch von LSD zu dessen Illegalisierung geführt hätten, sondern auch die Schwierigkeiten, die Stoffwirkungen im Experiment zu stabilisieren: Matthew Oram, »Efficacy and Enlightenment. LSD Psychotherapy and the Drug Amendments of 1962«, in: *Journal of the History of Medicine and Allied Sciences* 69/2 (2014), 221–250.

viel versprechenden neuen Substanzen, bis mit Thioridazin (Melleril) 1959 ein eigenes Neuroleptikum marktfähig wurde.[80] Zunächst wurde jedoch noch die »Möglichkeit eines Verkaufs unseres Lysergsäurediäthylamids durch Grossisten und Apotheker« diskutiert;[81] ab März 1953 beschloss man, den Stoff nicht mehr gratis abzugeben, sondern eine Preiskalkulation vorzunehmen, da die Gratisabgabe nicht mehr weiterführbar erschien, auch wenn die Substanz immer noch offiziell als experimenteller Stoff klassifiziert war.[82] Ein Jahr später diskutierte das pharmazeutische Komitee die Patentanmeldung für die USA bei der Food and Drug Administration (FDA).[83] Ende 1955 stellt man fest, dass das LSD »wenn auch bisher keine finanziellen Erfolge damit erzielt wurden, dennoch dazu beigetragen hat, den Namen Sandoz in der Welt bekannt zu machen«.[84] In diesem Zusammenhang wurde die Frage der Patentanmeldung erneut diskutiert und die Markteinführung wurde als Ziel festgelegt, »selbst unter der Annahme, dass das Präparat unter das Betäubungsmittelgesetz fällt«.[85] In den Jahren bis 1962 wurde die Markteinführung von LSD unter dem Handelsnamen »Delysid« vorbereitet, unter welchem es bereits als Testsubstanz abgegeben wurde (vgl. Abb. 23). Preisvorschläge der Verkaufsabteilung von Sandoz für »Delysid-Substanz sowie Delysid-Dragées« wurden besprochen und für gut befunden[86] und man beschloss, fortan auf die Lieferung von LSD und Psilocybin an andere Handelsfirmen zu verzichten, um die Lancierung des Produktes nicht zu gefährden.[87] Sandoz legte in dieser Phase Wert auf eine »ständige Aufrechterhaltung des Kontaktes mit den Instanzen aus Washington [...], damit wir uns Aufträge zu LSD-Lieferungen sichern können«.[88] Anfang 1960 erschien die Markteinführung dann dringend, da man befürchtete, die amerikanische Pharmafirma Eli Lilly würde sonst in die Bresche springen: »Nach wie vor ist eine raschmöglichste Lancierung von LSD in den USA geboten (Interesse von Eli Lilly!).«[89]

---

[80] Novartis-Archiv, Bestand Sandoz, H 121.000, Pharmazeutisches Departement, Protokoll der Geschäftsführungssitzung vom 24.2.1959.

[81] Novartis-Archiv, Bestand Sandoz, H 121.000, Protokolle des pharmazeutischen Komitees, Sitzungsprotokolle der pharmazeutischen Abteilung, 12/53, 22.4.1953, Punkt 2.

[82] Novartis-Archiv, Bestand Sandoz, H 121.000, Protokolle des pharmazeutischen Komitees, Sitzungsprotokolle der pharmazeutischen Abteilung, 11/53, 25.3.1953, Punkt 3.

[83] Novartis-Archiv, Bestand Sandoz, H 121.000, Protokolle des pharmazeutischen Komitees, Sitzungsprotokolle der pharmazeutischen Abteilung, 54/36, 29.12.1954.

[84] Novartis-Archiv, Bestand Sandoz, H 121.000, Protokolle des pharmazeutischen Komitees, Sitzungsprotokolle der pharmazeutischen Abteilung, 55/37, 23.11.1955.

[85] Ebd.

[86] Novartis-Archiv, Bestand Sandoz, H 121.000, Pharmazeutisches Departement, Protokoll der Geschäftsführungssitzung vom 16.5.1956.

[87] Novartis-Archiv, Bestand Sandoz, H 121.000, Pharmazeutisches Departement, Protokoll der Geschäftsführungssitzung vom 15.11.1959, Pkt 29.

[88] Novartis-Archiv, Bestand Sandoz, H 121.000, Pharmazeutisches Departement, Protokoll der Geschäftsführungssitzung vom 5.2.1958.

[89] Novartis-Archiv, Bestand Sandoz, H 121.000, Pharmazeutisches Departement, Protokoll der Geschäftsführungssitzung vom 1.4.1960.

# Delysid (LSD 25)

**D-Lysergsäure-diaethylamid-tartrat**

**Dragées à 0,025 mg (25 µg)**
**Ampullen à 1 cm³ = 0,1 mg (100 µg) zur oralen Verabreichung**

**Die Ampullenlösung kann auch s.c. oder i.v. injiziert werden. Die Wirkung ist dieselbe wie bei oraler Verabreichung mit etwas kürzerer Latenzzeit.**

## Eigenschaften

Delysid erzeugt in sehr kleinen Dosen (½ bis 2 µg/kg Körpergewicht) vorübergehende Affektstörungen, Halluzinationen, Depersonalisationserscheinungen, Bewußtwerden verdrängter Erlebnisse und leichte neurovegetative Symptome. Die Wirkung tritt nach 30–90 Minuten ein. Dieser Zustand dauert im allgemeinen 5–12 Stunden, doch können gelegentlich gewisse Nachwirkungen in Form phasischer Affektstörungen noch während einiger Tage andauern.

## Anwendungsweise

Zur oralen Verabreichung wird der Inhalt der **Delysid-Ampullen** mit destilliertem Wasser, 1%iger Weinsäure oder halogenfreiem Leitungswasser verdünnt.

Die Ampullenlösung wird etwas rascher und zuverlässiger resorbiert als die Dragées.

Uneröffnete Ampullen, vor Licht geschützt und kühl aufbewahrt, sind unbegrenzt haltbar. Angebrochene Ampullen oder verdünnte Lösungen, im Kühlschrank aufbewahrt, behalten ihre Wirksamkeit während 1–2 Tagen.

## Indikationen, Dosierung

a) **Zur seelischen Auflockerung bei analytischer Psychotherapie**, besonders bei Angst- und Zwangsneurosen:

Anfangsdosis 25 µg (¼ Ampulle oder 1 Dragée), nach Bedarf Erhöhung der Dosis um je 25 µg bis zur wirksamen Dosis, die im Mittel je nach Patient zwischen 50 und 200 µg variiert. Die **Delysid-Behandlungen** werden in etwa wöchentlichen Abständen wiederholt.

b) **Experimentelle Untersuchungen über das Wesen der Psychosen: Delysid** vermittelt dem Arzt im Selbstversuch einen Einblick in die Ideenwelt des Geisteskranken und ermöglicht durch kurzfristige Modellpsychosen bei normalen Versuchspersonen das Studium pathogenetischer Probleme.

Bei psychisch Gesunden genügt im allgemeinen eine Dosis von 25–75 µg (durchschnittlich 1 µg/kg Körpergewicht). Gewisse Psychotiker und chronische Alkoholiker reagieren erst auf höhere Dosen (2–4 µg/kg Körpergewicht).

## Vorsichtsmaßnahmen

Psychisch abnorme Zustände können durch **Delysid** verstärkt werden. Deshalb ist das Medikament bei Psychose-gefährdeten oder suicidalen Patienten mit besonderer Vorsicht zu verwenden. Die durch Delysid bedingte psychische Labilität und die Neigung zu impulsiven Handlungen kann in Ausnahmefällen einige Tage anhalten.

**Bei jeder Delysid-Verabreichung ist deshalb, solange das Medikament wirkt, eine strenge fachärztliche Ueberwachung unerläßlich.**

## Antidot

Durch i.m. Injektion von 50 mg Chlorpromazin können durch Delysid hervorgerufene Rauschzustände rasch beseitigt werden.

Literatur steht auf Anfrage zur Verfügung.

**SANDOZ A.G., BASEL (Schweiz)**

*Abb. 23:* Beipackzettel, abgebildet in Hofmann, LSD, 55.

Anfang der 1960er Jahre wendete sich das Blatt. Aus Kanada wurde 1962 von einer Unterredung mit dem kanadischen Gesundheitsminister berichtet, dass die dort verhängte Massnahme zur Aufnahme des Stoffes auf die Liste der ›restricted drugs‹ (Schedule H) nicht mehr rückgängig gemacht werden könne. Das Präparat LSD werde nun in einem Atemzug mit Thalidomid genannt.[90] Gleichzeitig stieg die Sorge um negative Presse; im selben Jahr richtete Sandoz einen Pressedienst ein.[91] 1963 trafen noch Anfragen aus den USA ein, u.a. des US Army Chemical Centers. Dieser Lieferung stünde, so die Geschäftsführung, nichts im Wege, abgesehen davon, dass man eine chemische Zwischenstufe aus Italien beziehen müsse. Fast zeitgleich kam eine Anfrage der Harvard University zur Lieferung grosser Mengen LSD und Psilocybin für ein Forschungsprogramm.[92] Die Anfrage wurde in der Geschäftsführungssitzung diskutiert – die geforderte Menge übertraf alle bisherigen Anfragen bei weitem:

> Obige Institution interessiert sich für den Kauf von 100 Gramm LSD und 25 Kilo Psilocybin, welche für ein ausgedehntes Forschungsprogramm benötigt werden. Voraussetzung für die Lieferung dieser beachtlichen Menge bildet selbstverständlich die Genehmigung seitens der FDA, welche für den Import benötigt wird.[93]

Der Brief mit dieser enormen Bestellmenge trug den Absender »Mr. Leary, PhD, Department of Social Relations« und gelangte über einen Umweg über die Firma F. Hoffmann-La Roche & Co. zu Albert Hofmann und dem pharmazeutischen Departement von Sandoz.[94] Diese Menge entspricht, wie sich Albert Hofmann in seiner Biographie erinnert, einer Million LSD- und zweieinhalb Millionen Psilocybin-Dosen.[95] Zunächst wurden die Kosten veranschlagt: 25 Kilo Psilocybin für 25 CHF pro Gramm und 100 Gramm LSD für 508 CHF pro Gramm.[96] Alsbald begann ein reger Briefwechsel zwischen Amerika und Basel; Herr Mason von Sandoz Hanover (USA) warnte vor einer Sendung der bestellten Menge und kündigte eine baldige mündliche Erklärung an;[97] Richard Alpert, Forschungspartner von Timothy Leary, schrieb Hofmann und schilderte die vielen Hindernisse für die Forschung, weshalb sie nun eine private Organisation für die weitere

---

[90] Schedule H verbietet den Besitz, Vertrieb und Handel mit einem Stoff. Novartis-Archiv, Bestand Sandoz, H 121.000, Pharmazeutisches Departement, Protokoll der Geschäftsführungssitzung vom 23.10.1962, Nr. 42.

[91] Novartis-Archiv, Bestand Sandoz, H 121.000, Pharmazeutisches Departement, Protokoll der Geschäftsführungssitzung vom 30.10.1962, Nr. 43.

[92] Novartis-Archiv, Bestand Sandoz, H 121.000, Pharmazeutisches Departement, Protokoll der Geschäftsführungssitzung vom 22.1.1963, Nr. 3.

[93] Ebd.

[94] Novartis-Archiv, Bestand Sandoz, H 124.002, Brief von Albert Hofmann an Mr. Leary vom 24.1.1963.

[95] Hofmann, LSD – Mein Sorgenkind, 83.

[96] Novartis-Archiv, Bestand Sandoz, H 124.002, Brief von Albert Hofmann an Mr. Leary vom 24.1.1963.

[97] Novartis-Archiv, Bestand Sandoz, H 124.002, Notiz vom 29.1.1963.

Forschung mit Halluzinogenen gegründet hätten.[98] Zwei Wochen später schickte Leary bereits eine Bestellung mit einer Anzahlung von 10 000 CHF an Sandoz, jedoch ohne beiliegende Importlizenz, worauf die höfliche Antwort erfolgte: »We regret very much not being able to accept this order. In our offer of 24.1.63 to the HARVVARD [sic] UNIVERSITY in Cambridge was stated that, should the business materialise, the import licence issued by the competent authorities must be added«.[99] Bei der Bestellung zeichnete Leary, wie Hofmann festhält, bereits nicht mehr als Mitglied der Harvard-Universität, sondern als Präsident der *International Federation for Internal Freedom* (IFIF).[100] Die neu gegründete Organisation IFIF hätte, um die Erlaubnis der FDA zu erhalten, als »Sponsor und Importeur« auftreten müssen und Daten der Hersteller gebraucht, welche diese nicht mehr zu geben bereit waren. Auch Sandoz USA wollte nicht mehr kooperieren. Rückfragen bei der Harvard-Universität hatten ergeben, dass die Forschungsprojekte von Leary und Alpert dort nicht mehr unterstützt wurden. Die Entlassung der beiden Forscher stand bevor, da die anfangs im »akademischen Rahmen durchgeführten Untersuchungen ihren wissenschaftlichen Rahmen verloren hatten«.[101] »Aus Testserien«, waren, so Albert Hofmann rückblickend, »LSD-Parties geworden«, und das LSD sei nun für viele eine »Fahrkarte für eine abenteuerliche Reise in neue Welten des seelischen und körperlichen Erlebens«.[102]

Während man in den 1950er Jahren den Stoff noch als Vehikel sah, um den Namen der Firma bekannt zu machen, wurde Ende 1965 beschlossen, dass »in Zukunft kein SANDOZ-Mitarbeiter direkt oder indirekt an einem Artikel über LSD in der Laienpresse mitwirken« dürfe. Gleiches gelte fürs Fernsehen, Radio, »kurz, populär-medizinische Publikationen aller Art«. Ausserdem wurde entschieden, LSD, Psilocybin und dessen »Abkömmlinge« generell nicht mehr abzugeben, um nicht in »Komplikationen hineingezogen« zu werden.[103] Für Sandoz war das Reputationsrisiko zu gross geworden, mit schlechter Presse oder mit »diffusen« Forschungsprogrammen in Verbindung gebracht zu werden. Im April 1966 kommunizierte Sandoz über verschiedene Pressemitteilungen, dass man die Abgabe von LSD und Psilocybin freiwillig beende.[104] Als Hauptgrund wurden kritische Pres-

---

[98] Novartis-Archiv, Bestand Sandoz, H 124.002, Brief Richard Alpert an Albert Hofmann, 1.2.1963.

[99] Novartis-Archiv, Bestand Sandoz, H 124.002, Brief Sandoz an Mr. Leary, 26.2.1963.

[100] Hofmann, LSD – Mein Sorgenkind, 83. Vgl. zu Timothy Leary ausführlich Robert Greenfield, *Timothy Leary. A Biography*, Harcourt 2006.

[101] Hofmann, LSD – Mein Sorgenkind, 83.

[102] Ebd., 83 f.

[103] Allerdings beschloss man, speziellen, »namentlich behördlich unterstützten Stellen« einen Überbrückungsvorrat zur Verfügung zu stellen. Novartis-Archiv, Bestand Sandoz, H 121.000, Pharmazeutisches Departement, Protokoll der Geschäftsführungssitzung, 31/1965 Punkt 4, »LSD als generelles Problem«.

[104] Novartis-Archiv, Bestand Sandoz, H 124.003, Pressemitteilung vom 16. April 1966 »über restriktive Praxis bezüglich Psilocybin- und LSD-Abgabe«.

seberichte genannt, welche die öffentliche Wahrnehmung des Stoffes negativ beeinflussten.[105] Es wurde auch betont, dass die legitimen LSD-Muster von Sandoz weder für den entstandenen Schwarzmarkt noch für die gefährlichen Nebenwirkungen verantwortlich seien.[106] Mittlerweile gab es verschiedene legale und illegale Hersteller der Substanz. Ausser Sandoz stellte auch Eli Lilly LSD für die USA her, worin Sandoz jedoch keine Verletzung des Patentrechtes sah, da die Herstellung für nicht-kommerzielle Zwecke erfolgte.[107] In den 1950er Jahren war man der Ansicht, »gute Beziehungen« zu Eli Lilly seien wichtiger als das Patent für LSD durchzusetzen.[108] Mitte der 1960er Jahre schien allerdings das Risiko zu gross, mit einem qualitativ schlechteren Stoff in Verbindung gebracht zu werden, der möglicherweise gar nicht von Sandoz stammte, jedoch untrennbar mit dem Namen der Firma verknüpft war.[109] Im Prinzip hätte Sandoz weiterhin Interesse an der Forschung mit der ›investigational drug‹ LSD gehabt, allerdings wurde das Risiko zu gross, sobald das Medienecho breiter und der Stoff mit Skandalen in Verbindung gebracht wurde. Wie die Quellen nahelegen, rechnete Sandoz bereits seit 1955 damit, dass die Substanz möglicherweise dem Betäubungsmittelgesetz unterliegen würde,[110] sah darin jedoch kein Argument gegen eine Markteinführung. Ganz im Gegenteil: Die Marktzulassung durch das FDA in den USA hätte auch bedeutet, dass ein Teil der »Verantwortung für einen etwaigen Missbrauch dieser Substanz [bei] dieser Organisation« gelegen hätte.[111]

## 6.4 Stoffe der Bewegung: Psychedelische Selbst- und Gesellschaftsentwürfe

Tatsächlich hatte der LSD-Konsum bis 1966 stark zugenommen, vor allem bei amerikanischen, meist gut gebildeten Studentinnen und Studenten und anderen Zwanzig- bis Dreissigjährigen aus urbanen Mittelschichten. In der Presse wurde von Suiziden und Psychosen im Zusammenhang mit LSD berichtet – »the disease [LSD-ausgelöste Psychosen] is striking in the beachside beatnik pads and in the dormitories of expensive prep schools; it has grown into an alarming problem at

105 Ebd.

106 »Sole U.S. distributor surrenders its right to handle drug LSD«, in: *Globe and Mail*, 14. April 1966, 1, zit. in: Dyck, Flashback, 386 f.

107 Novartis-Archiv, Bestand Sandoz, H 121.000, Protokolle des pharmazeutischen Komitees, Sitzungsprotokolle der pharmazeutischen Abteilung, 54/36, 29.12.1954.

108 Ebd.

109 Novartis-Archiv, Bestand Sandoz, H 121.000, Pharmazeutisches Departement, Protokoll der Geschäftsführungssitzung, 31/1965 Punkt 4, »LSD als generelles Problem«.

110 Novartis-Archiv, Bestand Sandoz, H 121.000, Protokolle des pharmazeutischen Komitees, Sitzungsprotokolle der pharmazeutischen Abteilung, 37, 23.11.1955.

111 Novartis-Archiv, Bestand Sandoz, H 121.000, Protokolle des pharmazeutischen Komitees, Sitzungsprotokolle der pharmazeutischen Abteilung, 36, 29.12.1954.

UCLA and on the UC campus at Berkeley«[112]. Medienberichte einer neuen ›Drogenepidemie‹ schienen nach staatlicher Intervention zu rufen. 1966 wurde LSD auf die FDA-Liste illegaler Betäubungsmittel gesetzt; die europäischen Länder zogen nach. In der Schweiz wurde LSD 1968 bei der Revision des Betäubungsmittelgesetzes in die Liste der Betäubungsmittel aufgenommen, womit der Handel, nicht jedoch der Konsum verboten wurde. 1975 wurde dann in einer weiteren Revision auch der Konsum verboten.[113] 1961 hatte die Schweiz die UN-Konvention gegen narkotische Drogen unterschrieben, die u.a. Opiate, Kokain, Cannabis und Heroin umfasste; 1971 folgte die Konvention über psychotrope Substanzen, mit der die Liste der kontrollierten Stoffe u.a. um Amphetamine, Barbiturate, Benzodiazepine und LSD erweitert wurde.[114]

LSD ist ein Stoff, der innerhalb kurzer Zeit vom Hoffnungsträger – einem Stoff mit dem Potenzial, die Rätsel des Geistes zu lösen – zur ›Droge‹ wurde. Damit wurde die therapeutische Sphäre zunächst ausgeweitet und dann überschritten. Hauptgrund für die Illegalisierung waren die politischen Auseinandersetzungen, die sich an den Halluzinogenen und der ›Counter-Culture‹-Bewegung entzündeten, sobald diese als ein mit dem Stoff verbundenes Massenphänomen wahrgenommen und breit in den Medien thematisiert wurde. Durch die Verbreitung des Konsums von LSD traten jedoch auch die Risiken und Nebenwirkungen des LSD hervor (v.a. Suizide nach LSD-Konsum, Psychosen, Flashbacks). Diese werden auch bei anderen psychoaktiven Stoffen häufig nicht bereits in den klinischen Versuchsreihen sichtbar, sondern erst, wenn eine genügend grosse Zahl Menschen ein Präparat konsumiert, da erst dann die kritische Grösse erreicht wird für prozentual möglicherweise marginale Nebenwirkungen und Risiken.[115]

---

[112] Jay Stevens, *Storming Heaven. LSD and the American Dream*, New York 1987, 274.

[113] Bundesgesetz über die Änderung des Bundesgesetzes über die Betäubungsmittel vom 18.12.1968; Bundesgesetz über die Betäubungsmittel und die psychotropen Stoffe, 812.121, i.d.F. vom 1.8.1975, https://www.admin.ch/opc/de/classified-compilation/19981989/index.html [Stand: 17.2.2016]. Vgl. dazu auch Ruedi Brassel-Moser, »Drogen«, in: *Historisches Lexikon der Schweiz*, Bern 2006 http://www.hls-dhs-dss.ch/textes/d/D16557.php [Stand: 17.2.2016].

[114] Es gibt vier Stufen der Einschränkung, wobei zwischen besonders gefährlichen Drogen, Stoffen mit eingeschränktem therapeutischen Nutzen, Stoffen mit hohem Abhängigkeitspotenzial aber auch therapeutischer Verwendung sowie Stoffen mit gewissem Abhängigkeitspotenzial unterschieden wird, http://www.admin.ch/opc/de/classified-compila tion/19710032/index.html [Stand: 17.2.2016].

[115] ›Postmarket surveillance‹ und ›pharmacovigilance‹ sind die heute gebräuchlichen Begriffe, um die Überwachung von unvorhergesehenen Nebenwirkungen nach der Markteinführung eines Stoffes zu beschreiben. Diese Überwachung ist in letzter Zeit wichtiger Aspekt geworden. Vgl. dazu im Zusammenhang mit LSD: Nicolas Langlitz, »Pharmacovigilance and Post-Black Market Surveillance«, in: *Social Studies of Science* 39/3 (2009), 395–420 und allgemein: World Health Organization, *The Importance of Pharmacovigilance. Safety Monitoring of Medicinal Products*, Genf 2002 http://apps.who.int/medicinedocs/en/d/Js4893e/ [Stand: 17.2.2016].

Die Gesetzgebung hatte Forschung mit LSD während den 1960er Jahren nicht eingeschlossen; erst 1970 wurde LSD in den USA im Schedule I berücksichtigt, und sogar dann wäre Forschung prinzipiell noch möglich gewesen, war jedoch mit grösseren Hürden verbunden. Man brauchte dazu eine Sonderbewilligung des Bureau of Narcotics and Dangerous Drugs (später DEA). Zudem war der Stoffnachschub seit 1966, als Sandoz die Praxis der Belieferung zu Forschungszwecken abbrach, nun viel knapper geworden. Bereits im Laufe der 1960er Jahre war jedoch die Zahl klinischer Forschungen mit LSD rückläufig geworden. Ausser kulturellen und politischen Gründen gab es dafür auch einen wissenschaftlich-regulatorischen. Ab 1962 wurde infolge des Thalidomid-Skandals vielerorts der unreglementierte Umgang der Psychiater mit experimentellen Stoffen problematisiert. Nun war für klinische Forschungen ein klareres Studiendesign erforderlich. In den USA wurde zudem seit 1962 ein »Proof of efficacy« verlangt, was besonders für Forscherinnen, welche die Halluzinogene in der Psychotherapie erprobten, ein Problem darstellte. Wie Matthew Oram argumentiert, war der Fokus auf ein klares und wissenschaftlich sauberes Experiment-Design gerade für die psychotherapeutischen Forscher frustrierend.[116] Es gab also sowohl wissenschaftliche Anforderungen durch neue Regulationen als auch kulturelle Gründe für den Austritt des LSD aus der therapeutisch-experimentellen Sphäre der Psychopharmakologie.

Seine Klassifikation als ›Droge‹ erfolgte allerdings mehrstufig und hatte mit sozialen Gebrauchsweisen und Auseinandersetzung um Normen zu tun. Wie Jeannie Moser in ihrem Buch *Psychotropen* ausführt, brachen in dem Moment, als Substanzen zu Trägern sozialpolitischer Bedeutung wurden, Differenzen zwischen einzelnen Milieus auf. In der Verschränkung von psychopharmakologischer und kultureller Revolution haben laut Moser Substanzen daher eine tragende Rolle als »soziale Agenzien« gespielt.[117] Dazu passt auch ein von ihr zitierter Abschnitt Timothy Learys, dass die Herrschaft über die Chemikalien, die den Geist verändern, stets eine Quelle sozialer Spannungen war.[118] Die Grenzziehung hin zur Illegalisierung ist eine Normsetzung politischer Instanzen, denn es gibt, wie Derrida ausführt, in der Natur keine Drogen:

---

[116] Oram, Efficacy and Enlightenment, 231 f. Für das Argument, die Illegalisierung habe vor allem mit den Risiken und Nebenwirkungen von LSD zu tun, vgl. Steven Novak, »LSD before Leary. Sidney Cohen's Critique of 1950s Psychedelic Research«, in: *Isis* 88 (1997), 87–110.

[117] Moser, Psychotropen, 26.

[118] Nach Leary beherrscht, wer die Chemikalien beherrscht, auch das Bewusstsein: »Wer die Chemikalien beherrscht, kann deinen Geist verdrehen, deine Persönlichkeit ändern, dich und deine Vorstellung von Welt verändern.« Timothy Leary, *Politik der Ekstase*, Hamburg 1970, 103, zit. in Moser, Psychotropen, 236.

Es kann dort ›natürliche‹ Giftstoffe geben und sogar von Natur aus tödliche Giftstoffe, sie sind dies aber nicht als Drogen. […] Es gibt keine objektive, wissenschaftliche, physikalische […] Definition für Drogen […]. Daraus muss man bereits folgern, dass es sich beim Begriff der Droge um einen nicht-wissenschaftlichen Begriff handelt, der von moralischen oder politischen Bewertungen instituiert wird: er trägt die Norm oder das Verbot in sich.[119]

Bei Derrida ist die Droge keine ›Substanz‹, sondern sie ist durch ihre Funktionen codiert. Mit der Unterscheidung zwischen Medikament und Droge ist, wie Jeannie Moser hervorgehoben hat, auch ein semantisches Trennverfahren verbunden: »Mit Giften und Rauschmitteln sind nun Stoffe gemeint, die ausserhalb von hegemonialen Forschungsinstitutionen« zirkulieren.[120] Mit den Halluzinogenen wurde nicht mehr ihr heilender Status als Arzneimittel verbunden, »das die von der Norm Abweichenden wieder in die Regel lenkt«, sondern im Gegenteil: »Provokation und Protestattitüden«[121] und, in Jakob Tanners Worten, »Normübertretung, Ordnungsstörung sowie Sittenzerfall«.[122] In den Quellen finden sich Hinweise auf unklare Grenzverläufe zwischen therapeutischer und nicht-medizinischer Anwendung. Wenn Sandoz seinen Mitarbeitern verbot, an »populär-medizinischen Publikationen« mitzuwirken, so lässt diese Formulierung an den Begriff der »Boundary Work«[123] denken, an Abgrenzungsarbeit der Wissenschaften gegenüber dem Nicht-Wissenschaftlichen. Für Sandoz war es wichtig, dass seine Medikamente an den wissenschaftlichen Kontext geknüpft blieben, denn der Bereich des Populären brachte Gefahren für den Ruf des Unternehmens mit sich. In diesem Fall zirkulierte ausserdem LSD unklarer Herkunft, was bei Sandoz auch Sorgen über die Haftung bei Schadensfällen auslöste.

Bei den Experimenten mit Halluzinogenen der 1960er Jahre waren auch die psychiatrisch-pharmakologischen Forscher zunächst unsicher, was den Regeln der Wissenschaft entsprach und was eher »diffuse«[124] Projekte waren, Reisen ins Bewusstsein oder Konsum zum Vergnügen, ausserhalb des Territoriums der Wissenschaften. Auf Kongressen kamen nach wie vor Forscher aller Couleur unter dem Label der ›Psychopharmakologie‹ zusammen, um ihre Resultate zu präsentieren. 1969 fand in New York ein Kongress zu den »Origins and Mechanisms of Hallucinations« statt, wo ausführlich über die organischen Grundlagen von Halluzinationen referiert wurde. Neben den neurologischen Beiträgen, welche das Gros der Referate ausmachten, präsentierte dort auch Roland Fischer, mittlerweile an der Ohio State University tätig, eine Studie mit Handschrift-Messun-

---

119 Derrida, Rhetorik der Droge, 242.

120 Moser, Psychotropen, 240.

121 Ebd.

122 Tanner, ›Doors of Perception‹ versus ›Mind Control‹, 346.

123 Star/Griesemer, Institutional Ecology; Gieryn, Boundary-work.

124 Novartis Archiv, Bestand Sandoz, H 124.002, interne Notiz von Albert Hofmann vom 13.2.1962 über das Programm der IFIF.

gen unter Psilocybin-Einfluss.[125] Ein weiterer Beitrag von Victor Gioscia, zu dieser Zeit noch am Psychiatrie-Departement des Roosevelt Hospital New York tätig, untersuchte »psychedelische Mythen«.[126] Daran lässt sich ein Clash zweier verschiedener Sprachen beobachten, dem sich auch der Forscher selbst nicht entziehen konnte. In seinem Beitrag analysierte er die Sprache der psychedelischen Subkultur – »the psychedelic dialect«[127] – mittels teilnehmender Beobachtung. Über Begriffe wie ›trip‹, ›acid‹, ›turn on‹ (›be high‹) und ›spacey‹ (»people who like to go through their own changes«) zeichnete er den psychedelischen Dialekt nach und zog Parallelen zur Welt des Computers.[128] Da die psychedelische Generation auch die erste sei, die in einer elektronischen Umwelt aufgewachsen sei, kehrte er ein McLuhan-Zitat um und formulierte: »Acid is the computer of the turned on generation«.[129] Deshalb sei auch die Sprache dieser Bewegung an diejenige der Computertechnologie angelehnt, »while rejecting words and phrases derived from the psychiatric and social technologies they have been raised on«.[130] Diese Generation könne nicht mehr auf die Ablehnung der psychiatrischen und soziologischen Sprache zurückgreifen, geschweige denn sie beschreiben und analysieren, da diese von der Prämisse ausgehe, »psychedelic explorers are ipso facto unwell, devoting their time to exploring the blind alley of mental pathology«.[131] Wenn ›tripping‹ dem Halluzinieren gleichgesetzt werde, öffne sich eine Lücke zwischen der jungen Generation und der Forschung, die diese beschreiben will. »Scientific assistance«, zum Beispiel Psychotherapie, müsse folglich abgelehnt werden.[132] Angesichts der pathologischen, gewalttätigen Welt müsse man sich eher wundern, dass nur so wenige dieser jungen, psychedelischen Generation halluzinierten.[133] Der Beitrag schliesst mit einem Appell an die versammelten Forscherinnen und Forscher:

> Fellow scientists: in our confrontations with the long-haired, freaky clothed members of the psychedelic generation, please let us make particularly special efforts to understand their political condition as the context of their psychological lives. Let us distinguish

---

[125] Zu Fischer vgl. Kap. 2.; Roland Fischer, »Prediction and Measurement of Perceptual-Behavioral Change in Drug-Induced Hallucinations«, in: Wolfram Keup (Hg.), *Origin and Mechanisms of Hallucinations. Proceedings of the 14th Annual Meeting of the Eastern Psychiatric Research Association held in New York City, Nov. 14–15, 1969*, New York/London 1970, 303–332.

[126] Victor Gioscia, »Psychedelic Myths, Metaphors, and Fantasies«, in: Wolfram Keup (Hg.), *Origin and Mechanisms of Hallucinations. Proceedings of the 14th Annual Meeting of the Eastern Psychiatric Research Association held in New York City, Nov. 14–15, 1969*, New York/London 1970, 435–447.

[127] Ebd., 437.

[128] Ebd., 439.

[129] Ebd., 440.

[130] Ebd., 442.

[131] Ebd., 443.

[132] Ebd.

[133] Ebd., 445.

sharply between the madness of our civilization and what may only be the sadness of the child before us.[134]

Gioscia, der in den 1970er Jahren ein Trainingsprogramm namens »Est: Communicating in the Context of Compassion«[135] mitentwickelte, scheint in seiner teilnehmenden Beobachtung als Forscher selbst einen Wandel vollzogen zu haben, den die Anthropologie als ›going native‹ bezeichnet. Der psychedelische Dialekt jedenfalls war ihm auf dem Kongress in New York 1969 geläufig. Die Grenzen der therapeutischen Sphäre waren, so könnte man sagen, für manche Forscher selbst fliessend geworden.[136] Wichtig in diesem Kontext ist Gioscias Abgrenzung von der psychiatrischen Sprache, die als wertend und als gesellschaftliche Normen perpetuierend wahrgenommen wurde. Im Gegensatz dazu erschien die Orientierung an der technischen Sprache des elektronischen Zeitalters für die psychedelische Subkultur passender, weil neutraler. Diese unterlag im Gegensatz zur psychiatrischen Sprache nicht den Grenzziehungen zwischen dem Normalen und dem Pathologischen, sondern stand vielmehr in der Logik des Möglichen, des technisch Machbaren. Die Gestaltung des eigenen Innenlebens mittels chemischer Intervention – allerdings beschränkt auf die ›entgrenzenden‹ Stoffe – passte zu dieser technischen Machbarkeitsutopie.[137] Wie Sidney Cohen schrieb, schwankten halluzinogene Stoffe zwischen dem »visionären und dem schizophrenen Zustand« hin und her. Die mit LSD verbundenen Kontraste seien so gross, dass eine Person das Irresein erlebe und eine andere die Glückseligkeit, dass einige es als chemischen Kampfstoff sähen und andere als Mittel für die Psychotherapie. Diese unterschiedlichen Erfahrungen basierten zwar auf einer gemeinsamen chemischen Grundlage, die Debatten über sie würden sich jedoch nie treffen: »They speak different languages, and fluent translators have not yet come forth.«[138]

Die psychedelischen Forschungen hatten Anfang der 1960er Jahre noch den Status von wissenschaftlichen Experimenten. Allerdings lösten sie sich im Kontext der psychedelischen Bewegung immer stärker von den Bezugsgrössen Diagnosen, psychische Krankheiten und Modellpsychosen. Ziel wurde nun

---

[134] Ebd.

[135] Werner Erhard/Victor Gioscia, »Est. Communication in a Context of Compassion«, in: *Current Psychiatric Therapies* 18 (1979), 117–125.

[136] Brüche in den Biographien von Wissenschaftlern gab es inbesondere in den USA um 1968 einige. Berühmtestes Beispiel ist Timothy Leary, dessen Karriere vom Harvard-Forscher zum LSD-Apostel verlief oder Richard Alpert, zunächst Psychologie-Professor in Harvard, bevor er zum Hinduismus konvertierte, sich Ram Dass nannte, mit Leary psychedelische Bewusstseinserforschungen unternahm und sich später in Indien der Meditation und dem Yoga zuwandte. Vgl. zu ungewöhnlichen Forscherkarrieren im Rahmen der Halluzinogen-Geschichte Tanner, ›Doors of Perception‹ versus ›Mind Control‹, 348.

[137] Vgl. zu den Verbindungen der ›Counter Culture‹ mit der Geschichte der Computertechnik: Fred Turner, *From Counterculture to Cyberculture. Stewart Brand, the Whole Earth Network, and the Rise of Digital Utopianism*, Chicago 2006.

[138] Sidney Cohen, *The Beyond Within. The LSD Story*, New York, 1970 [1964], xvi.

die Bewusstseinserweiterung und, damit verbunden, eine tiefgreifende Gesellschaftsveränderung. Hier zeigt sich, dass LSD und verwandte Stoffe potenziell unterschiedliche Gebrauchsweisen ermöglichten und verschiedene Bedeutungen tragen konnten. Weder lagen diese schon seit der Entdeckung im Stoff eingeschrieben und entfalteten sich mit der Zeit, noch war umgekehrt der Stoff reines Ergebnis sich wandelnder sozialer Gebrauchsweisen. Psychoaktive Stoffe transportierten keine festen Werte und Bilder, welche ihren Gebrauch vorschrieben. Eine solche Sichtweise würde kulturelle, soziale und wissenschaftliche Prozesse der Bedeutungsgebung, die sich aus vielen Quellen speisen, auf einen passiven Kontext reduzieren, der durch das Auftreten eines Stoffes verändert wird. Es entstanden vielmehr – im Sinne einer »Ko-Produktion«[139] – historisch spezifische Verbindungen zwischen Stoffen, therapeutischen Kulturen, Märkten und Regulationen, Patienten und Konsumentinnen sowie sozialem und kulturellem Wandel.

Das Wirkspektrum von LSD – Medikament, Rausch, Modellpsychosen oder Türöffner zum Unbewussten – war hochgradig interpretationsbedürftig. Da halluzinogene Wirkungen noch elusiver waren als neuroleptische oder antidepressive Effekte, weil sie fast ausschliesslich im subjektiven, traumähnlichen Erleben bestanden und zudem stärker von Set und Setting abhängig waren als andere Stoffe, konnten sie nicht stabilisiert werden. Dennoch beförderte das Eintreten des LSD in die Psychiatrie die Entwicklung einer Reihe von Verfahren, um das Innere zu erfassen und zu experimentalisieren, die ein Ausgangsvokabular für die spätere Psychopharmakologie bereitstellten.

## 6.5 Problematischer Konsum: Suchtdiskurse

Auch in der Schweiz fanden um 1968 gesellschaftliche Umbrüche statt.[140] Die Verbindung von Halluzinogenen und ›Counter Culture‹ in der psychedelischen Bewegung war jedoch eine ursprünglich amerikanische Geschichte. In der Schweiz wurden psychoaktive Stoffe gegen Ende der 1960er Jahre ebenfalls auf neue Weise sozial relevant, und zwar nebst dem gegenkulturellen Gebrauch im Kontext von Sucht- und Abhängigkeitsdiskursen. Die Figur der Selbstermächtigung und -gestaltung, die besonders mit halluzinogenen Stoffen verbunden in subkulturellen Gegenentwürfen artikuliert wurde, trat hier ins Gegenteil gewendet auf: Drogen und Medikamente drohten durch einen auf immer breitere gesellschaftliche Schichten übergreifenden Konsum zum Problem zu werden. Sucht bzw. Abhän-

---

[139] Jasanoff, States of Knowledge.

[140] Angelika Linke/Joachim Scharloth (Hgg.), *Der Zürcher Sommer 1968. Zwischen Krawall, Utopie und Bürgersinn*, Zürich 2008; Nicole Peter, »Switzerland«, in: Martin Klimke/Joachim Scharloth (Hgg.), *1968 in Europe. A History of Protest and Activism, 1956–1977*, Basingstoke 2008, 229–237.

gigkeit und Medikamentenmissbrauch gerieten in den Fokus der Psychiatrie.[141] Während man sich in der Schweiz lange immun gegenüber problematischem Drogengebrauch wähnte und der Autor Frank Arnau 1967 behauptete, Rauschmittel seien dem Schweizer Nationalcharakter fremd,[142] änderte sich die Wahrnehmung gegen Ende der 1960er Jahre. Jules Angst schrieb in einer Rezension von 1967 über die »Gefahren von LSD«, dass der »unkontrollierte Gebrauch« durch Laien vor allem in den USA in den letzten Jahren stark gestiegen sei.[143] Dies stehe auch im Zusammenhang mit »literarischen Beschreibungen von Huxley, Leary und anderen, welche die ›bewusstseinserweiternden‹ Eigenschaften der Substanz lobten«.[144] Besonders betroffen von der amerikanischen LSD-Epidemie seien »College-Schüler im Alter zwischen 20 und 30 Jahren, die sich intensiv mit philosophischen Fragen, besonders mit Zen-Buddhismus und Yoga, beschäftigt hatten«.[145] Die Einnahme von hohen Dosen LSD in Kombination mit bereits bestehenden persönlichen Problemen in einem unkontrollierten Setting hätten in verschiedenen Fällen zu psychotischen Episoden geführt, weshalb Angst besondere Vorsicht bei der Verwendung von LSD empfahl.[146] Was hier als Bericht über problematische Entwicklungen in den USA zur Sprache kam, wurde von Angst drei Jahre später auch für die Schweiz problematisiert – diesmal mit besonderem Fokus auf Cannabis. Die Wahrnehmung des ›Drogenproblems‹ änderte sich in der Schweiz um 1968 deutlich und die Medien stimmten einen alarmistischen Ton an. Wie Jakob Tanner ausführt, sah man eine »Haschischwelle« auf die Schweiz zurollen, wobei der »rebellische Kiffer« zum Feindbild der bürgerlichen Schweiz wurde.[147] Diese Welle sah man als Entwicklung aus Amerika, welche nun auch auf Europa übergreife. So schrieb Angst, dass der Halluzinogen-Abusus, und am stärksten der Cannabis-Missbrauch, nun auch in unserem Lande um sich greife.[148] Unter den Folgen eines chronischen Missbrauchs von Halluzinogenen hob Angst hervor, dass »Kar-

---

141 1964 führte die WHO den Begriff ›Drogenabhängigkeit‹ (»drug dependence«) ein, um die Begriffe ›Sucht‹ und ›Gewöhnung‹ zu ersetzen oder ihn davon abzugrenzen. Als Droge wurden Substanzen definiert, die im lebenden Organismus eine oder mehrere Funktionen zu ändern vermögen; unter Abhängigkeit wurde eingeschränkte Kontrolle über den Konsum, Toleranzentwicklung und Entzugserscheinungen gefasst. Paul Kielholz/Dieter Ladewig, *Die Drogenabhängigkeit des modernen Menschen*, München 1972, 11; http://www.who.int/substance_abuse/terminology/definition1/en/ [Stand: 17.2.2016].

142 Frank Arnau, *Rauschgift. Träume auf dem Regenbogen*, Luzern 1967, zit. in Jakob Tanner, »Amerikanische Drogen – europäische Halluzinationen«, in: Angelika Linke/Jakob Tanner (Hgg.), *Attraktion und Abwehr. Die Amerikanisierung der Alltagskultur in Europa*, Köln/Weimar 2006, 267–288, 279.

143 Jules Angst, »Gefahren von LSD«, in: *Schweizerische Medizinische Wochenschrift* 97/42 (1967), 1404.

144 Ebd.

145 Ebd.

146 Ebd.

147 Tanner, Amerikanische Drogen – europäische Halluzinationen, 280.

148 Jules Angst, »Halluzinogen-Abusus«, in: *Schweizerische Medizinische Wochenschrift* 100/16 (1970), 710–715, 710.

riere, Ehrgeiz, Heim und Familie nur noch eine sekundäre Rolle« einnähmen.[149] Ausser den Hippies seien unter den Halluzinogen-Süchtigen »viele junge Intellektuelle, die aus ihrer Familie oder aus ihrer Klasse fliehen, ihre Karriere aufgeben und eine neue Gesellschaft suchen«.[150] Diese imitierten »Randgruppen des Proletariats oder Minoritäten«, wobei es ihnen jedoch um eine »friedliche Revolte gegen die geordnete Gesellschaft« ginge.[151] Die Stoffe würden, so Angst, von Person zu Person weitergegeben, wobei sich rasch Gruppen bildeten, welche auf den gemeinsamen Erfahrungen beruhten. Dabei handle es sich »sehr deutlich um einen Rückzug vom sozialen Wettbewerb«.[152] Diesem Rückzug konnte Angst auch Positives abgewinnen, nämlich Ruhe und eine »antimaterialistische Betonung einer verlässlichen inneren Welterfahrung angesichts einer unzuverlässigen äusseren«.[153] Halluzinogene Stoffe würden von subkulturellen Gruppen gerade deshalb gewählt, weil sie die »Zurückweisung des grossen Ethos« unserer Kultur symbolisierten. Unter dem Ethos unserer Kultur verstand Angst »ein Ideal von Ordnung und Sicherheit«, »das Ideal von Wachheit und Selbstkontrolle«, »Rationalismus«, ein Ideal des »nüchternen dominierenden Bürokratismus« sowie »einer Begeisterung für Handel und Beruf mit mächtigen Institutionen und militärischen Kräften«.[154] Ökonomischer und bürokratischer Verkehr beruhten auf der Abweisung persönlicher Loyalität und Gefühlen, wohingegen die halluzinogenen Erfahrungen genau das Gegenteil bedeuteten: »psychische Entlastung«, »Beruhigung«, »Entspannung«; »man fühlt sich geliebt und darf lieben«.[155] Halluzinogene wurden bei Angst in diesem Sinne zur Gegenerfahrung der modernen Welt. Es gehe um eine Sehnsucht zur Rückkehr ins Paradies, um ein Streben nach einem inneren wahrhaften Leben angesichts von Angst, Affektlosigkeit, Entfremdung und Leere.[156] Allerdings gebe es auch einen Hang zur Mystik, bei dem schliesslich affektive Werte statt intellektuelle im Vordergrund stünden.[157] Kritischer äusserte sich Roland Kuhn in seinem Vortrag zu »Fragen des Rauschgiftgenusses in ärztlich-psychiatrischer Sicht« über Halluzinogene. Die »Bewusstseinserweiterung« sei für den Psychiater eher enttäuschend, da man sie als Psychologie der Träume bestens kenne. Der angeblich gemeinschaftsstiftende halluzinogene Rausch sei im Grunde egoistisch und eher eine Einengung des Bewusstseins.[158]

---

149 Ebd., 712.
150 Ebd., 713.
151 Ebd.
152 Ebd.
153 Ebd.
154 Ebd., 714.
155 Ebd.
156 Ebd.
157 Ebd.
158 StATG 9'10 1.2.11/3.2, Diverse Korrespondenz zu Sucht und Medikamenten-Abusus, undatiertes Vortragsmanuskript, ca. 1972, »Fragen des Rauschgiftgenusses in ärztlich-psychiatrischer Sicht«.

Im psychiatrischen bzw. psychopharmakologischen Diskurs über Sucht und Missbrauch lassen sich wiederum zwei Kategorien ausmachen, die bereits im Kontext der statistischen Wende ein Thema waren: die Persönlichkeit und das soziale Milieu. Bezüglich der Kategorie der ›Persönlichkeit‹ erschien der psychoaktive Stoff als destruktive Kraft, die das Innere verändert und aushöhlt. Paul Kielholz und Dirk Ladewig schreiben in ihrem 1972 erschienenen Buch zur *Drogenabhängigkeit des modernen Menschen* betreffend Morphin: »Mit der Abhängigkeit und der zunehmenden Intoxikation kommt es zu *psychischen Wesensänderungen* [...]. Sie bestehen in einer zunehmenden Entkernung und Aushöhlung der Persönlichkeit hinter einer differenzierten Fassade.«[159] Auch LSD und andere Halluzinogene führten, so die Autoren, zu einer Wesensänderung. Diese sei vor allem durch Leistungsabfall charakterisiert, »im Sinne der abnehmenden Produktivität bei zunehmender Zentrierung der Abhängigen auf sich selber«.[160] Die Halluzinogen-Abhängigen würden zunehmend »rezeptiv, kontemplativ« und neigten immer mehr zu Introspektion: »Die Leistungswelt tritt in den Hintergrund, es schwinden Selbstkontrolle, Sinn für Ordnung und für die Normen der Gesellschaft«.[161] Abhängigkeit entstand in dieser Sichtweise aus einer Trias von Persönlichkeit, Droge und sozialem Milieu. Unter ›sozialem Milieu‹ wurden die familiäre Situation, Beruf, Wirtschaftslage, sozialer Status, soziale Mobilität, Gesetzgebung, Religion, Einstellung zur Droge sowie Werbe- und Mode-Einflüsse und Konsumsitten gefasst.[162] Wie bei den klinischen Versuchen mit Psychopharmaka war auch der Effekt der halluzinogenen Drogen schwer einzuschätzen für die Psychiater. Kielholz und Ladewig verweisen auf »methodische Schwierigkeiten« der klinischen Pharmakologie, »Art und Wirksamkeit« halluzinogener Drogen (»Cannabis und Halluzinogen-Typ«) quantitativ zu erfassen.[163] Viele Veränderungen, z.B. die Verringerung der Lern- und Erinnerungsfunktionen, schienen im Experiment dosisabhängig. In der »neutralen Untersuchungssituation« war es zudem nicht gelungen, die charakteristischen »Stimmungswechsel« zu dokumentieren. Dieser war wiederum auf die Innenperspektive angewiesen: »Das typische ›High‹-Gefühl konnte nur über eine introspektive Schilderung erfasst werden«, bringen Kielholz und Ladewig es auf den Punkt.[164] Psychologische Tests konnten nur geringe Verschlechterungen oder »unwesentliche Verbesserungen« belegen, zudem konnten im Vergleich mit einem Placebo keine »messbaren Veränderungen psychophysiologischer Funktionen« gefunden werden.[165]

---

[159] Kielholz/Ladewig, Die Drogenabhängigkeit des modernen Menschen, 38 f. (Hervorhebung i.O.).

[160] Ebd., 54.

[161] Ebd.

[162] Ebd., 24.

[163] Ebd., 45.

[164] Ebd.

[165] Ebd.

Abhängigkeit und Sucht wurden von den schweizerischen Psychiatern vor allem im Zusammenhang mit der Verbreiterung des Konsums auf neue soziale Gruppen thematisiert. Im Gegensatz zu den 1950er Jahren, als eine gesamtschweizerische Enquête im Auftrag der Sanitätsdirektorenkonferenz speziell den Schmerzmittel-Missbrauch in der Uhren- und Textilindustrie sowie in Ortschaften mit Heim- und Akkordarbeit als Problem identifizierte,[166] waren nun die Jugend und eine städtische Mittelschicht als neue soziale Gruppen betroffen. Hier standen »zunehmender Materialismus«, »Missachtung der Gemütskräfte« vor allem bei »affektiv-belasteten und vereinsamten Menschen« im Zentrum, häufig bei Frauen, die durch Arbeit, Kinder und Hausarbeit sowie durch familiäre und finanzielle Sorgen überbelastet seien.[167] Besonders betroffen seien zudem Menschen, die vom Land in die Stadt gezogen waren und in der Anonymität des neuen Milieus vereinsamten.[168]

1968 wurde erneut eine Enquête zum Medikamentenmissbrauch durchgeführt, die ergab, dass die Abhängigkeit von psychoaktiven Stoffen kontinuierlich angewachsen sei. Dies habe auch mit einem sozialen und strukturellen Wandel der Gesellschaft zu tun:

> Die zunehmende Industrialisierung und Urbanisierung wie auch die grösstenteils damit zusammenhängende, immer mehr ins Gewicht fallende Bindungslosigkeit des modernen Menschen, sowohl in bezug auf höhere Werte als auch in bezug auf den Mitmenschen, dürften am Ursprung dieses verstärkten Wunsches nach Korrektur der Realität und nach Flucht vor den Umweltanforderungen mittels Medikamenten und Alkohol stehen.[169]

Der Halluzinogen-Konsum wurde mit der jungen Generation der Zwanzig- und Dreissigjährigen assoziiert. In diesem Zusammenhang wurden auch die Probleme der Jugend neu gedacht: Diese litten besonders an Zeiterscheinungen wie der Entfremdung in der modernen Welt und dem zunehmenden Materialismus. Die Jungen gäben vermehrt objektive Leistungen zugunsten subjektiver Erfahrungen (darunter Drogenkonsum) auf, sie seien gelangweilt und rastlos.[170] Dieser neue Typus passte in keine klare diagnostische Kategorie. Auch wenn das Unbehagen der Jugend die Wurzeln unserer Gesellschaft berühre, sei dies dennoch kein philosophisches oder weltanschauliches Problem.[171] Vielmehr müssten sich

---

166 Kielholz' Beitrag beschäftigt sich mit dem Schmerzmittelmissbrauch, die zitierten Aussagen beziehen sich jedoch allgemein auf Medikamentenabhängigkeit in der Schweiz. Kielholz, Aktuelle Suchtprobleme in der Schweiz, 882.

167 Ebd., 881.

168 Ebd.

169 Paul Kielholz, »Gesamtschweizerische Enquête über die Häufigkeit des Medikamentenmissbrauches«, in: *Schweizerische Ärztezeitung* 49/40 (2. Oktober 1968), 1077–1110, 1092.

170 »Discussion on Psychosocial Aspects of Youth«, in: Juan J. Lopez Ibor (Hg.), *Proceedings of the Fourth World Congress of Psychiatry, Madrid 5–11 Sept. 1966*, Amsterdam/New York 1968, 1223–1229, 1228 (Diskussionsbeitrag J. Pollard).

171 Ebd.

die Psychiater, Psychoanalytiker und klinischen Psychologen ihrer annehmen und nicht nur die besonders pathologischen Einzelfälle betrachten, sondern das Grundproblem: Man dürfe nicht mehr alle Aufmerksamkeit den Bäumen schenken, sondern auch den Wald nicht vergessen.[172]

Hier wird deutlich, dass der gegenkulturelle Stoffkonsum besonders der jungen Generation zwar pathologisiert wird, gleichzeitig jedoch oft die Figur des ›Leidens an der Gesellschaft‹ auftaucht. Handelte es sich um ›kranke‹ Lebensentwürfe oder um eine ›kranke‹ Gesellschaft? War der Drogenkonsum Flucht aus einer pathologischen Welt oder im Gegenteil Symptom einer pathologischen Erkrankung? Wer war dafür zuständig? In dieser Krise der Normen wird deutlich, dass psychoaktive Stoffe in verschiedenen sozialen Zusammenhängen stehen und dass ihr Konsum wiederum nicht zu trennen ist von Lebens- und Gesellschaftsbildern. Es fällt auf, dass im Gegensatz zu anderen Konsumformen bei der Thematisierung von Sucht und Abhängigkeit von psychoaktiven Stoffen soziale Werte ausserordentlich häufig und explizit zur Sprache kamen. Zwar mochte der chronische Konsum von morphinhaltigen Stoffen die Persönlichkeit ›aushöhlen‹; die Kategorie der ›Persönlichkeit‹ als Einflussfaktor für problematischen Konsum wurde jedoch weit weniger häufig thematisiert als soziale Aspekte. Während die Patienten, um die es im vierten Kapitel ging, von den Psychiatern als ›Kranke‹ betrachtet wurden und vor allem Pathologie, Verhalten und Krankheitsverlauf wichtig waren, sprach man im Kontext von Abhängigkeit von sozialen Gruppen, Schichten und Lebenswelten. Im Zusammenhang mit Sucht und Medikamentenmissbrauch tauchten also im psychiatrisch-psychopharmakologischen Diskurs in der Schweiz erstmals explizit soziale Aspekte auf. Zugleich wird deutlich, wie der Konsum speziell von halluzinogenen Stoffen – der durch die Illegalisierung automatisch ebenfalls unter ›Missbrauch‹ und ›Abhängigkeit‹ fiel – durch eine junge, gut gebildete, vielversprechende Mittel- und Oberschicht an den Werten der Gesellschaft rüttelte und sie in Frage stellte, so dass man plötzlich von Stoffen sprach, die in Opposition zu gesellschaftlichen Werten standen, und solchen, die mit dem gängigen Ethos vereinbar waren. Im Gegensatz zu anderen Drogen kritisierten Psychiater beim Halluzinogenkonsum vor allem den Rückzug aus der Welt, die Introversion und die Ablehnung der Leistungsgesellschaft. Somit wurde klar, dass nicht nur Ärztinnen und Ärzte psychoaktive Stoffe ›zum Guten oder zum Bösen‹ wenden konnten, sondern auch Konsumentinnen und Konsumenten ihren Teil zur Bedeutungsgebung für psychoaktive Stoffe beitrugen. Diese Bedeutungen waren nicht beliebig, sondern wurden zum einen von kulturellen und wissenschaftlichen Diskursen ko-produziert und zum anderen auch limitiert durch das für jeden Stoff wieder etwas andere Wirkspektrum, welches bestimmte Gebrauchsweisen ermöglichte oder verhinderte. Der Konsum psychoaktiver Stoffe im Kontext von 1968 wurde auch in der Schweiz in einen

[172] Ebd., 1229.

Diskurs über Sucht und Abhängigkeit eingebettet, in dem das »Empowerment« der Bewegten von den Experten abwechselnd als gesellschaftliche Bedrohung und als »Powerlessness« interpretiert wurde.[173]

[173] Dieses Wortspiel geht auf Emily Martin zurück, die von einer »empowered powerlessness« im Kontext von Gesundheitsvorstellungen und Immunität sprach. Emily Martin, *Flexible Bodies. The Role of Immunity in American Culture from the Days of Polio to the Age of AIDS*, Boston 1994, 122.

# Schluss

Der »unendliche innere Bezirk«, dieses von Karl Jaspers geprägte Oxymoron[1], stand am Anfang dieses Buches, um die unscharfe Mitte zu umschreiben, auf die psychoaktive Stoffe einwirken. In den Diskursen der Psychopharmakologie wurde sie abwechselnd als ›Psyche‹, ›Ich‹, ›Subjekt‹, ›Person‹, ›Persönlichkeit‹, als ›neurochemische Prozesse‹, ›Verhalten‹ oder ›Inneres‹ beschrieben und problematisiert. Im Unterschied zu denjenigen Medikamenten, bei denen die körperliche Wirkung im Vordergrund steht, war die Anwendung psychoaktiver Stoffe und die Stabilisierung ihrer Wirkungen stets mit einem unauflösbaren Rest konfrontiert: Wie psychoaktive Stoffe auf den »unendlichen inneren Bezirk« wirkten, konnte nicht klar an körperlichen Reaktionen oder am Verhalten abgelesen werden, es konnte nur beschränkt am Tiermodell untersucht werden, und selbst die sprachlichen Verfahren hatten letztlich stets mit dem Perspektivenproblem zwischen Introspektion und Beobachterposition zu kämpfen. Wie lässt sich das Subjektive verlässlich objektivieren? Worauf wirken psychoaktive Stoffe ein?

Dieser von Psychiatern als philosophisches Problem beschriebene, ungeklärte Rest bringt für die Geschichte der psychoaktiven Stoffe eine Perspektivenverschiebung mit sich. Statt auf eine einzelne Stoffbiographie zu fokussieren oder eine Objektgeschichte der psychoaktiven Stoffe zu schreiben, bin ich davon ausgegangen, dass dem Pharmakon stets etwas gegenüberstand, das mit konstruiert und mit verändert wurde und seinerseits auf die Stoffstabilisierung zurückwirkte. Ich habe diesen wechselseitigen Zusammenhang als Pharmakon-Person-Nexus beschrieben. Das Gegenüber der Stoffe war, wie diese selbst, historisch kontingent und wurde über den Zeitraum, der in diesem Buch untersucht wurde, immer wieder in andere Einheiten gefasst: Als Faktoren kamen die Persönlichkeit, die Umwelt und das soziale Umfeld zur Sprache, bei den Diagnosegrössen kam es zu einer Verschiebung von Krankheitsbildern zu Symptomverläufen und auf der Beobachtungsebene verschob sich der Fokus von Patientinnen und Patienten hin zu Populationen. Die Pharmakon-Person-Konstellationen waren auch an Verfahren geknüpft: an Objektivierungsstrategien des Subjektiven in den frühen LSD-Experimenten, an Modellierungen im Tierversuch und in der experimentellen Psychose, an Aufschreibesysteme und Fragen nach einer verlässlichen Zeugenschaft sowie an die Expertise der sich formierenden Psychopharmakolo-

[1] Jaspers, Allgemeine Psychopathologie, 21.

gie. Durch die vorliegende Studie zieht sich die These, dass neue Ausgangslagen auch eine neue Sprache erforderten. In den psychopharmakologischen Debatten werden Aushandlungsprozesse und Stabilisierungsversuche fassbar, die sowohl die neuen psychoaktiven Stoffe als auch ihre Bedeutung für Krankheits- und Personenkonzepte neu fassten. Die psychoaktiven Stoffe waren, wie ich ausgeführt habe, keineswegs von Beginn an mit einer biologischen Denkweise verbunden, sondern vielseitig anschlussfähig. Sie konnten zunächst in biologische und auch in psychodynamische Ansätze integriert werden. In dieser Studie wurde gezeigt, dass psychoaktive Stoffe sowohl bisherige psychiatrische Begriffe in Frage stellten wie auch später mit gesellschaftlichen Werten in Konflikt gerieten. Motor dieser Aushandlungsprozesse waren jedoch nicht einzig die psychoaktiven Stoffe als fertig verpackte Bedeutungs-»Nuggets«[2], die schrittweise ihre Wirkungen entfalteten. Bedeutungen wurden vielmehr in Wechselwirkungen zwischen Industrie, Markt, Labor, Wissenschaft, Klinik und Gesellschaft ko-produziert. Diese Ko-Produktion war abhängig von historisch spezifischen Konstellationen, zu denen auch die spezifische pharmakologische Beschaffenheit der Stoffe zählt, die Gebrauchsweisen und Bedeutungsgebungen einschränkte.

Die vorliegende Studie ist einer Geschichtsschreibung verpflichtet, welche Personenkonzepte nicht losgelöst von Praktiken betrachtet. Sie ging davon aus, dass psychoaktive Stoffe zu den Schlüsseltechniken und -diskursen gehörten, wo Personenkonzepte und Subjektivierungsweisen in der zweiten Hälfte des 20. Jahrhunderts verhandelt wurden. Umgekehrt eröffnete die Frage nach Personenkonzepten ebenfalls einen neuen Blick auf die Geschichte der psychoaktiven Stoffe, wobei die grossen Gegenwartsdiagnosen des ›neurochemical self‹ und des ›cerebral subject‹ in eine Genealogie gesetzt, hinterfragt und in ihrer Komplexität präziser beschrieben wurden. Ich bin hier stets von der Prämisse ausgegangen, dass Personenkonzepten keine naturalistische Essenz innewohnt, sondern dass sie als historisch spezifisch und als von verschiedenen Instanzen ›gemacht‹ betrachtet werden müssen. Das medizinisch-psychiatrische Feld mitsamt den psychopharmakologischen Interventionen wurde hier als eine solche Instanz beschrieben, die besonders relevant für Personenkonzepte ist, da sie zuständig für die Definition dessen ist, was als ›krank‹ und als ›normal‹ gilt. Weiter ging ich davon aus, dass Personenkonzepte nicht nur mit Werten verbunden wurden, sondern auch von Verfahren abhingen: Hier kamen Klassifikationen und Aufschreibeverfahren in den Blick, welche nicht nur erfassten, sondern auch festlegten.

Ich stimme mit Hacking überein, dass sich Menschen erst nach der Einführung von Intelligenztests selbst in ein Spektrum von ›intelligent‹ bis zu ›nicht intelligent‹ einreihten.[3] So entstand erst mit den Verfahren der psychoaktiven

[2] Fraser et al., Living Drugs, 128.

[3] Hacking, Making Up People; Hacking, Looping Effects.

Stoffe ein Selbst, das als chemisch veränderbar begriffen wurde und dessen Störungen nun an ein Spektrum von Stoffwirkungen gebunden waren. Die wechselseitige Konstituierung von Stoffen und Personenkonzepten kann am ehesten mit Quellen untersucht werden, die Einblick in die Praxis dieser Verfertigung geben, und weniger anhand bereits etablierter und stabilisierter Konzepte – ›in the making‹ also, wenn noch um Stabilisierung gerungen wird und die psychopharmakologische Grammatik noch nicht hinter Routinen verschwindet. Experimente mit psychoaktiven Stoffen und wissensproduzierende Verfahren, Klassifikationen und Aushandlungen boten mir Untersuchungsfelder, anhand derer Zugriffe und Bedeutungsgebungen empirisch greifbar wurden. Hier wurden psychoaktive Stoffe und Personenkonzepte immer wieder aneinander gebunden. Bezüglich der Wechselwirkung von Stoffwirkungen und Krankheitsbildern wurden im Laufe der Argumentation ein lokaler klinischer Blick und die anschliessende Zirkulation der Depression analysiert, womit die gegenseitige Stabilisierung des Antidepressivums Imipramin und der Depression beschrieben wurde. Auch hier waren besonders die verschiedenen Stufen der Bedeutungsgebung während der Stabilisierung der Stoffwirkung aufschlussreich, nicht nachdem sich diese Kategorien durchgesetzt hatten. Dasselbe gilt für die statistische Wende in der Schweiz, deren Suche nach neuen Protokollen und einer diagnostischen Sprache, zu der sich alle bekennen konnten, aufschlussreich für historische Verschiebungen war. Die Perspektive wechselte hier von einem Mikro-Blick auf eine Makro-Ebene, auf welcher der einzelne Patient mit seiner Lebensgeschichte zu Gunsten von Populationen an Bedeutung verlor, was für die beteiligten Psychiater einen Autoritätsverlust bedeutete und für leises oder zum Teil auch laut geäussertes Unbehagen sorgte. In diesem Prozess der Neuskalierung erschienen die Persönlichkeit und das Umfeld neuerdings als Faktoren, die nicht als verkörperte wichtig waren, sondern als Korrelationsgrössen für quantitative Auswertungen von Stoffwirkungen und Symptomhäufigkeiten. Auch die Krise der Norm, um die es im letzten Kapitel geht, brachte Figuren hervor, die noch ›flüssig‹ waren. Im Kontext von Steuerungsutopien und sozialtechnischen Visionen erschienen hier zwei neue Protagonisten: der selbstermächtigte Konsument (Hippie) und der selbstlose Konsument (Drogenabhängiger), die im Diskurs vermischt wurden. In dieser Phase kam es, wie ich aufgezeigt habe, zu einer Reihe von Neuaushandlungen. Der Status der Psychopharmaka wurde ebenso unklar wie derjenige der Patientinnen und die Wertigkeit der Stoffe zwischen gut und böse, schädlich, heilend und verbessernd sowie die Grenzen zwischen Normalität und Pathologie wurden instabil. Es fiel in diesem Kontext auf, dass ›das Soziale‹ vor allem vor dem Hintergrund des problematischen Konsums von psychoaktiven Stoffen thematisiert wurde.

Im Laufe dieser Studie haben sich einige Motive gefestigt, die sich neben der Fragestellung als rote Fäden durch die Kapitel ziehen. Die Sprache spielte, verschieden gewendet, eine zentrale Rolle: zum einen als analytische Kategorie und als eine Art Wasserscheide zwischen dem Subjektiven und dem Objektiven.[4] Hier wurden immer wieder Schwierigkeiten sichtbar, das Subjektive verlässlich zu objektivieren und Zeugenschaft von Patienten und anderen Beteiligten in zirkulationsfähige, reproduzierbare Fakten zu übersetzen. Zum anderen war die Kategorie der Sprache hilfreich, um deutlich zu machen, dass verschiedene Zugänge auch mit anderen Wörtern operierten und in Konflikt zu anderen Beschreibungen gerieten. So grenzten sich zum Beispiel die psychedelischen Bewegungen auch sprachlich vom psychiatrischen Zugriff ab und rekurrierten lieber auf Sprechweisen aus dem computertechnischen, kybernetischen Kontext. Des Weiteren ist Sprache auch ein Quellenbegriff. Auf dem II. Internationalen Kongress für Psychiatrie war man nicht nur bemüht, ein gemeinsames Vokabular der Psychiatrie zu finden, um die Unterschiede zwischen verschiedenen Schulen und Nationen zu nivellieren. Zentrale Diskussionspunkte waren auch die Benennung und, damit verbunden, die Taxonomie der neuen psychoaktiven Stoffe, die von verschiedenen Rändern her geschah: von der Pharmakologie her, der Chemie, der psychodynamischen und der biologischen Psychiatrie. In diesen Namensgebungsdebatten wurden stets auch Grundfragen über Stoffwirkungen und die Konfiguration von psychischen Störungen sowie die Selbstdefinition des neuen Faches Psychopharmakologie verhandelt. Sprache schärft schliesslich den Blick für Übersetzungsprozesse, die immer dann nötig wurden, wenn unterschiedliche Felder kooperierten und durch psychoaktive Stoffe neu verknüpft wurden. Die Verfahren und Systeme der *Arbeitsgemeinschaft für Methodik und Dokumentation in der Psychiatrie* waren auf zwei verschiedenen Ebenen auf Übersetzung angewiesen: zum einen auf eine Übersetzung von der Logik der Sprache in diejenige der Zahlen und damit vom individuellen Patienten zu Fällen; zum anderen auf verlässliche Entsprechungen für deutsche Begriffe wie ›Antrieb‹ im Französischen, was wiederum aufzeigte, wie sprachgebunden und damit lokal die psychiatrische Diagnostik war.

Ein weiteres Motiv war das Andersartige, sowohl im Erleben als auch als Personenzuschreibung. Die Rauscherlebnisse bei frühen LSD-Versuchen wurden zunächst analog zu psychotischen Episoden interpretiert; durch Entfremdungserlebnisse und Realitätsverlust glaubten Psychiater, ihre Patienten besser verstehen zu lernen. Durch die Modellierung der Psychose mittels LSD und Chlorpromazin versuchten Forscher, dem ›Rätsel des Geistes‹ und den Ursachen der psychischen Störungen auf die Spur zu kommen. Auch bei den Auseinandersetzungen um die Definition von psychischen Krankheiten und um die ›richtige‹ Erfassung von Stoffwirkungen ging es darum, wo die Grenze zwischen dem lag, was als pathologisch und was als ›normal‹ galt. Diese Grenzziehung wurde immer wieder destabilisiert, wenn neue psychoaktive Stoffe neue Krankheitsdefinitionen erforderlich machten oder die ›Wechselfälle des modernen Lebens‹ in den

[4] Vgl. zu dieser Funktion von Sprache Daston, Scientific Objectivity, 259.

Bereich des Behandelbaren eingebracht wurden. Anders gewendet spielte dieses Motiv auch während der statistischen Wende eine Rolle, da mit dem epidemiologischen Blick eine neue Norm ins Spiel kam: diejenige des Durchschnitts und der epidemiologischen Verteilung von Fällen, wodurch Andersartigkeit neu als statistische Abweichung gefasst wurde. Das Andersartige trat schliesslich im Kontext der Krise der Norm ebenfalls in den Blick mit neuen Figuren des Konsums, verkörpert durch Abhängige und Hippies. Hier waren sich selbst die Schweizer Psychiater uneinig, ob die ›Langhaarigen‹ nun an einer kranken Gesellschaft litten oder ob sie mittels einer psychedelisch befeuerten Revolution die Werte der Gesellschaft ins Wanken brachten.

Die Analyse von Selbstzeugnissen von Patientinnen und Patienten bezüglich meiner Fragestellung bleibt für den psychopharmakologischen Kontext ein Desiderat für zukünftige Forschung. Zwar finden sich in den Krankenakten Spuren einer vermittelten ›Patientenstimme‹ in meist indirekter Rede, jedoch vor allem in Konfliktmomenten wie der Medikamentenverweigerung. Die alltägliche klinische Praxis der Stoffeinnahme hinterliess weit weniger Aufzeichnungen, sobald Stoffe routinemässig abgegeben wurden. Todd Meyers hat kürzlich kritisiert, dass die Kategorie des Patienten in der Forschung über psychoaktive Substanzen immer noch unterbelichtet sei. Zu häufig ginge man von einer stabilen Kategorie des Patienten aus, obschon auch diese Brüchen und Veränderungen unterliege. Diese würden sich, so Meyers, am besten über Interviews fassen lassen.[5] Wenn man jedoch davon ausgeht, dass die Sprache oder Grammatik, die sich im Laufe der Zeit im Kontext der psychoaktiven Stoffe ausgebildet hat, nicht nur für Psychiater und Laborforscherinnen wirksam war, sondern gleichermassen den Spielraum der Patientinnen und Konsumenten mitformte, so lassen sich nebst Personenkonzepten auch Subjektivierungsweisen konturieren. Der subjektive Bereich kann gerade über die Verfahren und Zugriffe, über die »little tools of knowledge«[6], über Grenzziehungen und Klassifikationen am besten untersucht werden, da diese nicht nur beschrieben, erfassten und einordneten, sondern auch festschrieben: historisch spezifische Personenkonzepte, innere Bezirke, die Grenzen von Krankheiten. Als wissenschaftliche Verfahren gehörten sie der definitorischen Instanz der Experten an. Die Forderung, die ›Patient's Voice‹ als eine Stimme ›von unten‹ einzubeziehen, lässt zudem häufig ausser Acht, dass auch die Position der Psychiater in diesem Kontext einem Wandel unterlag, der vom geübten klinischen Blick in Richtung Verblindung und Objektivierung zielte. Die Frage nach Personenkonzepten wurde in der vorliegenden Studie vor allem als Wechselwirkung und Beziehung zwischen der therapeutisch-klinischen Ordnung, kulturellen und gesellschaftlichen Bildern, Konsumformen und Verfahren begriffen. Der Konsum von psychoaktiven Stof-

[5] Meyers, Pharmacy and its Discontents, 510.
[6] Becker/Clark, Little Tools of Knowledge.

fen blieb immer auf die psychiatrisch-psychopharmakologische Ordnung bezogen, die Stoffwirkungen an Personen band und Patientenbilder und Krankheitsvorstellungen mittransportierte. Er war zudem über Regulationen wie die Verschreibungspflicht auch administrativ an eine medizinische Ordnung gebunden. Im letzten Kapitel wurde aufgezeigt, dass die Beziehung von Konsum und therapeutischer Ordnung auch in umgekehrter Richtung wirksam war. Im Kontext der sozialen Krise der Normen stellten neue Konsumformen die therapeutische Ordnung in Frage und wurden in manchen Fällen von ihr ausgeschlossen.

Personenkonzepte wurden deshalb weder als gänzlich von Instanzen der Macht determinierter, innerer Nachvollzug verstanden noch als freie Selbstgestaltung und -entfaltung. Vielmehr bestand eine stetige Wechselwirkung mit Wissens- und Wertordnungen. Philippe Pignarre hat für dieses Problemfeld den Latour'schen Begriff des »Abonnements« vorgeschlagen. Die Einwohner von Paris abonnieren mit dem Metrosystem »ab und zu eine partielle Totalisierung«[7], die quer durch Paris verläuft: »Abonnieren besagt, dass wir durch die Vernetzung mit einer grossen Institution, durch Anschluss an Instrumente, von aussen etwas empfangen, das in uns für einige Zeit weiterbestehen kann: Organe, ein Skelett, Fähigkeiten, eine Psyche.«[8] Pignarre bezieht dies auf die Patienten, welche in dieser Sicht, sobald sie einer diagnostischen Kategorie zugeordnet werden, ein Verfahren und damit ein bestimmtes Verständnis der Psyche abonnieren.[9] Für das Problem der Subjektivierungsweisen ist dieser Begriff hilfreich, da er die Möglichkeit eröffnet, dass Patienten nicht immer und nicht nur ein »Abonnement« lösen. Gerade wenn es um das Selbstverständnis des modernen Gesundheitskonsumenten geht, kann man sagen, dass dieser zwar mit psychoaktiven Stoffen auch die dazugehörigen Verfahren und Konzepte abonniert, sein Selbstverständnis jedoch nicht zwangsläufig darin aufgeht.

Das vorliegende Buch setzt zeitlich früher an, als dies die meisten historischen Arbeiten zu psychoaktiven Stoffen tun und beginnt bereits mit LSD in den 1940er Jahren. Für meine Fragestellung war dies insofern wichtig, als die Verfahren, die sich in diesem Kontext in den klinischen Experimentalanordnungen verfestigten, Grundlagen für spätere klinische Versuche bildeten und einen experimentellen Blick in der Psychiatrie einführten. Des Weiteren setzten die Diskurse um die Wirkungsweise des LSD den Grundton für spätere Interpretationen anderer psychoaktiver Stoffe. Im Laufe des Buches wurde herausgearbeitet, dass die Geschichte der psychoaktiven Stoffe durch die Einbeziehung mehrerer Substanzen an Komplexität und Schärfe gewinnen kann. Wenn sich die Analyse nicht auf eine einzelne Stoffbiographie beschränkt, sondern den Allianzen, Abgrenzungen und Wechselwirkungen zwischen mehreren Stoffen widmet, gewinnt ein neuer

7 Bruno Latour/Emilie Hermant, *Paris Ville invisible*, Paris 1998, 136 f.

8 Ebd., zit. in Pignarre, Psychotrope Kräfte, 89.

9 Ebd.

Gegenstand an Konturen: eine psychopharmakologische ›Grammatik‹ oder ›Logik‹. Am Ende des untersuchten Zeitraums stehen zwei Entwicklungen, welche die psychopharmakologische Ordnung veränderten. Im Zuge der Genforschung wurde die Frage der Personenkonzepte, bzw. hier der Individualität, nochmals ganz anders gestellt. Die neurologischen Selbstkonzepte, die spätestens ab der ›Dekade des Hirns‹ breitenwirksam wurden, stellen eine weitere zentrale Entwicklung dar, die in diesem Buch nicht behandelt werden konnte. Ihre Anfänge liegen jedoch in der psychiatrischen Pharmakologie, die dazu führte, dass man Neurotransmission als chemischen Prozess zu verstehen begann, und nicht mehr als elektrischen. Die in der Modellpsychosen-Forschung formulierten Neurotransmitter-Hypothesen für die Entstehung psychischer Krankheiten beförderten, obschon beide später falsifiziert wurden, einen »neuromolecular gaze«, wie Nikolas Rose und Joelle Abi-Rached schreiben.[10] Die psychopharmakologische Ordnung stellte zudem neue Verbindungen zwischen Labor, Klinik, Markt und Alltag her – eine Anordnung, aus der nicht nur neue psychoaktive Stoffe, sondern auch neue Personenkonzepte hervorgingen.

[10] Nikolas Rose/Joelle Abi-Rached, *Neuro. The New Brain Sciences and the Management of the Mind*, Princeton 2013, 10.

# Bibliografie

## Archivalien

*Staatsarchiv des Kanton Thurgaus (StATG)*

9'10 Psychiatrische Klinik Münsterlingen (1840–1980)
9'10, 1.2.9 Korrespondenz mit Spitälern und Anstalten (1950 ff.)
9'10, 1.2.11/3.2 Diverse Korrespondenz zu Sucht und Medikamenten-Abusus (1965–1976)
9'10, 1.2.11/6 Korrespondenz betr. Labor, Apotheke, Chemie (1955–1979)
9'10, 5.4 Patienten stationär: Krankengeschichten, Serie 3, 1878–1959 (1950 ff.)
9'10, 6.2 Patienten ambulant: Krankengeschichten, 1916–1960 (1950 ff.)
9'10, 9.5 Forschung, Therapie: Klinische Forschung, Prüfung chemischer Substanzen (1953–1979)
9'10, 9.6 Forschung, Therapie: Kuren und Therapien (1953–1982)
9'10, 10.0 Pflege: Tagesberichte und Rapporte (1950–1980)
9'14 Gesundheitsamt (1971–1990)
9'14, 5.2.6 Psychiatrische Klinik Münsterlingen (1962–1996)

*Firmenarchiv Novartis AG, Basel*
*Bestand Geigy*

PH 7.04 Division Pharma, Klinische Prüfungen, Zirkulationsdossier Tofranil, Korrespondenz 1950–1971
PH 7.01 12204, III Archiv Pfammatter, DOCUMENTA GEIGY, Werbebroschüren, Acta psychosomatica (1959–1966)
GL Protokolle Geschäftsleitung (1953 ff.)
PK Internationale Produktewerbung Pharma (1953 ff.)

*Bestand CIBA*

PW 2.02 Publizität und Werbung, Produktewerbung
Vf 1 Verkauf, Pharmazeutisches Verkaufskomitee
Vf 4.01 Verkauf Pharma: Produkteverzeichnisse, Sortiment Schweiz seit 1900 (1967)
Vf 12.01.3 Verkauf: Historisches über Pharmazeutika
Vg 1.01.1 Verwaltung, Pharmazeutisches Komitee
Vg 1.02 Verwaltung, Geschäftsberichte

*Bestand Sandoz*

H 203.005 Laborjournale Albert Hofmann, Nr. 1–39 (1942–1956)
H 124.006 Korrespondenz Albert Hofmann
H 105.022 Berichte, Korrespondenz, Vortragsmanuskripte, Publikationen A. Hofmann, (1930–1947; 1948–1967)
H 121.000 Protokolle des pharmazeutischen Komitees (1951–1955)
H 121.000 Pharmazeutisches Departement, Protokolle der Geschäftsführungssitzung (1956 ff.)
R 221.001 Sandoz Triangel-Hefte (1952 ff.)
R 222.383–222.373 Publikationen (1955–1964)
R 222.371 Publikationen; Dr. A. Hofmann, Die Mutterkorn-Alkaloide (1964)

*Bestand Ciba-Geigy*

PH 7.04 Division Pharma. Akten Justus Gelzer. Tofranil, Tacitin (1956–1980) Darin: Zirkulationsdossier zum Freigabeantrag Imipramin (1957), Unterlagen klinische Prüfungen, Korrespondenz; Presseberichte Tofranil, Memos und interne Mitteilungen

*Schweizerisches Sozialarchiv (SSA)*

Ar 31.360.4, Bestand Schweizerische Zentralstelle für praktische Psychiatrie (SZP)

## Gedruckte Quellen

8. Symposium der Arbeitsgemeinschaft für Neuropsychopharmakologie und Pharmakopsychiatrie (AGNP), 26.-29. Oktober 1977 in Nürnberg, in: *Arzneimittel-Forschung* 28/2 (1978), 1534–1535.

Abramson, Harold A. (Hg.), *Neuropharmacology. Transactions of the 3rd Conference, 1956 in Princeton*, New York 1957.

– »Tolerance to LSD-25 and a Theory of Psychoses«, in: Ders. (Hg.), *Neuropharmacology. Transactions of the 3rd Conference, 1956 in Princeton*, New York 1957, 259–300.

Abramson, Harold A. et al., »LSD. XVIII. Tolerance Development and its Relationship to a Theory of Psychosis«, in: *Journal of Psychology* 41 (1956), 81–105.

Abramson, Harold A./Jarvik, Murray E., »Lysergic Acid Diethylamide (LSD-25) IX. Effect on Snails«, in: *Journal of Psychology* 40 (1955), 337–340.

Adams, Carlo, »Review of the 12 Years' Activity of the International Committee for Prevention and Treatment of Depression«, in: *Psychopathology* 19, Supplement 2 (1986), 62–65.

Agassi, Joseph (Hg.), *Psychiatric Diagnosis. Proceedings of an International Interdisciplinary Interschool Symposium, Bielefeld University, 1978*, Philadelphia 1981.

Angst, Jules, »A Clinical Analysis on the Effects of Tofranil in Depression. Longitudinal and Follow-up Studies. Treatment of Blood-Relations«, in: *Psychopharmacologia* 2/6 (1961), 381–407.

– *Zur Ätiologie und Nosologie endogener depressiver Psychosen. Eine genetische, soziologische und klinische Studie*, Berlin 1966.

- »Gefahren von LSD«, in: *Schweizerische Medizinische Wochenschrift* 97/42 (1967), 1404.
- »Leerpräparate in Therapie und Forschung«, in: *Praktische Psychiatrie* 47/1 (1969), 2–12.
- *Tofranil® (Imipramin)*, Bern, 1970.
- »Halluzinogen-Abusus«, in: *Schweizerische Medizinische Wochenschrift* 100/16 (1970), 710–715.
- »Doppelblindversuch«, in: Christian Müller (Hg.), *Lexikon der Psychiatrie. Gesammelte Abhandlungen der gebräuchlichsten psychopathologischen Begriffe*, Berlin/Heidelberg/New York 1973, 140.
- »The Myths of Psychopharmacology«, Interview, in: David Healy, *The Psychopharmacologists*, Bd. I, London 1996, 287–307.
- »Fifty Years in Psychiatry. From Psychotherapy to Pharmacotherapy and Long-Term Follow-Up Studies«, in: Thomas Ban et al. (Hgg.), *Reflections on Twentieth-Century Psychopharmacology*, (The History of Psychopharmacology and the CINP as Told in Autobiography, Vol. IV), Budapest 2004, 195–201.

Angst, Jules/Battegay, Raymond/Bente, Dieter et al., »Über das gemeinsame Vorgehen einer deutschen und schweizerischen Arbeitsgruppe auf dem Gebiet der Psychiatrischen Dokumentation«, in: *Schweizer Archiv für Neurologie, Neurochirurgie und Psychiatrie* 100 (1967), 207–211.

- »Das Dokumentations-System der Arbeitsgemeinschaft für Methodik und Dokumentation in der Psychiatrie (AMP)«, in: *Arzneimittel-Forschung* 19/3 (April 1969), 399–405.

Angst, Jules/Battegay, Raymond/Pöldinger, Walter, »Zur Methodik der statistischen Bearbeitung des Therapieverlaufs depressiver Krankheitsbilder«, in: *Methodik der Information in der Medizin* 3 (1964), 54–56.

Angst, Jules/Weis, Peter, »Periodicity of Depressive Psychoses«, in: Henry Brill (Hg.), *Neuro-Psycho-Pharmacology. Proceedings of the Fifth International Congress of the Collegium Internationale Neuro-Psycho-Pharmacologicum, Washington D.C., 28.-31. März, 1966*, Amsterdam/New York 1967, 703–710.

Arbeitsgemeinschaft für Methodik und Dokumentation in der Psychiatrie AMDP (Hg.), *Testmanual zum AMDP-System. Empirische Studien zur Psychopathologie*, Berlin/Heidelberg 1983.

Arnold, F.A.M., »Reconditioning of the Personality«, in: Nathan Kline (Hg.), *Psychopharmacology Frontiers. International Congress of Psychiatry Zurich 1957*, Boston 1959, 271–279.

Ayd, Frank, »Prolonged Use of Reserpine in Schizophrenia«, in: Nathan Kline (Hg.), *Psychopharmacology Frontiers. International Congress of Psychiatry Zurich 1957*, Boston 1959, 33–39.

- *Recognizing the Depressed Patient*, New York 1961.
- »Der praktische Arzt und die Psychiatrie«, in: *CIBA-Symposium* 12/1 (1964), 204–207.

Bally, Gustav et al. (Hgg.), *Grundlagen und Methoden der klinischen Psychiatrie*, Vol 1/2, Berlin 1963.

Battegay, Raymond et al. (Hgg.), *Aspekte der Sozialpsychiatrie und Psychohygiene*, Bern/Stuttgart/Wien, 1975.

Battegay, Raymond/Rauchfleisch, Udo, »Sozioökonomische Daten zur frühen Kindheit und aktuellen Lebenssituation von psychiatrischen Poliklinikpatienten«, in: *Schweizer Archiv für Neurologie, Neurochirurgie und Psychiatrie* 118 (1976), 57–72.

Battegay, Raymond/Rauchfleisch, Udo/Blättler, Richard, »Sozialpsychiatrische Datenerhebung am Beispiel einer Untersuchung mittels eines standardisierten sozialpsychiatrischen Erhebungsbogens«, in: Raymond Battegay et al. (Hgg.), *Aspekte der Sozialpsychiatrie und Psychohygiene*, Bern/Stuttgart/Wien, 1975, 64–83.

Benedetti, Gaetano, »Beispiel einer strukturanalytischen und pharmakodynamischen Untersuchung an einem Fall von Alkoholhalluzinose, Charakterneurose und psychreaktiver Halluzinose«, in: *Zeitschrift für Psychotherapie und medizinische Psychologie* 1 (1951), 177–192.

– »Einführung in die Neuropsychologie«, in: Felix Labhardt (Hg.), *Neuropsychologie*, (Fortbildungskurse der Schweizerischen Gesellschaft für Psychiatrie, 4), Basel/München etc. 1971, 1–11.

Benjamin, Walter, »Protokolle zu den Drogenversuchen«, in: Ders., *Gesammelte Schriften*, Band IV-2, 1991.

Beringer, Kurt, *Der Meskalinrausch. Seine Geschichte und Erscheinungsweise*, Berlin 1927, 105.

Bernard, Claude, *Leçons sur les Anesthésiques et sur L'Asphyxie*, Paris 1875.

Bleuler, Manfred, »Psychiatrische Irrtümer in der Serotonin-Forschung«, in: *Deutsche Medizinische Wochenschrift* 81 (1956), 1078–1081.

– »Opening Lecture«, in: Werner A. Stoll (Hg.), *2nd International Congress for Psychiatry, Zurich, September 1st to 7th, 1957,* Zürich 1959, Bd. I, 37–38.

– »Neue Therapiemöglichkeiten im Vergleich zu den alten in der Psychiatrie«, in: *Deutsche Medizinische Wochenschrift* 89/11 (13. März 1964), 501–505.

Bleuler, Manfred/Stoll, Werner A., »Clinical Use of Reserpine in Psychiatry. Comparison with Chlorpromazine«, in: *Annals of the New York Academy of Science* 61/1 (1955), 167–173.

Blickenstorfer, Edwin, »Zum ätiologischen Problem der Psychosen vom akuten exogenen Reaktionstypus. Lysergsäurediäthylamid, ein psychisch wirksamer toxischer Spurenstoff«, in: *Archiv für Psychiatrie und Nervenkrankheiten* 188/3 (1952), 226–236.

Bobon, Daniel, »Foreign Adaptations of the AMDP-System«, in: *Modern Problems of Pharmacopsychiatry* 20 (1983), 19–34.

Bochnik, Hans-Joachim, »Über die Erweiterung empirischer Analysemöglichkeiten durch elektronische Datenverarbeitung«, in: Heinrich Kranz/Kurt Heinrich (Hgg.), *Psychiatrie im Übergang. 4. Bad Kreuznacher Symposium am 5. und 6. April 1968*, Stuttgart 1969, 110–119.

Bradley, Philip/Deniker, Pierre/Radouco-Thomas, Corneille (Hgg.), *Neuropsychopharmacology. Proceedings of the 1st International Congress of the Collegium Internationale Neuro-Psychopharmacologicum, Rome, Sept. 1958*, Amsterdam 1959.

Brill, Henry (Hg.), *Neuro-Psychopharmacology. Proceedings of the Fifth International Congress of the Collegium Internationale Neuro-Psycho-Pharmacologicum (CINP, Washington D.C., 28.-31. März 1966)*, Amsterdam 1967.

Campbell, Robert J., »The Schizophrenias – Current Views. A Report on Second International Congress for Psychiatry«, in: *Psychiatric Quarterly* 32/2 (1958), 318–334.

Clynes, Manfred/Kline, Nathan, »Cyborgs and Space«, in: *Astronautics* (Sept. 1960), 26–27 und 74–76.

Cohen, Sidney, *The Beyond Within. The LSD Story*, New York, 1970 [1964].

Condrau, Gion, »Klinische Erfahrungen an Geisteskranken mit Lysergsäure-Diäthylamid«, in: *Acta Psychiatrica et Neurologica* 24 (1949), 9–32.

Cooper, H. A., »Hallucinogenic Drugs«, in: *Lancet* 268 (1955), 1078–1079.

Cooper, John E., »Towards a Common Language for Mental Health Workers«, in: Giovanni De Girolamo/Leon Eisenberg/John E. Cooper (Hgg.), *Promoting Mental Health Internationally*, London 1999, 14–46.

Cornu, Frederic, »Physiopathologische und psychodynamische Aspekte in der Psychopharmakologie«, in: Juan J. Lopez Ibor (Hg.), *Proceedings of the Fourth World Congress of Psychiatry, Madrid 5–11 Sept. 1966*, Amsterdam/New York 1968, 333.

Cornu, Frederic/Angst, Jules et al., »Prüfungsergebnisse mit Antidepressiva an den Psychiatrischen Universitätskliniken der Schweiz«, in: Juan J. Lopez Ibor (Hg.), *Proceedings of the Fourth World Congress of Psychiatry, Madrid 5–11 Sept. 1966*, Amsterdam/New York 1968, 818–822.

Delay, Jean, »Adresse Présidentielle«, in: Henry Brill (Hg.), *Neuro-psychopharmacology. Proceedings of the Fifth International Congress of the Collegium Internationale Neuro-psycho-pharmacologicum (CINP)*, Amsterdam 1967, XV.

– »Introduction«, in: Juan J. Lopez Ibor (Hg.), *Proceedings of the Fourth World Congress of Psychiatry, Madrid 5–11 Sept. 1966*, Amsterdam/New York 1968, 284–285.

Delay, Jean/Deniker Pierre, »Le traitement des psychoses par une méthode neurolytique dérivée de l'hibernothérapie (le 4560 RP utilisé seul en cure prolongée et continue)«, in: *Comptes rendus du 50e congrès des médecins aliénistes et neurologistes de France et des pays de langue Française*, Paris 1952, 497–502.

Delay, Jean/Deniker, Pierre/Harl, Jean-Marie, »Utilisation en thérapeutique psychiatrique d'une phénothiazine d'action centrale élective (4560 RP)«, in: *Annales médico-psychologiques* 110/2 (1952), 112–131.

Delay, Jean et al., »Les modifications de la personnalité produites par la Diéthylamide de l'Acide Lysergique (LSD 25). Etude par le Test de Rorschach«, in: *Annales Médico-Psychologiques* 112/2 (1954), 1–13.

Deniker, Pierre, »Qui a inventé des neuroleptiques?« in: *Confrontations psychiatriques* 13 (1975), 7–17.

– »From Chlorpromazine to Tardive Dyskinesia (Brief History of the Neuroleptics)«, in: *Psychiatric Journal of the University Ottawa* 14/1 (1989), 253–259.

DeVeaugh-Geiss, Joseph, »Deception and Diagnosis«, in: Joseph Agassi (Hg.), *Psychiatric Diagnosis. Proceedings of an International Interdisciplinary Interschool Symposium, Bielefeld University, 1978*, Philadelphia 1981, 53–56.

Dick, Pierre/Angst, Jules/Battegay, Raymond et al., »Problèmes des essais thérapeutiques pluricentriques (à propos d'une tentative de collaboration des 5 cliniques psychiatriques universitaires suisses)«, in: Juan J. Lopez Ibor (Hg.), *Proceedings of the Fourth World Congress of Psychiatry, Madrid 5–11 Sept. 1966*, Amsterdam/New York 1968, 823–825.

»Die medizinische Auskunft, Symposium über Serpasil in der ambulaten Praxis«, in: *CIBA-Symposium* 2/5 (Dezember 1954).

Elkes, Joel, »Ataractic and Hallucinogenic Drugs in Psychiatry«, in: *World Health Organization Technical Report Series* 152, Geneva 1958.

Erhard, Werner/Gioscia, Victor, »Est. Communication in a Context of Compassion«, in: *Current Psychiatric Therapies* 18 (1979), 117–125.

Ernst, Klaus, »Psychopathologische Wirkungen des Phenothiazinderivates ›Largcatil‹ (= ›Megaphen‹) im Selbstversuch und bei Kranken«, in: *Archiv für Psychiatrie und Neurologie* 192 (1954), 573–590.

Evans, Wayne/Kline, Nathan (Hgg.), *The Psychopharmacology of the Normal Human*, Springfield 1969.
Eysenck, Hans J., »Drugs and Personality. I. Theory and Methodology«, in: *British Journal of Psychiatry* 103 (1957), 119–131.
– »The Effect of Psychotherapy. An Evaluation«, in: *Journal of Consulting Psychology* 16 (1957), 319–324.
– »Personality and Drug Effects«, in: Ders. (Hg.), *Experiments with Drugs. Studies in the Relation between Personality, Learning Theory and Drug Action*, Oxford/London 1963, 1–24.
– »Principles and Methods of Personality Description, Classification and Diagnosis«, in: *British Journal of Psychology* 55/3 (1964), 284–294.
– *Die Ungleichheit der Menschen*, München 1975.
– *Decline and Fall of the Freudian Empire*, Harmondsworth 1985.
Eysenck, Hans J./Eysenck, Sybil, *Personality Structure and Measurement*, London 1969.
Fähndrich, Erdmann/Helmchen, Hanfried/Hippius, Hanns, »The History of the AMDP-System«, in: *Modern Problems of Pharmacopsychiatry* 20 (1983), 1–9.
Fischer, Roland, »Factors Involved in Drug-produced Model Psychoses«, in: *Journal of Mental Sciences* 100 (1954), 623–632.
– »Societates, Libri«, in: *Monatsschrift für Psychiatrie und Neurologie* 130/4 (1955), 319–320.
– »Prediction and Measurement of Perceptual-Behavioral Change in Drug-Induced Hallucinations«, in: Wolfram Keup (Hg.), *Origin and Mechanisms of Hallucinations. Proceedings of the 14th Annual Meeting of the Eastern Psychiatric Research Association held in New York City, Nov. 14–15, 1969*, New York/London 1970, 303–332.
Fischer, Roland/Georgi, Felix/Weber, Rolf, »Psychophysische Korrelationen. VIII. Modellversuche zum Schizophrenieproblem. Lysergsäurediäthylamid und Mescalin«, in: *Schweizerische Medizinische Wochenschrift* 81 (1951), 817–837.
Fischer, Roland/Marks, Philip/Rockey, Marsha, »Der Einfluß der Struktur der Persönlichkeit auf den Ausgang der Modellpsychose«, in: *Arzneimittel-Forschung* 19 (1969), 478–480.
Flügel, Fritz/Pommé, Bernard/Selbach, Helmut (Hgg.), *Französisch-deutsche Gespräche über die psychiatrische Therapie. Symposium unter der Schirmherrschaft der Deutschen Arbeitsgemeinschaft für Neuro-Psycho-Pharmakologie und der Psychiatrischen und Neurologischen Klinik der Freien Universität Berlin, Berlin (West), 8.–9. Oktober 1960*, (Medicina Experimentalis, 7), Basel 1962.
Freyhan, Fritz, »Clinical and Investigative Aspects«, in: Nathan Kline (Hg.), *Psychopharmacology Frontiers. International Congress of Psychiatry Zurich 1957*, Boston 1959, 7–14.
– »Discussion. Methodology of Psychiatric Investigation with Special Reference to Collective Investigation«, in: Juan J. Lopez Ibor (Hg.), *Proceedings of the Fourth World Congress of Psychiatry, Madrid 5–11 Sept. 1966*, Amsterdam/New York 1968, 845–846.
Gäde, E.B./Heinrich, Kurt, »Neuroleptic Therapy Contrasted with Earlier Methods«, in: Nathan Kline (Hg.), *Psychopharmacology Frontiers. International Congress of Psychiatry Zurich 1957*, Boston 1959, 133–136.
Georgi, Felix/Fischer, Roland/Weber, Rolf, »Psychophysische Korrelationen VI. Modellversuche zum Schizophrenieproblem. Mezcalintoxikose und Leberfunktion«, in: *Schweizerische Medizinische Wochenschrift* 79 (1949), 121–123.

Gerard, Ralph W., »Biological Roots of Psychiatry«, in: *Science* 122 (1955), 225–231.
– »Some of the Problems Concerning Digital Notions in the Central Nervous System«, in: Claus Pias (Hg.), *Cybernetics/Kybernetik. The Macy-Conferences 1946–1953. Vol. I, Transactions*, Zürich/Berlin 2003, 171–172.
Gioscia, Victor, »Psychedelic Myths, Metaphors, and Fantasies«, in: Wolfram Keup (Hg.), *Origin and Mechanisms of Hallucinations. Proceedings of the 14th Annual Meeting of the Eastern Psychiatric Research Association held in New York City, Nov. 14–15, 1969*, New York/London 1970, 435–447.
Grmek, Mirko, »Historical Reflections on Psychiatric Clinical Entities«, in: Joseph Agassi (Hg.), *Psychiatric Diagnosis. Proceedings of an International Interdisciplinary Interschool Symposium, Bielefeld University, 1978*, Philadelphia 1981, 89–92.
Grünthal, Ernst, »Untersuchungen über die besondere psychologische Wirkung des Thymolepticums Tofranil«, in: *Psychiatria et Neurologia* 136 (1958), 402–408.
Guy, William/Ban, Thomas et al. (Hgg.), *The AMDP System*, Berlin 1982.
Haase, Hans-Joachim, »The Role of Drug-Induced Extrapyramidal Syndromes«, in: Nathan Kline (Hg.), *Psychopharmacology Frontiers. International Congress of Psychiatry Zurich 1957*, Boston 1959, 197–208.
Heimann, Hans, »Ausdrucksphänomenologie der Modellpsychosen (Psilocybin). Vergleich mit Selbstschilderung und psychischem Leistungsausfall«, in: *Psychiatria et Neurologia* 141 (1961), 69–100.
– »Diskussion. Bemerkung zum Problem der Übersetzung einer psychopathologischen Merkmalsliste«, in: Juan J. Lopez Ibor (Hg.), *Proceedings of the Fourth World Congress of Psychiatry, Madrid 5–11 Sept. 1966*, Amsterdam/New York 1968, 847–848.
– »Psychopharmakologie und Verhalten«, in: Felix Labhardt (Hg.), *Neuropsychologie. Fortbildungskurse der Schweizerischen Gesellschaft für Psychiatrie*, Basel 1971, 101–112.
– »Grundbedingungen der therapeutischen Psychopharmakawirkung«, in: Gerhard Langer/Hans Heimann (Hgg.), *Psychopharmaka. Grundlagen und Therapie*, Wien/New York 1983, 39–54.
Heimann, Hans/Witt, Peter N., »Die Wirkung einer einmaligen Largactilabgabe bei Gesunden. Anhang, Largactil im Spinnentest von P.N. Witt«, in: *Monatsschrift für Psychiatrie und Neurologie* 129 (1955), 104–128.
Hentschel, Uwe/Schubö, Werner/von Zerssen, Detlev, »Diagnostische Klassifikationsversuche mit zwei standardisierten Schätzskalen«, in: *Archiv für Psychiatrie und Nervenkrankheiten* 221/4 (1976), 283–301.
Hoagland, Hudson, »Potentialities in the Control of Behaviour«, in: Gordon Wolstenholme (Hg.), *Man and His Future, A Ciba Foundation Volume*, Boston 1963, 299–314.
Hoch, Paul, »Comments, Experimental Psychiatry«, in: *American Journal of Psychiatry* 111 (1955), 787–790.
Hoffer, Abram/Osmond, Humphry/Smythies, John, »Schizophrenia. A New Approach. II. Result of a Year's Research«, in: *Journal of Mental Science* 100/418 (1954), 29–45.
Hofmann, Albert, »Die psychotropen Wirkstoffe der mexikanischen Zauberpilze«, in: *Chimia* 14 (1960), 309–318.
– *LSD – mein Sorgenkind. Die Entdeckung einer Wunderdroge*, Stuttgart 1993 [1979].
Huxley, Aldous, *Brave New World*, London 1932.
– *Island*, New York 1962.
Huxley, Julian, »The Future of Man – Evolutionary Aspects«, in: Gordon Wolstenholme (Hg.), *Man and His Future, A Ciba Foundation Volume*, Boston 1963, 1–22.

Janke, Wilhelm, *Experimentelle Untersuchungen zur Abhängigkeit der Wirkung psychotroper Substanzen von Persönlichkeitsmerkmalen*, Frankfurt am Main 1964.

Jarvik, Murray E., »Effect of LSD-25 on Snails«, in: Harold A. Abramson (Hg.), *Neuropharmacology. Transactions of the 3rd Conference, 1956*, Princeton/New York 1957, 29–38.

Jaspers, Karl, *Allgemeine Psychopathologie. Ein Leitfaden für Studierende, Ärzte und Psychologen*, Berlin 1913.

Joel, Ernst/Fränkel, Fritz, »Beiträge zu einer experimentellen Psychopathologie. Der Haschisch-Rausch«, in: *Klinische Wochenschrift* 37/5 (1926), 1707–1709.

Jung, Carl Gustav, *Über die Psychologie der Dementia praecox. Ein Versuch*, Halle (Saale) 1907.

Keup, Wolfram (Hg.), *Origin and Mechanisms of Hallucinations. Proceedings of the 14th Annual Meeting of the Eastern Psychiatric Research Association held in New York City, Nov. 14–15, 1969*, New York/London 1970.

Kielholz, Paul, »Klinik, Differentialdiagnostik und Therapie der depressiven Zustandsbilder«, in: *Documenta Geigy, Acta Psychosomatica* 2 (1959), 34–36.

– »Medikamentöse Therapie der depressiven Zustandsbilder«, in: *Bulletin der Schweizerischen Akademie der Medizinischen Wissenschaften* 15 (1959), 286–295.

– *Diagnose und Therapie der Depression für den Praktiker*, München 1965.

– »Aktuelle Suchtprobleme in der Schweiz (Phenazetinhaltige Kombinationspräparate)«, in: Juan J. Lopez Ibor (Hg.), *Proceedings of the Fourth World Congress of Psychiatry, Madrid 5–11 Sept. 1966*, Amsterdam/New York 1968, 881–883.

– »Einführung«, in: Juan J. Lopez Ibor (Hg.), *Proceedings of the Fourth World Congress of Psychiatry, Madrid 5–11 Sept. 1966*, Amsterdam/New York 1968, 817.

– »Gesamtschweizerische Enquête über die Häufigkeit des Medikamentenmissbrauches«, in: *Schweizerische Ärztezeitung* 49/40 (2. Oktober 1968), 1077–1110.

– (Hg.), *Depressive Zustände. Erkennung, Bewertung, Behandlung. Internationales Symposium St. Moritz*, Bern 1972.

– (Hg.), *Die larvierte Depression. International Symposium St. Moritz*, Bern 1973.

– (Hg.), *Die Depression in der täglichen Praxis. Internationales Symposium St. Moritz*, Bern 1974.

– »Ergebnisse der Umfrage in der Schweiz«, in: Ders. (Hg.), *Die Depression in der täglichen Praxis. Internationales Symposium St. Moritz*, Bern 1974, 150–151.

Kielholz, Paul/Ladewig, Dieter, *Die Drogenabhängigkeit des modernen Menschen*, München 1972.

Kline, Nathan (Hg.), *Psychopharmacology Frontiers. International Congress of Psychiatry Zurich 1957*, Boston 1959.

– »Major Controversies and Needs«, in: Ders. (Hg.), *Psychopharmacology Frontiers. International Congress of Psychiatry Zurich 1957*, Boston 1959, 15–20.

– »Nonchemical Factors and Chemical Theories of Mental Disease«, in: Max Rinkel (Hg.), *Chemical Concepts of Psychosis. Proceedings of the Symposium on Chemical Concepts of Psychosis held at the 2nd International Congress of Psychiatry in Zurich, Sept. 1–7, 1957*, New York 1958, 401–410.

– »The Nature of Normality«, in: Wayne Evans/Nathan Kline (Hgg.), *The Psychopharmacology of the Normal Human*, Springfield 1969, 3–37.

Kline, Nathan/Angst, Jules, *Psychiatric Syndromes and Drug Treatment*, New York/London, 1979.

Kline, Nathan/Ostow, Mortimer, »The Psychic Action of Reserpin and Chlorpromazine«, in: Nathan Kline (Hg.), *Psychopharmacology Frontiers. International Congress of Psychiatry Zurich 1957*, Boston 1959, Appendix, 481–513.

Kraepelin, Emil, *Ueber die Beeinflussung einfacher psychischer Vorgänge durch einige Arzneimittel*, Jena 1892.

– *Psychiatrie. Ein Lehrbuch für Studierende und Aerzte*, (Fünfte, vollständig umgearbeitete Auflage), Leipzip 1896.

Kranz, Heinrich/Heinrich, Kurt (Hgg.), *Psychiatrie im Übergang. 4. Bad Kreuznacher Symposium am 5. und 6. April 1968*, Stuttgart 1969.

Kuhn, Roland, »Der Mensch in der Zwiesprache des Kranken mit seinem Arzt und das Problem der Übertragung«, in: *Monatsschrift für Psychiatrie und Neurologie* 129 (1955), 189–206.

– »Über die Behandlung depressiver Zustände mit einem Iminodibenzylderivat (G 22355)«, in: *Schweizerische Medizinische Wochenschrift* 35/36 (1957), 1135–1140.

– »Diskussionsbeitrag an der wissenschaftlichen Sitzung vom 21. Juni 1958 in Luzern«, in: *Bulletin der Schweizerischen Akademie der Medizinischen Wissenschaften* 15 (1959), 322–323.

– »Probleme der klinischen und poliklinischen Anwendung psychopharmakologisch wirksamer Substanzen«, in: *Schweizer Archiv für Neurologie und Psychiatrie* 84/1 (1959), 319–329.

– »Veränderungen der Symptomatik und des Verlaufs der Psychosen durch Medikamente«, in: *Proceedings of the Third World Congress of Psychopharmacology held in Montreal, Canada, June 4–6, 1961*, Montreal 1961, 448–453.

– »Daseinsanalyse und Psychiatrie«, in: Gustav Bally et al. (Hgg.), *Grundlagen und Methoden der Klinischen Psychiatrie*, Berlin 1963, 853–902.

– »Vorwort«, in: Jules Angst et al., *Tofranil (Imipramin)*, Bern 1970, VI.

– »Clinique et expérimentation en psychopharmacologie«, in: Ders., *Ecrits sur l'analyse existentielle*, (hg. von Jean-Claude Marceau), Paris 2007 [1986], 149–165.

– »Psychopharmacologie et analyse existentielle«, in: Ders., *Ecrits sur l'analyse existentielle*, (hg. von Jean-Claude Marceau), Paris 2007 [1990], 167–200.

– *Ecrits sur l'analyse existentielle*, (hg. von Jean-Claude Marceau), Paris 2007.

– »Stilfragen wissenschaftlicher Forschung und praktischer Behandlung in Psychiatrie und allgemeiner Medizin – dargestellt am Beispiel der Antidepressiva«, in: Ders. (Hg.), *Psychiatrie mit Zukunft. Beiträge zu Geschichte, Gegenwart, Zukunft der wissenschaftlichen und praktischen Seelenheilkunde*, Basel 2004, 115–133.

Labhardt, Felix, »Die Ergebnisse der Largactilbehandlung Schizophrener von 1953 bis 1955 an der Basler Psychiatrischen Universitätsklinik«, in: *Schweizer Archiv für Neurologie und Psychiatrie* 79/2 (1957), 355–389.

– »Chlorpromazine in Psychic Diseases«, in: Nathan Kline (Hg.), *Psychopharmacology Frontiers. International Congress of Psychiatry Zurich 1957*, Boston 1959, 73–78.

– (Hg.), *Depressionen und ihre Behandlung*, Berlin 1968.

– (Hg.), *Neuropsychologie. Fortbildungskurse der Schweizerischen Gesellschaft für Psychiatrie*, Basel/München 1971.

Laborit Henri et al., »Un nouveau stabilisateur végétatif (le 4560 RP)«, in: *Presse Médicale* 60 (1952), 206–208.

Langer, Gerhard/Heimann, Hans (Hgg.), *Psychopharmaka. Grundlagen und Therapie*, Wien/New York, 1983.

Largactil-Symposium in der psychiatrischen Universitätsklinik Basel am 28. November 1953, in: *Schweizer Archiv für Neurologie und Psychiatrie* 73/1 (1954), 288–369.
Leary, Timothy, »The Experiential Typewriter«, in: *Psychedelic Review* 7 (1966), 70–85.
– *Politik der Ekstase*, Hamburg 1970.
Lehmann, Heinz, »Concepts, Rationale, and Research«, in: Nathan Kline (Hg.), *Psychopharmacology Frontiers. International Congress of Psychiatry Zurich 1957*, Boston 1959, 21–30.
Letemendía, Felix/Mayer-Gross, William, »Theories on the Psychic Effects of Drugs«, in: Max Rinkel (Hg.), *Chemical Concepts of Psychosis. Proceedings of the Symposium on Chemical Concepts of Psychosis held at the 2nd International Congress of Psychiatry in Zurich, Sept. 1–7, 1957*, New York 1958, 418–424.
Leuner, Hanscarl, *Die experimentelle Psychose*, Berlin 1962.
Lewin, Louis, *Phantastica. Die betäubenden und erregenden Genussmittel. Für Ärzte und Nichtärzte*, Berlin 1924.
Lopez Ibor, Juan (Hg.), *Proceedings of the Fourth World Congress of Psychiatry, Madrid 5–11 Sept. 1966*, Amsterdam/New York 1968.
Matefi, Laszlo, »Mezcalin- und Lysergsäurediätithylamid-Rausch. Selbstversuche mit besonderer Berücksichtigung eines Zeichentests«, in: *Confinia Neurologica* 12 (1952), 146–177.
Mayer-Gross, William, »The Idea of a Psychiatric Vocabulary«, in: Werner A. Stoll (Hg.), *2nd International Congress for Psychiatry, Zurich, September 1st to 7th, 1957*, Zürich 1959, Bd. IV, 269–271.
Miller, Lloyd, »Doctors, Drugs, and Names«, in: *Journal of the American Medical Association* 177 (1960), 27–33.
Mombour, Werner, »Syndrome bei psychiatrischen Erkrankungen. Eine vergleichende Untersuchung mit Hilfe von zwei Schätzskalen für den psychopathologischen Befund (IMPS und AMP-Skala)«, in: *Archiv für Psychiatrie und Nervenkrankheiten* 219/4 (1974), 331–350.
Moreau de Tours, Jacques-Joseph, *Du hachisch et d'aliénation mentale. Etudes psychologiques*, Paris 1845.
Morel, Ferdinand/Schifferli, Peter, »Le vocabulaire psychiatrique de notre époque«, in: Werner A. Stoll (Hg.), *2nd International Congress for Psychiatry, Zurich (Switzerland), September 1st to 7th, 1957*, Zürich 1959, Bd. IV, 267–268.
Müller, Christian (Hg.), *Lexikon der Psychiatrie. Gesammelte Abhandlungen der gebräuchlichsten psychopathologischen Begriffe*, Berlin/Heidelberg/New York 1973.
Navratil, Leo/Dorninger, F./Nagy, Koloman, »Die Wirkung von Tofranil im Zeichentest«, in: *Schweizer Archiv für Neurologie, Neurochirurgie und Psychiatrie* 88 (1961), 67–83.
Osmond, Humphry, »Research on Schizophrenia«, in: Harold A. Abramson (Hg.), *Neuropharmacology. Transactions of the 2nd Conference, May 25–27th 1955*, Princeton/New York 1956, 183–233.
– »Chemical Concepts of Psychosis (Historical Contributions)«, in: Max Rinkel (Hg.), *Chemical Concepts of Psychosis. Proceedings of the Symposium on Chemical Concepts of Psychosis held at the 2nd International Congress of Psychiatry in Zurich, Sept. 1–7, 1957*, New York 1958, 3–26.
Osmond, Humphry/Smythies, John, »Schizophrenia. A New Approach«, in: *Journal of Mental Science* 98 (1952), 309–315.

Pahnke, Walter/Richards, William, »Implications of LSD and Experimental Mysticism«, in: *Journal of Religion and Health* 5 (1966), 175–208.

Pauleikhoff, Bernhard, »Persönlichkeit und Psychose«, in: *Schweizer Archiv für Neurologie und Psychiatrie* 84 (1959), 162–171.

Pichot, Pierre, »Un essai de coopération européenne pour la comparaison de l'activité de trois anti-dépresseurs. Méthodologie. Exposé et critique«, in: Henry Brill (Hg.), *Neuro-Psycho-Pharmacology. Proceedings of the Fifth International Congress of the Collegium Internationale Neuro-Psycho-Pharmacologicum, Washington D.C., 28.-31. März, 1966*, Amsterdam/New York 1967, 5–10.

Planitz, Hellmut, »Remarks on Diagnosis as an Aid to Prognosis«, in: Joseph Agassi (Hg.), *Psychiatric Diagnosis. Proceedings of an International Interdisciplinary Interschool Symposium, Bielefeld University, 1978*, Philadelphia 1981, 149–151.

Pöldinger, Walter, »Über Notwendigkeit und Möglichkeiten standardisierter Befunderhebungen in der Psychiatrie. Arbeitsgemeinschaft für Methodik und Dokumentation in der Psychiatrie (AMP)«, in: Heinrich Kranz/Kurt Heinrich (Hgg.), *Psychiatrie im Übergang. 4. Bad Kreuznacher Symposium am 5. und 6. April 1968*, Stuttgart 1969, 120–132.

Pöldinger, Walter/Angst, Jules/Battegay, Raymond et al, »Methodik und Ergebnisse einer Zusammenarbeit zwischen fünf Schweizer Kliniken«, in: Henry Brill (Hg.), *Neuro-Psycho-Pharmacology. Proceedings of the Fifth International Congress of the Collegium Internationale Neuro-Psycho-Pharmacologicum, Washington D.C., 28.-31. März, 1966*, Amsterdam/New York 1967, 34–37.

Psychiatrische Universitätsklinik Zürich, *Zwanzig Jahre Forschungsabteilung. 1969–1989*, Zürich 1989.

Remy, Maurice, »New Phenothiazine Derivatives«, in: Nathan Kline (Hg.), *Psychopharmacology Frontiers. International Congress of Psychiatry Zurich 1957*, Boston 1959, 85–94.

Rinkel, Max, »Experimentally Induced Psychoses in Man«, in: Harold A. Abramson (Hg.), *Neuropharmacology. Transactions of the 2nd Conference, May 25–27, 1955, Princeton*, New York 1956, 235–258.

– (Hg.), *Chemical Concepts of Psychosis. Proceedings of the Symposium on Chemical Concepts of Psychosis held at the 2nd International Congress of Psychiatry in Zurich, Sept. 1–7, 1957*, New York 1958.

– »Foreword«, in: Ders. (Hg.), *Chemical Concepts of Psychosis. Proceedings of the Symposium on Chemical Concepts of Psychosis held at the 2nd International Congress of Psychiatry in Zurich, Sept. 1–7*, 1957, New York 1958, vii–ix.

Rothlin, Ernst, »Über Grundlagen der Psychopharmakologie«, in: *Bulletin der Schweizerischen Akademie der Medizinischen Wissenschaften* 15 (1959), 256–266.

Rothlin Ernst/Cerletti, Aurelio, »Über einige pharmakologische Untersuchungen an Mäusen mit congenitaler Drehsucht«, in: *Helvetica Physiologica et Pharmacologica Acta* 10 (1952), 319–327.

Sainz, Anthony, »Speculation of the Mode of Action«, in: Nathan Kline (Hg.), *Psychopharmacology Frontiers. International Congress of Psychiatry Zurich 1957*, Boston 1959, 403–406.

Sartorius, Norman, »Foreword«, in: William Guy/Thomas Ban et al. (Hgg.), *The AMDP System*, Berlin 1982, V.

Savage, Charles, »Lysergic acid diethylamide (LSD 25). A Clinical Psychological Study«, in: *American Journal of Psychiatry* 108/12 (1952), 896–900.

Scharfetter, Christian, »Vergiftung mit einem Antidepressivum. Status epilepticus bei suicidaler Amitriptylinintoxikation. Bemerkungen zur Neurologie schwerer Vergiftungen«, in: *Archiv für Psychiatrie und Zeitschrift für die gesamte Neurologie* 207 (1965), 79–98.

– (Hg.), *Das AMP-System. Manual zur Dokumentation psychiatrischer Befunde*, Berlin/Heidelberg, 1971.

Schindler, Walter/Häfliger, Franz, »Über Derivate des Iminodibenzyls«, in: *Helvetica Chimica Acta* 37/2 (1954), 473–483.

Schmidlin, Paul, »Discussion«, in: Juan J. Lopez Ibor (Hg.), *Proceedings of the Fourth World Congress of Psychiatry, Madrid 5–11 Sept. 1966*, Amsterdam/New York 1968, 850.

Schneider, Pierre-Bernard, »Remarques concernant le traitement médicamentaux ambulatoire des troubles psychiques«, in: *Bulletin der Schweizerischen Akademie der Medizinischen Wissenschaften* 15 (1959), 296–307.

Schweizerische Akademie der Medizinischen Wissenschaften, *Richtlinien für Forschungsuntersuchungen am Menschen*, Basel 1970.

*Schweizerisches Rotes Kreuz* 74 (4), 1965.

Shepherd, Michael, »Discussion«, in: Juan J. Lopez Ibor (Hg.), *Proceedings of the Fourth World Congress of Psychiatry, Madrid 5–11 Sept. 1966*, Amsterdam/New York 1968, 851.

Shepherd, Michael/Goodman, Nancy/Watt, David, »The Application of Hospital Statistics in the Evaluation of Pharmacotherapy in a Psychiatric Population«, in: *Comprehensive Psychiatry* 2/1 (1961), 11–19.

Sherwood, Stephen, »Brain Studies«, in: Max Rinkel (Hg.), *Chemical Concepts of Psychosis. Proceedings of the Symposium on Chemical Concepts of Psychosis held at the 2nd International Congress of Psychiatry in Zurich, Sept. 1–7, 1957*, New York 1958, 268–276, 268.

Solomon, Harry, »Introduction«, in: Max Rinkel (Hg.), *Chemical Concepts of Psychosis. Proceedings of the Symposium on Chemical Concepts of Psychosis held at the 2nd International Congress of Psychiatry in Zurich, Sept. 1–7, 1957*, New York 1958, v–vi.

Staehelin, John E., »Einige allgemeine Bemerkungen über die Largactiltherapie in der psychiatrischen Universitätsklinik Basel«, in: *Schweizer Archiv für Neurologie und Psychiatrie*, 73 (1), 1954, 288–291.

Stassen, Hans/Bente, Dieter et al., »AMDP Information-Processing Systems«, in: *Modern Problems of Pharmacopsychiatry* 20 (1983), 55–67.

Stille, Günther/Hippius, Hanns, »Kritische Stellungnahme zum Begriff der Neuroleptika, Anhand von pharmakologischen und klinischen Befunden mit Clozapin«, in: *Pharmakopsychiatrie, Neuro-Psychopharmakologie* 4 (1971), 182–191.

Stoll, Werner A., »Lysergsäure-diäthylamid, ein Phantastikum aus der Mutterkorngruppe«, in: *Schweizer Archiv für Neurologie und Psychiatrie* 60 (1947), 279–323.

– »Ein neues, in sehr kleinen Mengen wirksames Phantastikum«, in: *Schweizer Archiv für Neurologie und Psychiatrie* 64/1 (1949), 483–484.

– »Rorschach-Versuche unter Lysergsäure-Diäthylamid-Wirkung«, in: *Rorschachiana. Internationale Zeitschrift für Rorschachforschung und andere projektive Methoden* 1/3 (1952), 249–270.

– (Hg.), *2nd International Congress for Psychiatry, Zurich, September 1st to 7th, 1957*, (4 Bände), Zürich 1959.

– »Die Pharmakotherapie und das psychiatrische Krankenhaus«, in: *Bulletin der Schweizerischen Akademie der Medizinischen Wissenschaften* 15 (1959), 278–285.

Thuillier, Jean, »Classification of Psychotropic Drugs«, in: Nathan Kline (Hg.), *Psychopharmacology Frontiers. International Congress of Psychiatry Zurich 1957*, Boston 1959, 241–244.

Triangle, *L'histoire du LSD 25* II/3 (1955).

Van Praag, Herman, »Cooperation Between Psychiatrists and Psychologists in Biological Psychiatric Experiments«, in: Juan J. Lopez Ibor (Hg.), *Proceedings of the Fourth World Congress of Psychiatry, Madrid 5–11 Sept. 1966*, Amsterdam/New York 1968, 838–840.

von Randow, Thomas, »Gespenstische Visionen. Wissenschaftler diskutieren über die Zukunft des Menschen«, in: *Die Zeit* 39 (27. September 1963).

Walther-Büel, Hans, »Allgemeine Gesichtspunkte der Psychopharmakologie, Protokoll der 129. Versammlung der Schweizerischen Gesellschaft für Psychiatrie«, in: *Schweizer Archiv für Neurologie, Neurochirugie und Psychiatrie* 84/1 (1959), 291–297.

Weis, Peter/Schmidlin, Paul, »Elektronisches Analyse-System zur Testung, Erfassung und Selektion von Therapeutika«, in: *Methodik der Information in der Medizin* 3 (1964), 50–53.

Wertham, Frederic/Bleuler, Manfred, »Inconstancy of the Formal structure of the Personality. Experimental Study of the Influence of Mescaline on the Rorschach Test«, in: *Archives of Neurology and Psychiatry* 28/1 (1932), 52–70.

WHO (Hg.), *Epidemiology of Mental Disorders. Eighth Report of the Expert Committee on Mental Health*, (Technical Report Series 185), Geneva 1960.

Winkelman, N. William, »Chlorpromazine in the Treatment of Neuropsychiatric Disorders«, in: *Journal of the American Medical Association* 155/1 (1954), 18–21.

– »A Psychoanalytic Study of Phenothiazine Action«, in: Nathan Kline (Hg.), *Psychopharmacology Frontiers. International Congress of Psychiatry Zurich 1957*, Boston 1959, 305–314.

Witt, Peter N., »d-Lysergsäure-diäthylamid (LSD 25) im Spinnentest«, in: *Experientia* 7 (1951), 310–311.

– »Die Wirkung einer einmaligen Gabe von Largactil auf den Netzbau der Spinne Zilla-x-notata«, in: *Monatsschrift für Psychiatrie und Neurologie* 129 (1955), 123–128.

– *Die Wirkung von Substanzen auf den Netzbau der Spinne als biologischer Test*, Berlin 1956.

– »A Biological Test Method for Psychotropic Drugs Based on the Web-Building Behavior of Spiders«, *7th National Medicinal Chemistry Symposium* 1960, eywa.maps.org/w3pb/new/1960/1960_witt_5638_1.pdf [Stand: 3.3.2014].

Witt, Peter N./Peakall, David/Reed, Charles, *A Spider's Web. Problems in Regulatory Biology*, Berlin/New York 1968.

Witt, Peter N./Weber, Rolf, »Biologische Prüfung des Urins von drei Kranken mit akut psychotischen Zustandsbildern auf pathogene Substanzen mit dem Spinnentest«, in: *Monatsschrift für Psychiatrie und Neurologie* 132 (1956), 193–207.

Woggon, Brigitte/Angst, Jules, »Grundlagen und Richtlinien für erste klinische Psychopharmaka-Prüfungen (Phase I, II) aus der Sicht des klinischen Prüfers«, in: *Arzneimittel-Forschung* 28/8 (1978), 1257–1259.

Wolstenholme, Gordon (Hg.), *Man and His Future, A Ciba Foundation Volume*, Boston 1963.

Zentraleuropäisches Symposion für Neuropsychopharmakologie und Pharmakopsychiatrie in Karlovy Vary – Karlsbad, vom 2.–5. Oktober 1967, in: *Arzneimittel-Forschung* 19/3a (April 1969), 393–542.

II. Internationaler Kongress für Psychiatrie in Zürich, in: *Schweizer Archiv für Neurologie und Psychiatrie* 79/1 (1957), 192–196.

## Darstellungen

Akermann, Martina/Jenzer, Sabine/Meier, Thomas/Vollenweider, Janine, *Kinderheim und Sekundarschule St. Iddazell. Historische Untersuchung* (Bericht der BLG Beratungsstelle für Landesgeschichte, Zürich zuhanden des Vereins Kloster Fischingen), 15. April 2014, http://www.landesgeschichte.ch/fischingen.html [Stand: 17.2.2016].

Althusser, Louis, »Idéologie et appareils idéologiques d'Etat. Notes pour une recherche«, in: *La Pensée* 151 (1970), 3–38.

Amendt, Günter, *Die Legende vom LSD*, Frankfurt am Main 2008.

Appadurai, Arjun (Hg.), *The Social Life of Things. Commodities in Cultural Perspective*, Cambridge 1986.

Appadurai, Arjun, »Introduction. Commodities and the politics of value«, in: Ders. (Hg.), *The Social Life of Things. Commodities in Cultural Perspective*, Cambridge 1986, 3–63.

Argast, Regula, »Population under Control. Das Ciba-Symposium ›The Future of Man‹ von 1962 im Spannungsfeld von Reformeugenik, Molekulargenetik und Reproduktionstechnologie«, in: Petra Overath (Hg.), *Die vergangene Zukunft Europas. Bevölkerungsforschung und -prognosen im 20. und 21. Jahrhundert*, Köln/Weimar 2011, 85–116.

Arni, Caroline, *Entzweiungen. Die Krise der Ehe um 1900*, Köln 2004.

Ayd, Frank/Blackwell, Barry (Hgg.), *Discoveries in Biological Psychiatry*, Philadelphia 1970.

Bächi, Beat, *Vitamin C für alle! Pharmazeutische Produktion, Vermarktung und Gesundheitspolitik (1933–1953)*, Zürich 2009.

Bal, Mieke, *Travelling Concepts in the Humanities. A Rough Guide*, Toronto 2002.

Balz, Viola, *Zwischen Wirkung und Erfahrung – eine Geschichte der Psychopharmaka. Neuroleptika in der Bundesrepublik Deutschland, 1950–1980*, Bielefeld 2010.

Balz, Viola/von Schwerin, Alexander/Stoff, Heiko/Wahrig, Bettina, *Prekäre Stoffe in den experimentellen Lebenswissenschaften im 19. und 20. Jahrhundert. Grundsatzthesen für die Arbeitsgruppe*, www.pharmtech.tu-bs.de/pharmgesch/prekaerestoffe.PDF [Stand: 17.2.2016].

Ban, Thomas, »Fifty Years Chlorpromazine. A Historical Perspective«, in: *Neuropsychiatric Disease and Treatment* 3/4 (2007), 495–500.

Ban, Thomas/Healy, David/Shorter, Edward (Hgg.), *The Rise of Psychopharmacology, and the Story of the CINP* (The History of Psychopharmacology and the CINP as Told in Autobiography, Vol. I), Budapest 1998.

– (Hgg.), *The Triumph of Psychopharmacology, and the Story of CINP* (The History of Psychopharmacology and the CINP as Told in Autobiography, Vol. II), Budapest 2000.

– (Hgg.), *From Psychopharmacology to Neuropsychopharmacology in the 1980s, and the Story of CINP* (The History of Psychopharmacology and the CINP as Told in Autobiography, Vol. III), Budapest 2002.

– (Hgg.), *Reflections on Twentieth-Century Psychopharmacology* (The History of Psychopharmacology and the CINP as Told in Autobiography, Vol. IV), Budapest 2004.

Battegay, Raymond, »Forty-four Years of Psychiatry and Psychopharmacology«, in: David Healy (Hg.), *The Psychopharmacologists*, Vol. 3, London 2000, 371–394.

Becker, Peter/Clark, William (Hgg.), *Little Tools of Knowledge. Historical Essays on Academic and Bureaucratic Practices*, Ann Arbor 2001.

Bernet, Brigitta/Gugerli, David, »Sputniks Resonanzen. Der Aufstieg der Humankapitaltheorie im Kalten Krieg – eine Argumentationsskizze«, in: *Historische Anthropologie* 19/3 (2011), 433–446.

Bernet, Brigitta, »Eintragen und Ausfüllen. Der Fall des psychiatrischen Formulars«, in: Sibylle Brändli/Barbara Lüthi/Gregor Spuhler (Hgg.), *Zum Fall machen, zum Fall werden. Wissensproduktion und Patientenerfahrung in Medizin und Psychiatrie des 19. und 20. Jahrhunderts*, Frankfurt am Main 2009, 62–91.

Bert, Jean-François/Basso, Elisabetta (Hgg.), *Michel Foucault à Münsterlingen. A l'origine de l'Histoire de la folie. Avec des photographies de Jacqueline Verdeaux*, Paris 2015.

Bonah, Christian/Masutti, Christophe/Rasmussen, Anne/Simon, Jonathan (Hgg.), *Harmonizing Drugs. Standards in 20th-Century Pharmaceutical History*, Paris 2009.

Borch-Jacobsen, Mikkel, »Psychotropicana«, in: *London Review of Books* 24/13 (2002), 17–18.

Borck, Cornelius (Hg.), *Anatomien medizinischen Wissens. Medizin – Macht – Moleküle*, Frankfurt am Main 1996.

– »Das Ich in der Kurve. Experimentelle Beziehungen zwischen Gehirn und Subjekt in der Elektroenzephalographie«, in: Ders./Volker Hess/Henning Schmidgen (Hgg.), *Maß und Eigensinn, Studien im Anschluss an Georges Canguilhem*, Paderborn 2005, 45–69.

– »Schreibende Gehirne«, in: Ders./Armin Schäfer (Hgg.), *Psychographien*, Zürich/Berlin 2005, 89–110.

Borck, Cornelius/Hess, Volker/Schmidgen, Henning (Hgg.), *Maß und Eigensinn, Studien im Anschluss an Georges Canguilhem*, Paderborn 2005.

Borck, Cornelius/Schäfer, Armin (Hgg.), *Psychographien*, Zürich/Berlin 2005.

Bottéro, Alain, »Qu'est devenue la réserpine?«, in: *Neuropsychiatrie. Tendances et débats* 8 (2000), 11–14.

Bovet, Emilie, *Biographie du diencéphale. Revisiter l'histoire de la psychiatrie à travers le parcours d'une zone cérébrale*, Thèse de doctorat ès sciences de la vie, Université de Lausanne, 2012, http://serval.unil.ch [Stand: 12.10.2013].

Brandenberger, Katharina, *Psychiatrie und Psychopharmaka. Therapien und klinische Forschung mit Psychopharmaka in zwei psychiatrischen Kliniken der Schweiz, 1950–1980*, Zürich 2012 (Dissertation).

Brändli, Sibylle/Lüthi, Barbara/Spuhler, Gregor (Hgg.), *Zum Fall machen, zum Fall werden, Wissensproduktion und Patientenerfahrung in Medizin und Psychiatrie des 19. und 20. Jahrhunderts*, Frankfurt am Main 2009.

Brassel-Moser, Ruedi, »Drogen«, in: *Historisches Lexikon der Schweiz*, Bern 2006 http://www.hls-dhs-dss.ch/textes/d/D16557.php [Stand: 17.2.2016].

Braunschweig, Sabine, »Wundermittel Largactil. Wissenschaftlicher Fortschritt und Arbeitsalltag aus der Sicht ehemaliger Schwestern und Pfleger der psychiatrischen Klinik *Friedmatt*«, in: Georg Spuhler (Hg.), *Vielstimmiges Gedächtnis. Beiträge zur Oral History*, Zürich 1994, 127–140.

– (Hg.), *Pflege – Räume, Macht und Alltag, Beiträge zur Geschichte der Pflege*, Zürich 2006.

– *Zwischen Aufsicht und Betreuung. Berufsbildung und Arbeitsalltag der Psychiatriepflege am Beispiel der Basler Heil- und Pflegeanstalt Friedmatt, 1886–1960*, Zürich 2013.

Brink, Cornelia, *Grenzen der Anstalt. Psychiatrie und Gesellschaft in Deutschland 1860–1980*, Göttingen 2010.

Broadhurst, Alan, Gesprächsprotokoll, in: Elizabeth Tansey/Daphne Christie (Hgg.), *Wellcome Witnesses to Twentieth Century Medicine. Drugs in psychiatric practice*, Vol. 2, London 1998, 134–205.

Bröckling, Ulrich, *Das unternehmerische Selbst. Soziologie einer Subjektivierungsform*, Frankfurt am Main 2007.

Bröckling, Ulrich/Krasmann, Susanne/Lemke, Thomas (Hgg.), *Gouvernementalität der Gegenwart. Studien zur Ökonomisierung des Sozialen*, Frankfurt am Main 2000.

Bundesgesetz über die Änderung des Bundesgesetzes über die Betäubungsmittel vom 18.12.1968 http://www.admin.ch/opc/de/classified-compilation/19981989/index.html [Stand: 17.2.2016].

Burchell, Graham/Gordon, Colin/Miller, Peter (Hgg.), *The Foucault Effect. Studies in Governmentality. With Two Lectures by and an Interview with Michel Foucault*, London 1991.

Caldwell, Anne, *Origins of Psychopharmacology. From CPZ to LSD*, Springfield 1970.

Canguilhem, Georges, *Schriften zur Medizin*, Zürich 2013 (mit einem Nachwort von Michael Hagner).

Castel, Robert, »From Dangerousness to Risk«, in: Graham Burchell/Colin Gordon/Peter Miller (Hgg.), *The Foucault Effect. Studies in Governmentality. With Two Lectures by and an Interview with Michel Foucault*, London 1991, 281–289.

– »Von der Gefährlichkeit zum Risiko«, in: Manfred Wambach (Hg.), *Der Mensch als Risiko*, Frankfurt am Main 1983, 51–74.

Clarke, Adele E. et al. (Hgg.), *Biomedicalization. Technoscience, Health, and Illness in the U.S.*, Durham 2010.

Coenen, Christopher et al. (Hgg.), *Die Debatte über ›Human Enhancement‹. Historische, philosophische und ethische Aspekte der technologischen Verbesserung des Menschen*, Bielefeld 2010.

Cook, David, »Jung, Carl Gustav«, in: *The Oxford Companion to the Mind*, (hg. von Richard L. Gregory), Oxford 1987, 403–405.

Coon, Deborah, »Standardizing the Subject. Experimental Psychologists, Introspection, and the Quest for a Technoscientific Ideal«, in: *Technology and Culture* 34/4 (1993), 757–783.

Cooper, David, *Psychiatrie und Anti-Psychiatrie*, Frankfurt am Main 1975.

Cooter, Roger/Pickstone, John (Hgg.), *Medicine in the 20th Century*, Amsterdam 2000.

Daemmrich, Arthur, »A Tale of Two Experts. Thalidomide and Political Engagement in the United States and West Germany«, in: *Social History of Medicine* 15/1 (2002), 137–158.

– *Pharmacopolitics. Drug Regulation in the United States and Germany*, (Studies in Social Medicine), Chapel Hill 2004.

Daston, Lorraine, *Wordless Objectivity* (Max-Planck-Institut für Wissenschaftsgeschichte Preprint 1), Berlin 1994.

– (Hg.), *Biographies of Scientific Objects*, Chicago 2000.

– »Scientific Objectivity With and Without Words«, in: Peter Becker/William Clark (Hgg.), *Little Tools of Knowledge. Historical Essays on Academic and Bureaucratic Practices*, Ann Arbor 2001, 259–284.

– »Intelligences. Angelic, Animal, Human«, in: Dies./Gregg Mitman (Hgg.), *Thinking with Animals. New Perspectives on Anthropomorphism*, New York 2005, 37–58.

Daston, Lorraine/Galison, Peter, *Objectivity*, New York 2010.

Daston, Lorraine/Mitman, Gregg (Hgg.), *Thinking with Animals. New Perspectives on Anthropomorphism*, New York 2005.

De Girolamo, Giovanni/Eisenberg, Leon/Cooper, John E. (Hgg.), *Promoting Mental Health Internationally*, London 1999.

Deleuze, Gilles/Guattari, Félix, *Anti-Ödipus. Kapitalismus und Schizophrenie I*. Frankfurt am Main 1974.

– *A Thousand Plateaus*, New York 2004 [1988].

Derrida, Jacques, »Plato's Pharmacy«, in: Ders., *Dissemination*, London 1981, 61–171.

– »Die Rhetorik der Droge«, in: *Auslassungspunkte. Gespräche. Hg. von Peter Engelmann*, Wien 1998, 241–266.

Downey, Gary/Dumit, Joseph (Hgg.), *Cyborgs & Citadels. Anthropological Interventions in Emerging Sciences and Technologies*, Santa Fe, 1997.

Dumit, Joseph, »A Digital Image of the Category of the Person«, in: Gary Downey/Joseph Dumit (Hgg.), *Cyborgs & Citadels. Anthropological Interventions in Emerging Sciences and Technologies*, Santa Fe, 1997, 83–102.

– *Drugs for Life. How Pharmaceutical Companies Define Our Health*, Durham 2012.

Dyck, Erika, »Flashback. Psychiatric Experimentation with LSD in Historical Perspective«, in: *Canadian Journal of Psychiatry* 50/7 (2005), 381–388.

– *Psychedelic Psychiatry. LSD from Clinic to Campus*, Baltimore 2008.

Ecks, Stefan, *Eating Drugs. Psychopharmaceutical Pluralism in India*, New York 2013.

Ehrenberg, Alain, »›Drogues‹. Qu'interdit-on? Que soigne-t-on? Que punit-on?« in: *Le Monde*, 30. September 1997.

– *Das erschöpfte Selbst, Depression und Gesellschaft in der Gegenwart*, Frankfurt am Main 2008.

Fainzang, Sylvie, *L'automédication ou les mirages de l'autonomie*, Paris 2012.

Fearnley, Andrew M., *Diagnosing Disorder. Perceiving Race & Performing Difference, 1950–1980*, (unpubliziertes MPIWG-Diskussionspaper, Max-Planck-Institut für Wissenschaftsgeschichte), Berlin 2010.

Felsch, Philipp, *Der lange Sommer der Theorie. Geschichte einer Revolte, 1960–1990*, München 2015.

Foucault, Michel, *Wahnsinn und Gesellschaft*, Frankfurt am Main 1973.

– *Die Ordnung der Dinge. Eine Archäologie der Humanwissenschaften*, Frankfurt am Main 1996 [1974].

– »Das Subjekt und die Macht«, in: Hubert L. Dreyfus/Paul Rabinow (Hgg.), *Jenseits von Strukturalismus und Hermeneutik. Mit einem Nachwort von und einem Interview mit Michel Foucault*, Frankfurt am Main 1987, 241–261.

– *Die Macht der Psychiatrie, Vorlesungen am Collège de France 1973–1974*, Frankfurt am Main 2005.

– *Hermeneutik des Subjekts. Vorlesungen am Collège de France (1981/82)*, Frankfurt am Main 2009.

Fraser, Suzanne/Valentine, Kylie/Roberts, Celia, »›Living Drugs‹«, in: *Science as Culture* 18/2 (2009), 123–131.

Freud, Sigmund, *Abriß der Psychoanalyse. Gesammelte Werke*, Frankfurt am Main 1940 [1938], Bd. 17, 63–138.

– *Schriften über Kokain*, (hg. von Albrecht Hirschmüller), Frankfurt am Main 1996.

Fujimura, Joan, »Crafting Science. Standardized Packages, Boundary Objects, and ›Translation‹«, in: Andrew Pickering (Hg.), *Science as Practice and Culture*, Chicago 1992, 168–211.

Galison, Peter, »Das Bild des Ich«, in: Cornelius Borck/Armin Schäfer (Hgg.), *Psychographien*, Zürich/Berlin 2005, 111–140.

Gaudillière, Jean-Paul, »Introduction. Drug Trajectories«, in: *Studies in History, Biology and Biomedicine Sciences* 36/4 (2005), 603–611.

Gaudillière, Jean-Paul/Hess, Volker (Hgg.), *Ways of Regulating Drugs in the 19th and 20th Centuries*, Basingstoke 2012.

Gaudillière, Jean-Paul/Thoms, Ulrike (Hgg.), *The Development of Scientific Marketing in the Twentieth Century. Research for Sales in the Pharmaceutical Industry*, London 2015.

Gawlich, Max, *Irresein im Kleinen. Der Rausch als Modellpsychose in der psychiatrischen Forschung der 20er Jahre*, Heidelberg 2011 (unveröff. Magisterarbeit).

Gibbon, Sahra/Novas, Carlos (Hgg.), *Biosocialities, Genetics, and the Social Sciences. Making Biologies and Identities*, Abingdon 2008.

Gieryn, Thomas F., »Boundary-work and the Demarcation of Science from Non-Science. Strains and Interests in Professional Ideologies of Scientists«, in: *American Sociological Review* 48/6 (1983), 781–795.

Gijswijt-Hofstra, Marijke/Osterhuis, Harry/Vijselaar, Jost/Freeman, Hugh (Hgg.), *Psychiatric Cultures Compared. Psychiatry and Mental Health Care in the Twentieth Century. Comparisons and Approaches*, Amsterdam 2005.

Gilman, Sander, *Making the Body Beautiful. A Cultural History of Aesthetic Surgery*, Princeton 1999.

Goffman, Erving, *Asylums. Essays on the Social Situation of Mental Patients and Other Inmates*, New York 1961.

Goldstein, Jan, »Mutations of the Self in Old Regime and Postrevolutionary France. From Ame to Moi to Le Moi«, in: Lorraine Daston (Hg.), *Biographies of Scientific Objects*, Chicago 2000, 86–116.

– *The Post-Revolutionary Self. Politics and Psyche in France, 1750–1850*, Cambridge 2005.

Gomart, Emilie, »Methadone, Six Effects in Search of a Substance«, in: *Social Studies of Science* 32/1 (2002), 93–135.

Greco, Monica, »Psychosomatic Subjects and the ›Duty to Be Well‹. Personal Agency Within Medical Rationality«, in: *Economy & Society* 22/3 (1993), 357–372.

– »Homo Vacuus. Alexithymie und das neoliberale Gebot des Selbstseins«, in: Ulrich Bröckling/Susanne Krasmann/Thomas Lemke (Hgg.), *Gouvernementalität der Gegenwart. Studien zur Ökonomisierung des Sozialen*, Frankfurt am Main 2000, 265–285.

Greene, Jeremy A., »Attention to ›Details‹. Etiquette and the Pharmaceutical Salesman in Post-war America«, in: *Social Studies of Science* 34/2 (2004), 271–292.
– *Prescribing By Numbers. Drugs and the Definition of Disease*, Baltimore 2007.
– »What's in a Name? Generics and the Persistence of the Pharmaceutical Brand in American Medicine«, in: *Journal of the History of Medicine and Allied Sciences* 66/4 (2011), 425–467.
– *Generic. The Unbranding of Modern Medicine*, Baltimore 2014.
Greenfield, Robert, *Timothy Leary. A Biography*, Harcourt 2006.
Griesecke, Birgit/Krause, Markus/Pethes, Nicolas/Sabisch, Katja (Hgg.), *Kulturgeschichte des Menschenversuchs im 20. Jahrhundert*, Frankfurt am Main 2009.
Gugerli, David, *Suchmaschinen. Die Welt als Datenbank*, Frankfurt am Main 2009.
– »The World as Database. On the Relation of Software Development, Query Methods, and Interpretative Independence«, in: *Information & Culture. A Journal of History* 47/3 (2012), 288–311.
Hacking, Ian, »Making up People«, in: Thomas Heller/Morton Sosna/David Wellbery (Hgg.), *Reconstructing Individualism. Autonomy, Individuality, and the Self in Western Thought*, Stanford 1986, 222–236.
– »The Looping Effects of Human Kinds«, in: Dan Sperber/David Premack/Ann J. Premack (Hgg.), *Causal Cognition. A Multidisciplinary Debate*, Oxford 1995, 351–383.
– *Historische Ontologie*, Zürich 2006.
– »Leute erfinden«, in: Ders., *Historische Ontologie*, Zürich 2006 [1986], 119–135.
– »Making Up People«, in: *London Review of Books* 28/16 (17. August 2006), 23–26.
– »Kinds of People. Moving targets«, in: *Proceedings of the British Academy* 151 (2007), 285–318.
Hägele, Ralf, *Arzneimittelprüfung am Menschen. Ein strafrechtlicher Vergleich aus deutscher, österreichischer, schweizerischer und internationaler Sicht*, Baden-Baden 2004.
Hagner, Michael/Hörl, Erich (Hgg.), *Die Transformation des Humanen. Beiträge zur Kulturgeschichte der Kybernetik*, Frankfurt am Main 2008.
Haller, Lea, *Cortison. Geschichte eines Hormons, 1900–1955*, Zürich 2012.
Halter, Hans, »Medikamente, Ende des Jammers«, *Der Spiegel* 49 (1.12.1997), 234.
Healy, David, *The Psychopharmacologists. Interviews by David Healy*, London 1996–2000 (3 Bde.).
– *The Antidepressant Era*, Cambridge 1997.
– *The Creation of Psychopharmacology*, Cambridge 2002.
– *Let Them Eat Prozac. The Unhealthy Relationship between the Pharmaceutical Industry and Depression*, New York 2004.
Hell, Daniel, »100 Jahre Psychiatrie und Psychotherapie. Wege der Depressionsbehandlung«, Festansprache vom 6.9.2012.
Hepler-Smith, Evan, »›Just as the Structural Formula Does‹. Names, Diagrams, and the Structure of Organic Chemistry at the 1892 Geneva Nomenclature Congress«, in: *Ambix* 61/1 (2015), 1–28.
Herzberg, David, *Happy Pills in America. From Miltown to Prozac*, Baltimore, 2009.
Hess, Volker, »Psychochemicals crossing the wall. Die Einführung der Psychopharmaka in der DDR aus der Perspektive der neueren Arzneimittelgeschichte«, in: *Medizinhistorisches Journal* 42/1 (2007), 61–84.
Hildesheimer, Wolfgang, *Mitteilungen an Max über den Stand der Dinge und anderes*, Frankfurt am Main 1983.

Holsboer, Florian/Gründer, Gerhard/Benkert, Otto (Hgg.), *Handbuch der Psychopharmakotherapie*, Berlin 2008.

Honneth, Axel (Hg.), *Befreiung aus der Mündigkeit. Paradoxien des gegenwärtigen Kapitalismus*, Frankfurt am Main/New York 2002.

– »Organisierte Selbstverwirklichung. Paradoxien der Individualisierung«, in: Ders. (Hg.), *Befreiung aus der Mündigkeit. Paradoxien des gegenwärtigen Kapitalismus*, Frankfurt am Main/New York 2002, 141–158.

Hostettler, Otto, »Die Menschenversuche von Münsterlingen«, in: *Der Beobachter* 3 (7.2.2014).

Hug, Peter, »Biologische und chemische Waffen in der Schweiz zwischen Aussen-, Wissenschafts- und Militärpolitik«, in: *Studien und Quellen. Zeitschrift des Schweizerischen Bundesarchivs* 23 (1997), 15–120.

Illouz, Eva, *Die Errettung der modernen Seele. Therapien, Gefühle und die Kultur der Selbsthilfe*, Frankfurt am Main 2009.

Jasanoff, Sheila, *States of Knowledge, The Co-Production of Science and Social Order*, London/New York 2004.

Jenni, Christoph, *Forschungskontrolle durch Ethikkommissionen aus verwaltungsrechtlicher Sicht. Geschichte, Aufgaben, Verfahren*, Zürich 2010.

King, Caroline/Voruganti, Lakshmi, »What's in a Name? The Evolution of the Nomenclature of Antipsychotic Drugs«, in: *Journal of Psychiatry and Neurosciences* 27/3 (2002), 168–175.

Kittler, Friedrich, *Aufschreibesysteme 1800–1900*, München 1985.

Kleinman, Arthur, *Rethinking Psychiatry. From Cultural Category to Personal Experience*, New York 1988.

Klimke, Martin/Scharloth, Joachim (Hgg.), *1968 in Europe. A History of Protest and Activism, 1956–1977*, Basingstoke 2008.

Knapp, Martin/McDaid, David/Mossialos, Elias et al. (Hgg.), *Mental Health Policy and Practice Across Europe*, Milton Keynes 2007.

Kramer, Peter, *Listening to Prozac*, London 1994.

Kuhn, Roland, »The Imipramine Story«, in: Frank Ayd/Barry Blackwell (Hgg.), *Discoveries in Biological Psychiatry*, Philadelphia 1970, 205–217.

Kunzru, Hari, »You Are Cyborg«, in: *Wired Magazine* 5/2 (Februar 1997), 1–7.

Lakoff, Andrew, »Diagnostic Liquidity. Mental Illness and the Global Trade in DNA«, in: *Theory and Society* 34 (2005), 63–92.

– *Pharmaceutical Reason. Knowledge and Value in Global Psychiatry*, Cambridge 2005.

– »The Right Patients for the Drug. Managing the Placebo Effect in Antidepressant Trials«, in: *BioSocieties* 2 (2007), 57–73.

Langlitz, Nicolas, »Ceci n'est pas une psychose. Toward a Historical Epistemology of Model Psychoses«, in: *BioSocieties* 1 (2006), 159–180.

– *Neuropsychedelia. The Revival of the Hallucinogen Research since the Decade of the Brain*, Dissertation, Berkeley 2007.

– »Pharmacovigilance and Post-Black Market Surveillance«, in: *Social Studies of Science* 39/3 (2009), 395–420.

– »Better Living Through Chemistry. Entstehung, Scheitern und Renaissance einer psychedelischen Alternative zur kosmetischen Psychopharmakologie«, in: Christopher Coenen et al. (Hgg.), *Die Debatte über ›Human Enhancement‹. Historische, philosophische und ethische Aspekte der technologischen Verbesserung des Menschen*, Bielefeld 2010, 263–286.

– *Neuropsychedelia. The Revival of Hallucinogen Research Since the Decade of the Brain*, Berkeley 2013.

Latour, Bruno, *Science in Action. How to Follow Scientists and Engineers Through Society*, Cambridge 1987.

– *Wir sind nie modern gewesen. Versuch einer symmetrischen Anthropologie*, Berlin 1995.

Latour, Bruno/Hermant, Emilie, *Paris Ville invisible*, Paris 1998.

Lee, Martin/Shlain, Bruce, *Acid Dreams. The Complete Social History of LSD. The CIA, the Sixties, and Beyond*, New York 1985.

Lehmann, Heinz, »Before They Called It Psychopharmacology«, in: *Neuropsychopharmacology* 8/4 (1993), 291–303.

Lehmann, Peter, *Der chemische Knebel. Warum Psychiater Neuroleptika verabreichen*, Berlin 1986.

Lemov, Rebecca, »Towards a Data Base of Dreams, Assembling an Archive of Elusive Materials, c. 1947–61«, in: *History Workshop Journal* 67/1 (2009), 44–68.

– »Hypothetical Machines. The Science Fiction Dreams of Cold War Social Science«, in: *Isis* 101/2 (2010), 401–411.

– »X-Rays of Inner Worlds, The Mid-Twentieth-Century American Projective Test Movement«, in: *Journal of the History of Behavioral Sciences* 47/3 (2011), 251–278.

– *Database of Dreams. The Lost Quest to Catalog Humanity*, New Haven/London 2015.

Lévi-Strauss, Claude, »The Sorcerer and His Magic«, in: Ders., *Structural Anthropology*, New York 1963, 167–185.

Linke, Angelika/Scharloth, Joachim (Hgg.), *Der Zürcher Sommer 1968. Zwischen Krawall, Utopie und Bürgersinn*, Zürich 2008.

Linke, Angelika/Tanner, Jakob (Hgg.), *Attraktion und Abwehr. Die Amerikanisierung der Alltagskultur in Europa*, Köln/Weimar 2006.

Lopez Ibor, Juan J., »Partnership for Mental Health. The 12th World Congress of Psychiatry«, in: *World Psychiatry* 1/2 (Juni 2002), 65.

López-Muñoz, Francisco et al., »Half a Century of Antidepressant Drugs. On the Clinical Introduction of Monoamine Oxidase Inhibitors, Tricyclics, and Tetracyclics«, in: *Journal of Clinical Psychopharmacology* 27/6 (2007), 555–559.

Lopez-Muñoz, Francisco/Alamo, Cecilio, »Monoaminergic Neurotransmission. The History of the Discovery of Antidepressants from 1950s Until Today«, in: *Current Pharmaceutical Drugs* 15 (2009), 1563 1586.

Maasen, Sabine/Elberfeld, Jens/Eitler, Pascal/Tändler, Maik (Hgg.), *Das beratene Selbst, zur Genealogie der Therapeutisierung in den ›langen‹ Siebzigern*, Bielefeld 2011.

Macht, David, »Contributions to Psychopharmacology«, in: *John Hopkins Hospital Bulletin* 31 (1920), 167–173.

Majerus, Benoît, »Mapping Antipsychiatry. Elemente für die Geschichte einer transnationalen Bewegung«, in: *Themenportal Europäische Geschichte*, 2010. http://www.europa.clio-online.de/2010/Article=440 [Stand: 17.2.2016].

– »Making Sense of the ›Chemical Revolution‹. Patients' Voices on the Introduction of Neuroleptics in the 1950s«, in: *Medical History* 60/1 (2016), 54–66.

Marceau, Jean-Claude, »Penser les troubles de l'existence avec Roland Kuhn«, in: *L'Information Psychiatrique* 5/84 (2008), 427–433.

Marks, Harry M., *The Progress of Experiment. Science and Therapeutic Reform in the United States, 1900–1990*, Cambridge 1997.

– »What Does Evidence Do? Histories of Therapeutic Research«, in: Christian Bonah et al. (Hgg.), *Harmonizing Drugs. Standards in Twentieth-Century Pharmaceutical History*, Paris 2009, 81–100.

Martin, Emily, *Flexible Bodies. The Role of Immunity in American Culture from the Days of Polio to the Age of AIDS*, Boston 1994.

– The Pharmaceutical Person, in: *BioSocieties* 1 (3), 2006, 273–287.

– »The Potentiality of Ethnography and the Limits of Affect Theory«, in: *Current Anthropology* 54, Suppl. 7 (2013), 149–158.

Mauss, Marcel, »Une catégorie de l'esprit humain: La notion de personne, celle de ›moi‹«, in: *Journal of the Royal Anthropological Institute* 68 (1938), 263–283.

Meier, Marietta, »Hirneingriffe historisieren. Ethische Standpunkte zur Lobotomie in den 1940er und 1950er Jahren«, in: Oliver Müller/Jens Clausen/Giovanni Maio (Hgg.), *Das technisierte Gehirn*, Paderborn 2009, 65–86.

– *Spannungsherde. Psychochirurgie nach dem Zweiten Weltkrieg*, Göttingen 2015.

Meier, Marietta et al., *Zwang zur Ordnung. Psychiatrie im Kanton Zürich 1870–1970*, Zürich 2007.

Metzl, Jonathan, *Prozac on the Couch. Prescribing Gender in the Era of Wonder Drugs*, Durham 2003.

Meyers, Todd, »Pharmacy and its Discontents. Bookforum«, in: *BioSocieties* 8 (2013), 508–511.

Micale, Mark S., »The Psychiatric Body«, in: Roger Cooter/John Pickstone (Hgg.), *Medicine in the 20th Century*, Amsterdam 2000, 323–346.

Miller, James, *The Passion of Michel Foucault*, Harvard 1993.

Moncrieff, Joanna, *The Bitterest Pills. The Troubling Story of Antipsychotic Drugs*, London 2013.

Moser, Jeannie, *Psychotropen. Eine LSD-Biographie*, Konstanz 2012.

Noll, Richard, »Kraepelin's ›lost biological psychiatry‹? Autointoxication, Organotherapy and Surgery for Dementia Praecox«, in: *History of Psychiatry* 18/3 (2007), 301–320.

Nouvel, Pascal, *Histoire des Amphétamines*, Paris 2009.

Novak, Steven, »LSD before Leary. Sidney Cohen's Critique of 1950s Psychedelic Research«, in: *Isis* 88 (1997), 87–110.

Nydegger, Jolanda/Joris, Elisabeth/Roth, Sabina/Bott, Sandra (Hgg.), *PflegeKrisen. Traverse – Zeitschrift für Geschichte* 2 (2012).

*OBSAN Bulletin*, Psychiatrische Diagnosen und Psychopharmaka in Arztpraxen der Schweiz, 1, 2010.

Ong, Aihwa/Collier, Stephen (Hgg.), *Global Assemblages. Technology, Politics, and Ethics as Anthropological Problems*, Malden 2005.

Oram, Matthew, »Efficacy and Enlightenment. LSD Psychotherapy and the Drug Amendments of 1962«, in: *Journal of the History of Medicine and Allied Sciences* 69/2 (2014), 221–250.

Orr, Jackie, »Biopsychiatry and the Informatics of Diagnosis. Governing Mentalities«, in: Adele E. Clarke et al. (Hgg.), *Biomedicalization. Technoscience, Health, and Illness in the U.S.*, Durham 2010, 353–379.

Overath, Petra (Hg.), *Die vergangene Zukunft Europas. Bevölkerungsforschung und -prognosen im 20. und 21. Jahrhundert*, Köln 2011.

Peter, Nicole, »Switzerland«, in: Martin Klimke/Joachim Scharloth (Hgg.), *1968 in Europe. A History of Protest and Activism, 1956–1977*, Basingstoke 2008, 229–237.

Petryna, Adriana, *Life exposed, biological citizens after Chernobyl*, Princeton 2002.
- »Biological Citizenship. The Science and Politics of Chernobyl-Exposed Populations«, in: *Osiris* 19/2 (2004), 250–265.

Pias, Claus (Hg.), *Cybernetics/Kybernetik. The Macy-Conferences 1946–1953*, Vol. I, Transactions, Zürich/Berlin 2003.

Pickering, Andrew (Hg.), *Science as Practice and Culture*, Chicago 1992.

Pieters, Toine/Snelders, Stephen, »Mental Ills and the ›Hidden History‹ of Drug Treatment Practices«, in: Marijke Gijswijt-Hofstra et al. (Hgg.), *Psychiatric Cultures Compared. Psychiatry and Mental Health Care in the Twentieth Century. Comparisons and Approaches*, Amsterdam 2005, 381–401.
- »Standardizing Psychotropic Drugs and Drug Practices in the Twentieth Century. Paradox of Order and Disorder«, in: *Studies in History and Philosophy of Science Part C: Studies in History and Philosophy of Biological and Biomedical Sciences* 42/4 (2011), 412–414.

Pignarre, Philippe, *Comment la dépression est devenue une épidémie*, Paris 2001.
- *Psychotrope Kräfte, Patienten, Macht, Psychopharmaka*, Zürich/Berlin 2006.
- »Mainspring of Psychiatric Revolution. Review of Andrew Lakoff, Pharmaceutical Reason«, in: *BioSocieties* 3/3 (2008), 346–348.

Porter, Roy (Hg.), »The Patient's View. Doing Medical History from Below«, in: *Theory and Society* 14 (1985), 175–198.
- *A Social History of Madness. Stories of the Insane*, London 1987.

Porter, Theodore M., *Trust in Numbers. The Pursuit of Objectivity in Science and Public Life*, Princeton 1995.

Rabinow, Paul, *French DNA. Trouble in Purgatory*, Chicago 1999.
- *Anthropos Today. Reflections on Modern Equipment*, Princeton 2003.

Rabinow, Paul/Bennett, Gaymon, *Ars synthetica. Designs for Human Practice*, Houston 2008.

Rasmussen, Nicolas, »The Drug Industry and Clinical Research in Interwar America. Three Types of Physician Collaborator«, in: *Bulletin of the History of Medicine* 79/1 (2005), 50–80.
- *On Speed. The Many Lives of Amphetamine*, New York 2008.

Ratmoko, Christina, *Damit die Chemie stimmt. Die Anfänge der industriellen Herstellung von weiblichen und männlichen Sexualhormonen 1914–1938*, Zürich 2010.

Reckwitz, Andreas, *Das hybride Subjekt. Eine Theorie der Subjektkulturen von der bürgerlichen Moderne zur Postmoderne*, Weilerswist 2006.

Rheinberger, Hans-Jörg, »Jenseits von Natur und Kultur. Anmerkungen zur Medizin im Zeitalter der Molekularbiologie«, in: Cornelius Borck (Hg.), *Anatomien medizinischen Wissens. Medizin - Macht - Moleküle*, Frankfurt am Main 1996, 287–306.
- *Experimentalsysteme und epistemische Dinge. Eine Geschichte der Proteinsynthese im Reagenzglas*, Göttingen 2001.
- »Mischformen des Wissens«, in: Ders., *Iterationen*, Berlin 2005, 75–100.
- *Epistemologie des Konkreten. Studien zur Geschichte der modernen Biologie*, Frankfurt am Main 2006.

Rieger, Stefan/Schneider, Manfred (Hgg.), *Selbstläufer/Leerläufer, Regelungen und ihr Imaginäres im 20. Jahrhundert*, Zürich 2012.

Risthaus, Peter, »Auf dem Trip. Drogenprotokolle als literarische Formulare«, in: Stefan Rieger/Manfred Schneider (Hgg.), *Selbstläufer/Leerläufer, Regelungen und ihr Imaginäres im 20. Jahrhundert*, Zürich 2012, 65–80.

Rose, Nikolas, »Assembling Ourselves«, in: Ders., *Inventing Our Selves. Psychology, Power, and Personhood*, Cambridge 1996, 169–197.

– *Inventing Ourselves. Psychology, Power, and Personhood*, Cambridge 1996.

– »Neurochemical Selves«, in: *Society* 41/1 (Nov./Dez. 2003), 46–59.

– »Psychopharmaceuticals in Europe«, in: Martin Knapp et al. (Hgg.), *Mental Health Policy and Practice Across Europe*, Milton Keynes 2007, 146–187.

– *The Politics of Life Itself. Biomedicine, Power, and Subjectivity in the Twenty-First Century*, Princeton/Oxford 2007.

Rose, Nikolas/Abi-Rached, Joelle, *Neuro. The New Brain Sciences and the Management of the Mind*, Princeton 2013.

Rose, Nikolas/Novas, Carlos, »Biological Citizenship«, in: Aihwa Ong/Stephen Collier (Hgg.), *Global Assemblages. Technology, Politics, and Ethics as Anthropological Problems*, Malden 2005, 439–463.

Rosenberg, Charles, *Explaining Epidemics and Other Studies in the History of Medicine*, Cambridge 1992.

Rothman, Sheila/Rothman, David, *The Pursuit of Perfection. The Promise and Perils of Medical Enhancement*, New York 2003.

Ruckstuhl, Urs, »Einspruch. 10 Thesen gegen Neuroleptika«, in: *PMS aktuell* 3 (1988), 19–33.

Rutz, Wolfgang/von Knorring, Lars/Walinder, Jan, »Long-term Effects of an Eduational Program for General Practitioners Given by the Swedish Committee for the Prevention and Treatment of Depression«, in: *Acta Psychiatrica Scandinavia* 85/1 (1992), 83–88.

Sandler, Merton, »Monamine Oxidase Inhibitors in Depression. History and Mythology«, in: *Journal of Psychopharmacology* 4/3 (1990), 136–139.

Sartorius, Norman, »WHO's Work on the Epidemiology of Mental Disorders«, in: *Social Psychiatry and Psychiatric Epidemiology* 28 (1993), 147–155.

Schäffner, Wolfgang/Weigel, Sigrid/Macho, Thomas, »Das Detail, das Teil, das Kleine. Zur Geschichte und Theorie eines kleinen Wissens«, in: Dies. (Hgg.), *Der liebe Gott steckt im Detail. Mikrostrukturen des Wissens*, München 2003, 7–17.

Schmidgen, Henning, »Das Experimentelle und das Pathologische«, in: Cornelius Borck/Volker Hess/Henning Schmidgen (Hgg.), *Maß und Eigensinn, Studien im Anschluss an Georges Canguilhem*, Paderborn 2005, 197–219.

Scull, Andrew T., *Die Anstalten öffnen? Decarceration der Irren und Häftlinge*, Frankfurt am Main/New York 1980.

Shortall, Sarah, »Psychedelic Drugs and the Problem of Experience«, in: *Past and Present* 222/9 (2014), 187–206.

Shorter, Edward, *A History of Psychiatry. From the Era of the Asylum to the Age of Prozac*, New York 1997.

– *Geschichte der Psychiatrie*, Berlin 1999.

Snelders, Stephen/Kaplan, Charles/Pieters, Toine, »On Cannabis, Chloral Hydrate, and Career Cycles of Psychotropic Drugs in Medicine«, in: *Bulletin of the History of Medicine* 80/1 (2006), 95–114.

Sperber, Dan/Premack, David/Premack, Ann J. (Hgg.), *Causal Cognition. A Multidisciplinary Debate*, Oxford 1995.

Spuhler, Georg (Hg.), *Vielstimmiges Gedächtnis. Beiträge zur Oral History*, Zürich 1994.

Star, Susan/Griesemer, James, »Institutional Ecology, ›Translations‹ and Boundary Objects. Amateurs and Professionals in Berkeley's Museum of Vertebrate Zoology, 1907–39«, in: *Social Studies of Science* 19/3 (1989), 387–420.

Steinberg, Hannah, »A Woman Psychopharmacologist in the CINP. Vice President of the Seventh Executive«, in: Thomas A. Ban/David Healy/ Edward Shorter (Hgg.), *The Rise of Psychopharmacology and the Story of CINP*, Vol. 1, Budapest 1998, 372–374.

Stevens, Jay, *Storming Heaven. LSD and the American Dream*, New York 1987.

Strathern, Marilyn, *The Gender of the Gift. Problems with Women and Problems with Society in Melanesia*, Berkeley/Los Angeles 1988.

Sunder Rajan, Kaushik, *Biocapital. The Constitution of Post-Genomic Life*, Durham 2006.

– »Biocapital as an Emergent Form of Life. Speculations on the Figure of the Experimental Subject«, in: Sahra Gibbon/Carlos Novas (Hgg.), *Biosocialities, Genetics, and the Social Sciences. Making Biologies and Identities*, Abingdon 2008, 157–187.

Szasz, Thomas, *The Myth of Mental Illness. Foundations of a Theory of Personal Conduct*, New York 1961.

Tändler, Maik, »›Psychoboom‹. Therapeutisierungsprozesse in Westdeutschland in den späten 1960er und 1970er Jahren«, in: Sabine Maasen et al. (Hgg.), *Das beratene Selbst, zur Genealogie der Therapeutisierung in den ›langen‹ Siebzigern*, Bielefeld 2011, 59–94.

Tanner, Jakob, »Amerikanische Drogen – europäische Halluzinationen«, in: Angelika Linke/Jakob Tanner (Hgg.), *Attraktion und Abwehr. Die Amerikanisierung der Alltagskultur in Europa*, Köln/Weimar 2006, 267–288.

– »Ordnungsstörungen. Konjunkturen und Zäsuren in der Geschichte der Psychiatrie. Schlusswort«, in: Marietta Meier et al, *Zwang zur Ordnung. Psychiatrie im Kanton Zürich 1870–1970*, Zürich 2007, 271–306.

– »›Doors of perception‹ versus ›Mind control‹. Experimente mit Drogen zwischen kaltem Krieg und 1968«, in: Birgit Griesecke et al. (Hgg.), *Kulturgeschichte des Menschenversuchs im 20. Jahrhundert*, Frankfurt am Main 2009, 340–372.

Tanner, Jakob/Weigel, Sigrid (Hgg.), *Gedächtnis, Geld und Gesetz. Vom Umgang mit der Vergangenheit des Zweiten Weltkrieges*, Zürich 2002.

Tanner, Jakob/Wildt, Michael (Hgg.), *Historische Anthropologie. Themenheft Persönlichkeit/Individualität* 19/3 (2011).

Tansey, Elizabeth, »›They Used to Call it Psychiatry‹. Aspects of the Development and Impact of Psychopharmacology«, in: Marijke Gijswijt-Hofstra/Roy Porter (Hgg.), *Cultures of Psychiatry and Mental Health Care in Postwar Britain and the Netherlands*, Amsterdam 1998, 79–101.

Tansey, Elizabeth/Christie, Daphne (Hgg.), *Wellcome Witnesses to Twentieth Century Medicine. Drugs in Psychiatric Practice*, Vol. 2, London 1998.

Thuillier, Jean, *Les dix ans qui ont changé la folie, la dépression et l'angoisse*, Paris 1980.

Timmermans, Stefan, *The Gold Standard. The Challenge of Evidence-Based Medicine and Standardization in Health Care*, Philadelphia 2003.

Timmermans, Stefan/Berg, Marc, »Standardization in Action. Achieving Local Universality through Medical Protocols«, in: *Social Studies of Science* 27 (1997), 273–305.

Tobbell, Dominique A., »›Who's Winnig the Human Race?‹ Cold War as Pharmaceutical Political Strategy«, in: *Journal of the History of Medicine and Allied Sciences* 64/4 (2009), 429–473.

Tone, Andrea, *The Age of Anxiety. A History of America's Turbulent Affair with Tranquilizers*, New York 2009.

Tornay, Magaly, »Pflegekrise Psychopharmaka, Neue Berufsbilder und der Status praktischen Wissens«, in: *Traverse – Zeitschrift für Geschichte* 2 (2012), 83–96.

– »La gentille dame Largactil, la méchante dame Geigy. La clinique psychiatrique de Münsterlingen vers 1954«, in: Jean-François Bert/Elisabetta Basso (Hgg.), *Michel Foucault à Münsterlingen. A l'origine de l'Histoire de la folie. Avec des photographies de Jacqueline Verdeaux*, Paris 2015, 57–68.

Turkle, Sherry, *The Second Self. Computers and the Human Spirit*, New York 1985.

Turner, Fred, *From Counterculture to Cyberculture. Stewart Brand, the Whole Earth Network, and the Rise of Digital Utopianism*, Chicago 2006.

Undritz, Nils (Hg.), *Rechtshandbuch für das Gesundheitswesen. Mit besonderer Berücksichtigung des Krankenhauswesens*, Aarau 1992.

US Congress, *Final Report of the Select Committee to Study Governmental Operations with Respect to Intelligence Activities, United States Senate (Church Committee Report)*, Washington 1976, https://archive.org/details/finalreportofsel06unit [Stand: 7.5.2014].

Van der Geest, Sijak/Whyte Reynolds, Susan/Hardon, Anita, »The Anthropology of Pharmaceuticals. A Biographical Approach«, in: *Annual Review of Anthropology* 25 (1996), 153–178.

Vannini, Claudio/Venturini, Maurizio, *Halluzinogene. Entwicklung der Forschung, 1938 bis in die Gegenwart. Schwerpunkt Schweiz*, Berlin 1999.

Verordnung vom 17. Oktober 2001 über klinische Versuche mit Heilmitteln (Vklin), i.d.F. vom 17. Oktober 2001, SR 812.214.2, https://www.admin.ch/opc/de/classified-compilation/20011140/index.html [Stand: 17.2.2016].

Weber, Matthias M., »Die moderne Psychopharmakologie aus wissenschaftshistorischer Sicht«, in: Florian Holsboear/Gerhard Gründer/Otto Benkert (Hgg.), *Handbuch der Psychopharmakotherapie*, Berlin 2008, 11–25.

Webster, Andrew/Douglas, Conor/Lewis, Graham, »Making Sense of Medicines. ›Lay Pharmacology‹ and Narratives of Safety and Efficacy«, in: Suzanne Fraser/Kylie Valentine/Celia Roberts (Hgg.), *Living Drugs. Special Issue of Science as Culture* 18/2 (2009), 233–247.

Weigel, Sigrid, »Zeugnis und Zeugenschaft, Klage und Anklage. Zur Differenz verschiedener Gedächnisorte und -diskurse«, in: Jakob Tanner/Sigrid Weigel (Hgg.), *Gedächtnis, Geld und Gesetz. Vom Umgang mit der Vergangenheit des Zweiten Weltkrieges*, Zürich 2002, 39–62.

Widmer, Michèle, »Über 1600 Menschenversuche in Münsterlingen«, in: *Tages-Anzeiger* (8.2.2014).

Worboys, Michael, »The Hamilton Rating Scale for Depression. The Making of a ›Gold standard‹ and the Unmaking of a Chronic Illness, 1960–1980«, in: *Chronic Illness* 0/0 (2012), 1–18.

World Health Organization, *The Importance of Pharmacovigilance. Safety Monitoring of Medicinal Products*, WHO 2002 http://apps.who.int/medicinedocs/en/d/Js4893e/ [Stand: 12.6.2014].

World Medical Organization, »Declaration of Helsinki 1964«, in: *British Medical Journal* 313 (1996), 1448–1449.

# Personenregister

# Historische Wissensforschung

herausgegeben von
Caroline Arni, Stephan Gregory, Bernhard Kleeberg,
Andreas Langenohl, Marcus Sandl und Robert Suter †

Die Reihe *Historische Wissensforschung* versammelt Forschungen zu kulturellen Konstellationen von der Frühen Neuzeit bis in die Gegenwart, in denen Wissen selbst thematisch wird. Sie interessiert sich für Analysen der Entstehung und Stabilisierung, der Transformation und Dekonstruktion von Wissen in konkreten Praktiken; für Qualifikationen von Wissen wie Objektivität, Perspektivität oder Wahrheit; für Übersetzungen und Übergänge von Wissen, seine Normal- und Ausnahmezustände, kurz: für all das, was Wissen als Wissen kenntlich macht. Damit vertritt sie die Anliegen einer historischen Epistemologie wie auch praxeologisch ausgerichteter Ansätze der jüngeren Wissensforschung. Sie lenkt ihr Augenmerk insbesondere auf die Wissenschaftsgeschichte der Sozial-, Geistes- und Humanwissenschaften und präsentiert kritische und materialgesättigte Studien, die sich des theoretisch-methodischen Instrumentariums der Historiographie, Soziologie, Anthropologie, Medien- und Literaturwissenschaft reflektiert bedienen. In der Reihe erscheinen Monographien, Qualifikationsschriften, vergessene oder schwer zugängliche Arbeiten der Wissenssoziologie und -geschichte, Sammelbände und Essays.

Die Reihe wird von den fünf Herausgebern gemeinsam verantwortet. Alle veröffentlichten Bände wurden eingehend begutachtet und einstimmig in die Reihe aufgenommen.

ISSN: 2199-3645
Zitiervorschlag: HWF

Alle lieferbaren Bände finden Sie unter *www.mohr.de/hwf*

Mohr Siebeck
www.mohr.de